Gestión de muestras biológicas

Gestión de muestras biológicas

Antonio Cisterna Marín

EDITORIAL
SINTESIS

© EDITORIAL SÍNTESIS, S. A.
Vallehermoso, 34. 28015 Madrid
Teléfono 91 593 20 98
www.sintesis.com

ISBN: 978-84-9077-370-3
Depósito Legal: M-29.863-2016

Impreso en España - Printed in Spain

Índice

PARTE II
DETERMINACIÓN ANALÍTICA

Presentación

Las pruebas de laboratorio sobre diferentes tipos de muestras biológicas representan una parte importantísima (del 60 al 70% de las decisiones médicas diarias se basan en la aplicación de los datos proporcionados por las pruebas analíticas) en el diagnóstico, pronóstico y seguimiento de las patologías más relevantes. Los avances científicos y tecnológicos en este campo han propiciado que la familia profesional Sanidad presente dos nuevos Ciclos Formativos de Grado Superior: Laboratorio Clínico y Biomédico y Anatomía Patológica y Citodiagnóstico. Según indican los Títulos de ambos ciclos (Real Decreto 771/2014 y Real Decreto 767/2014), se establece un módulo profesional denominado Gestión de Muestras Biológicas. El desarrollo curricular (Orden ECD/1541/2015 y Orden ECD1526/2015) del presente texto contiene la formación de soporte necesaria para realizar estudios analíticos de muestras biológicas, que incluye aspectos clave de estos ciclos formativos como son gestionar una unidad de un laboratorio de análisis clínicos y de anatomía patológica y citología, así como realizar los procedimientos de las fases preanalítica y posanalítica en el laboratorio.

Este libro capacita a los alumnos para realizar tareas administrativas y de organización de un laboratorio, a la vez que les proporciona una visión global e integrada del sistema sanitario en sus aspectos organizativos, funcionales, sociales y administrativos. Otro de sus fines es dotar al alumno de una serie de conocimientos, habilidades y destrezas en el desarrollo de las técnicas y procesos de obtención y procesamiento de muestras biológicas, incidiendo especialmente en las fases pre- y posanalítica.

Los contenidos se han agrupado en torno a cinco bloques temáticos, que corresponden con las cinco partes del libro:

- La primera parte, que comprende los capítulos 1 y 2, organización y documentación sanitaria, ofrece una visión global del sistema sanitario en España (Sistema Nacional de Salud, niveles asistenciales) y de los laboratorios, con especial énfasis en los nuevos modelos organizativos que se están implantando en hospitales y clínicas. La identificación de la documentación sanitaria, clínica y no clínica, y del laboratorio, junto al control de las existencias del almacén, que se desarrollan en el capítulo 2, además de una revisión a la informática en la gestión del laboratorio son funciones del técnico de Grado Superior.

- Los capítulos 3 y 4 conforman la segunda parte, cuyos contenidos están destinados a la descripción del proceso de determinación analítica, y analizan en profundidad las fases preanalítica (capítulo 3) y posanalítica (capítulo 4), describiendo las etapas de cada una de ellas. El motivo principal de la inclusión de este bloque antes de comenzar con el análisis de los diferentes tipos de muestras es que estas dos fases, sobre todo la preinstrumental, representan la mayor fuente de errores en las determinaciones. Además, gran parte de la fase preanalítica y posanalítica es responsabilidad de los técnicos.
- La tercera parte, que consta del bloque de capítulos más amplio, del 5 al 11, está dedicada fundamentalmente a la obtención, procesamiento y conservación de los diferentes tipos de muestras: sangre, orina, esputo, heces, semen, líquido cefalorraquídeo, líquidos serosos, líquido sinovial y exudados. En la parte final de cada uno de estos capítulos se comentan resumidamente las sustancias, los parámetros, los elementos formes y los microorganismos o células susceptibles de ser analizadas en cada una de estas muestras. Mención especial merecen las muestras de anatomía patológica y citodiagnóstico: biopsias, piezas quirúrgicas, citología exfoliativa (citología ginecológica, raspado o cepillado y citología de secreciones y líquidos), impronta citológica y PAAF. El último capítulo está dedicado a muestras menos tradicionales y no tratadas en textos anteriores de este tipo: muestras procedentes de biobancos y animales de experimentación, dos entornos profesionales al alza en los que estos técnicos pueden ejercer también su actividad.

Parte I

Organización y gestión del laboratorio

1

Organización sanitaria y de los laboratorios

Objetivos

- ✓ Comparar los diferentes modelos de sistemas sanitarios en función de la financiación y de la provisión.
- ✓ Diferenciar los tipos de prestaciones del SNS.
- ✓ Identificar y diferenciar los dos niveles de asistencia del SNS: atención primaria y especializada.
- ✓ Analizar las diferentes formas de medir la producción en el ámbito sanitario.
- ✓ Aplicar la perspectiva económica a la actividad asistencial.
- ✓ Asumir la necesidad de implantar nuevos modelos organizativos de los laboratorios.
- ✓ Identificar las áreas de un laboratorio clínico y de un servicio de anatomía patológica.
- ✓ Reconocer el equipamiento mínimo de un laboratorio.
- ✓ Relacionar las diferentes áreas del laboratorio con las tareas que se llevan a cabo en ellas.
- ✓ Analizar las funciones de los técnicos superiores y los puestos de trabajo que pueden desempeñar.

Mapa conceptual

SISTEMAS SANITARIOS

- MODELOS
  - Sistemas nacionales de salud
  - Sistemas de seguros sociales
  - Sistema liberal
- SNS EN ESPAÑA
  - Principios
  - Organización administrativa
  - Prestaciones
  - Financiación
- NIVELES ASISTENCIALES
  - Atención Primaria
  - Atención especializada

ECONOMÍA DE LA SALUD

- Gasto sanitario
- ANÁLISIS ECONÓMICO-SANITARIO
  - Eficacia y eficiencia
  - Análisis coste-efectividad
  - Análisis coste-utilidad

ECONOMÍA DE LA SALUD

- NUEVA ORGANIZACIÓN
  - POCT
  - Laboratorios satélites
  - Laboratorio central. *Core Lab*
- ÁREAS DEL LABORATORIO CLÍNICO
  - Área preanalítica
  - Área analítica
  - Área posanalítica
- ÁREAS DEL LABORATORIO DE ANATOMÍA PATOLÓGICA
  - Registro y archivo de las muestras
  - Procesamiento de los informes anatomopatológicos
  - Equipamiento general
  - Áreas
- TÉCNICOS
  - Entorno laboral
  - Funciones y competencias

Glosario

Área preanalítica. Zona del laboratorio constituida por espacios muy variados donde tienen lugar todos aquellos procesos previos al análisis: solicitud de análisis por parte del clínico, extracción de muestras por enfermería, transporte de muestras, registro de datos, recepción y distribución de las muestras y distribución del trabajo.

Centro de especialidades. Establecimiento sanitario (antiguamente llamado *ambulatorio*) en el que prestan sus servicios asistenciales los mismos profesionales que en el hospital del que dependen. Forma parte de la atención especializada del SNS.

Competencia profesional. Conjunto de conocimientos y capacidades que permiten el ejercicio de la actividad profesional conforme a las exigencias de la producción y el empleo.

Core lab. Laboratorio central, eje de una red integrada de laboratorios, compartido por varios hospitales, que se encarga de la mayoría de las determinaciones y que presenta como características fundamentales su rapidez, su implementación de alta tecnología y su capacidad para asumir un enorme volumen de pruebas minimizando errores.

Eficiencia. Beneficio obtenido con la prestación del servicio en condiciones reales, en relación con el dinero, los recursos o el tiempo asignado.

Pruebas en el lugar de asistencia al paciente. Aquellas magnitudes biológicas que se determinan fuera del laboratorio, en un entorno próximo al lugar de asistencia al paciente, y que son realizadas por personal ajeno a este.

QALY. Unidad de medida de las preferencias de los ciudadanos respecto a la calidad de vida que se ha producido o evitado combinada con los años ganados o perdidos de vida respecto de un determinado estado de salud.

Tercer pagador. El pago de las prestaciones sanitarias no lo realiza directamente el usuario, sino que se canaliza a través de un tercer pagador: el Estado, una mutualidad o una aseguradora privada.

1.1. Sistemas sanitarios

Se entiende por sistema sanitario el conjunto de instituciones, personal especializado, normas y medios que proporcionan asistencia sanitaria a una población. Los objetivos de los sistemas sanitarios son:

- La mejora de los niveles de salud para el conjunto de la población.
- La equidad en el acceso a los servicios sanitarios.
- La legitimación del sistema ante la población, al ser este un componente esencial para su sostenibilidad financiera y viabilidad social.

En la plasmación concreta de un modelo u otro de sistema sanitario influyen diversos factores; entre ellos, los más importantes son el gasto sanitario, el sistema social y político y la evolución de las ciencias biosanitarias.

Los cinco componentes sobre los que se asientan los sistemas sanitarios, independientemente del tipo que sean, son la financiación, la provisión, la cobertura poblacional, la posición ideológica y la organización del sistema.

Teniendo en cuenta estos criterios, los sistemas sanitarios se clasifican en: liberal, seguros sociales y Sistema Nacional de Salud.

- El modelo liberal se adapta al mercado. Países con sistemas privados son EE. UU. y los países del este de Europa (sin consolidar).
- El sistema de Bismarck, que fue inspirado en la legislación social de Alemania de 1883, es el sistema de seguridad social. Países con sistemas de seguridad social son Francia, Alemania, Holanda, Bélgica, Canadá, Luxemburgo y Suiza.
- Los sistemas nacionales de salud están inspirados en el informe Beveridge de 1942, que formalizó la organización adoptada por Suecia en los años treinta. Esta modalidad empezó a configurarse a partir de la década de los cuarenta a causa de la conflictividad social y la democratización y a la participación social en estos tipos de problemas. Los países que han adoptado este sistema son Dinamarca, Finlandia, Irlanda, Noruega, Suecia y Reino Unido, que lo adoptaron después de la Segunda Guerra Mundial; y Grecia, Italia, Portugal y España, que lo tienen desde los años ochenta. En la figura 1.1. se señalan las características de estos tres arquetipos.

SISTEMAS NACIONALES DE SALUD	SISTEMAS DE SEGUROS SOCIALES	SISTEMAS LIBERALES
• Financiación por impuestos. Efectos redistributivos • Cobertura universal. Derecho a la atención. Libre acceso de todos los ciudadanos • Aseguramiento público, gestionado y controlado por el Gobierno • Regulación y asignación de recursos administrativa • Prestaciones del sistema comunes • Elección usuario: relativa • Provisión: mayoritariamente pública. Propiedad estatal de los medios de producción, aunque existe una parte que es de titularidad privada	• Financiación por cotizaciones (trabajadores y empresarios) y por aportaciones del Estado (desfavorecidos) • Cobertura con tendencia a ser universal • Aseguramiento por entidades "sin lucro" • Regulación administrativa: asignación de recursos por contratos • Tendencia a uniformar las prestaciones • Elección usuario: desarrollada • Provisión: mayoritariamente privada	• Financiación por cuotas privadas. Programas especiales: Medicare, Medicaid, hospitales de veteranos… • Cobertura individual • Aseguramiento privado • Regulación y asignación de recursos: mercado, competencia • Prestaciones de acuerdo a cuotas • Elección usuario: desarrollada • Provisión privada

Figura 1.1
Características esenciales de los modelos de sistemas de salud

En la mayoría de los países no existe un único sistema de salud, los diferentes modelos subsisten con mayor o menor fuerza. Estos arquetipos no se aplican estrictamente, aunque prevalezcan las características de uno de ellos, recogen también algo de los demás.

Dependiendo del tipo de provisión (quién presta los servicios sanitarios) y de la financiación (quién paga esos servicios), surgen los sistemas sanitarios con los que se dotan los países.

CUADRO 1.1
Tipos de sistemas sanitarios en función de la provisión y la financiación

	Provisión	
Financiación	**Pública**	**Privada**
Pública	Sistemas nacionales de salud (Gran Bretaña, España, países nórdicos).	Seguridad social; mutuas laborales (salud, vejez); seguro obligatorio enfermedad. Al incrementarse la solidaridad, el Estado transfiere fondos (Alemania, Francia, Canadá, Japón).
Privada	No existe.	Sistema liberal puro (USA), pero con programas especiales: Medicare (ancianos) y Medicaid (desfavorecidos).

Recurso web

www

Con el QR adjunto puedes acceder a un repaso de los modelos de sanidad pública existentes en el mundo. Se explica cómo funciona cada uno y se presta especial atención a sus costes, calidad de servicio y resultados, tanto en lo que respecta a la salud como a la igualdad.

1.2. El Sistema Nacional de Salud en España

El Sistema Nacional de Salud se configura como el conjunto de los servicios de salud de la Administración central y de las comunidades autónomas. La asistencia sanitaria se extiende a toda la población con financiación pública y provisión también básicamente pública, complementada con la privada concertada.

La Ley General de Sanidad, de 25 de abril de 1986, instaura el Sistema Nacional de Salud mediante un proceso gradual, e integra los diversos subsistemas sanitarios públicos existentes (seguridad social, beneficencia, etc.). A pesar de ello, se dan algunas excepciones. Los funcionarios de la Administración del Estado, entidades locales, Justicia y Fuerzas Armadas tienen un régimen separado de protección a través de mutualidades estatales, que pueden concertar la asistencia sanitaria con entidades de seguro privado o con el SNS. Igualmente, cierto número de compañías importantes, que cumplen determinadas condiciones, se han constituido en "entidades colaboradoras" y prestan una asistencia personalizada a sus beneficiarios. Por último, una parte de la población ha optado por suscribir una póliza de asistencia sanitaria con una compañía de seguros privada, aun cuando gran parte de ella tiene derecho a la asistencia pública.

1.2.1. Principios

La Ley General de Sanidad establece como principios generales del SNS:

- Prioridad a la promoción de la salud y a la prevención de las enfermedades.
- Extensión a toda la población española de forma progresiva.
- Acceso en condiciones de igualdad efectiva.
- Superación de las desigualdades territoriales y sociales.
- Participación comunitaria a través de las corporaciones territoriales.

Las competencias de planificación y ordenación sanitaria corresponden a las comunidades autónomas (CC. AA.), sin perjuicio de la coordinación general sanitaria, que es competencia estatal. El Consejo Interterritorial de Salud, compuesto por representantes de las CC. AA. y del Estado, presenta una enorme importancia como órgano permanente de comunicación e información de los distintos servicios de salud de las CC. AA., entre ellos y con la Administración estatal. En la figura 1.2 se comentan los principios del SNS.

UNIVERSALIDAD Cobertura total de la población	**ATENCIÓN INTEGRADA** Promoción, prevención, tratamiento y rehabilitación	**RECURSOS** Distribución de acuerdo a las necesidades de salud de los grupos de población
PARTICIPACIÓN En la planificación y gestión del sistema sanitario participan los ciudadanos	**FINANCIACIÓN** Mediante impuestos, es decir, con fondos públicos	**EFICIENCIA** Conseguir el mejor nivel de salud posible con el mínimo coste

Figura 1.2
Principios básicos del sistema sanitario español

1.2.2. Organización administrativa

Existen tres niveles administrativos que configuran la sanidad pública: nivel central, nivel autonómico y nivel de área de salud.

A) Nivel central

El nivel central está representado por el Ministerio de Sanidad, el cual conserva la capacidad de proponer y ejecutar las directrices generales del Gobierno sobre política de salud, y mantiene la coordinación general de la sanidad, que ha sido transferida a las distintas comunidades autónomas. Las competencias del ministerio, según la Ley General de Sanidad, son:

- Sanidad exterior y relaciones internacionales.
- Alta inspección.

- Acreditación de centros y formación.
- Vigilancia epidemiológica.
- Reglamentación sobre medio ambiente, alimentos y medicamentos.

PARA SABER MÁS

Para asegurar la coordinación general entre la Administración del Estado y las comunidades autónomas, se creó el Consejo Interterritorial del Sistema Nacional de Salud, un órgano para la información, comunicación y coordinación entre los distintos servicios de salud de cada comunidad autónoma y con la Administración del Estado. Este consejo está formado por representantes de las comunidades autónomas y por miembros de la Administración del Estado, los cuales se reúnen bajo la presidencia del ministro de Sanidad y Consumo.

B) Nivel autonómico

Cada comunidad autónoma constituye un servicio de salud, formado por todos los centros, servicios y establecimientos de la propia comunidad autónoma, y se organiza mediante la Consejería de Sanidad. Cada comunidad puede elaborar un plan de salud, que debe ajustarse a las líneas maestras que marca la Ley General de Sanidad y a los criterios generales de coordinación aprobados por el Gobierno central. Por ejemplo, la Consejería de Salud de la Comunidad de Madrid tiene una viceconsejería de asistencia e infraestructuras sanitarias, una de cuyas direcciones generales es la Dirección General de Red Sanitaria Única de Utilización Pública, de la cual depende el Servicio Madrileño de Salud.

C) Nivel área de salud

El área de salud es la unidad geográfica y funcional del sistema sanitario. Cada área funciona de forma autónoma, estudia las necesidades sanitarias de la población que abarca, adecua sus recursos para satisfacer estas necesidades, y coordina y gestiona los servicios y establecimientos existentes en su zona. Ha de existir al menos un área por provincia. Cada área atiende a poblaciones de 200.000 a 250.000 habitantes. La organización jerárquica del área de salud se muestra en la figura 1.3.

En cada área existen dos niveles asistenciales: atención primaria de salud (centros de salud) y atención especializada (centros de especialidades y hospitales).

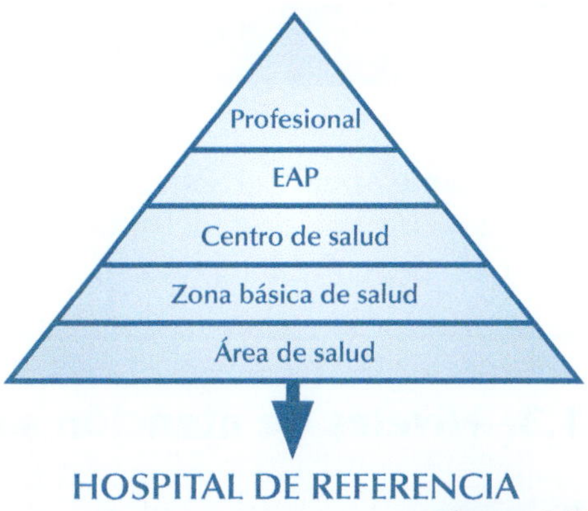
Profesional
EAP
Centro de salud
Zona básica de salud
Área de salud
HOSPITAL DE REFERENCIA

Figura 1.3
Área de salud

1.2.3. Prestaciones

El contenido y extensión de las prestaciones asistenciales son comunes para todo el sistema. La normativa actual regula la ordenación de prestaciones sanitarias del Sistema Nacional de Salud.

- El tratamiento y estancia en centros y establecimientos sanitarios, incluido el tratamiento farmacéutico gratuito y las prótesis
- La asistencia de medicina general y de todas las especialidades médicas en régimen ordinario y de urgencia
- La prestación farmacéutica extrahospitalaria, con exclusión de productos dietéticos, cosméticos y análogos. Se establece una participación del enfermo en el coste de la prestación
- Otras prestaciones sanitarias, tales como prótesis, vehículos para inválidos y oxigenoterapia a domicilio
- La rehabilitación
- El transporte de enfermos

Figura 1.4
Prestaciones del SNS

La LGS enfatiza las actuaciones sanitarias orientadas a la promoción de la salud, la educación sanitaria, la prevención de enfermedades y la rehabilitación y reinserción del paciente.

Las limitaciones más importantes en cuanto a prestaciones son las que se refieren a la asistencia dental, al lento proceso de integración de la asistencia psiquiátrica y a la muy escasa promoción de la salud y prevención sanitaria que se efectúa.

1.2.4. Financiación

La aportación mayoritaria procede de los Presupuestos Generales del Estado. Las características de la financiación vía impuestos son:

- Generado por y para todos los ciudadanos.
- Financiación sanitaria según el sistema fiscal del país.
- Solidaridad: pago con base en la capacidad de pago, y utilización con base en la necesidad.
- Bajos costes de transacción.
- Efectos redistributivos.

WWW **Recurso web**

El Informe Anual del SNS 2013 aporta y agrupa datos e información sobre la situación de salud, del sistema sanitario y los servicios sanitarios.
Puedes consultarlo a partir del QR adjunto.

1.3. Niveles de atención sanitaria

El concepto de *atención médica* progresiva implica que los servicios de salud deben llegar a quien los necesite, donde los necesite, como los necesite y durante el tiempo que los necesite. Para ello hay que organizar los recursos de acuerdo con las necesidades de cada población. Esto es lo que permite establecer niveles de atención médica dentro de la regionalización de los servicios de salud. Además, los niveles de asistencia aseguran la continuidad de la asistencia, uno de los aspectos claves de nuestro sistema sanitario.

1.3.1. Niveles asistenciales

La Ley General de Sanidad establece que el Sistema Nacional de Salud se estructurará, independientemente del modelo de distribución territorial de los diferentes servicios de salud de las comunidades autónomas, en dos niveles básicos de atención sanitaria:

1. *Atención primaria.* Ofrece una atención íntegra, permanente, continua, participativa y programada al individuo, la familia y la comunidad, y extiende su influencia al medio en que trabaja y vive la población. Se realiza en los centros de salud a través de los equipos de atención primaria.
2. *Atención especializada.* Se da en los hospitales, y contempla distintos grados de especialización. Además de la actividad asistencial, se llevan a cabo labores de promoción de la salud, prevención de enfermedades, investigación y docencia, de acuerdo con los programas de sus respectivas áreas de salud y en colaboración con los centros de salud. El acceso a los servicios hospitalarios se produce, excepto en los casos de urgencia, por indicación de los profesionales del equipo de atención primaria. Los criterios y características diferenciadores de ambos niveles aparecen el cuadro 1.2.

CUADRO 1.2
Diferencias entre atención primaria y especializada

Niveles	Atención primaria	Atención especializada
Responsables	• Equipo de atención primaria	• Especialistas
Lugar	• Centro de salud	• Hospital
Instituciones	• Varias. Un centro de salud por cada 5.000-25.000 habitantes	• Al menos un hospital por cada área de salud; cada 200.000-250.000 habitantes
Demarcaciones	• Zona básica de salud	• Área de salud
Personal	• Equipos atención primaria: – Médico de familia – Pediatra • Personal sanitario: – Enfermera/o – Auxiliar de enfermería • Personal no sanitario: – Trabajador social – Administrativo – Celador	• Especialidades médicas y quirúrgicas • Médicos especialistas • Personal sanitario: – Enfermera/o – Técnicos especialistas – Auxiliar de enfermería • Personal no sanitario

[.../...]

CUADRO 1.2 (CONT.)

	• Equipos de apoyo: – Centros de orientación familiar – Centros psicoprofilaxis obstétrica – Centros salud mental	
Funciones	• Atención al individuo, la familia y la comunidad. Realizan: – Promoción de la salud – Prevención enfermedad – Curación – Rehabilitación – Reinserción social – Diagnóstico de salud de zona – Evaluar actividades – Formación de personal • Participar en programas de salud	• Atención sanitaria de mayor complejidad y rehabilitación • Docencia • Investigación

1.4. Atención primaria

La *atención primaria* es la puerta de entrada a los servicios de salud, el nivel básico e inicial de atención, que garantiza la globalidad y continuidad de la atención a lo largo de toda la vida del paciente. En este nivel se resuelven gran parte de los problemas de salud. Comprende actividades de promoción de la salud, educación sanitaria, prevención de la enfermedad, asistencia sanitaria, mantenimiento y recuperación de la salud, así como la rehabilitación física y el trabajo social. Todas estas actividades, dirigidas a las personas, a las familias y a la comunidad, se prestan por equipos interdisciplinares que garantizan la calidad y accesibilidad a dichas actividades. La organización de las estructuras dedicadas a la atención primaria de la salud responde a los principios de trabajo en equipo y de participación activa de la población.

RECUERDA

✓ El nivel sanitario idóneo para llevar a cabo la promoción de la salud es la atención primaria. Las tareas de prevención en todos sus niveles, pero principalmente en el primario y secundario, de protección y de educación para la salud deben ser una parte fundamental del trabajo de los profesionales que componen un equipo de atención primaria.

La atención primaria, que incluye el abordaje de los problemas de salud y los factores y conductas de riesgo, comprende:

1. Atención sanitaria a demanda, programada y urgente, tanto en la consulta como en el domicilio del enfermo.
2. Indicación o prescripción y realización, en su caso, de procedimientos diagnósticos y terapéuticos.

3. Actividades en materia de prevención, promoción de la salud, atención familiar y atención comunitaria.
4. Actividades de información y vigilancia en la protección de la salud.
5. Rehabilitación básica.
6. Atenciones y servicios específicos relativos a la mujer, la infancia, la adolescencia, los adultos, la tercera edad, los grupos de riesgo y los enfermos crónicos.
7. Atención paliativa a enfermos terminales.
8. Atención a la salud mental en coordinación con los servicios de atención especializada.
9. Atención a la salud bucodental.

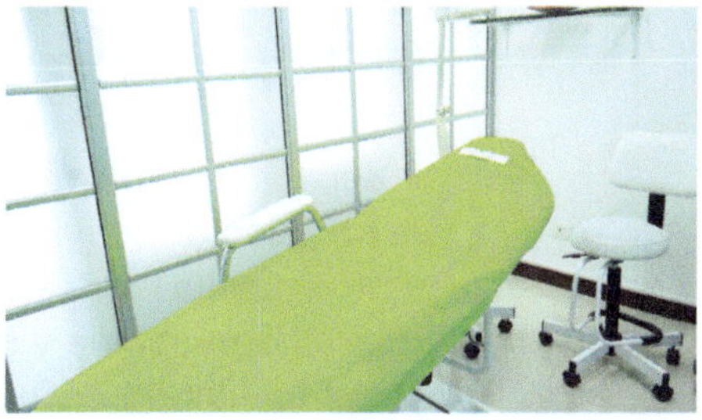

Figura 1.5
La consulta de enfermería constituye un servicio clave de los centros de salud

La cartera de servicios de atención primaria abarca desde actividades de promoción y educación de la salud, hasta la prevención de enfermedades (dicha cartera de servicios establecerá las prioridades que se tendrán en cuenta). Asimismo, se ocupa de la atención sanitaria a enfermedades agudas y crónicas y se hace cargo de la demanda de atención urgente en su horario de funcionamiento.

1.5. Atención especializada

La asistencia sanitaria especializada, hospitalaria y extrahospitalaria, prestada generalmente por indicación médica del personal de los equipos de atención primaria, por el equipo de profesionales sanitarios del área de salud bajo la dirección de los responsables médicos hospitalarios competentes en función de la especialidad, tiene por finalidad la curación y rehabilitación de los ciudadanos una vez sobrevenidos procesos que requieran asistencia de mayor complejidad técnica.

La asistencia sanitaria especializada tiene por objeto:

1. Servir de apoyo médico y quirúrgico a la atención primaria de salud.
2. Colaborar en los programas de prevención, educación sanitaria, atención de urgencias, interconsulta y consulta especializada, tanto en régimen hospitalario como extrahospitalario.
3. Participar, en la forma que en cada caso se determine, en actividades docentes.

Este tipo de atención comprende:

- La asistencia ambulatoria especializada en consultas.
- La hospitalización en régimen de internamiento.
- La atención hospitalaria de urgencias.

El acceso a la asistencia ambulatoria especializada se efectúa por indicación del médico de atención primaria, mientras que el acceso a la asistencia en régimen de hospitalización se realiza por indicación del médico especialista.

> **Fundamental**
>
> El servicio que provee la atención especializada consiste en la realización de actividades asistenciales diagnósticas, terapéuticas y de rehabilitación, así como aquellas de promoción de la salud, educación sanitaria y prevención de la enfermedad, que superen las posibilidades de asistencia de la atención primaria.

1.5.1. Cartera de servicios

Los servicios de atención especializada realizan actividades asistenciales diagnósticas, terapéuticas y de rehabilitación. También se ocupan de aquellas relacionadas con la promoción de la salud, educación sanitaria y prevención de la enfermedad de las diferentes especialidades médicas. Una forma sencilla de abordar el análisis de la cartera de servicios en atención especializada es estudiar las especialidades médicas que pueden encontrarse en un hospital, cuya relación se expone en el cuadro 1.3.

Cuadro 1.3
Especialidades médicas que se pueden encontrar en un hospital

Especialidades médicas hospitalarias	
• Alergología	• Microbiología y parasitología
• Análisis clínicos	• Nefrología
• Anatomía patológica	• Neumología
• Anestesiología y reanimación	• Neurocirugía
• Angiología y cirugía vascular	• Neurofisiología clínica
• Aparato digestivo	• Neurología
• Bioquímica clínica	• Obstetricia y ginecología
• Cardiología	• Oftalmología
• Cirugía cardiovascular	• Oncología médica
• Cirugía general y del aparato digestivo	• Oncología radioterápica
• Cirugía maxilofacial	• Otorrinolaringología
• Cirugía pediátrica	• Pediatría
• Cirugía torácica	• Psiquiatría
• Cirugía plástica y reparadora	• Radiodiagnóstico
• Dermatología	• Rehabilitación
• Endocrinología y nutrición	• Reumatología
• Farmacología clínica	• Traumatología y cirugía ortopédica
• Farmacia hospitalaria	• Urología
• Geriatría	• Medicina preventiva y salud pública
• Hematología y hemoterapia	• Estomatología
• Inmunología	• Medicina legal y forense
• Medicina intensiva	• Medicina del trabajo
• Medicina interna	• Archivo historias clínicas
• Medicina nuclear	• Medicina familiar y comunitaria

Para saber más

Para profundizar en el tema de organización de los servicios de salud en España, puedes visitar en el QR adjunto la página web del Ministerio de Sanidad, Servicios Sociales e Igualdad. En ella aparece la organización del ministerio, de las consejerías de salud de las comunidades autónomas, así como sus competencias y funciones. Además, se ofrece la visión del Gobierno sobre la reforma de la sanidad y el pacto por la sostenibilidad y calidad del Sistema Nacional de Salud.

1.5.2. El hospital como empresa de servicios

El producto de un hospital es el enfermo, cada uno de los enfermos; y un hospital tiene tantos productos como enfermos, porque ninguno es igual a otro, aunque muchos tengan grandes similitudes.

Los factores de producción son las materias primas (medicamentos, material sanitario, comidas, etc.), el inmovilizado (aparatos de laboratorio, quirófanos, etc.) y los recursos humanos (médicos, enfermeros, técnicos, auxiliares, etc.). El proceso de producción se resume en la figura 1.6.

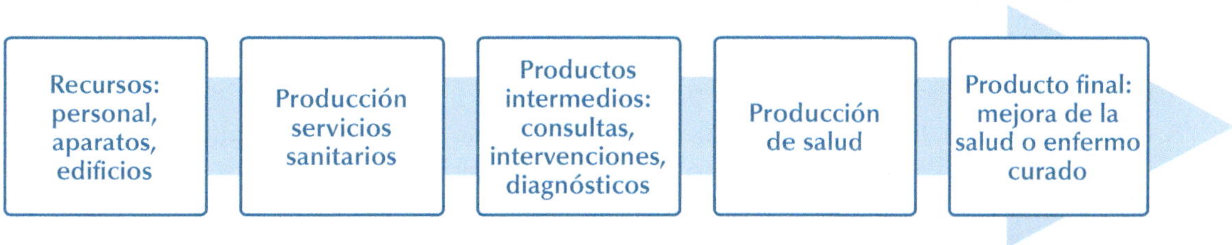
Recursos: personal, aparatos, edificios
Producción servicios sanitarios
Productos intermedios: consultas, intervenciones, diagnósticos
Producción de salud
Producto final: mejora de la salud o enfermo curado

Figura 1.6
Proceso de producción

Sin embargo, hay características que hacen diferentes a las empresas clásicas de las empresas de salud. Dichas diferencias aparecen en el cuadro 1.4.

Cuadro 1.4
Diferencias entre empresa clásica y empresa de salud

	Empresa clásica	Empresa de salud
Producto	Con frecuencia es un único producto estandarizado.	Es el paciente. Tantos productos como pacientes.
Cliente	Decide lo que compra.	Es el personal sanitario quien decide.
Decisiones	Se toman jerárquicamente.	Sin participación jerárquica.
Forma de pago	El cliente paga por su producto.	Casi siempre tercer pagador.
Calidad	El cliente evalúa la calidad casi siempre.	Difícilmente puede evaluar la calidad asistencial.

1.5.3. El producto hospitalario

En el hospital, como empresa de servicios, el producto es intangible y se identifica con el servicio mismo que se presta a cada paciente. Por ello, la medición resulta complicada y la calidad difícil de determinar. Dicho producto es poco homogéneo, ya que no hay enfermedades sino enfermos, y el mismo diagnóstico en dos pacientes produce en ambos reacciones distintas y pronóstico diferente en función de la edad, circunstancias, reacciones adversas..., y, por tanto, ambos consumen recursos en cuantía distinta. Es por ello por lo que se puede afirmar que, estrictamente, un hospital genera tantos productos como pacientes trata.

RECUERDA

✓ Al definir el hospital como una empresa de servicios de salud, se encuentra que es imposible distinguir el producto del proceso, debido a que van unidos. El proceso productivo en un hospital es diferente para cada uno de los pacientes y es dirigido cada uno de ellos por un profesional de la salud distinto, lo cual conlleva un sinnúmero de posibilidades y resultados en la atención de los servicios de salud, sumado a la variabilidad de la práctica médica.

La dificultad práctica para una gestión racional que se deriva de ese casi infinito número de casos distintos ha conducido a la necesidad de establecer una tipología de casos que se atienden. Se trata, en definitiva, de agrupar a los pacientes en función de características homogéneas, desde el punto de vista de sus aspectos más significativos o relevantes. Esto ha dado lugar a distintos sistemas de medición de la diversidad de pacientes.

A efectos prácticos, la salud se identifica con el resultado hospitalario: el alta hospitalaria es el producto final. A su vez, dicho producto final o alta hospitalaria se identifica con las diferentes combinaciones de productos intermedios.

1.5.4. *Case-mix* o la diversidad de pacientes

La actividad hospitalaria se ha expresado en forma de parámetros como número de consultas (nuevas y revisiones), número de estancias, urgencias, etc., que, aunque fáciles de obtener, no reflejan los rasgos diferenciales de los pacientes ni el consumo de recursos de unos y otros.

La necesidad de reducir el número prácticamente infinito de posibles casos a un número menor, más manejable y útil, ha sustentado el desarrollo de los sistemas de medición del *case-mix* basados en la agrupación de pacientes.

El hospital tiene tantos productos como pacientes trata. Sin embargo, aun siendo cada paciente único, presenta rasgos, tanto diagnósticos como terapéuticos, comunes a otros pacientes y recibe un nivel de servicios similares.

Se miden los productos finales, los procesos tratados en el hospital, organizados según la *Clasificación internacional de enfermedades*, 10.ª edición (CIE-10-ES) y posteriormente agrupados.

Los sistemas de medición del *case-mix* tratan de crear grupos de pacientes homogéneos desde el punto de vista de los aspectos relevantes. Las mejoras que introduce se agrupan en torno al control de calidad, la financiación hospitalaria y la gestión.

A) Grupos relacionados con el diagnóstico

El sistema más generalizado de medición del *case-mix* es el de la clasificación de pacientes según determinadas categorías.

Se han propuesto varias técnicas de medición del *case-mix*, pero el sistema más extendido y más aceptado para describir la producción hospitalaria es el de los grupos relacionados con el diagnóstico (GRD). El objetivo en la construcción de los GRD fue la definición de tipos de casos en cada uno de los cuales se esperaba que los pacientes recibieran una cantidad similar de servicios hospitalarios y que, además, fuera entendida por médicos y no médicos. Con los GRD se trata de establecer una clasificación de pacientes, cada uno de los cuales recibe igual cantidad de servicios hospitalarios.

La información que necesita el sistema GRD para clasificar a cada paciente está contenida en el conjunto mínimo básico de datos (CMBD), que es obligatorio recoger en todo paciente ingresado en un hospital:

- Identificación del hospital.
- Identificación del paciente.
- Fecha de nacimiento.
- Sexo.
- Fuentes de financiación.
- Circunstancias del alta.
- Diagnóstico principal.
- Procedimientos quirúrgicos u obstétricos.
- Intervenciones u otros procedimientos realizados durante el ingreso.
- Diagnósticos secundarios.
- Fecha de ingreso.
- Fecha de alta.
- Circunstancias del alta.
- Identificación del médico responsable del alta.

B) Aplicaciones

La aplicación principal es conocer la actividad y el funcionamiento hospitalario: casuística que atiende el hospital, calidad con la que lo hace, tasa de mortalidad hospitalaria ajustada por GRD, mortalidad potencialmente evitable, tasa de reingresos ajustada por GRD, tasa de cesáreas, estancias medias preoperatorias y estancias evitables en GRD potencialmente ambulatorios.

Otra aplicación importante de los GRD es su uso para calcular el peso medio y las unidades de complejidad hospitalaria (UCH), instrumentos ambos utilizados por la gestión hospitalaria con el fin de conocer el precio de las intervenciones o actos sanitarios, es decir, lo que gasta el hospital en los procesos asistenciales incluidos en su cartera de servicios.

1.6. Economía de la salud

La economía de la salud se dedica a la investigación, estudio, métodos de medición, racionalización y sistemas de análisis de las actividades relacionadas con la financiación, producción, distribución y consumo de los bienes y servicios que satisfacen necesidades sanitarias y de salud bajo los principios normativos de la eficiencia y la equidad.

WWW

Recurso web

Con el código QR adjunto puedes acceder al boletín informativo de Economía y Salud de la Asociación de Economía de la Salud, donde Manuel García Goñi, en el artículo titulado "Arrow y el nacimiento de la economía de la salud", expone las ideas fundamentales del artículo que K. Arrow publicó en 1963 en la revista *American Economic Review* titulado "Uncertainty and the Welfare Economics of Medical Care".

1.6.1. Necesidades y recursos en la asistencia sanitaria

La salud es un bien económico puesto que la caracteriza la escasez, la necesidad es superior a la oferta. La salud es, asimismo, un bien de inversión tanto para la persona como para la sociedad. El tiempo que se rescata a la enfermedad se destina al incremento de la producción y de la renta nacional.

Si partimos del hecho, ampliamente constatado, de que las necesidades son crecientes e ilimitadas (la demanda de asistencia sanitaria) y los recursos son finitos (la oferta es limitada), resulta inevitable la necesidad de adjudicar esos recursos a diversas actividades en competencia. La economía, sin dejar de lado las consideraciones sociales, hace aquí su aparición para una mejor asignación de los recursos escasos.

El análisis económico no puede referirse únicamente a los costes, sino también a los beneficios y resultados que se obtienen. El coste real de llevar a cabo una determinada actividad es el beneficio que se pierde por utilizar esos mismos recursos en el mejor de sus usos alternativos. Se trata, en definitiva, de maximizar los beneficios totales por el uso de unos recursos existentes que son escasos. Es lo que se entiende por *coste de oportunidad*.

FUNDAMENTAL

Se define *coste de oportunidad* como el beneficio que se pierde por no utilizar esos mismos recursos en el mejor de sus usos alternativos. Este concepto pone de manifiesto que, en situación de recursos escasos, la decisión de asignar recursos a un determinado paciente conlleva a su vez la decisión de negárselo a otro u otros.

1.6.2. Gasto sanitario

Uno de los mayores problemas de nuestro SNS es el aumento del gasto sanitario. En 2012 el gasto sanitario representó un 9,3% del producto interior bruto (PIB), un 6,7% financiado con recursos públicos y un 2,6% con recursos privados.

Diversos factores contribuyen al incremento del gasto sanitario en todos los países desarrollados. Algunos de ellos se exponen en el cuadro 1.5.

Cuadro 1.5
Factores que incrementan el gasto sanitario

Envejecimiento de la población	El aumento de las personas mayores incrementa el gasto sanitario, puesto que tienen mayores necesidades objetivas.
Innovación tecnológica	La nueva tecnología ha generado un aumento notable del gasto, aun cuando no siempre su utilización es eficaz, ni siquiera necesaria en algunos casos.
Nuevas patologías y enfermedades crónicas	Determinados estilos de vida poco saludables son causa de la aparición de nuevas enfermedades, con un importante aumento del gasto. El número cada vez mayor de enfermos crónicos, provoca también un incremento importante en el consumo sanitario.
Cambio en el nivel de exigencia de los pacientes	Es patente que el incremento del nivel de vida y la formación de las personas, unidos a una mayor conciencia de la participación en los gastos sociales a través de los impuestos, han originado una mayor exigencia en la calidad de los servicios.

Ante esta situación, han ido surgiendo diferentes ideas con la intención de reformar los sistemas de salud. Las tendencias de reforma de los sistemas nacionales de salud se agrupan en torno a la redefinición del papel del Estado y del mercado, el desarrollo de los derechos de los pacientes y el aumento de su capacidad de elección y, por supuesto, las medidas destinadas a mejorar la financiación del sistema (cuadro 1.6).

Cuadro 1.6
Medidas destinadas a la mejora de la financiación de los sistemas sanitarios

Sobre la demanda	Sobre la oferta
• Racionamiento de acceso a servicios: reducción de prestaciones, copago (medida disuasoria –pago por consulta, por visitas a urgencias hospitalarias, abono parcial de prestación farmacéutica, *ticket* moderador– creada para reducir la demanda de servicios sanitarios, y de esta manera, reducir el gasto). • Incentivos fiscales al gasto privado. • Facilidades para optar por distintos sistemas de seguros.	• Introducción de la competencia. • Medidas destinadas al control de los costes. • Financiación cerrada por contratos. • Fomento de la promoción y prevención. • Cambio en las pautas de uso de los recursos.

1.7. Análisis económico-sanitario

La contribución más importante del enfoque económico a la sanidad ha sido el cálculo de recursos necesarios para conseguir los cambios deseados en el sentido de salud, así como comparar estos costes con los que se derivarían de utilizar otros métodos alternativos. Pero no hay que olvidar nunca que el enfoque económico en la atención sanitaria es solo una ayuda a la toma de decisiones y nunca un sustituto de ella, y es la equidad otra consideración muy importante.

1.7.1. Eficacia y eficiencia

La evaluación económica (eficiencia: determinar la forma menos costosa de tratamiento) ha de complementarse con la evaluación técnica (eficacia: comprobar su adecuación y que logre el objetivo deseado), con lo cual es necesario elegir la mejor de las alternativas existentes para resolver un problema de salud. Para conseguir este objetivo hay que utilizar la menor cantidad de recursos posibles o, lo que es lo mismo, la menor cantidad de gasto (costes) por unidad de beneficio. Por lo tanto, los métodos de evaluación se basarán en la relación de beneficios y costes, eficiencia; es decir, beneficio obtenido con la intervención en condiciones reales, en relación con el dinero, los recursos o el tiempo asignados.

El ideal es obtener un beneficio máximo con unos recursos mínimos, y elegir aquella alternativa con la que se obtengan más beneficios en relación con los costes. La dificultad radica, sobre todo, en el cálculo de los beneficios.

TOMA NOTA

Los costes de la asistencia sanitaria no afectan solamente al servicio de salud, sino también a los enfermos y a sus familias, y otras organizaciones del sector público. Por otro lado, no todos los costes representan un gasto, ya que algunos servicios utilizados pueden ser de uso común para otras finalidades. Además, si bien la finalidad fundamental de las atenciones sanitarias es mejorar la situación de salud de los individuos, el beneficio no lo recibe únicamente el individuo, sino que recae también sobre su familia y, en general, sobre la sociedad entera.

La *evaluación económica* se puede definir como el análisis comparativo de acciones alternativas que incluyen tanto sus costes como sus consecuencias. Cuando en el estudio se incluyan dos o más alternativas, o incluso una alternativa comparada con la de no hacer nada, estaremos en los estudios de evaluación. El caso más completo ocurre cuando ambos aspectos, alternativas y costes y consecuencias, son evaluados conjuntamente, con lo que nos encontraremos con los análisis de coste-beneficio, coste-efectividad y coste-utilidad.

El excesivo hincapié en el análisis coste-beneficio, en términos monetarios, puede llevar a una deshumanización del concepto de eficiencia, al hacer énfasis en el valor monetario y productivo de la vida humana. Dejando claro el valor inestimable de cada ser humano y que este no puede ser colocado en el lado opuesto de la balanza del dinero, una mayor matización ha llevado al estudio más frecuente del análisis coste-efectividad y coste-utilidad. Estos análisis utilizan como medidas de beneficios la remisión de síntomas, la reducción de las discapacidades, los años de vida ganados, etc. (coste-efectividad), donde queda más patente el valor de la persona y que tiene más sentido sanitario.

1.7.2. Análisis coste-efectividad

Tiene como misión identificar y cuantificar los costes y los resultados de diversas opciones o procedimientos alternativos para alcanzar un mismo objetivo.

Los costes vienen expresados en términos monetarios, y las consecuencias (efectos) se miden en unidades físicas o naturales (número de vidas salvadas, disminución de la incidencia de la enfermedad, número de casos correctamente diagnosticados, etc.), que pueden referirse tanto a productos como a resultados finales:

Este análisis permite la comparación entre proyectos de diferente naturaleza, siempre que los efectos de todos ellos vengan expresados en unidades naturales comunes.

$$\frac{\textit{Beneficio de la intervención}}{\textit{Coste de la intervención}} = \textit{Beneficio}.$$

1.7.3. Análisis coste-utilidad

Trata de identificar y cuantificar los costes y los resultados de procedimientos alternativos para alcanzar un mismo objetivo (mejora de la calidad de vida apreciada por los pacientes), en donde los costes vienen expresados en términos monetarios, y las consecuencias (utilidades percibidas y valoradas subjetivamente por los usuarios, que siempre son resultados finales) se miden en términos de calidad de vida o periodos de tiempo saludables. Es, por tanto, una forma de evaluación económica más amplia que el análisis coste-efectividad.

Una medida de la utilidad es la de los años de vida ajustados según calidad (AVAC), que mide los beneficios tanto por los aumentos en la esperanza de vida (en años) como por las mejoras en la calidad de vida (en una escala de cero a uno).

INTERESANTE

Para que la evaluación económica pueda ser incorporada en la toma de decisiones se debe conocer cuánto está dispuesto a y es capaz de invertir por un año de vida ajustado por calidad (AVAC) el Sistema Nacional de Salud. En España se ha extendido el uso de 30.000 € por AVAC como umbral coste-efectividad.

El QALY *(quality adjusted life year)* o año de vida ajustado por la calidad es la unidad de medida de las utilidades, es decir, años ganados ajustados por calidad de vida. Se trata de una unidad de medida de las preferencias de los ciudadanos respecto a la calidad de vida que se ha producido o evitado combinada con los años ganados o perdidos de vida respecto de un determinado estado de salud. Para calcular los QALY se combinan dos variables: calidad de vida y cantidad de vida:

$$\textit{QALY: (calidad vida)} \cdot \textit{(tiempo o años ganados)};$$

$$U(Q,T) = U(Q) \cdot T.$$

El enfoque económico ha sido aplicado a muy distintos problemas de atención sanitaria, como por ejemplo la comparación de dos técnicas de determinación de una sustancia, distintas modalidades de obtención de una muestra y exámenes de salud para la detección precoz de enfermedades (cáncer, diabetes, etc.).

La principal contribución del enfoque económico ha sido el cálculo del coste de los recursos para conseguir los cambios deseados en el sentido de salud, así como comparar estos costes con los que serían derivados de utilizar otros métodos alternativos.

1.8. Organización de los laboratorios. Situación actual y tendencias

La importancia del laboratorio en la toma de decisiones clínicas es tan manifiesta que se estima que más del 70% de las actuaciones médicas se relacionan de forma directa con la información que aportan los datos analíticos. Esto hace que el laboratorio sea un importante proveedor de información de la salud pública, del diagnóstico, pronóstico y tratamiento del paciente, entre otros aspectos sanitarios.

No se concibe prácticamente un tratamiento médico que no venga apoyado por un soporte analítico. Por estos motivos, el laboratorio es una parte importante de los costes sanitarios. El porcentaje total del coste sanitario que corresponde a pruebas de laboratorio oscila entre el 3% y el 5%, y lo más importante es el creciente incremento que se está produciendo en los últimos años. Es por ello por lo que las tendencias futuras buscan abordar estrategias para contener el coste sin disminuir la eficiencia y con la mejora continua de la calidad y el aporte al diagnóstico, con un gran soporte basado en el impacto que puede generar la automatización en el laboratorio clínico.

1.8.1. *Core lab*

Bajo la perspectiva descrita, para complementar el concepto económico y el concepto sanitario del laboratorio, se hacen necesarios nuevos criterios e ideas en la organización de los nuevos laboratorios o áreas biotecnológicas con la ayuda de las nuevas prestaciones tecnológicas que ofrece la industria.

Esta reorganización del profesional implicaría la unificación de las áreas y la creación de redes de laboratorios: redes jerárquicas de laboratorios que optimicen los recursos y, en especial, las carteras de servicios, funcionando como centros referenciables entre sí. Las nuevas tecnologías, los sistemas de transporte y la informática pueden aportar resultados inmediatos sin necesidad de producirse *in situ*.

Para saber más

Colaboran de una forma muy importante para la sostenibilidad de estas redes de laboratorios los grandes avances y el gran desarrollo que se está produciendo en tecnología de *point of care*, es decir, realizar pruebas de forma cada vez más fácil cerca de la cabecera del paciente, en especial las serológicas, y mediante sistemas monotest.

De esta manera se amplían las carteras de servicios de los pequeños laboratorios dependientes del laboratorio central con una racionalización y optimización del coste del laboratorio, siempre que el grueso de la producción se centralice en el laboratorio central.

Por todo lo indicado, se está produciendo una reorganización del laboratorio, que se resume en los apartados de la figura 1.7.

1. Orientación del laboratorio a la información diagnóstica y la calidad total

2. Mayor diálogo con el clínico, aumento de los test reflejos, de los perfiles diagnósticos y de las guías clínicas

3. Separación del proceso productivo respecto del de la información, y orientación del sistema informático de laboratorio hacia el diagnóstico

4. Mejora del proceso productivo: constitución de *core labs*

5. Integración del sistema de información, tanto en las distintas áreas del laboratorio como en las fases pre- y posanalítica y en el área sanitaria, a través de las conexiones del sistema hospitalario con el sistema de atención primaria

Figura 1.7
Particularidades de la reorganización de los laboratorios

En resumen, la tendencia es mejorar el proceso productivo creando el *core lab* o área de máxima automatización con el objetivo de:

- Simplificar la organización y reducir el número de tubos que hay que manipular.
- Posibilitar el trabajo continuo (laboratorio 24 horas).
- Favorecer la utilización de sistemas de control de las muestras y de su flujo de proceso.

1.8.2. Protocolos de petición

Otra herramienta efectiva como estrategia para promover un uso racional del laboratorio y una mejor organización ha sido la incorporación de protocolos de petición.

La protocolización de procesos se irá imponiendo como necesidad, en especial en aquellas patologías más comunes y aún más en aquellas que puedan cronificarse. Consiste en planes acordados, escritos y detallados para una actuación médica analítica que se elabora en consenso con los clínicos, siguiendo la metodología de la medicina basada en la evidencia (MBE) y guías de práctica clínica (GPC). Explicitan normas de actuación y emplean algoritmos de decisión con pruebas encadenadas y ayudan a decidir de forma más efectiva y eficiente.

Todo lo expuesto hasta ahora conduce a un proceso de reorganización de los laboratorios y su correspondiente diseño, que es lo que se expondrá en los siguientes apartados.

1.9. Red integrada del servicio de análisis de laboratorio

Las redes integradas de salud (IHS) se componen de un laboratorio central, varios laboratorios satélites y pruebas en el punto de cuidado (POCT). También incluyen atenciones primarias y especializadas conectadas a los hospitales y coordinadas en la red.

1.9.1. Pruebas en el lugar de asistencia al paciente

Reciben diferentes nombres como "pruebas en la cabecera del paciente" *(bedside testing)*, "pruebas en el punto de cuidados" (*point of care testing,* POCT) o "pruebas cerca del paciente" *(near patient testing)*.

Los avances tecnológicos y la incorporación de microtecnología en instrumentos de reducido tamaño han hecho posible el acercamiento de algunas pruebas de laboratorio al paciente. La realización de estas pruebas en el lugar de asistencia al paciente es una opción que permite determinar ciertas magnitudes biológicas donde y cuando se necesitan y, al mismo tiempo, ofrece una nueva visión de la función del laboratorio clínico y una posibilidad de mejora de su cartera de servicios. En ocasiones, la obtención de un resultado fiable de forma inmediata puede tener una enorme trascendencia para la correcta toma de decisiones clínicas. En la figura 1.8 se muestra esta nueva organización jerárquica.

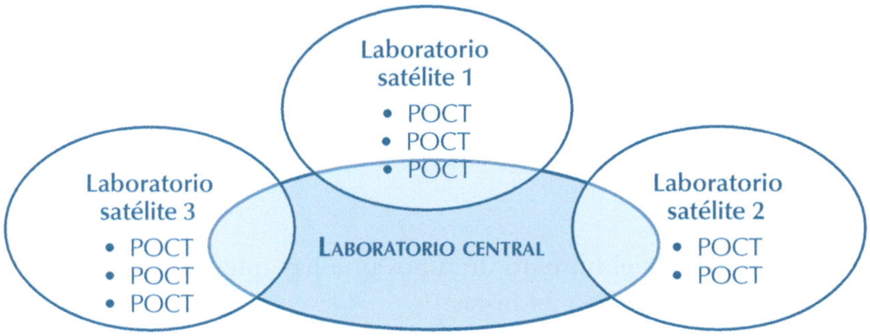

Figura 1.8
Red integrada del servicio de análisis de laboratorios

1.9.2. Laboratorio satélite

Siguiendo este concepto de red integrada del servicio de análisis de laboratorio, el laboratorio satélite representaría el laboratorio del hospital que se encargaría de la realización de pruebas analíticas en función de la capacidad de los sistemas y del personal.

PARA SABER MÁS

En el QR adjunto puedes encontrar un artículo sobre los nuevos laboratorios clínicos del Hospital el Vall d'Hebron donde se comentan los grandes avances en el procesado de muestras de laboratorio gracias a la aplicación de nuevas tecnologías.

1.9.3. Laboratorio central o *core lab*

El laboratorio central es un laboratorio altamente automatizado y especializado, compartido por varios hospitales. Representa un área de automatización en la que se realiza la mayoría de la producción mediante integración y consolidación de tecnología analítica. Esto permite desviar recursos (humanos, técnicos, económicos, etc.) a otros procesos, con el fin de adecuar el laboratorio a las nuevas demandas y además simplificar la organización y número de tubos que se han de manipular. También posibilita el trabajo continuo y la utilización de sistemas de control de las muestras y del flujo de proceso. El funcionamiento de este laboratorio central se resume en la figura 1.9.

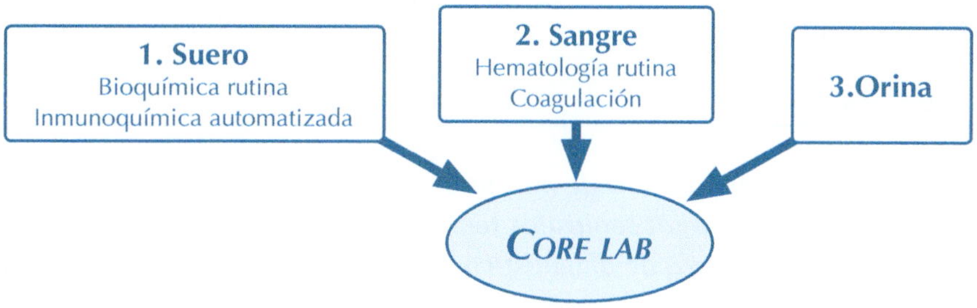

Figura 1.9
Cadenas de diagnóstico de un *core lab* tipo

En el cuadro 1.8 se exponen las características básicas de los tres niveles en que se organizan los nuevos laboratorios.

CUADRO 1.7
Características fundamentales de los tres tipos de laboratorio

Laboratorio central	Laboratorio satélite	POCT
Realiza un amplio espectro de parámetros de rutina y pruebas especiales (unas 600).	Se realizan el perfil básico de urgencias (~50 pruebas) y las pruebas de rutina asumibles en función de su capacidad, así como pruebas para tratamientos críticos.	Realiza parámetros de emergencia y críticos (~20 pruebas) de acción inmediata.
Procesa los análisis que requieren más tiempo y los que son de rutina.	El tiempo de respuesta debe ser inferior a 60 minutos.	El tiempo de respuesta debe ser de entre 1 y 10 minutos.
Determina las pruebas muy especializadas o incluso complejas. Estudia y realiza, en su caso, los parámetros nuevos.	Debe disponer de sistemas automáticos compatibles con los del laboratorio central.	Fuera del horario laboral, si se puede ahorrar la guardia del laboratorio satélite.
El tiempo de respuesta ha de ser de entre 1 y 24 horas para pruebas diferidas. Realiza los análisis de urgencias y los críticos del propio hospital con un tiempo de respuesta de entre 10 y 60 minutos, según pruebas de emergencia vital o de urgencias.	Debe poseer un sistema de información conectado al del laboratorio central y al hospitalario.	Apropiado para los quirófanos, pequeñas UCI u otros sitios con número de análisis limitado o de uso selectivo en casos de urgencia; de test sencillos y estandarizados que se necesiten con inmediatez.
Controla todos los sistemas de equipos diagnósticos en el resto de centros para garantizar la compatibilidad y fiabilidad de los resultados.	Debe disponerse de personal cualificado intercambiable con el del laboratorio central.	Conectado con el sistema de información del laboratorio y supervisado por el laboratorio central (con control de calidad, mantenimientos, resultados, formación, etc.).

1.10. Áreas del laboratorio clínico

Se pueden distinguir diversos tipos de laboratorios centrales en función de si reciben muestras de su área sanitaria y de si presentan las urgencias integradas o no. El caso más complejo es el del laboratorio que recibe muestras de su área y posee las urgencias integradas. Por ser la variante de laboratorio central más completa, será este tipo el que se describa a continuación. Se analizarán, por lo tanto, las distintas áreas que deben componer un laboratorio de análisis clínicos con capacidad para procesar 1.000 muestras al día; no solo las que incumben al proceso analítico, sino también todas aquellas que se necesitan para un correcto funcionamiento del laboratorio. Para ello, en primer lugar hay que atender los requisitos mínimos que la normativa vigente expone.

PARA SABER MÁS

Orden 2096/2006, de 30 de noviembre, de la Consejería de Sanidad y Consumo, por la que se regulan los requisitos técnico-sanitarios y de apertura y funcionamiento de los centros de diagnóstico analítico en la Comunidad de Madrid

Esta orden (puedes acceder en el código QR adjunto) regula las autorizaciones de los laboratorios clínicos y establecen sus condiciones y requisitos técnicos, así como las normas reguladoras de su actividad, exigibles a cualquier laboratorio de análisis clínicos en materia de áreas identificables, personal, equipos y útiles de laboratorio, independientemente del volumen de muestras que haya que procesar. Las condiciones exigibles al personal de los laboratorios de análisis clínicos son:

1. El laboratorio deberá estar bajo la dirección y responsabilidad de un facultativo, legalmente capacitado para realizar aquellas determinaciones clínicas que el laboratorio tenga autorizadas.
2. El personal técnico y sanitario del laboratorio deberá disponer de la titulación adecuada a las funciones que desarrolle, de conformidad con la legislación vigente.

En cuanto a las condiciones exigibles al espacio físico de los laboratorios de análisis clínicos, los laboratorios clínicos contarán, al menos, con las áreas diferenciadas que se indican en el cuadro 1.8).

CUADRO 1.8
Espacios del laboratorio

Área administrativa	Espacio destinado a la realización de las funciones de información, registro de peticiones, redacción de informes y archivo, así como la recepción de quejas, sugerencias y reclamaciones.
Área de extracción y recepción de especímenes	Espacio destinado a obtener e identificar las muestras analíticas en condiciones óptimas de calidad, debiendo garantizarse en todo momento la intimidad y el confort del usuario.
Área de trabajo	Espacio del laboratorio donde se realizarán las funciones propias para llevar a cabo las determinaciones y estudios clínicos.

[.../...]

CUADRO 1.8 (CONT.)

Área de limpieza de material y eliminación de residuos	Espacios diferenciados destinados a la limpieza de utensilios de laboratorio y a la eliminación de residuos procedentes del mismo, cuya naturaleza no exija un tratamiento específico por gestor autorizado.
Área de apoyo	Espacio funcional constituido por el resto de locales necesarios para el adecuado funcionamiento del laboratorio y no incluidos en los puntos anteriores, que comprende los locales destinados a sala de espera y aseos de los pacientes, vestuarios y aseos del personal, oficios de limpieza, almacenes y locales de instalaciones.

En el caso de que los laboratorios realicen la manipulación de microorganismos susceptibles de formar aerosoles potencialmente infecciosos, deberán disponer, además, de un área de seguridad microbiológica diferenciada y aislada.

El equipamiento mínimo de un laboratorio se muestra en la figura 1.10.

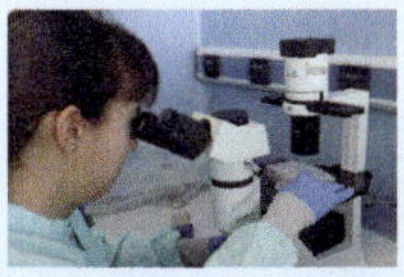

Microscopio con los accesorios indispensables para los análisis que se realicen

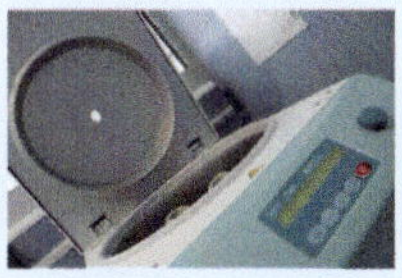

Centrífuga con velocidades comprendidas entre 400 y 4.500 r. p. m.

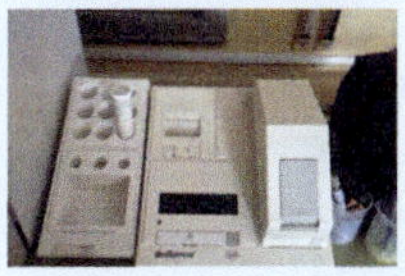

Espectrofotómetro con lectura espectral comprendida entre 340 y 700 nanómetros, con regulación de temperatura de cubetas, y posibilidad de lectura cinética

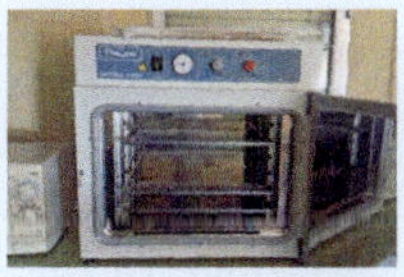

Estufa que alcance hasta 120 °C

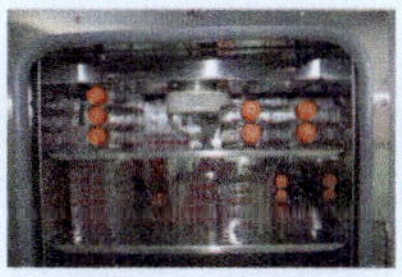

Estufa para cultivos regulable a 37 °C

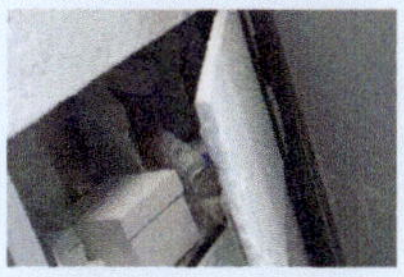

Refrigerador dotado de congelador que alcance hasta –20 °C

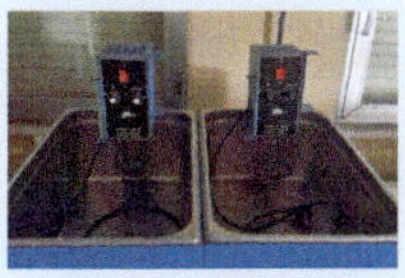

Baño maría regulable hasta 60 °C

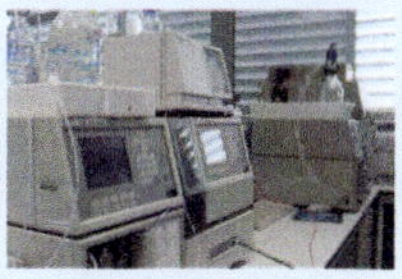

Analizador hematológico

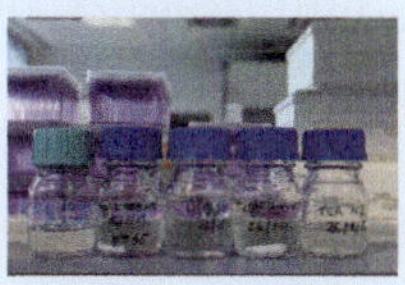

Material de medida y de vidrio

Figura 1.10
Equipamiento mínimo de los laboratorios de análisis clínicos

Se definen cuatro grandes áreas: preanalítica, analítica, posanalítica y otras áreas (básicamente áreas de apoyo). Y dentro de ellas, unas subáreas, que intentan minimizar las distancias y las barreras físicas entre zonas de trabajo coordinadas. Para ello el laboratorio debería ser un establecimiento diáfano, en el que se cierren tan solo las zonas de obligado cumplimiento (laboratorio de microbiología, laboratorio de pruebas especiales, sala de extracción, aseos y cuarto técnico) y las definidas como de apoyo (almacenes, cámaras frigorífica y de congelación, despachos, sala de reuniones y cuartos de limpieza).

1.10.1. Área preanalítica

El área preanalítica del laboratorio es donde se realizarán los diferentes procesos que se suceden desde que se produce la petición de un análisis hasta que la muestra pasa al área analítica. En función de ello, debe tener los siguientes espacios:

- *Recepción y sala de espera.*
- *Sala de extracción.*

IMPORTANTE

El diseño y el equipamiento adecuados de la sala de extracción influyen decisivamente en la obtención de las muestras. Si no se cumplen una serie de condiciones a este respecto, se contribuirá decisivamente a la aparición de errores en la fase preanalítica de la determinación. Las diferentes normativas también imponen unos requisitos de equipamiento que se especifican a continuación:

- Camilla o sillón reclinable.
- Reposabrazos.
- Banqueta de trabajo.
- Archivador de formularios de petición o petitorios.
- Pileta o lavabo con agua corriente y recogida de aguas sucias.
- Material e instrumental: sistema de extracción, jeringas y agujas, tubos de recolección de sangre, set de recogida de orina, etc.
- Botiquín de urgencias.
- Medicación en relación con el riesgo.

- *Recepción de muestras.* Este espacio estará destinado a la recepción de especímenes que provengan de la sala de extracción del propio centro o de otros centros periféricos. En él se desarrollan tareas de identificación de las muestras, comprobación del nivel de aceptación exigido a las muestras, registros de las peticiones en el SIL (sistema de información del laboratorio) y centrifugación. Se ubicará muy próximo a una puerta exterior y el equipamiento consistirá en una amplia mesa de trabajo, mobiliario administrativo, tres ordenadores y seis centrífugas.
- *Áreas de apoyo.* Para gestionar bien el proceso preanalítico se requerirán una serie de áreas definidas como de apoyo. Estas son almacén de neveras nuevas y usadas, cuarto de limpieza de neveras y almacén de tubería y fungible.

1.10.2. Área analítica

En el área analítica se deberán llevar a cabo todos los procedimientos relacionados directamente con el procesamiento de las muestras. Abarca el periodo que transcurre desde que la muestra abandona el área preanalítica hasta que se terminan los ensayos pertinentes que se deben realizar. El área analítica se divide en zonas específicas destinadas a tipos de estudios concretos, tal y como aparece en la figura 1.11.

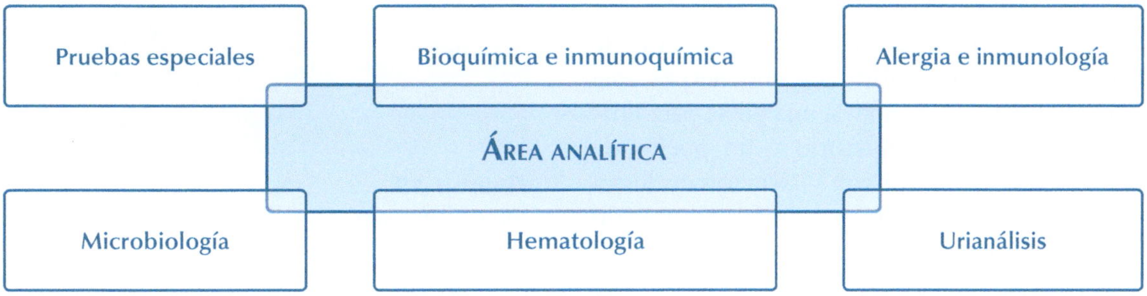

Figura 1.11
Zonas del área analítica

A) Área de bioquímica e inmunoquímica

Tal es la carga de trabajo de esta área, que es la que soporta el mayor volumen de muestras de la zona analítica, que se deberían definir dentro del laboratorio general dos áreas de trabajo específicas derivadas de la bioquímica y la inmunoquímica, distribuidas en dos espacios separados por una zona de paso. Estas son la zona de proteínas y nefelometría, y la zona de alergia e inmunología.

En el primer espacio habría dos autoanalizadores de bioquímica e inmunoquímica, que soportarán la mayor carga de procesado de muestras; un desionizador de agua, un puesto de control con equipamiento informático desde donde se supervisará el proceso y se garantizará la calidad; una pileta; un frigorífico para la conservación de muestras; y una mesa de trabajo para analizar resultados y realizar la validación técnica.

Recuerda

✓ Los mencionados puestos de control están formados por una mesa con un ordenador que llevará instalado el *software* de gestión del laboratorio, desde el cual se supervisa todo el proceso bioquímico e inmunoquímico del laboratorio, incluyendo la validación que ha de realizar el técnico de laboratorio. Desde este puesto, que existe también en el resto de áreas del laboratorio analítico, se tiene conexión con el resto de puntos informáticos del proceso.

El segundo espacio tendrá un autoanalizador de inmunoanálisis. Aparte, en este espacio existe otro puesto de control, una pileta, un frigorífico y una mesa de trabajo. El personal que requiere esta área es dos técnicos de laboratorio a tiempo completo y un facultativo.

B) Área de alergia e inmunología

Para detectar una alergia se deben medir los niveles de IgE en una muestra de suero. Esto se consigue con un autoanalizador de IgE. Para la detección de desórdenes inmunológicos se utilizará un autoanalizador de enzimoinmunoanálisis.

En esta área del laboratorio se cuenta además con un espacio destinado a técnicas manuales con placas, tales como la aplicación de un suero sobre una placa con anticuerpos, una zona de microscopía óptica, una pileta para limpieza de útiles de laboratorio y un puesto de control. Todo ello requerirá la atención exclusiva de un técnico de laboratorio más la aportación eventual de un facultativo.

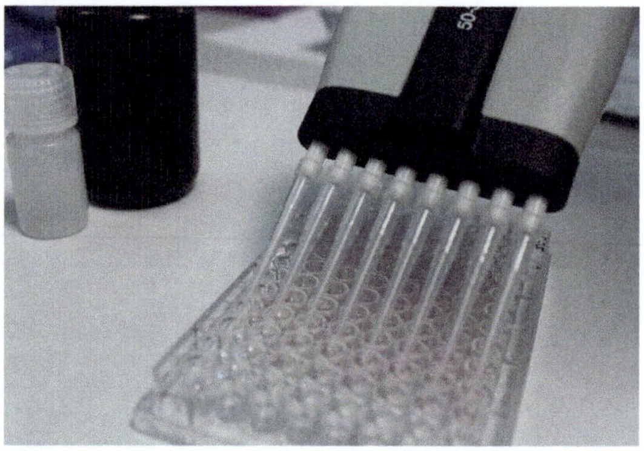

Figura 1.12
Inmunoensayo

C) Área de urianálisis

Para poder ofrecer análisis de orina completos ha de haber un área delimitada dentro del espacio diáfano general del laboratorio, que estará destinada en exclusividad a este tipo de análisis, e irá equipada con dos analizadores fisicoquímicos de orina (uno manual o semiautomático y otro automático). Se necesitará uno semiautomático debido a que en los automáticos no caben los recipientes de recogida de muestras proporcionados en las farmacias.

También tendrá que haber un microscopio óptico, una centrífuga para obtener el sedimento urinario y una pileta en donde verter las muestras de orina una vez realizados los ensayos. Además se han de prever espacios para trabajos manuales y mobiliario para disponer los útiles necesarios. Al igual que en el resto de áreas, existe un puesto de control desde el cual se supervisará todo el proceso de urianálisis, incluyendo la validación que realizará el técnico de laboratorio. El personal necesario para esta área será de un técnico de laboratorio a tiempo completo y un facultativo eventual.

D) Área de hematología

Para poder dar servicio a un elevado volumen de hemogramas se necesitan dos analizadores automáticos de hematología, así como otros equipos para la preparación de las muestras, concretamente cuatro agitadores, cuya función es la de homogeneizar la muestra. También se requiere un espacio para la hemostasia. Por ello se adecuará un puesto de trabajo con un coagulómetro de alta sensibilidad.

WWW

Recurso web

En el QR adjunto puedes consultar el artículo "¿Tiene todavía algún valor la inespecífica VSG?" sobre la utilidad de la prueba de velocidad de sedimentación como método de diagnóstico clínico.

Aparte de los equipos ya mencionados, se necesitará un frigorífico para la conservación de las muestras con las que se vaya a trabajar en una jornada, espacios para trabajos manuales, un microscopio óptico y un puesto de control con funciones similares a los presentes en otras áreas. El personal necesario para el área de hematología será un técnico de laboratorio a tiempo completo y un facultativo eventual.

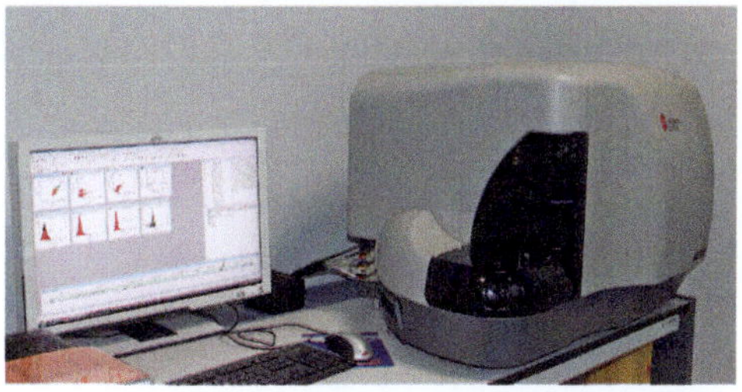

Figura 1.13
Citómetro para recuento diferencial

E) Área de proteínas y nefelometría

En esta área se estudian las concentraciones de proteínas en suero mediante técnicas de electroforesis, las cuales se automatizan en un autoanalizador de proteinogramas. Algunas técnicas de determinación bioquímica requieren del uso de técnicas de medición nefelométricas. Por ello se dispone de un espacio equipado con un autoanalizador de nefelometría. Además se requerirá de mobiliario de trabajo, una pileta y un puesto de control. El personal de laboratorio necesario será un técnico a jornada continua y un facultativo eventual.

F) Laboratorio de microbiología

El personal requerido será un facultativo especializado con la colaboración de un técnico de laboratorio de manera excepcional. En la figura 1.14 se comentan las secciones especializadas dentro de esta área, según el trabajo que se desarrolle.

1. Sección de siembra de muestras

En este espacio se realiza el procesamiento inicial de las muestras sembrándolas en los diferentes medios de cultivo para que se produzca la reproducción del microorganismo que se estudia. Se prepara con ello para posteriores actuaciones como tinciones, técnicas especiales, etc. El equipo fundamental para llevar a cabo esta actividad es una campana de siembra

2. Sección de siembra de muestras

Aquí se fabrican los medios de cultivo y reactivos necesarios para la práctica microbiológica. Los equipos necesarios son dos estufas, una de ellas de CO_2, ya que hay medios de cultivo que necesitan este tipo de atmósfera

3. Sección de microscopía

Espacio equipado con microscopios ópticos para visualizar los microorganismos cultivados. Será en este espacio donde el facultativo especialista en microbiología interprete los resultados obtenidos

4. Sección para otros usos

Donde se realizan otras técnicas, principalmente tinciones. Se necesita una mesa de trabajo, mobiliario de almacenaje, un frigorífico para la conservación de las muestras que se estudien durante la jornada, y una pileta para la limpieza de útiles usados

5. Puesto de control

Con equipos de informática necesarios para el control de la actividad microbiológica, y otras funciones similares a las existentes en otras áreas

Figura 1.14
Secciones del área de microbiología

El laboratorio de microbiología está aislado según recomendaciones internacionales y, atendiendo a la normativa vigente, cuenta con sistemas que eviten filtraciones y dispone de un vestíbulo de independencia a la entrada de la sala con sistemas de desinfección con rayos infrarrojos.

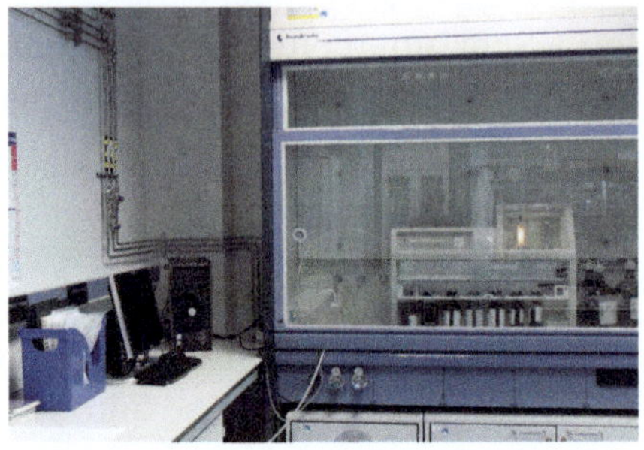

Figura 1.15
Cabina de bioseguridad

1.10.3. Área posanalítica

La fase posanalítica comprende los apartados de validación facultativa de los resultados y control de la calidad. Para ello se dispone una sala cerrada con mamparas de oficina, diseñada para una ocupación simultánea máxima de tres facultativos.

Los resultados y el diagnóstico analítico son remitidos a los distintos peticionarios (unidades hospitalarias, centros de atención primaria y otros centros sanitarios o sociosanitarios) de forma telemática. Los informes se realizan en los diferentes despachos de trabajo, que se agrupan en una misma zona externa a los laboratorios, próxima a ellos. Dichos informes se remiten, en su mayor parte y para las pruebas de rutina, el mismo día de la petición. Toda la información deberá disponer de un sistema de información seguro, soportado por los servidores de la unidad. Las condiciones de trabajo de la zona deben posibilitar el trabajo multidisciplinar en la unidad.

1.10.4. Otras áreas

En este apartado se hace referencia a distintas áreas no asimilables específicamente a ninguna de las tres fases básicas del proceso analítico, pero que son igualmente importantes para el correcto funcionamiento del laboratorio: almacén administrativo, sala de control informático, impresión, reprografía y etiquetado, almacén biológico, cuarto de limpieza general, aseo personal, despachos, archivo, sala de reuniones y formación y sala para personal.

1.11. Áreas del servicio de anatomía patológica

La anatomía patológica abarca diferentes áreas fundamentales (patología quirúrgica, patología médica, citología y patología autópsica) y se apoya en cuatro tipos de pruebas diagnósticas, que son las que se indican en la figura 1.16.

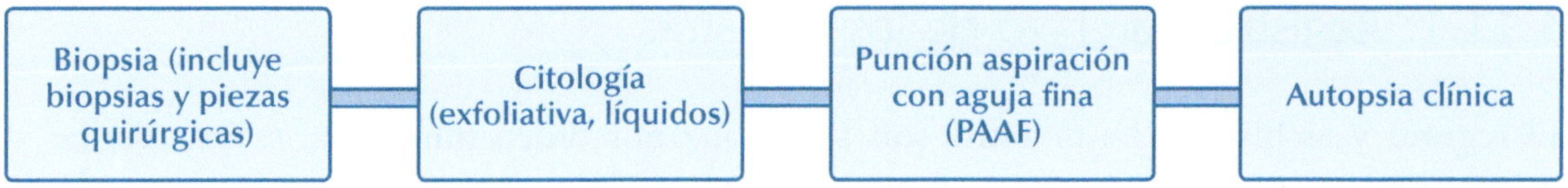

Figura 1.16
Tipos de pruebas diagnósticas de anatomía patológica

La organización dentro del servicio será la adecuada para que se garantice la visibilidad entre las secciones de una misma área y permita su fácil remodelación ante la incorporación de nuevas tecnologías o cambios organizativos. Las superficies del mobiliario (encimeras) de laboratorio, así como las griferías, contarán con un tratamiento antiácido. Se dotará de un sistema de alimentación ininterrumpida a todas las áreas con equipos, así como de canaletas eléctricas o torretas de enchufes. El laboratorio de anatomía patológica debe estar próximo al bloque quirúrgico y tener el área de necropsias en la zona del mortuorio.

IMPORTANTE

El procedimiento diagnóstico se basa en la observación directa de la lesión, en su estudio microscópico (histo- y citopatología) y en la aplicación de una serie de complejas técnicas histoquímicas, inmunohistoquímicas, de hibridación o amplificación y secuenciación del ADN, etc.

En lo que respecta a la organización general de un servicio de anatomía patológica, a medida que aumenta la cantidad y las clases de material anatomopatológico, se hace necesario parcelar en distintos laboratorios cada una de las actividades posibles, diferenciando las secciones de citopatología, autopsias clínicas y biopsias con sus correspondientes laboratorios y personal técnico. Asimismo, y por lo que se refiere a los métodos especiales de diagnóstico, se tiende a separar los laboratorios especializados (microscopía electrónica, inmunohistoquímica, cultivos celulares, biología molecular, etc.) de los correspondientes a la actividad diaria de diagnóstico histopatológico.

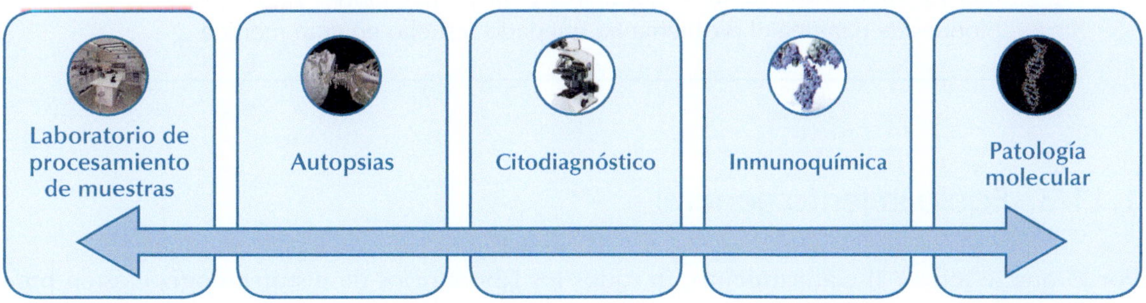

Figura 1.17
División del servicio de anatomía patológica y citodiagnóstico

Independientemente de la organización general de los laboratorios, conviene señalar las tareas de registro y archivo de las muestras, así como el procesamiento de los informes anatomopatológicos.

1.11.1. Registro y archivo de las muestras

El registro y archivo de las muestras son tareas que por orden ministerial están adscritas al técnico de laboratorio. En lo que respecta al registro de las muestras, el técnico encargado de la recepción está obligado a reflejar de forma inmediata la filiación del paciente, el servicio de procedencia y la fecha y hora de entrada del material, para otorgar a cada muestra un número correlativo por orden de recepción. Este número de registro será el principal dato para identificar el material en su discurrir por el servicio de anatomía patológica.

Aunque el material puede llegar en fresco, lo habitual es que se reciba fijado y acompañado de una solicitud normalizada de examen patológico cumplimentada adecuadamente con los datos personales del paciente, datos clínicos esenciales, orientación diagnóstica, intervención, hallazgos quirúrgicos y tipo de tejido remitido.

1.11.2. Procesamiento de los informes anatomopatológicos

Una vez registrado, el material es analizado desde el punto de vista macroscópico y procesado para las distintas técnicas de estudio.

Tras concretar el diagnóstico definitivo, el patólogo emite un informe y envía las preparaciones histológicas al archivo general del servicio. Allí, el técnico responsable procede a archivar ordenadamente tanto las preparaciones como los bloques de parafina, microscopía electrónica y, en general, cuanto material exista de cada estudio (en la actualidad incluso se archivan en congeladores de alta potencia los restos de material congelado para ulteriores estudios de inmunohistoquímica, biología molecular, etc., y se configuran auténticas histotecas). El material fijado empleado para el diagnóstico habitualmente no se archiva como tal, sino que los casos de mayor interés se seccionan e incluyen masivamente para una mejor conservación.

PARA SABER MÁS

El principal inconveniente de los archivos es el espacio que ocupan, si bien con los modernos sistemas modulares para preparaciones histológicas y bloques de parafina el problema ha quedado resuelto en gran medida.

1.11.3. Equipamiento general

Por lo que se refiere al equipamiento, en todos los laboratorios de histopatología existen procesadores automáticos para la inclusión de los tejidos, microtomos, criostatos, dispensadores de parafina, estaciones para la confección de bloques, estufas, frigoríficos y congeladores, microscopios, etc.

Un principio básico es que nadie debe manipular nunca un instrumento de laboratorio sin autorización y sin haber sido previamente instruido en su manejo o sin haber consultado detalladamente, al menos, el manual de instrucciones. Para ello es obligatorio que una copia de ese manual se encuentre junto al instrumento.

En cuanto a la organización general del laboratorio, es posible cualquier distribución física de los instrumentos, así como de los puestos de trabajo, si bien para una correcta asignación de funciones hay que tener en cuenta una serie de consideraciones, expuestas en la figura 1.18.

Los instrumentos para la inclusión automática de tejidos y la confección de bloques deben estar en una habitación independiente o aislados en campanas de extracción de gases

Las baterías de coloración deben estar situadas junto a la toma de agua corriente, y protegidas también por una campana de extracción de gases

Los microtomos y baños para extensión de cortes estarán situados en la zona más iluminada del laboratorio; en su defecto, se situará un foco de iluminación accesoria

En zonas calurosas, y para facilitar la realización de secciones, es imprescindible que exista instalación de aire acondicionado

En todo laboratorio debe existir al menos un microscopio para controlar los resultados de los métodos de coloración utilizados

Cuando el volumen de trabajo del laboratorio es suficientemente grande, conviene establecer unidades independientes para determinadas tecnologías especiales (inmunohistoquímica, biopsias intraoperatorias, etc.)

El almacenamiento de los materiales inflamables y explosivos debe hacerse fuera del laboratorio principal, lejos de focos de fuego y tomas de corriente eléctrica

Figura 1.18
Recomendaciones distribución física de instrumentos

1.11.4. Áreas del laboratorio de anatomía patológica

Aunque cada laboratorio de anatomía patológica presenta características distintas de estructura y equipamiento, todos ellos deben cumplir ciertos requisitos mínimos, definidos principalmente en función de su carga de trabajo y del tipo de procedimientos técnicos que realicen, además de una distribución y organización funcional y dinámica. En el cuadro 1.9 se exponen las áreas y un resumen de sus funciones y características.

CUADRO 1.9
Las áreas y sus funciones

Área	Función	Observaciones
Macroscopía	• Tallado, procesado macroscópico, macrofotografía.	• Mesas de tallado con aspiración continua, armarios para conservación adecuado de muestras formoladas. Macrofotografía.
Área de intraoperatorias	• Estudio intraoperatorio de muestras.	• Criotomos, cabina de seguridad biológica, encimera para procesado y tinción rápida.

[.../...]

CUADRO 1.9 (CONT.)

Laboratorio OSNA (*one step nucleic acid amplification*) para ganglio centinela en cáncer de mama	• Estudio intraoperatorio molecular del ganglio centinela de mama.	• Encimera de 4-5 metros, procesador OSNA.
Área de laboratorio general	• Ubicación procesadores. • Confección bloques de parafina. • Microtomía. • Tinción y montaje HE.	• Sistema de extracción para minimizar vapores de formaldehído en la apertura. • Consolas para realización de bloques de parafina. • Microtomos de rotación de parafina, automáticos/semiautomáticos. • Dos teñidores-montadores automáticos.
Laboratorio de citología	• Registro y procesamiento de la citología.	• Procesador de citología líquida. • Citocentrífuga. • Teñidor automático. • Campana de riesgo biológico.
Sala de punciones	• Realización de PAAF.	• Fácil acceso desde el exterior (calle). • Con mesa para microscopio. • Equipo básico de reanimación.
Unidad de microscopía electrónica	• Microscopía electrónica.	• Microscopio electrónico. • Aparataje de procesamiento. • Sistema de refrigeración.
Área de autopsias	• Autopsias y mortuorio.	• Mesa de autopsias. • Mesa de tallado. • Armario para muestras en formol (aspiración continua). • Armario instrumental. • Frigorífico para vísceras y para cadáveres.
Área de técnicas especiales	• Histoquímica, inmunohistoquímica, técnicas enzimáticas.	• Inmunoprocesadores. • Procesadores de técnicas especiales. • Una campana de flujo laminar. • Un microtomo de parafina. • Un teñidor-montador HE automático.
Laboratorio patología molecular	• Extracción ADN. • Manipulación ADN. • Realización técnica. • FISH. • Visualización de IF/FISH.	• Cabina de flujo laminar con rayos UV. • Encimeras y baldas. • Fotomicroscopio. Fluorescencia.

Además, se ha de contemplar un área de personal con despachos, sala de reuniones, secretaría, área de admisión y registro, taquillas, etc.

1.12. Entorno laboral

Los técnicos superiores de laboratorio clínico y biomédico (LCB) y de anatomía patológica y citodiagnóstico (APC) ejercen su actividad en el sector sanitario, en organismos e instituciones del ámbito público y en empresas privadas, tanto en atención primaria como en especializada, así como en centros de investigación, y realizan su trabajo bajo la supervisión del facultativo correspondiente.

CUADRO 1.10
Ocupaciones y puestos de trabajo más relevantes

Técnico de LCB	Técnico de APC
• Técnico superior en laboratorio de diagnóstico clínico. • Técnico especialista en laboratorio. • Ayudante técnico en laboratorio de investigación y experimentación. • Ayudante técnico en laboratorio de toxicología. • Delegado comercial de productos hospitalarios y farmacéuticos.	• Técnico superior en anatomía patológica y citología. • Técnico especialista en anatomía patológica y citología. • Citotécnico. • Ayudante de forense. • Prosector de autopsias clínicas y médico-legales. • Tanatopractor. • Colaborador y asistente de investigación.

Para que el técnico especialista desempeñe adecuadamente su trabajo debe tener muy claro el lugar que ocupa en su entorno de trabajo. En la figura 1.19 se indica su posición en el organigrama de un hospital.

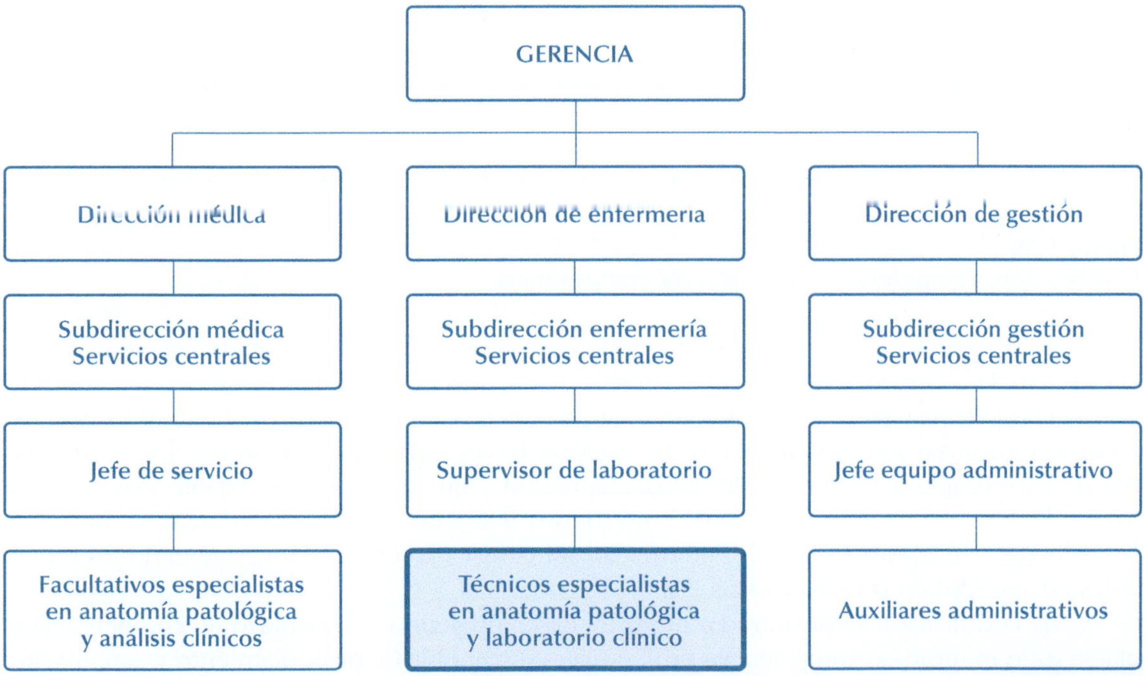

Figura 1.19
Posición en el organigrama de un hospital del personal de los laboratorios

1.13. Funciones y competencias de los técnicos

Las funciones y competencias de los técnicos están determinadas por la Orden de 14 de junio de 1984 sobre competencias y funciones de los técnicos especialistas de laboratorio, radiodiagnóstico, anatomía patológica, medicina nuclear y radioterapia, de Formación Profesional de Segundo Grado, rama sanitaria, publicada en el BOE el día 18 de junio de 1984 (artículo 4).

PARA SABER MÁS

Los perfiles profesionales de los títulos de Técnico Superior en Laboratorio Clínico y Biomédico (Real Decreto 771/2014) y de Técnico Superior en Anatomía Patológica y Citodiagnóstico (Real Decreto 767/2014) quedan determinados por su competencia general, sus competencias profesionales, personales y sociales y por la relación de cualificaciones y, en su caso, unidades de competencia del Catálogo Nacional de Cualificaciones Profesionales incluidas en el título.

Para buscar funciones más concretas y diferenciadas hay que dirigirse a los títulos de ambos ciclos formativos. El Ministerio de Educación, previa consulta a las comunidades autónomas, establece cada uno de los títulos que formarán el catálogo de títulos de la formación profesional del sistema educativo, sus enseñanzas mínimas y aquellos otros aspectos de la ordenación académica que constituyan los aspectos básicos del currículo que aseguren una formación común y garanticen la validez de los títulos en toda España. Para ello se basa en la cualificación profesional que proponen grupos de expertos del Ministerio de Educación.

La cualificación profesional es "el conjunto de competencias profesionales con significación en el empleo que pueden ser adquiridas mediante formación modular u otros tipos de formación, así como a través de la experiencia laboral". A cada cualificación se le asigna una competencia general, en la que se definen brevemente los cometidos y funciones esenciales del profesional.

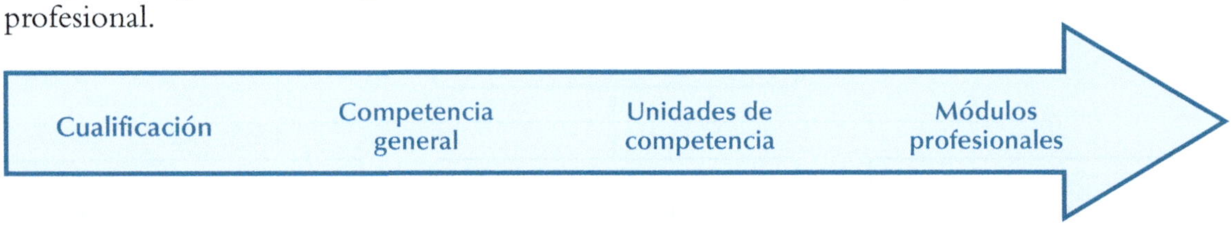

Figura 1.20
Cualificación, competencia y unidades de competencia

La competencia se define como "el conjunto de conocimientos y capacidades que permiten el ejercicio de la actividad profesional conforme a las exigencias de la producción y del empleo".

La competencia general del título de Técnico Superior en Laboratorio Clínico y Biomédico consiste en realizar estudios analíticos de muestras biológicas, seguir los protocolos normalizados de trabajo, aplicar las normas de calidad, seguridad y medioambientales establecidas y valorar los resultados técnicos, para que sirvan como soporte a la prevención, al diagnóstico, al control de la evolución y al tratamiento de la enfermedad, así como a la investigación, siguiendo los protocolos establecidos en la unidad asistencial.

Cada cualificación se organiza en unidades de competencia. Una unidad de competencia es el agregado mínimo de competencias profesionales susceptible de reconocimiento y acreditación parcial. Cada unidad de competencia lleva asociado un módulo formativo, donde se describe la formación necesaria para adquirir dicha unidad de competencia.

Resumen

- Un sistema sanitario es un conjunto de dispositivos encargados de la producción de servicios sanitarios, que son los que contribuyen a la protección o mejora de la salud: de un lado, promoción y prevención, y de otro, diagnóstico y tratamiento.
- En España, el Sistema Nacional de Salud se organiza en áreas de salud que prestan los servicios de salud a través de dos niveles de atención: primaria y especializada, cada uno de ellos con su organización y funciones perfectamente definidas.
- Por diversas razones, el gasto sanitario ha estado creciendo durante los últimos años a un ritmo más rápido que el PIB. Por tanto, es imprescindible racionalizar económicamente la asignación de los recursos sanitarios mediante la aplicación de los métodos de análisis económico a los problemas de salud.
- La economía de la salud es un instrumento indispensable para la gestión sanitaria, y las evaluaciones económicas se pueden considerar como la herramienta que asiste a la toma de decisiones para asignar recursos en el área sanitaria. Los principales métodos de evaluación económica de las actividades sanitarias son los análisis coste-efectividad, coste-utilidad y coste-beneficio.
- La organización y diseño de los laboratorios son aspectos fundamentales de estos, ya que van a influir en la seguridad laboral, en la calidad del trabajo y en la sensación de bienestar y comodidad del personal, dada la importancia cada día mayor de la bioseguridad, de la calidad y del tratamiento de residuos.
- La nueva organización de los laboratorios tiende a su integración en una red de laboratorios: laboratorio central (*core lab*), laboratorios satélites y pruebas a la cabecera del paciente.
- El diseño del laboratorio debe tender al espacio diáfano y permitir flexibilidad para futuros procesos de reorganización.
- Las áreas preanalítica, analítica y posanalítica se redefinen y toman más importancia la biología molecular y las pruebas inmunológicas.
- Los títulos de formación profesional LOE (Ley Orgánica de Educación) de laboratorio clínico y biomédico y anatomía patológica y citodiagnóstico avanzan en las nuevas cualificaciones profesionales y dan a los correspondientes técnicos superiores nuevas competencias y funciones de acuerdo a los avances científicos y tecnológicos en este campo.

Ejercicios propuestos

1. Enumera las características del SNS y explica aquellas que consideres fundamentales.
2. ¿A qué se refieren los términos *financiación* y *provisión* cuando se habla de sistemas sanitarios? ¿Qué dos tipos de financiación pública existen? ¿Qué diferencia hay entre ellos? En la práctica, ¿la accesibilidad, cobertura y gratuidad son lo mismo? Razona tus respuestas.
3. Comenta los dos niveles básicos de asistencia sanitaria en que se estructura el Sistema Nacional de Salud establecidos por la Ley General de Sanidad.
4. ¿Qué métodos de evaluación económica aplicables a la sanidad conoces? ¿Qué diferencias hay entre ellos?

5. ¿Cuáles son las estrategias para promover un uso racional del laboratorio y una mejor organización de este? ¿Cómo se pueden contener los costes? ¿Qué acciones promueven valor al laboratorio?
6. Elabora un cuadro en el que indiques las diferencias entre laboratorio central, laboratorio satélite y POCT.
7. ¿De qué consta el equipamiento mínimo de un laboratorio clínico? ¿Y el de un laboratorio de anatomía patológica? ¿Qué elementos tienen en común?
8. Realiza una figura o esquema en el que consten las diferentes áreas de un laboratorio.
9. Define los siguientes términos relacionados con la organización de los laboratorios: *POCT*, core lab, *laboratorio satélite, protocolo de petición, área preanalítica, sala de extracciones, almacén biológico, laboratorio OSNA, área de macroscopía, área de inmunoquímica* y *área de biopsias o citologías intraoperatorias.*
10. ¿Qué tareas desempeña el personal técnico en cada una de las áreas del laboratorio? ¿Qué funciones tienen en común los técnicos de laboratorio clínico y los de anatomía patológica y citodiagnóstico?

Supuesto práctico 1.1

➲ Paciente con una esperanza de vida de un año con un índice de calidad de 0,4. Aplicando un determinado tratamiento, la esperanza de vida aumenta a cuatro años, y a cada año se le supone una calidad de vida de 0,6.

- ¿Cuál es el QALY o años de vida ajustados por la calidad (AVAC)? Si el coste del tratamiento es de 1.800 euros, ¿cuánto cuesta aumentar un año de vida a un nivel de salud ideal?

Lee y debate en clase

Gasto sanitario: no es la vejez

Es muy común señalar el envejecimiento de la población como el principal acelerador del gasto sanitario, ya casi insostenible. Los viejos, efectivamente, requieren más asistencia médica y por individuo consumen más recursos, varias veces más, que los no viejos. Cuantos más viejos haya en un país, mayor será el gasto sanitario total y, sin duda, el número de viejos aumenta continuamente. Así que basta con hacer algunos cálculos sencillos para ver el futuro cercano que amenaza con ahogar las ya muy apuradas finanzas de los sistemas públicos de salud.

Temas para debatir:

- Aunque la salud no tiene precio, los servicios sanitarios tienen un coste. ¿Por qué el gasto sanitario se ve incrementado por los factores señalados en el texto?

Los hechos, sin embargo, no confirman esta lógica aritmética. En un riguroso análisis de una larga serie de 29 años de las tasas de envejecimiento y de gasto sanitario de 20 naciones de la OCDE, el economista Thomas E. Getzen observó que en los países más envejecidos el gasto sanitario total no era más alto, ni había crecido con mayor rapidez en los que habían envejecido más deprisa. Es decir, no pudo encontrar correlación alguna entre los datos de gasto y de vejez.

Puedes leer el artículo completo accediendo mediante este código QR:

Fuente: Enrique Costas Lombardía, El País, 27/09/2010.

Temas para debatir:

- Ante las evidencias expuestas en el artículo, ¿por qué crees que se sigue afirmando que el envejecimiento de la población es una de las principales causas del gasto sanitario?

TEST DE AUTOEVALUACIÓN

1. ¿Cuál de las siguientes es una característica del SNS?

- ☐ *a)* Universalidad.
- ☐ *b)* Financiación mayoritariamente pública.
- ☐ *c)* Provisión esencialmente privada.
- ☐ *d)* Las opciones a) y b) son correctas.

2. ¿Cuál de las siguientes afirmaciones respecto de las áreas de salud es cierta?

- ☐ *a)* Surgen como consecuencia de la aplicación del concepto de regionalización sanitaria.
- ☐ *b)* Cada área de salud solo tiene un hospital de referencia.
- ☐ *c)* Se dividen en zonas básicas de salud.
- ☐ *d)* Las opciones a) y c) son correctas.

3. Un centro de especialidades es un establecimiento sanitario que depende del:

- ☐ *a)* Ambulatorio.
- ☐ *b)* Hospital.
- ☐ *c)* Centro de salud.
- ☐ *d)* Ninguna de las opciones anteriores es correcta.

4. ¿En qué se diferencian las empresas clásicas de las empresas de salud?

- ☐ *a)* En el tipo de clientes.
- ☐ *b)* En la forma de pago.
- ☐ *c)* En la apreciación de la calidad.
- ☐ *d)* Todas las opciones son correctas.

5. Respecto de los QALY o AVAC, señala la opción incorrecta:

- ☐ *a)* Son los años de vida ganados ajustados a la calidad de vida.
- ☐ *b)* Es un parámetro utilizado en el análisis económico coste-beneficio.
- ☐ *c)* Se trata de una medida de los análisis coste-utilidad.
- ☐ *d)* Las opciones b) y c) son incorrectas.

6. ¿De quién dependen jerárquicamente los técnicos superiores?

- ☐ *a)* Director médico.
- ☐ *b)* Director de gestión.
- ☐ *c)* Jefe del Servicio de Admisión y Documentación Clínica.
- ☐ *d)* Director de enfermería.

7. No es competencia del técnico de laboratorio clínico y biomédico:

- ☐ *a)* Realizar citodiagnóstico.
- ☐ *b)* Aplicar técnicas de biología molecular y citogenética.
- ☐ *c)* Realizar los procedimientos de las fases preanalítica y posanalítica en el laboratorio clínico.
- ☐ *d)* Realizar análisis microbiológicos e identificar parásitos en muestras biológicas humanas.

8. Dentro del equipamiento mínimo de un laboratorio de análisis clínicos se encuentra:

- ☐ *a)* Termociclador.
- ☐ *b)* Cabina de gases.
- ☐ *c)* Centrífuga.
- ☐ *d)* Desionizador.

9. Son áreas del servicio de anatomía patológica y citodiagnóstico:

- ☐ *a)* Patología molecular.
- ☐ *b)* Inmunología.
- ☐ *c)* Bioquímica.
- ☐ d) Microbiología.

10. ¿A qué se refieren las siglas POCT?

- ☐ *a)* Pruebas en la cabecera del paciente.
- ☐ *b)* Pruebas en el punto de cuidados.
- ☐ *c)* Pruebas cerca del paciente.
- ☐ *d)* Todas las opciones son correctas.

SOLUCIONES:

1. a b c **d**
2. a b c **d**
3. a b **c** d
4. a b c **d**
5. a **b** c d
6. a b c **d**
7. **a** b c d
8. a b **c** d
9. **a** b c d
10. a b c **d**

2

Documentación clínico-sanitaria y gestión del almacén. Aplicaciones informáticas

Objetivos

- ✓ Aprender las ventajas de la historia clínica informatizada respecto a la realizada en papel.
- ✓ Conocer los aspectos básicos de la legislación sanitaria aplicables al trabajo de los técnicos superiores.
- ✓ Clasificar los productos almacenados y valorarlos utilizando distintos métodos.
- ✓ Distinguir los tipos de documentos relacionados con las operaciones de compraventa.
- ✓ Aplicar una base de datos para realizar fichas de almacén, inventarios y control de existencias, solicitudes analíticas e informes.
- ✓ Interpretar diferentes modelos de informes de laboratorio y de estudios anatomopatológicos y citológicos.
- ✓ Reconocer las características fundamentales de una aplicación informática para la gestión del laboratorio y de anatomía patológica.
- ✓ Enumerar los bloques o módulos básicos que debe tener un SIL.

Mapa conceptual

DOCUMENTACIÓN SANITARIA

- MODELOS
  - Historia clínica. Funciones:
    - HC en atención primaria
    - HC informatizada
  - Aspectos legales de la HC:
    - Legislación sanitaria
    - LOPD. Consentimiento informado
- DOCUMENTACIÓN NO CLÍNICA
  - Paciente
  - Gestión
  - Comunicación

DOCUMENTACIÓN ALMACENES

- Materiales sanitarios
- Control de los materiales sanitarios almacenados
- Determinación del volumen de existencias
- Aplicaciones informáticas

DOCUMENTACIÓN COMPRAVENTA

- Pedido
- Albarán
- Factura

BASE DE DATOS RELACIONAL

- SIL
  - Características generales
  - Fase preanalítica
  - Fase analítica
  - Fase posanalítica
- SIAP
  - Generación de información
  - Gestión de imágenes
  - Control de procesos técnicos

Glosario

Base de datos relacional. Base de datos que utiliza como estructura de almacenamiento tablas. Las interconexiones (relaciones) entre los datos (que están guardados en tablas) se generan a través de atributos comunes entre ellas llamados claves.

Código SNOMED-CT. Nomenclatura sistematizada de medicina y términos clínicos. Es el sistema de codificación más frecuentemente utilizado en anatomía patológica.

Consentimiento informado. La conformidad libre, voluntaria y consciente de un paciente, manifestada en el pleno uso de sus facultades después de recibir la información adecuada, para que tenga lugar una actuación que afecta a su salud.

Historia clínica electrónica. Conjunto global y estructurado de información, en relación con asistencia médico-sanitaria de un paciente individual, cuyo soporte permite que sea almacenada, procesada y transmitida mediante sistemas informáticos.

Inventario. Relación detallada, ordenada y valorada de los elementos que componen el patrimonio de una empresa o persona en un momento determinado.

Ley orgánica de protección de datos. Ley que tiene por objeto garantizar y proteger, en lo que concierne al tratamiento de los datos personales, las libertades públicas y los derechos fundamentales de las personas, especialmente su honor, intimidad y privacidad personal.

SIL. Sistema de información del laboratorio. Conjunto de *hardware* y *software* que da soporte a la actividad de un laboratorio clínico.

Trazabilidad. Sistema organizado de registros que permite identificar y ubicar las muestras, las determinaciones analíticas y los responsables de estas en cualquier etapa del proceso analítico.

2.1. Historia clínica

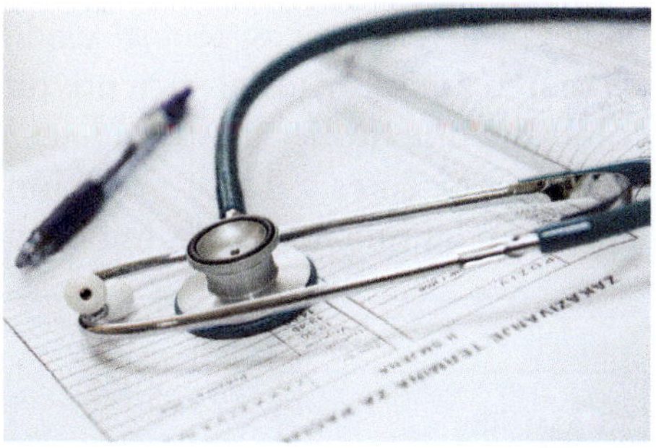

Figura 2.1
Documentación sanitaria

Son *documentos clínicos* todos aquellos que registran los acontecimientos relacionados con la salud del paciente y con la asistencia prestada a este sobre cualquier soporte. Su conjunto conforma la historia clínica. Se entiende por historia clínica todos los datos e informaciones en relación con las posibles enfermedades de un paciente, obtenidos ya sea por conversación (con él o con sus conocidos o familiares), exploración física y exploraciones complementarias, así como todas las consideraciones y procedimientos utilizados. La *historia clínica* (HC), por lo tanto, es el conjunto de documentos, testimonio y reflejo de la relación entre el médico y el paciente; entre usuarios y hospital. Es el único documento válido desde el punto de vista clínico y legal.

La historia clínica es el documento clínico por excelencia. Se trata del soporte de la información generada por el equipo sanitario y actúa de vehículo de transmisión entre los miembros del equipo y entre otros equipos sanitarios que puedan prestar asistencia al mismo paciente en otros lugares, servicios, unidades o en el tiempo. Los informes (basados en estudios tales como pruebas de laboratorio, radiología, interconsulta, etc.) son incluidos también en la HC.

La confección de la historia clínica es un derecho del paciente, reconocido por la Ley General de Sanidad (14/1986, de 25 de abril): "El paciente tiene derecho a que quede constancia por escrito de todo su proceso, así como a recibir un Informe de Alta al finalizar su estancia hospitalaria y al informe de consulta externa".

La historia clínica será única para cada paciente, se identificará por un número único y será almacenada de forma centralizada.

FUNDAMENTAL

La documentación clínica es la que está relacionada directamente con la salud del paciente y la documentación no clínica se refiere a toda la documentación necesaria para el proceso asistencial, pero no relacionado con datos sanitarios.

El sistema público debe preservar y garantizar la confidencialidad de los datos contenidos en la HC. El paciente tiene derecho a la confidencialidad de toda la información relacionada con su proceso y con su estancia en instituciones sanitarias públicas o privadas que colaboren con el sistema público. El acceso a la HC sin autorización, en perjuicio de un tercero, está tipificado como delito grave y está castigado con penas de prisión. Igualmente, el profesional que revele o divulgue datos de la HC será castigado con las mismas penas. La HC debe ser un reflejo veraz del curso de la enfermedad. Los datos incluidos entre sus documentos no pueden ser alterados, falseados ni simulados, lo cual constituiría un delito de falsedad documental que está penado por el mismo cuerpo legal.

2.1.1. Funciones de la historia clínica

La historia clínica es el documento eje de un sistema de información hospitalario imprescindible en su vertiente asistencial y administrativa. Por otro lado, constituye el registro completo de la atención prestada al paciente durante su enfermedad, de lo que se deriva su trascendencia como documento legal. Su carácter de registro de datos permite además el desarrollo de actividades docentes y de investigación clínica y epidemiológica. En la figura 2.2 se enuncian y comentan las funciones más importantes de la HC.

1. Función asistencial

- Es una de las primeras y más importantes, ya que la historia clínica nació principalmente con el fin de dar cuidados más adecuados a los pacientes. Desarrolla esta función siendo un antecedente clínico para asistencias futuras
- Algunos autores afirman que una asistencia médica correcta significa, generalmente, una buena historia clínica

2. Función docente y de investigación

- Las historias clínicas recopilan una serie de datos muy importantes que pueden ser utilizados para la formación, docencia y la investigación clínica retrospectiva
- Las historias clínicas son la fuente más importante de la continua renovación del saber médico y de la investigación

3. Función jurídica y legal	• La HC es el testimonio documental de la asistencia prestada y, por tanto, es indispensable para la defensa del personal sanitario y del centro asistencial contra reclamaciones por asistencia deficiente • Con frecuencia llegan a los centros asistenciales peticiones de informes judiciales, policiales o de cualquier otro carácter legal o laboral, con descripciones de la lesión o tratamientos efectuados. Acudir a la HC es indispensable para una correcta información
4. Función administrativa	• Los expedientes clínicos son una fuente inagotable para el estudio de la utilización de los recursos sanitarios. Son considerados como piezas claves en los sistemas de información con fines administrativos y de gestión • La HC permite la elaboración objetiva de estadísticas del hospital o centros sanitarios • La planificación de la asistencia se basa en la información contenida en la HC. Lo mismo ocurre con la evaluación de la calidad asistencial
5. Función epidemiológica	• Como fuente de información para estudios estadísticos la HC desempeña un importante papel a la hora de tomar decisiones y contribuye a que la medicina esté al servicio de la sociedad

Figura 2.2
Las funciones de la historia clínica

2.1.2. La historia clínica en atención primaria

La historia clínica es una parte de los sistemas de registro de atención primaria. Su misión fundamental es poder ordenar la información para así facilitar y mejorar la atención al individuo y a la familia tanto en el terreno asistencial como en el preventivo. La unión entre la atención al paciente enfermo y la prevención es, sin duda, una de las características distintivas más sobresaliente de la atención primaria. También la historia clínica contribuye a aportar datos del desarrollo comunitario y para la investigación biomédica.

La HCAP es el documento principal en el seguimiento longitudinal de los usuarios del centro de salud. La HCAP ha de servir como herramienta que facilite la sistematización de las actividades preventivas, curativas y rehabilitadoras a las que se van sometiendo los pacientes a lo largo de su paso por este nivel asistencial del sistema sanitario.

PARA SABER MÁS

El modelo de HCAP ordena la información del paciente de forma que facilite la toma de decisiones clínicas. La historia debe ser única para todos los miembros del equipo (médico de familia, pediatra, enfermera, asistente social), lo que favorece la integración de toda la información del paciente y permitirá un acceso fácil a una información de síntesis en el momento de la consulta, garantizando la confidencialidad. También tiene que incorporar un registro de actividades preventivas con un recordatorio de cuándo hay que realizarlas según el Plan de Salud de cada comunidad autónoma y un apartado específico para los pacientes crónicos o terminales que son atendidos a domicilio, con la idea de mantener la continuidad asistencial.

La asistencia primaria, a diferencia de la hospitalaria, se entiende como integradora de todas las atenciones preventivas, curativas y rehabilitadoras al paciente y pretende mantener una relación duradera con este. Por ello, la HCAP ha de poseer unas características diferentes a la HC hospitalaria. Las diferencias se indican en el cuadro 2.1.

Cuadro 2.1
Características diferenciadoras de HC en atención primaria y hospitalaria

HC hospitalaria	HC atención primaria
• Centrada en la enfermedad. • Orientada al diagnóstico de la enfermedad. • Diseñada para actividades de recuperación de la salud. • Diseño cerrado: recoge el estado de salud en un momento determinado. • Se cumplimenta en un encuentro médico-paciente. • Importancia relativa de factores sociales, familiares o ambientales.	• Centrada en los problemas de salud. • Orientada a la identificación de problemas de salud. • Diseñada para incluir además actividades preventivas. • Diseño abierto: debe recoger cambios del estado de salud a lo largo del tiempo. • Se completa a lo largo de varios encuentros profesional-paciente. • Gran importancia de los factores sociales, familiares y laborales.

2.1.3. La historia clínica electrónica o informatizada

Podemos definir a la *historia clínica digital* como una base de datos relacional que utiliza métodos computacionales para almacenamiento y utilización de la historia clínica. Una definición más técnica sería la de un conjunto global y estructurado de información, en relación con asistencia médico-sanitaria de un paciente individual, cuyo soporte permite que sea almacenada, procesada y transmitida mediante sistemas informáticos.

www

Recurso web

La historia clínica digital del Sistema Nacional de Salud (HCDSNS) tiene como finalidad garantizar a ciudadanos y profesionales sanitarios el acceso a la documentación clínica más relevante para la atención sanitaria de cada paciente: informe clínico de alta, informe clínico de consulta externa, informe clínico de urgencias, informe clínico de atención primaria, informe de resultados de pruebas de laboratorio, informe de resultados de pruebas de imagen, informe de cuidados de enfermería e informe de otras pruebas diagnósticas. Se incluye documentación que se encuentre disponible en soporte electrónico en cualquier lugar del SNS, y asegura a los ciudadanos que la consulta de sus datos queda restringida a quien esté autorizado para ello.

Puedes obtener más información al respecto en el documento accesible mediante el QR siguiente:

Está conformada por elementos o módulos primarios y secundarios. Los elementos primarios serían:

- *Datos filiatorios del paciente*: nombre y apellidos, sexo, fecha nacimiento, etc.
- *Datos médicos del paciente*: antecedentes personales y familiares, motivo de consulta, anamnesis, examen físico, medicación, etc.

Se consideran módulos secundarios: agenda de turnos, lista telefónica, fichero de datos de colegas, calendario, vademécum, módulo administrativo, informes de exámenes complementarios y otros datos de interés.

Entre las ventajas de la historia clínica informatizada se encuentran:

- Ayuda al profesional en su práctica clínica diaria (legible, accesible en tiempo y espacio, ayudas a la prescripción farmacéutica y a la codificación, etc.).
- Facilita la ordenación y disminuye progresivamente el espacio necesario para su almacenamiento.
- Sirve de instrumento de ayuda para la investigación y la docencia mediante el fácil acceso a datos estadísticos y fuentes bibliográficas.
- Facilita el acercamiento entre la tarea asistencial y la de gestión.
- Es más segura y facilita la confidencialidad de los datos para el paciente.
- Accesibilidad de la información contenida en la misma: la recuperación de un dato determinado es mucho más rápida.
- Disponibilidad: diferentes usuarios de una red pueden consultar la misma información desde distintos puntos y en forma simultánea. Disponibilidad de la historia en otros lugares: hospitales, centros de salud, etc.
- Mayor legibilidad, claridad y orden de los datos.
- Organizar los datos que se entregan al paciente o a otros especialistas: informes clínicos, gráficos, cuadros, imágenes.
- Posibilidad de analizar los datos agregados con fines de: investigación, administración, finanzas, auditoría y gestión.

En el cuadro 2.2 se muestra una comparación global entre el modelo de HC informatizada y el modelo de HC en soporte papel.

CUADRO 2.2
Comparación entre historia clínica informatizada y en papel

Criterio	Historia clínica informática	Historia clínica manuscrita
Disponibilidad	Siempre disponible en todo momento y varios lugares simultáneamente.	Disponible en un solo lugar físico y a veces extraviada.
Organización	Orden y organización.	Desorden y desorganización.
Contenido	Siempre completa.	A veces fragmentada para atender las necesidades de varios servicios/usuarios.
Tipografía	Siempre legible.	Algunas veces ilegible.
Firma	Puede firmarse siempre.	A veces sin firma.
Datación	Siempre con fecha y hora.	A veces sin fecha y hora.

[.../...]

CUADRO 2.2 (CONT.)

Continuidad	Los hechos y actos son expuestos cronológicamente.	Es posible modificar la continuación temporal de los sucesos.
Calidad de la información	Buena.	Incompleta y a la vez plagada de información duplicada e innecesaria.
Ingreso de datos	Es estandarizado.	Varía según la necesidad de cada servicio.
Soporte	Deterioro.	Garantía de soporte.
Almacenamiento	Es más económico el soporte físico y su reproducción. Además ocupa un espacio reducido.	Es más costoso y ocupa un mayor espacio físico.
Errores	Menor posibilidad de errores.	Mayor frecuencia de errores.

La historia clínica informatizada incluye toda la información de salud de una persona, con independencia de dónde y cuándo haya sido generada: integración. Además, este sistema clínico debe formar parte del sistema de información del servicio de salud correspondiente. La historia de salud está constituida por un conjunto de registros heterogéneos que con soportes clásicos serían posiblemente inmanejables. Las tecnologías de la información y la comunicación (TIC) hacen posible la integración de todos esos datos y superar los conceptos clásicos de modelos tradicionales de historia clínica y obviando, así, sus inconvenientes.

La informatización de la historia además de facilitar la solución a los problemas de la HC en papel (desorden y falta de uniformidad de los documentos, información ilegible, cuestionable disponibilidad y acceso a la información, errores de archivado, dudosa garantía de confidencialidad, deterioro del soporte documental, dificultad para separar los datos de filiación de los clínicos) representa una oportunidad para llevar a cabo la integración de la información clínica (véase figura 2.3), y para revisar la organización de los servicios y de los profesionales.

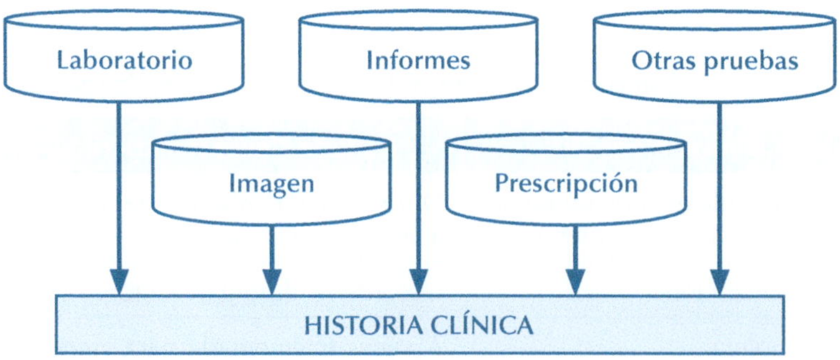

Figura 2.3
Integración de la información en la HC informatizada

2.2. Aspectos legales de la historia clínica

La historia clínica está regulada por un doble conjunto de normas: la legislación sanitaria y la de protección de datos.

2.2.1. Legislación sanitaria

Las normas vigentes son la Ley General de Sanidad, de 25 de abril de 1986, y la Ley 41/2002, de 14 de noviembre, básica reguladora de la autonomía del paciente y de derechos y obligaciones en materia de información y documentación clínica. Esta última se comenta en el cuadro 2.3. Además se han aprobado diversas normas dictadas por las comunidades autónomas, algunas con rango de ley, como en Cataluña, Galicia, Navarra y el País Vasco.

CUADRO 2.3
Aspectos más relevantes de la ley reguladora de la autonomía del paciente

Ley básica reguladora de la autonomía del paciente y de los derechos y obligaciones en materia de información y documentación clínica
1. El paciente tiene derecho a la información sobre su salud en todo lo relativo al diagnóstico, pronóstico, pruebas y alternativas de tratamiento con sus riesgos y consecuencias.
2. El paciente tiene derecho al consentimiento informado. Toda actuación en el ámbito de la salud de un paciente necesita el consentimiento libre y voluntario del afectado, una vez recibida la información adecuada y las alternativas propias del caso.
3. El ciudadano tiene derecho a las instrucciones previas (voluntades anticipadas o testamento vital), es decir, a exponer por escrito su voluntad sobre los tratamientos médicos y los cuidados que desea recibir o rechazar si al final de su vida no puede expresarse.
4. Los datos existentes en la HC son confidenciales, por lo que ninguna persona no autorizada accederá a ellos.
5. El paciente (o la persona autorizada por él) tiene derecho al acceso a la documentación de la HC.
6. Las HC deben conservarse un mínimo de cinco años desde la fecha de alta del último episodio.
7. El profesional sanitario tiene el deber de colaborar en la creación y el mantenimiento de la documentación clínica.
8. El paciente tiene el deber de facilitar los datos sobre su salud de manera leal y verdadera, así como facilitar su obtención.
9. Todo paciente tiene derecho a negarse al tratamiento excepto en los casos determinados por la ley.

Un aspecto importante de esta ley es el que concierne al derecho del paciente al consentimiento informado. "Se prestará por escrito en caso de intervención quirúrgica, procedimientos, diagnósticos y terapéuticos invasores y, en general, aplicación de procedimientos que suponen riesgos o inconvenientes de notoria y previsible repercusión negativa sobre la salud del paciente" (art. 8.2, Ley 41/2002). Las comunidades autónomas, con posterioridad, han dictado sus propias órdenes, en relación con el procedimiento del consentimiento informado.

Toda actuación en el ámbito de la salud de un paciente necesita el consentimiento libre y voluntario del afectado, una vez recibida la información adecuada y las alternativas propias del caso. El análisis del consentimiento informado se basa en los cinco aspectos (voluntariedad, información, comprensibilidad, capacidad y decisión) que se comentan en la figura 2.4.

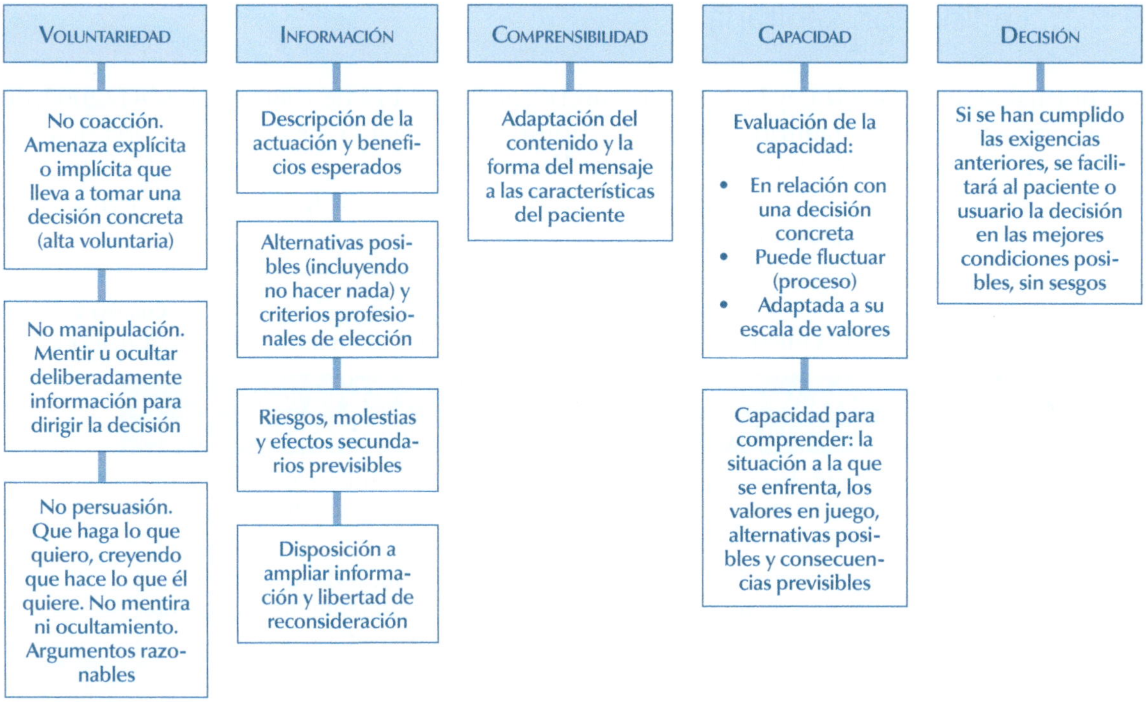

Figura 2.4
Características y requisitos del consentimiento informado

Como recomendación, deben utilizarse los formularios de procedimientos de consentimiento informado de las especialidades, cuyo formato y contenidos de información al paciente han sido trabajados y elaborados por grupos multidisciplinares de profesionales de atención primaria y atención hospitalaria de cada especialidad y su sociedad científica, publicados en las páginas webs de los servicios de salud de las comunidades autónomas.

INTERESANTE

El consentimiento informado será verbal por regla general, pero será por escrito en caso de intervención quirúrgica o de procedimientos diagnósticos o terapéuticos invasivos. Es interesante resaltar que, en los casos en que el consentimiento informado deba ser por escrito, no es imprescindible que sea en un documento específico. Es decir, tiene valor legal un consentimiento informado que se detalla en tres líneas escritas a mano en una hoja de evolución clínica si está firmado por el médico y el paciente. El paciente puede revocar libremente por escrito su consentimiento informado en cualquier momento. En el caso de que el paciente sea menor de edad o esté incapacitado, el consentimiento lo otorgará el representante legal. Si se trata de un paciente con 12 años cumplidos, hay que escuchar su opinión. Si es un menor emancipado o con 16 años cumplidos, se considera mayor de edad, es decir, es él el que debe otorgar el consentimiento informado, aunque en casos graves el médico puede informar a los padres y tener en cuenta su opinión.

Además de las pruebas habituales del laboratorio, que no requieren un consentimiento informado, sino más bien una información genérica correcta y la posibilidad de obtener información adicional, existen pruebas o técnicas (cuadro 2.4) que requieren un consentimiento específico.

CUADRO 2.4
Pruebas y técnicas que requieren consentimiento informado

PAAF	Transfusiones: donación, transfusión, autotransfusión, etc.
Pruebas relacionadas con patologías que presentan un impacto social importante: sida, hepatitis, tuberculosis, etc.	Estudios de salud realizados en el ámbito de la medicina del trabajo.
Pruebas funcionales	Medición de sustancias ilegales o tóxicas como alcohol, drogas, etc., de las que puede derivarse una responsabilidad penal para el paciente.
Pruebas genéticas	Pruebas de paternidad.
Pruebas realizadas en un contexto de investigación	Muestras de biobancos.
Toma de biopsia/pieza quirúrgica	Necropsia.

2.2.2. Normativa sobre protección de datos de carácter personal

La regulación en materia de protección de datos de carácter personal se constituye por la Ley Orgánica 15/1999, de 13 de diciembre, y las normas dictadas en su desarrollo, y el Real Decreto 1720/2007, de 21 de diciembre, por el que se aprueba el Reglamento de desarrollo de la Ley Orgánica 15/1999, de 13 de diciembre, de protección de datos de carácter personal. También la Ley 14/2007, de 3 de julio, de Investigación Biomédica, recoge indicaciones sobre los datos de carácter personal.

La protección de datos de carácter personal (DCP) es un derecho FUNDAMENTAL

Los DCP son SIEMPRE de su titular

La ley no prohíbe manejar datos, prohíbe su tratamiento SIN GARANTÍAS

Todo tratamiento debe estar CONSENTIDO

Todo tratamiento debe ser INFORMADO

No se puede CEDER datos

El sector sanitario se encuentra OBLIGADO a este régimen

Figura 2.5
Aspectos más importantes de la LOPD

Las principales cuestiones legales que se plantean con la historia clínica son las siguientes:

1. *Propiedad de la historia clínica.* Según la Ley General de Sanidad, la HC es propiedad de las instituciones asistenciales, que tienen el derecho y la obligación de custodiarla. La HC es, en general, el producto de trabajo en equipo de varios profesionales y, por tanto, la propiedad intelectual de su autoría implica a todos ellos. Sin embargo, dada la relación estatutaria entre

el equipo médico y la institución para la que trabaja, será esta última la propietaria de las HC que se generen sobre sus usuarios. El derecho del paciente al acceso a la HC también y ha sido legislado. Constituye un servicio del SNS la comunicación o entrega, a petición del interesado, de un ejemplar de su historia clínica o de determinados datos contenidos en la misma. Sin embargo, estos conceptos están en la actualidad sometidos a debate.

WWW

Recurso web

Lee el artículo sobre la propiedad de la historia clínica y los deberes de información al paciente por parte del personal sanitario: "Derecho médico: la propiedad de la historia clínica", disponible en el QR adjunto.

2. *Privacidad y confidencialidad de la HC.* La Ley 41/2002, de 14 de noviembre, básica reguladora de la autonomía del paciente y de derechos y obligaciones en materia de información y documentación clínica, establece como su primer principio básico que la dignidad de la persona humana, el respeto a la autonomía de su voluntad y a su intimidad orientarán toda la actividad encaminada a obtener, utilizar, archivar, custodiar y transmitir la información y la documentación clínicas. La privacidad incluye tanto los datos y las sustancias biológicas que permitan la identificación personal de un paciente como los datos referentes a su enfermedad (diagnóstico, pronóstico y tratamiento).

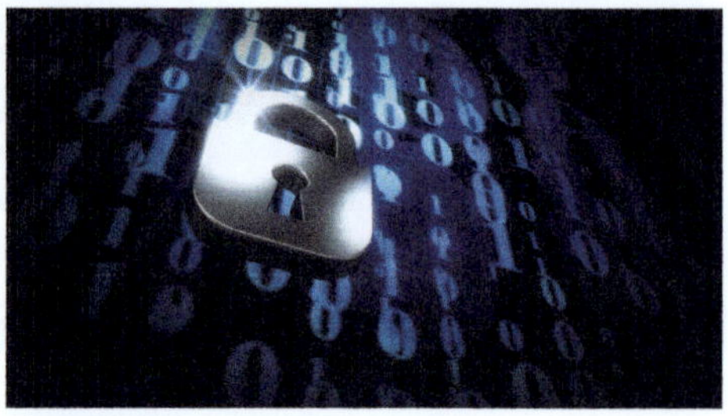

Figura 2.6
Privacidad y confidencialidad de los datos

De esta forma todo el personal que trabaja con los datos de los pacientes (ficheros de cualquier tipo) o que mantiene relación laboral con ellos, y por tanto tiene acceso a información confidencial, está obligado mantener el secreto de la información conocida. Y no solo está obligado por el código deontológico de su profesión, sino también por el Código Penal español.

IMPORTANTE

El mantenimiento de la confidencialidad y privacidad de los pacientes implica primeramente a la HC, la cual debe estar custodiada de forma adecuada, permaneciendo accesible únicamente al personal autorizado. Sin embargo, los preceptos de privacidad deben ser observados en todos los campos de la vida hospitalaria: la privacidad en el momento de la realización de la anamnesis y de la exploración física, la privacidad en el momento de la información a los familiares, las conversaciones entre sanitarios en los pasillos, el mantenimiento de la reserva adecuada de los datos de los pacientes en los controles de enfermería de las plantas de hospitalización (tablones, pizarras), las conversaciones telefónicas...

2.3. Documentación no clínica

Para llevar a cabo la asistencia sanitaria del paciente son necesarias una serie de funciones generales no relacionadas directamente con la clínica (salud y enfermedad), sino con cuestiones administrativas o funcionales. Se recogen un conjunto de datos sobre el usuario recopilados por el equipo sanitario. Este grupo de documentos es tan heterogéneo que se hace indispensable para su estudio una clasificación de los mismos, tal y como se recoge en la figura 2.7.

Referentes al paciente	• Censo de personas, altas, ingresos, traslados, fallecimientos, etc.
Referentes a la gestión	• Trámites para llevar a cabo los procesos (por ejemplo, solicitud de cambio de médico)
Referentes a la comunicación entre los diferentes servicios	• Peticiones de material, etc.

Figura 2.7
Clasificación de la documentación no clínica

2.3.1. Actividades relacionadas con el paciente

En este apartado se hablará sobre documentos del paciente (tarjeta sanitaria), documentos del servicio de admisión y documentos del servicio de atención al paciente.

A) Tarjeta sanitaria

La tarjeta sanitaria es el documento, emitido por las consejerías de sanidad que identifica a los ciudadanos como usuarios del sistema sanitario público de la comunidad autónoma correspondiente en condiciones de igualdad y acredita el derecho a las prestaciones sanitarias del Sistema Nacional de Salud.

Tienen derecho a la asistencia sanitaria pública del sistema sanitario de cada comunidad todas las personas debidamente acreditadas por medio de la tarjeta sanitaria u otro documento acreditativo oficial que reconozca su derecho a la asistencia sanitaria, así como otros colectivos que, no teniendo derecho a la tarjeta sanitaria emitida por una comunidad en concreto, sí tienen derecho a la atención sanitaria. Este último supuesto, derecho a la asistencia sanitaria sin tarjeta sanitaria, depende de la normativa de cada comunidad autónoma.

B) Servicio de admisión y atención al paciente

Es el encargado de aceptar o facilitar el acceso de los pacientes al hospital. Gestiona los ingresos, traslados, altas, etc., lo que implica una serie de actividades que generan documentos:

- Autoriza ingresos urgentes o programados y elabora la documentación necesaria.
- Documentación de traslados entre las distintas unidades del hospital y traslados a otros centros hospitalarios.
- Documentos de encuestas de satisfacción del usuario.
- Documentos de las normas de funcionamiento del hospital a pacientes y familiares.
- Documentos de traslados en ambulancia.
- Ofrecer folletos informativos a los usuarios.

2.3.2. Actividades relacionadas con la gestión

Una base de datos hospitalaria es un conjunto de datos clínicos digitalizados que permite su rápida explotación. En cualquier hospital, hay decenas y hasta centenares de bases de datos clínicas, todas ellas sujetas a la LOPD. Las bases de datos hospitalarias más relevantes son el conjunto mínimo básico de datos, los grupos relacionados por el diagnóstico, el fichero de pacientes y el registro de tumores. De entre ellas, se analizará el conjunto mínimo básico de datos (CMBD).

Fundamental

El Conjunto Mínimo Básico de Datos (CMBD) es un sistema de información para el conocimiento de la morbilidad hospitalaria, que surge de la necesidad de disponer de una fuente de datos uniforme y suficiente para analizar tanto los procesos atendidos en el área de hospitalización como la asistencia ambulatoria especializada.

Se trata de una base de datos con información de los pacientes del área de hospitalización que, por ley, todos los hospitales, públicos o privados, deben recoger. La ley, además, obliga a recogerla en un formato electrónico normalizado y a enviarla periódicamente al Departamento de Sanidad de cada comunidad autónoma y, desde este, al Ministerio de Sanidad. El CMBD consiste en un registro de cada uno de los pacientes ingresados en una cama de hospitalización y que pasa, al menos, una noche en el hospital.

Un registro del CMBD contiene una serie de datos administrativos y clínicos que resume la información del episodio de hospitalización. Son los mismos catorce datos para todas las comunidades autónomas, pero cada una de ellas es libre de recoger su propio CMBD con algún dato añadido que considere de interés. Son los que aparecen en la figura 2.8.

Los diagnósticos y los procedimientos recogidos se codifican siguiendo la *Clasificación internacional de enfermedades* (CIE-10-ES). La CIE-10-ES integra dos sistemas de clasificación, uno de enfermedades para la codificación de diagnósticos y otro de procedimientos. Dichas clasificaciones corresponden a la traducción en castellano, y su posterior validación, de la ICD-10-CM (*Clasificación estadística internacional de las enfermedades y de los problemas relacionados con la salud*, 10.ª revisión, modificación clínica) para diagnósticos, y de la ICD-10-PCS (*Sistema de codificación de procedimientos para la ICD-10-CM*) para los procedimientos. Esta codificación es la que permite en última instancia agrupar los distintos episodios asistenciales atendidos por un hospital en grupos relacionados con el diagnóstico (GRD).

Datos del CMBD comunes en todas las CC. AA.

1. Identificación del hospital
2. Identificación del paciente (solo el número de HC)
3. Fecha de nacimiento
4. Sexo
5. Residencia (dirección, municipio, código postal, provincia y país)
6. Régimen de financiación o garante
7. Fecha de ingreso
8. Circunstancias del ingreso (urgente o programado)
9. Diagnósticos. El motivo del ingreso o principal y los secundarios o de comorbilidad
10. Procedimientos quirúrgicos y obstétricos
11. Otros procedimientos
12. Fecha del alta
13. Circunstancias del alta
14. Identificación del servicio médico responsable del alta

Figura 2.8
Los catorce datos del CMBD comunes a todas las comunidades autónomas

Los GRD son un sistema de clasificación de pacientes (*case-mix*) diseñado para la hospitalización de agudos en el que los episodios asistenciales de una misma clase presentan cierto nivel de homogeneidad clínica y un consumo esperado de recursos similar. Cada clase o grupo lleva asociado un peso relativo como expresión del coste relativo de dicho grupo en relación con el episodio promedio en hospitalización de agudos.

Para saber más

Real Decreto 69/2015 que regula el nuevo Registro de Actividad de Atención Sanitaria Especializada (RAE)

El RAE-CMBD es una evolución del actual Conjunto Mínimo Básico de Datos de las Altas Hospitalarias, creado en 1987, referente para el análisis de los casos atendidos en hospitalización y fuente para la investigación clínica y epidemiológica que se extiende a otras áreas de los hospitales (hospital de día, gabinetes de técnicas y procedimientos de alta complejidad y urgencias) y al sector privado.

El 1 de enero de 2016 los hospitales de agudos públicos y privados iniciarán la recogida de datos de hospitalización y cirugía ambulatoria. La incorporación de otras modalidades asistenciales y proveedores se hará gradualmente a lo largo de un periodo de cinco años. Otra importante novedad es que se sustituye la CIE-9-MC, modificación clínica de la Clasificación Internacional de Enfermedades, por la CIE-10-ES, de mayor alcance y especificidad.

2.3.3. Actividades relacionadas con la comunicación

A continuación se describe la documentación no clínica susceptible de ser generada como base de la comunicación entre los profesionales sanitarios y los usuarios.

- *Visitas en consultas.* Cuando un paciente es atendido en una consulta médica o se ha realizado alguna prueba diagnóstica, y debe justificar en su lugar de trabajo el tiempo ausente, debe llevar un documento firmado por el médico responsable.

- *Partes médicos de incapacidad temporal.* Cuando un paciente necesita una baja por enfermedad o incapacidad temporal es preciso un documento que lo justifique, firmado por el médico.
- *Petición de dietas.* Cada paciente precisa una dieta específica de su proceso. Esa indicación, emitida por el médico, se envía por documento o vía informática al servicio de cocina. El servicio de cocina debe estar informado diariamente del número de pacientes, tipos de dietas...
- *Petición de material sanitario al almacén.* Para solicitar material al almacén sanitario se rellenan formularios de pedido (en papel o digitales) en los que se hace constar la unidad que lo solicita, la fecha, el número de unidades y el tipo de material.
- *Entrega y recepción de material a la central de esterilización.* Muchos materiales son desechables, pero hay cierto material que se reutiliza y que debe esterilizarse.
- *Petición al servicio de farmacia.*
- *Solicitud de ambulancia.* Trámite administrativo para solicitar un transporte especial (ambulancia) cuando el médico así lo indica, para el traslado de un paciente a otro centro o a su domicilio.

2.4. Documentación relativa al almacén

Para poder alcanzar sus objetivos y funcionar correctamente el laboratorio, el servicio o unidad necesita una serie de bienes materiales y productos. Estos son de una gran variedad, por lo que se deben clasificar según criterios que permitan establecer en cualquier momento a qué grupo pertenece cada uno.

2.4.1. Materiales sanitarios

En este apartado se expondrán dos de las clasificaciones más utilizadas: según su uso y duración y dependiendo del catálogo.

1. MATERIAL FUNGIBLE

- Es aquel que se agota con el uso en un corto periodo de tiempo, en una sola o en varias veces. Por ejemplo, el material desechable. Puede ser de un solo uso como ocurre con las pipetas desechables, jeringas, lancetas o guantes, o bien reutilizable, que permite ser limpiado tras su uso para volverse a emplear (aunque debe ser repuesto cada cierto tiempo), como ocurre con el material de vidrio

2. MATERIAL INVENTARIABLE

- Es el material que, aunque se deteriore con el uso, puede seguir funcionando correctamente, tan solo con un reglaje o reposición de piezas en mal estado. Material de este tipo es la mayor parte del aparataje del laboratorio: centrifugadoras, autoclaves, microscopios, placas calefactoras, etc. Tienen la consideración de inventariables la maquinaria, aparatos y equipos de investigación cuando:
  - Tengan una duración previsiblemente superior al ejercicio presupuestario
  - No sean bienes consumibles, carácter que tienen los que, usados de acuerdo con su función y destino, se destruyen
  - Aun reuniendo las cualidades anteriores, no tendrán la consideración de inventariables aquellos bienes cuyo valor no supere los 300 euros más IVA

Figura 2.9
Características material inventariable y fungible

A) Clasificación en función del uso y duración de los bienes

Divide los materiales sanitarios en dos grupos: fungible e inventariable. Las características de ambos grupos se describen en la figura 2.9.

B) Clasificación en función del catálogo de productos hospitalarios

El catálogo es la relación de todos los artículos sanitarios que se encuentran homologados. La comisión de adquisiciones y homologación de productos del hospital decide qué artículos se catalogan.

En el catálogo se definen los materiales susceptibles de uso en el hospital (véase cuadro 2.5). Cada artículo lleva un código o una clave para que el personal sanitario pueda reconocer todos los productos de los que puede disponer. El catálogo también sirve para estudiar el consumo de productos del hospital: se pueden conocer los artículos consumidos en cada GFH o grupo funcional homogéneo, es decir, cada una de las unidades hospitalarias que consumen productos de determinadas clases y en número variable.

Cuadro 2.5
Ejemplo de catálogo de productos sanitarios

Productos sanitarios	
• Material quirúrgico, asistencial y de curas.	• Material de radiología.
• Productos alimenticios.	• Lencería y vestuario.
• Instrumental y pequeño utillaje sanitario.	• Productos farmacéuticos y hemoderivados.
• Instrumental y pequeño utillaje no sanitario.	• Material de oficina no inventariable.
• Material informático.	• Material de mantenimiento.
• Material de laboratorio.	• Implantes.

La ventaja de esta clasificación estriba en que facilita el trabajo de los responsables de la gestión económica del centro sanitario y, además, es la más adecuada y práctica para controlar los distintos tipos de materiales que entran en el centro sanitario. Según se produce la llegada de los materiales al almacén, estos se van registrando automáticamente en alguno de estos grupos.

2.4.2. Control de los materiales sanitarios almacenados

Un objetivo fundamental de la gestión de los almacenes es conocer cuáles y cuántos materiales hay en él, además del seguimiento minucioso de los productos más peligrosos o delicados. Sin embargo, la mayoría de los productos almacenados no requieren un cuidado tan especial, por lo que el seguimiento estricto de todos los productos sanitarios no es eficiente ni rentable.

INTERESANTE

El *principio de Pareto* dice que una pequeña parte del esfuerzo consigue la mayor parte de los resultados. Esto puede aplicarse a la gestión de los almacenes sanitarios, en los que no será necesario ni rentable el seguimiento esmerado de todos los materiales, sino solo el de los pocos artículos de mayor coste. Evidentemente, el principio no se aplica directamente a los artículos peligrosos por razones de seguridad.

Una manera de gestionar un pequeño almacén, una consulta, una clínica o un control de enfermería o unidad de hospitalización o almacén de planta es el sistema de doble cajetín. Se basa en la reposición de las mercancías utilizando dos cajetines. Se reparte la cantidad necesaria para un periodo determinado por igual en ambos cajetines. Una vez que se agota la mercancía del primer cajetín, es recogido por personal del almacén para su reposición, mientras que el personal sanitario procede con el consumo del material del segundo cajetín. Las ventajas de este sistema, las cuales se indican en la figura 2.10, han sido ampliamente comprobadas.

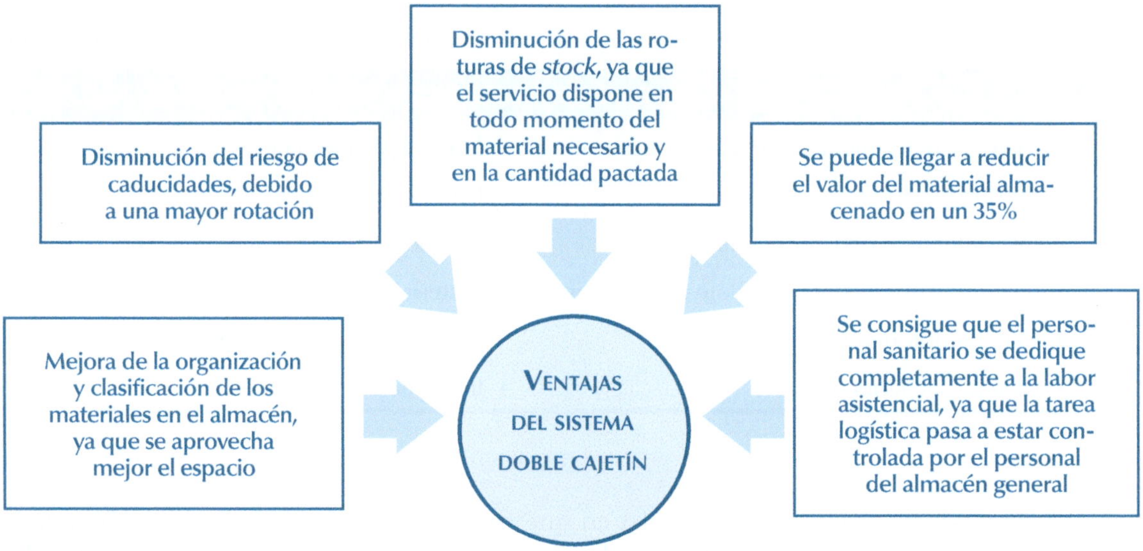

Figura 2.10
Ventajas del sistema de doble cajetín

Mediante un registro continuo del movimiento de las existencias, elaboración de fichas de almacén, y la revisión y el recuento de todos los artículos almacenados (realización de un inventario), se puede conocer la cantidad de materiales disponibles.

A) Fichas de almacén

Se trata de un instrumento que utilizan los laboratorios para llevar el control de las entradas y salidas de los productos en el almacén. El dato de las existencias máximas y mínimas tiene un objetivo de control, ya que si las mercancías se acercan al mínimo, es necesario que se adquieran más productos. Si por el contrario se acerca a las existencias máximas, hay que dar salida a los productos.

El seguimiento de las fichas de almacén se realiza mediante un programa de gestión independiente al SIL o formando parte de él como un módulo más. Esta base de datos ha de tener, independientemente del tipo de programa utilizado, los siguientes campos en los que figurarán los correspondientes datos:

- Nombre del producto, y especificar sus posibles variantes.
- Fecha de realización del pedido.
- Nombre del proveedor.
- Fecha de entrada en el almacén.
- Número de factura del material recibido.
- Número de unidades compradas.
- Precio unitario de compra.
- Número de serie o de lote.
- Fecha de salida del almacén.
- Paciente o servicio a quien se entrega el material.
- Existencias restantes en el depósito.

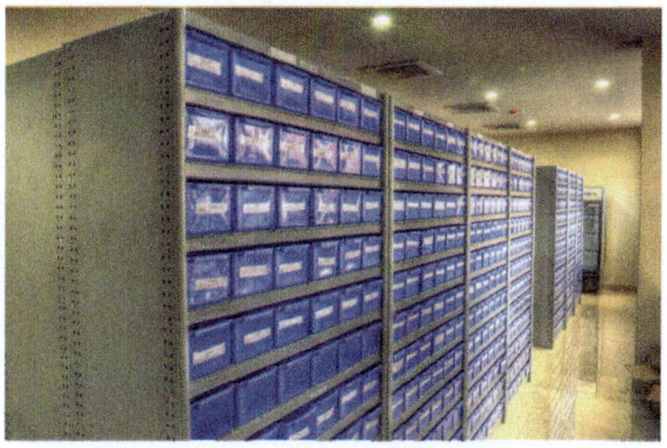

Figura 2.11
Almacén sanitario gestionado mediante el sistema de doble cajetín

Otras informaciones que pueden acompañar a estos datos son el punto de pedido, el plazo de entrega del proveedor y la fecha de caducidad.

B) Inventarios

Es conveniente que, cada cierto tiempo, se realice un recuento físico del almacén, es decir, que se cuenten una a una las mercancías, para así comprobar si realmente se posee lo que marcan las fichas o registros de almacén. Con el fin de verificar que las existencias registradas se encuentran realmente almacenadas se elaboran los inventarios. El inventario es el recuento manual de todos los artículos almacenados, incluyendo su revisión para localizar aquellos productos estropeados, caducados u obsoletos.

PARA SABER MÁS

Realizar un inventario implica no solo localizar cada artículo, sino identificarlo claramente, contar el total de artículos de cada clase y variedad, registrarlos, separar los artículos inservibles y verificar si existen en los registros del almacén.

Inventariar al final de cada jornada una parte de los artículos del almacén, en vez de todos a la vez en unos días fijos, es la base del inventario rotativo, junto al principio de Pareto: unos pocos artículos necesitarán por ser más sensibles una revisión más frecuente que el resto. Otra opción es el inventario permanente, que consiste en inventariar diariamente las existencias de los productos que hayan registrado movimientos de entrada y salida ese día. Así, si hubiera alguna discordancia entre el material inventariado y el registrado, su causa sería sencilla de determinar.

2.4.3. Determinación del volumen de existencias

Uno de los principales problemas que surge en el estudio de los almacenes es determinar el volumen de existencias que el laboratorio ha de tener almacenado para, con el menor coste posible, hacer frente a la demanda de los usuarios.

> **FUNDAMENTAL**
>
> El modelo de previsión perfecta da por conocido el ritmo de demanda de las existencias y prevé el momento en que se van a agotar los productos para proceder a su reposición. De esta manera se hace frente a la demanda al menor coste posible. Aun así, se establece un *stock* de seguridad para evitar un posible desabastecimiento.

La valoración de existencias informa al laboratorio o servicio sobre la cantidad que tiene invertida en los artículos disponibles en el almacén o sobre los gastos ocasionados por cada mercancía utilizada.

Para valorar las salidas y existencias finales, el Plan General de Contabilidad (la normativa contable) adopta con carácter general el sistema del precio medio ponderado. Los métodos FIFO, LIFO u otros parecidos son aceptados, dependiendo de las preferencias de contables y gerentes, como criterios valorativos. Las características de estos métodos aparecen en la figura 2.12.

El método FIFO (*first in, first out*; primera entrada, primera salida)

- Consiste en dar salida a las mercancías en el mismo orden en que se adquirieron. De esta forma, el material utilizado se valora a precios antiguos y las existencias aún disponibles, a los actuales o a los más recientes. En épocas de inflación el método FIFO no es aconsejable ya que la continua subida de los precios conducirá a una sobrevaloración de las existencias almacenadas

El método LIFO (*last in, first out*; última entrada, primera salida)

- Da salida a las mercancías en orden inverso a su compra, lo opuesto al FIFO. Las existencias del almacén se valoran a los precios más antiguos y el material utilizado, a los precios actuales. Es aconsejable en periodos inflacionistas, pero no en épocas de estabilidad monetaria

El precio medio ponderado (PMP)

- Intenta superar las desventajas de los dos métodos anteriores. Consiste en valorar las existencias al precio resultante de dividir la suma de las diversas cantidades adquiridas, y las multiplica por su precio de adquisición, entre la suma de las cantidades. El precio obtenido es el que se aplicará a cada unidad que salga del almacén. Cada vez que se efectúe una nueva compra deberá volver a calcularse el PMP de las existencias para aplicarlo a las salidas futuras

Figura 2.12
Comparación de los métodos de valoración de existencias

2.4.4. Aplicaciones informáticas

Un módulo completo de gestión del almacén permite llevar el control de proveedores, reactivos y material fungible, con la opción de realizar recuentos de existencias de forma manual y automática. Además debe permitir supervisar en cada momento el estado general del almacén y obtener alertas sobre las existencias, números de lote y fechas de caducidad de los artículos.

La aplicación también gestiona completamente los pedidos, albaranes y facturas, desde su solicitud hasta su recepción, y es posible editar cualquier tipo de listado.

2.5. Documentación relativa a la compraventa

El proceso de compras lleva a cabo la adquisición de productos, suministros y equipos necesarios para que el servicio desarrolle su actividad. Desde que surge la necesidad hasta que se adquiere el bien hay una serie de actividades en las que surgirán unos documentos.

2.5.1. Pedido

El pedido es una orden de compra de productos que deberá servir el proveedor al comprador. Cuando el laboratorio tiene la necesidad de adquirir un determinado bien o servicio, debe solicitarlo a quienes los venden. A esta solicitud se le denomina pedido o propuesta de pedido. Este puede realizarse por teléfono, por carta (no es la vía más aconsejable debido a su lentitud), por impreso (puede ser transmitido por diversos medios: fax, correo electrónico...), mediante representantes comerciales (cuyo trabajo consiste en ir visitando posibles compradores para sus productos) y a través de formularios de compra en internet.

Sabías que...

La tendencia actual incide en que un punto importante en el que basar la reducción del gasto sanitario sería la reducción de los almacenes y el empleo de las tecnologías de la información como factor favorecedor de una gestión más eficaz del aprovisionamiento.

- *Reducción de los almacenes.* Los expertos en gestión suelen coincidir en la necesidad de reducir los almacenes a la mínima expresión. Los almacenes inmovilizan muchísimos bienes, emplean un gran número de recursos humanos, ocupan mucho espacio que podría ser empleado para otras funciones y, en definitiva, son un coste añadido. Consecuentemente, se han propuesto varias medidas para reducir su tamaño. Una de ellas es llegar a acuerdos con algunos servicios hospitalarios para que se encarguen de la gestión de una pequeña parte del *stock*, la que guarda relación con su actividad asistencial. Otra medida que podría reducir el tamaño de los almacenes sería la contratación de entidades que se encargaran de la gestión de los suministros y que se dedicaran a hacer la compra de productos, y los colocaran en el lugar correspondiente a su debido tiempo. La idea es que los proveedores podrían tener un almacén con el material que el servicio o unidad necesita y este facturaría a la compañía en función de lo que le pidiera.

- *Empleo de tecnologías de la información.* El uso del comercio electrónico a través de una central logística de compras permite adquirir los productos a través de una página web y de la intranet corporativa. En ella, los profesionales de los centros sanitarios encargados de realizar estas adquisiciones pueden consultar todos los datos técnicos y económicos de los productos existentes en el mercado. De esta forma, los productos de una misma categoría se muestran en un escaparate electrónico, lo que permite comparar sus precios y características para facilitar las compras con los criterios de máxima rentabilidad y eficacia.

2.5.2. Albarán

Las mercancías solicitadas llegarán acompañadas de un documento denominado *albarán*, y se comprobará con el mismo que se ajustan al pedido realizado.

El albarán es la prueba legal de que ha sido entregada la mercancía vendida y está en poder del comprador. Sirve como soporte al comprador para la comprobación de la coincidencia de los géneros solicitados con los recibidos. El albarán no es un documento formal. Cualquier albarán deberá contener los siguientes datos:

1. Identificación tanto del vendedor como del comprador.
2. Fecha de envío y de entrega.
3. Lugar de entrega de la mercancía.
4. Descripción pormenorizada de la mercancía.
5. Numero del pedido al que corresponde el albarán.
6. Transporte: por cuenta del comprador o del vendedor.
7. Firma de conformidad del comprador (cliente).

2.5.3. Factura

Es un documento que se deriva de una operación comercial, teniendo en cuenta los datos indicados en la nota de pedido y en el albarán. Es el documento que el vendedor envía al comprador notificándole oficialmente el importe que éste debe pagar a cambio del servicio prestado. La factura puede realizarse de forma libre siempre que contenga:

1. Número y serie de la factura.
2. Nombre y apellidos, NIF o CIF, y domicilio tanto del expedidor como del destinatario.
3. Fecha y lugar de emisión.
4. Descripción de la operación y su contraprestación total.
5. Base imponible, tipo impositivo aplicado y cuota.
6. Importe liquido que pagar.

Para calcular el importe de la factura es necesario conocer el importe bruto, el cual se obtiene de multiplicar el precio unitario del producto por el número de unidades adquiridas. Además, hay que tener en cuenta los descuentos, los gastos y los impuestos. Los descuentos, suponen disminuciones en el importe bruto de la factura y se calculan sobre dicho importe. Los gastos hacen referencia a todos aquellos gastos vinculados directamente a la operación de compraventa que corresponde hacer frente a la empresa compradora: seguros, comisiones, embalajes, envases, etc. Los impuestos (IVA) aumentan el total de la factura.

2.6. Aplicaciones informáticas. Bases de datos

El desarrollo de los sistemas de información en el ámbito de los laboratorios clínicos ha supuesto un gran impacto en todos los aspectos, comparable al que en su día supuso la introducción de los analizadores automáticos.

Los sistemas actuales gestionan todas las fases del proceso del laboratorio y se integran e interaccionan con el resto de sistemas informáticos, tanto clínicos como de gestión. El ordenador se ha convertido en una herramienta de trabajo imprescindible para todas las personas que trabajan en un laboratorio clínico, de investigación o de patología.

2.6.1. Características generales

El sistema de información del laboratorio (SIL) es un conjunto de *hardware* y *software* que da soporte a la actividad de un laboratorio clínico o de anatomía patológica.

El *software* es una base de datos relacional: datos agrupados en cuadros con estructura fija que permiten la relación entre ellas y sus datos. Una base de datos contendrá cuadros que a su vez contendrán registros y en estos se encontrarán los datos distribuidos en una serie de campos. Cada registro de cuadro guarda la información particular de una unidad o miembro de un mismo grupo. A las bases de datos relaciones se les denomina así porque almacenan los datos en forma de "relaciones" o listas de datos, es decir, en lo que se llama habitualmente "tablas". En la figura 2.13 se esquematiza la estructura de una tabla con sus campos y sus registros correspondientes.

Se podría resumir de la siguiente manera:

- Todos los datos se representan en forma de tablas (también llamadas "relaciones"). La tabla es además la unidad de almacenamiento principal.
- Las tablas están compuestas por filas (o registros) y columnas (o campos) que almacenan cada uno de los registros (la información sobre una entidad concreta).
- Cada tabla debe poseer una clave primaria, esto es, un identificador único de cada registro compuesto por una o más columnas.
- Para establecer una relación entre dos tablas es necesario incluir, en forma de columna, en una de ellas la clave primaria de la otra.

		Campo 1	Campo 2	Campo 3	Campo 4
	Número	Apellidos	Nombre	Teléfono	Profesión
Registro	1	García Pérez	Leoncio	111555555	Fontanero
Registro	2	Maroto López	María	222555555	Médico
Registro	3	Pérez Pérez	Pablo	333555555	Taxista

Figura 2.13
Estructura de una tabla de una base de datos

2.6.2. Estructura de la información

La base de datos principal del SIL debería tener una estructura jerárquica compuesta de datos. La estructura de estos datos sería la que aparece en la figura 2.14.

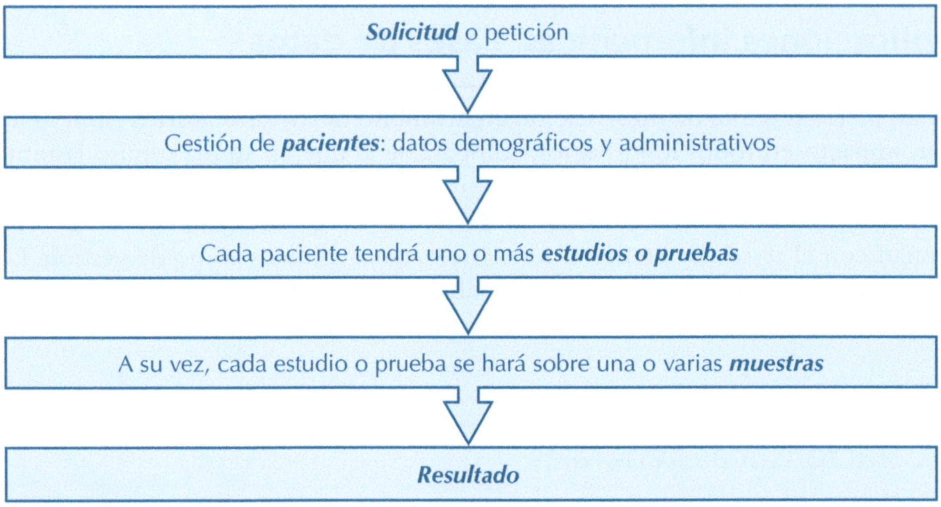

Figura 2.14
Estructuras de los datos

Para la gestión de aspectos concretos del proceso analítico el SIL necesita otras muchas estructuras de datos asociadas a esta.

2.6.3. Trazabilidad

Las normas legales y administrativas, así como los sistemas de calidad, obligan a que todo el proceso de laboratorio sea rastreable, de tal manera que el sistema permita reconstruir todo lo acontecido desde que se realiza la solicitud hasta que se recibe o visualiza el informe. Esto supone conocer qué persona o instrumento ha llevado a cabo cualquier acción en todo el proceso, el momento en que ha ocurrido y el resultado de la acción. En cumplimiento de la normativa legal de seguridad de la información cualquier acción realizada sobre los datos, registro, consulta, validación, informe u otros debe quedar registrada.

Esta enorme cantidad de información sirve para delimitar responsabilidades, establecer acciones de mejora y obtener indicadores de calidad que permitan marcar objetivos y realizar su seguimiento.

IMPORTANTE

La mayoría de las aplicaciones comerciales se encuentran preparadas para trabajar con bases de datos relacionales MS Access y SQL Server. SQL (*structured query language*) es un lenguaje de programación diseñado para almacenar, manipular y recuperar datos almacenados en bases de datos relacionales.

2.6.4. Otras características de los sistemas de información

En general, a los sistemas de información de los laboratorios, tanto de anatomía patológica como clínicos, se les debe exigir una serie de características. En el cuadro 2.6 se describen las principales.

Cuadro 2.6
Características de los SIL

Flexibilidad	Las características de los laboratorios son muy variadas y se necesitan sistemas flexibles que se adapten a la organización y necesidades del laboratorio, y no a la inversa.
Modularidad y escalabilidad	Dado que las necesidades de los laboratorios evolucionan continuamente, es importante que los SIL permitan el crecimiento y la incorporación de nuevas funcionalidades.
Seguridad y confidencialidad	Son de la máxima importancia dado el tipo de información que se maneja, así como el gran número y dispersión de las personas que acceden a ella.
Plataforma de comunicaciones con el sistema de información del hospital	Con el fin de poder garantizar que se podrá realizar, como mínimo, petición electrónica y envío de resultados. Dicha comunicación debe estar realizada con protocolos estándares del sector sanitario (HL7).
Herramientas de gestión del servicio	Presentar información según diversos indicadores: cargas de trabajo, productividad del laboratorio, tiempos de demora, calidad del servicio, etc.
Herramientas de codificación	Basándose en estándares del sector (por ejemplo, SNOMED-CT) y que mediante un navegador de códigos permita a los profesionales incluir la codificación en los informes.

Una buena aplicación informática sanitaria debe ser capaz de adaptarse a situaciones especiales, nuevas formas de diagnóstico y de gestión, a la vez que asegurar el mayor grado de calidad posible: laboratorio de urgencias, microbiología, sistemas analíticos junto al paciente, gestión y sistemas de calidad.

Recurso web

www

En el artículo "Gestión hospitalaria con software libre" que puedes consultar a partir de este código QR se exponen las ventajas del *software* libre aplicado a la gestión sanitaria y en el que se proporciona información de algunas herramientas de este tipo, como Open MRS, Gnu Health y Care 2X.

2.7. Sistemas de información y flujo de trabajo del laboratorio

Entre la solicitud y el informe final ocurren una serie de fases o subprocesos en los que los sistemas de información desempeñan un papel cada vez mayor. La figura 2.15 muestra la secuencia de estas fases que, de forma agrupada, se suelen denominar fase preanalítica, fase analítica y fase posanalítica.

FASE PREANALÍTICA

- Solicitud
- Obtención de muestras
- Transporte
- Entrada de datos
- Recepción
- Tratamiento preanalítico
- Distribución

FASE ANALÍTICA

- Análisis cualitativo/cuantitativo
- Control de calidad
- Validación técnica

FASE POSANALÍTICA

- Validación facultativa de los resultados
- Elaboración del informe
- Distribución y entrega
- Custodia y conservación de las muestras

Figura 2.15
Fases de la determinación analítica

En los siguientes apartados se describirán los requerimientos que debe cumplir un sistema de información de un laboratorio clínico con trazabilidad total de las muestras en cada una de las fases del proceso, desde la petición del estudio hasta la firma del informe por parte del facultativo.

2.7.1. Fase preanalítica

La fase preanalítica es la secuencia de acontecimientos que tienen lugar antes de que la muestra convenientemente preparada sea sometida al proceso de análisis. Actualmente, se considera la fase más crítica del proceso, ya que en ella es donde se producen un mayor número de errores (identificación, extracción, transcripción y conservación, entre otros) y donde se puede perder más tiempo. Hasta hace muy pocos años era una fase totalmente manual pero la tendencia actual es la de su informatización, automatización y robotización.

A) Solicitud: interacción con sistemas clínicos

La solicitud se realiza en volantes de petición de papel normal, papel de marcas ópticas o, bien, electrónicamente. La petición electrónica permite al clínico realizar la solicitud desde su puesto de trabajo.

Un sistema ideal de petición electrónica debería ayudar y guiar al clínico en el proceso de petición, sugerir las pruebas que se han de pedir en función del paciente y su proceso patológico, ofrecer toda la información sobre las pruebas disponibles, avisar de posibles peticiones incongruentes o redundantes, e informar de dónde y cuándo se puede obtener la muestra o si el paciente requiere una preparación especial.

B) Obtención de muestras: interacción con enfermería

Tradicionalmente, se ha utilizado el propio volante de solicitud para llevar a cabo la obtención de muestras. Una vez obtenidas las correspondientes muestras se les colocan etiquetas con el número de identificación que corresponde a la solicitud. Las etiquetas contienen números, texto o códigos de barras y pueden ser generadas por el sistema informático o estar previamente impresas.

IMPORTANTE

La obtención de muestras es otro de los momentos críticos del proceso, ya que si el paciente no está en las condiciones adecuadas, las muestras no son las indicadas, no están tratadas del modo requerido, o se produce algún problema de identificación, el resultado de los análisis posteriores se verá seriamente afectado.

La contribución de los sistemas informáticos a la obtención e identificación de muestras es cada vez mayor:

- El SIL puede generar listados u hojas con rutas de extracción para el caso de que el personal se desplace a realizar las extracciones.
- En el caso de solicitudes provenientes de un sistema de petición electrónica, es posible y conveniente que este genere volantes que a su vez sean hojas de extracción con información sobre el número y tipo de contenedores necesarios para las pruebas solicitadas y sobre requerimientos especiales del paciente o de las muestras que deben obtenerse.
- El sistema también puede generar etiquetas de código de barras con información del tipo de contenedor, lo que puede resultar muy útil porque el personal extractor no necesita conocer el número y tipo de contenedores que se extraen.
- Las etiquetas de radiofrecuencia (RFID) para los tubos o contenedores de extracción pueden ser una alternativa de futuro en el momento en que su coste las haga viables.
- Cada vez es más frecuente que los centros de extracción de muestras, sobre todo los de gran volumen de pacientes, dispongan de *software* de gestión de la sala de extracciones que permita mejorar el flujo de pacientes mediante gestión de turnos, boxes y prioridades. Esta aplicación informática puede ser una parte del SIL o bien estar dedicada específicamente y conectada al SIL y a otros sistemas asistenciales.

PARA SABER MÁS

En la actualidad existen equipos que son capaces de preparar de forma automática los tubos necesarios para las pruebas solicitadas al paciente e introducirlos en una caja de extracción personalizada. De esta forma el personal de extracción solo se tiene que preocupar de llevar a cabo una buena extracción y no de los tubos, pruebas y condiciones especiales ya que estas, cuando procede, son descritas en la caja de extracción o en la etiqueta del tubo.

C) Entrada de datos

La entrada de datos al SIL es otro paso crítico. Cualquier error en este nivel va a repercutir directamente en la calidad del resultado y, por otro lado, la propia velocidad de entrada de estos datos va a condicionar toda la logística del laboratorio, ya que hoy en día no se puede comenzar ningún procesamiento de las muestras hasta que los datos no estén en el SIL.

Por estos motivos se tiende a utilizar sistemas cada vez más rápidos y fiables. Los tipos de sistemas de entrada de datos al SIL están recogidos en la figura 2.17.

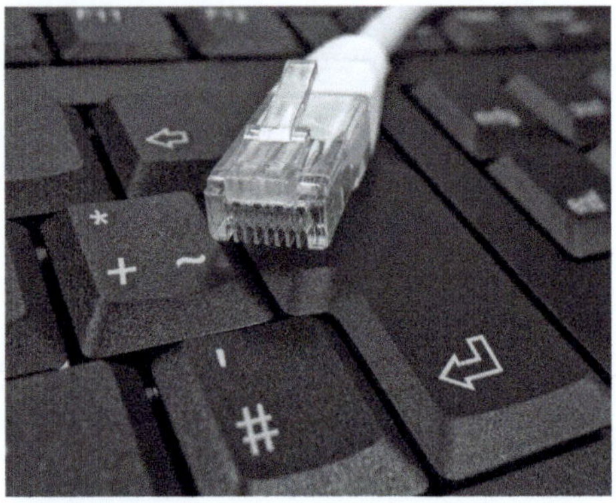

Figura 2.16
Entrada de datos manual a través del teclado

Petición electrónica

- Es el sistema más rápido y fiable, ya que la calidad de los datos es máxima al no producirse transcripciones; además, el SIL dispone de ellos desde el principio, lo que ofrece posibilidades de ayudar a todas las fases del proceso

Registro periférico

- Consiste en la introducción de los datos de la solicitud en un ordenador externo o el propio SIL en el lugar de extracción

Volantes de marcas ópticas

- Un lector automático vuelca la información de las marcas ópticas y códigos de barras en el SIL

Escáneres

- Son sistemas que permiten escanear volantes convencionales e incluso pueden reconocer texto escrito

Manual

- Es el sistema tradicional con volante de papel e introducción manual de los datos al SIL

Figura 2.17
Sistemas de entrada de datos

D) Recepción, procesamiento y distribución de muestras

Una vez que las muestras llegan al laboratorio se requiere una serie de acciones para prepararlas de la forma correcta antes de ser enviadas a cada una de las áreas que van a llevar a cabo el análisis propiamente dicho (figura 2.18).

CLASIFICACIÓN DE MUESTRAS

- El SIL puede indicar el destino (equipo, área o laboratorio) donde debe ir una muestra
- Existen instrumentos robóticos llamados clasificadores que, en conexión con el SIL, realizan la clasificación de las muestras de forma automática

ALICUOTADO O FRACCIONAMIENTO DE MUESTRAS

- Consiste en repartir partes de la muestra primaria en varios contenedores secundarios que van a ser destinados a diferentes equipos, áreas o laboratorios. El SIL puede indicar las alícuotas requeridas así como el volumen que tendrá cada una de ellas y permitirá imprimir etiquetas de identificación para cada una
- Instrumentos robotizados (alicuotadores) pueden llevar a cabo este proceso automáticamente bajo control del SIL

PREPARACIÓN DE MUESTRAS

- Otras tareas como el destaponado y taponado de muestras primarias y secundarias y la centrifugación pueden ser llevadas a cabo por sistemas robotizados controlados por el SIL

TRANSPORTE AL LUGAR DEL ANÁLISIS

- Cada muestra se lleva al área o al equipo que realizará el análisis. En algunos casos es posible hacer este traslado de las muestras de forma automática, ya que muchos analizadores tienen la posibilidad de ser conectados físicamente a los sistemas preanalíticos, bien de forma directa, o bien mediante el uso de cadenas de transporte robóticas

Figura 2.18
Tareas que realizar en la recepción, procesamiento y distribución de la muestra

La mayoría de estas acciones necesitan apoyo informático, ya que en muchos casos se trata de miles de muestras diarias.

E) *Distribución del trabajo*

Una vez que se dispone de la muestra preparada adecuadamente en el área o laboratorio que va a realizar los análisis, el SIL puede emitir listas u hojas de trabajo que indiquen qué pruebas se van a realizar en esa área o equipo y la información que se considere necesaria para llevarlas a cabo. La información podría contener, además de las pruebas solicitadas, su nivel de prioridad, datos clínicos y demográficos del paciente, resultados anteriores de esas mismas pruebas, resultados de otras pruebas o cualquier otro dato que se considere importante para llevar a cabo el tipo de análisis que se realiza en esa área.

2.7.2. Fase analítica

Es el análisis propiamente dicho. A partir de la muestra y la información se realizan las determinaciones correspondientes y se obtiene un resultado técnicamente correcto. En los siguientes apartados se comenta la aportación de los SIL a esta fase.

A) Conexiones con analizadores

El mayor número de pruebas de laboratorio se lleva a cabo en analizadores automáticos conectados al SIL. Estos analizadores son controlados por un ordenador propio que es el que se encarga de la gestión completa del equipo y que a su vez se conecta con el SIL. La conexión entre el SIL y los analizadores ha sido de una enorme importancia, ya que evita los errores de transcripción y ahorra tiempo y recursos.

Recuerda

✓ Las conexiones entre el SIL y el analizador utilizan programas de comunicación propios aunque últimamente se está estandarizando con protocolos como el ASTM o el HL7. La fiabilidad de la conexión debe ser total, por lo que en la mayoría de los casos los protocolos de comunicación incluyen sistemas que garantizan la integridad y fiabilidad de la información transferida.

B) Control de calidad analítico

En un laboratorio grande el número de controles que se han de evaluar es muy elevado, motivo por el cual se utilizan programas informáticos para su manejo. Estos evalúan los resultados de los controles y, en función de diversos algoritmos, informan al usuario de problemas en la precisión o exactitud. También ofrecen informes periódicos en forma de listados o gráficos sobre la evolución de las prestaciones de cada técnica en relación con los objetivos.

Muchos analizadores incluyen programas de control de calidad en el *software* de gestión del equipo. Si no se da el caso, la mejor opción es dotar al SIL de una aplicación o módulo de control de calidad que recoja en línea los resultados de los controles.

C) Entrada de resultados

La entrada de los resultados de las pruebas al sistema informático puede ser por medio de la conexión directa con el analizador ya descrita, o bien manualmente. En el caso de entrada manual suele haber utilidades que la facilitan. Para evitar errores de transcripción, la entrada manual de resultados puede incorporar avisos al usuario, mediante colores o sonidos, de que el resultado que está introduciendo puede ser erróneo por incongruencia con otros resultados o por valores de pánico (muy altos o muy bajos). Ante tales alarmas el sistema puede solicitar la confirmación del dato.

D) Validación técnica

Cuando el SIL dispone del resultado de la prueba, este se considera un resultado en bruto, ya que puede contener errores importantes debidos a problemas en cualquiera de los elementos que intervienen en la realización de la prueba (muestras, materiales, reactivos, calibradores, instrumentos o personal, entre otros). El personal técnico suele disponer de un procedimiento que le indica qué comprobaciones o acciones (repeticiones, diluciones, calibraciones, cambios de reactivos, avisos u otros) debe realizar en función de determinados criterios basados normalmente en valores o rangos de resultados, de alarmas de los equipos o de resultados del control de calidad.

Los sistemas de información pueden facilitar mucho este proceso y generar avisos basados en reglas que tengan en cuenta la información mencionada. Cuanta mayor información resida en el SIL (resultados, alarmas y control de calidad, entre otros), mejor se dará la validación técnica.

2.7.3. Fase posanalítica

La fase posanalítica es la secuencia de acontecimientos que transcurren desde que el SIL dispone del resultado hasta que el informe es visto por el médico.

A) Revisión y validación: sistemas expertos

Una vez que el SIL dispone del resultado y antes de que este dato sea visible fuera del laboratorio, debe ser validado por un facultativo del laboratorio capacitado legalmente para ello.

IMPORTANTE

La validación es el último filtro para la detección de posibles errores y debido al cada vez más elevado número de pruebas que se realizan, la contribución del SIL es fundamental. Sin ayuda informática resulta prácticamente imposible la revisión y validación de cientos y a veces miles de informes.

La ayuda informática puede ir desde filtros que seleccionen para visualizar aquellas peticiones de un determinado tipo, o las que presenten resultados con determinados rangos de valores, hasta complejos sistemas expertos capaces de seleccionar las solicitudes que necesitan una revisión manual porque podrían ser incongruentes o requerir comentarios o recomendaciones.

Los criterios que se suelen usar en estos filtros, reglas o sistemas expertos son los valores de referencia (valores normales) en función de la edad y el sexo, los valores de pánico (valores muy altos o muy bajos), el *delta check* (cambio de valor respecto a otro anterior en un periodo de tiempo), relaciones matemáticas entre resultados de pruebas relacionadas entre sí, entre otros.

Una vez seleccionadas las solicitudes y convenientemente resaltados los motivos de su selección, el SIL debe ser capaz de realizar de forma automática algunas acciones (repeticiones, generación de nuevas pruebas, anulación de pruebas u otras), facilitar al facultativo el acceso a una mayor información (demográfica, clínica, administrativa, histórica, de calidad o del instrumento, entre otras) y realizar acciones sobre la petición (repeticiones, diluciones, nuevas pruebas, anulación de pruebas, comentarios y recomendaciones).

B) Consultas e informe: interacción con el clínico

Hoy en día con los sistemas de información, las intranets e internet, existen múltiples formas de hacer llegar la información al clínico.

Los informes pueden ser generados directamente por el SIL o bien ser enviados a otros sistemas de información de ámbito hospitalario o comunitario, y que sean estos los que generen el informe.

Es usual que se tienda a reproducir en pantalla el mismo tipo de informes que se hace en papel. El hecho de que el clínico esté interactuando con la pantalla supone una gran oportunidad de ofrecer un tipo de informe mucho más interactivo, con mayor calidad visual y gráfica. A partir del informe que se ve en pantalla, un sistema de hiperenlaces permitirá al médico obtener más información así como visualizar la evolución en el tiempo de la prueba seleccionada, sus interferencias o su interpretación, e incluso dirigirlo a sitios de internet o enlaces bibliográficos especializados sobre esa prueba concreta.

C) Archivos de muestras

Debido al gran volumen de muestras manejado diariamente en los grandes laboratorios, resulta muy útil que sea el SIL el que gestione los archivos de muestras.

La plataforma tecnológica del laboratorio debe contener, dentro del circuito de la trazabilidad, la posibilidad de determinar en todo momento la localización de las muestras dentro del archivo del laboratorio.

SABÍAS QUE...

Existen instrumentos automáticos de archivo de muestras que son controlados por el sistema informático o por sistemas *middleware* de las cadenas robotizadas que permiten el archivo y recuperación de muestras directamente desde la cadena.

La gestión de los archivos de muestras implica la creación y el mantenimiento de un número variable de almacenes de muestras en los que cada muestra ocupa un lugar fijo asignado de forma manual o automática y controlado por el sistema informático. Existen funciones de búsqueda de muestras o grupos de muestras con determinados criterios.

2.8. Sistema de información en el servicio de anatomía patológica

Las funcionalidades propias del sistema de información de anatomía patológica (SIAP) se resumen en la figura 2.19.

A continuación, se describirán los requerimientos que debe cumplir un sistema de información de un laboratorio de anatomía patológica con trazabilidad total de las muestras en cada una de las fases del proceso, desde la petición del estudio hasta la firma del informe por parte de un patólogo.

Generación de información e integración de datos de otras fuentes	Gestión de imágenes	Control de procesos técnicos (calidad de tinción, cantidad de ADN obtenido) y de información (identificar correctamente envases, bloques de tejidos y portaobjetos)
• Con el fin de mantener los datos actualizados, la integración de datos clínicos, radiológicos y patológicos requiere de una recogida bien estructurada de la información y una comunicación bidireccional	• Las fuentes de imágenes son múltiples y heterogéneas y las imágenes se capturan tanto durante el procesamiento de las muestras como durante la interpretación de imágenes	• La recogida de esta información se realiza a través de sistemas de trazabilidad y se tienen también en cuenta los resultados de la participación en programas externos de calidad. La explotación de estos datos permite una mejora continua de los procesos

Figura 2.19
Funcionalidades del SIAP

2.8.1. Petición

La unidad peticionaria deberá trabajar de forma totalmente convencional, y utilizar el sistema de gestión hospitalario para realizar la petición al servicio de anatomía patológica. Dicha petición debe ser totalmente electrónica, de forma que los sistemas de información del hospital (SIH) puedan proporcionar al servicio todos los parámetros que sean relevantes para realizar correctamente todo el estudio anatomopatológico: número de episodio clínico, nombre del paciente, historia clínica, datos clínicos relevantes, niveles de urgencia, etc.

La muestra accederá al servicio de anatomía patológica con una etiqueta identificativa que mostrará los datos administrativos del paciente sin soporte de papel peticionario.

2.8.2. Registro de muestras

La muestra debe acceder al servicio de anatomía patológica sin soporte papel, y utilizar la identificación presente en el envase para realizar el enlace entre la información digital y la muestra. Una vez realizado dicho enlace, el SIL deberá permitir realizar todas las tareas estándares de registro y definición de tareas relacionadas al análisis.

1. Identificación de la muestra con un lector código de barras → 2. Aparición de los datos administrativos en el SIL del servicio de anatomía patológica → 3. Generación automática de un nuevo episodio, incluyendo todos los envases generados en un mismo procedimiento médico → 4. Edición de una etiqueta digital para reconocer cada uno de los envases de un episodio

Figura 2.20
Registro de las muestras

La etiqueta debería incluir: número de episodio, número de envase, identificación de la fecha, hora del registro de la muestra, nombre y apellidos del paciente e identificación del médico o servicio solicitante.

2.8.3. Macroscopía

Disponer de un punto informático en la zona de macroscopía nos permitirá realizar otras acciones y automatizar algunas tareas que de forma manual no sería posible:

- Posibilidad de realizar fotos macroscópicas con incorporación automática y permanente al episodio del paciente.
- Realizar informes macro con grabación de audio digital vinculada automáticamente al archivo de audio del episodio o reconocimiento automático de voz.
- Asignación automática del código SNOMED-CT según tipo de tejido y volcado directo al informe del episodio.
- Cada informe macroscópico debe incorporar la posibilidad de establecer: nivel de urgencia, tipo de tejido, número de casetes, número de fragmentos de cada casete, orientación de la muestra con dibujo táctil y posibilidad de ordenar protocolos técnicos predefinidos según el tipo de la muestra: biopsia renal, muscular, biopsia nervioperiférica, biopsia hepática, ganglio centinela, etc.
- Desde la pantalla digitalizada en la unidad macroscópica, posibilidad de acceder a la impresión automática en cascada de casetes utilizando varios tipos de color y rejilla según tipos de muestra y nivel de urgencia.

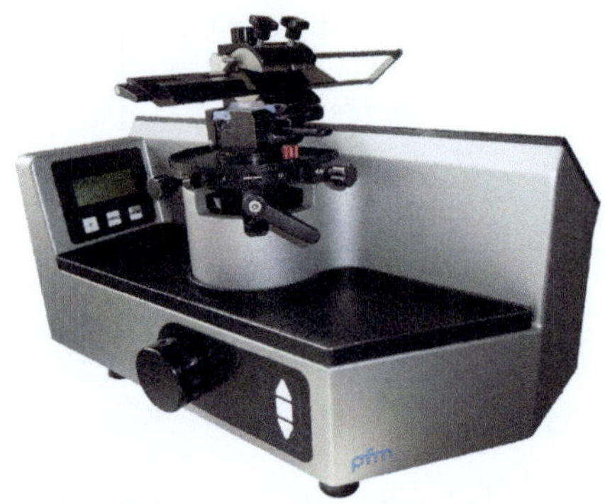

Figura 2.21
Microtomo

2.8.4. Laboratorio

En los distintos departamentos del laboratorio los técnicos se deberán identificar con código personal en cada una de las estaciones de trabajo y el sistema debe proporcionar agilidad y seguridad en el manejo de las muestras con eliminación del soporte papel.

Procesamiento de tejidos

- Identificación en el sistema de cada uno de los casetes dentro del procesador
- Validación del registro de entrada y salida de cada uno de los casetes
- Identificación y registro de cada una de las incidencias ocurridas en el procesamiento de las muestras

Bloques de parafina

- Identificación con código personal de cada técnico
- Cada casete será reconocido con identificación digital
- En el momento de la validación del casete deberá aparecer en pantalla la siguiente información:
  - Número de episodio y bloque
  - Datos de filiación del paciente
  - Identificación del patólogo responsable del caso
  - Tipo de tejido de la muestra
  - Número de fragmentos
  - Orientación de las muestras
- Verificación del bloque de parafina realizado

Microtomía

- Identificación con código personal del técnico responsable
- Identificación del bloque de parafina a cortar mediante lector de código de barras bidimensional
- Tras la identificación de cada bloque, el técnico debe poder visualizar el número de cortes y tinciones primarias o protocolizadas que se van a realizar
- Desde la unidad de microtomía se deberá poder asociar muestra y porta digitalmente
- Cada etiqueta deberá incorporar:
  - Un identificador digital dentro del proceso de trazabilidad
  - El número de episodio
  - El número de bloque
  - La técnica realizada
  - Fecha de realización de cada técnica

Tinción y montaje

- Visualización de cada preparación durante toda la técnica
- Registro del tiempo de inicio y final de la técnica
- Registro de las incidencias de la técnica: rotura de la preparación, ausencia de cubre, falta de reactivos, incidencia mecánica en la cadena de montaje, etc.
- Validación al final de la técnica de cada una de las preparaciones mediante identificación digital

Figura 2.22
Funciones del SIL en cada área del laboratorio de anatomía patológica

2.8.5. Microscopía

La estación de trabajo de esta unidad debe incluir todas las herramientas necesarias para el estudio anatomopatológico con acceso directo al histórico del paciente dentro del servicio, historia clínica del paciente, petición del estudio, visualizar la trazabilidad del análisis de la muestra en sus distintas fases y peticionario de las distintas técnicas especiales sin soporte papel.

En el resto de aspectos, calidad, archivo de muestras, gestión, administración, no hay diferencias sustanciales respecto del SIL de un laboratorio clínico descrito en apartados anteriores.

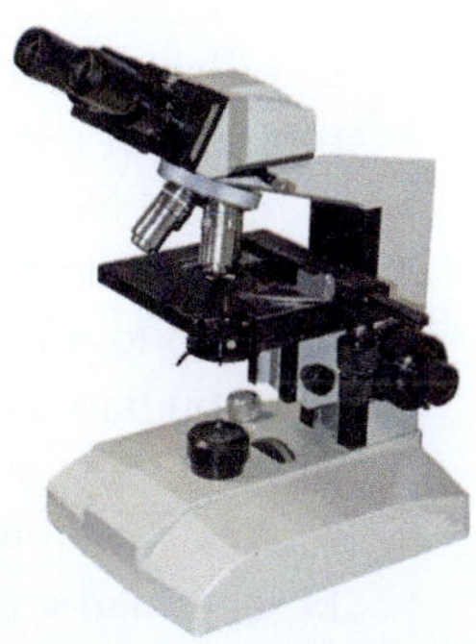

Figura 2.23
Microscopio

PARA SABER MÁS

Para el diagnóstico a través de técnicas de microscopía convencional aplicadas en muestras citológicas se requiere el siguiente equipamiento:

- Cubetas metálicas para tinciones.
- Soportes metálicos.
- Centrífuga.
- Citocentrífuga.
- Sistema de filtros de membrana.
- Cámara húmeda de incubación.
- Homogeneizador.
- Micropipetas.
- Pipetas convencionales.
- Tijeras.
- Pinzas.
- Matraces.
- Cristalizadores.
- Estufa.
- Neveras.
- Bandejas metálicas.
- Bandejas portapreparaciones
- Microscopio (oculares de 10X y objetivos 10, 20, 40, 60 y 100).
- Fotomicroscopio.
- Pistola de punción aspiración.
- Sistema de tinción y lectura automática de preparaciones.
- Programa informático y equipamiento de secretaría.
- Sistemas de archivo de preparaciones, informes, diapositivas, fotografías, colecciones y sesiones.

Resumen

- La historia clínica tiene como fin principal facilitar la asistencia sanitaria. Es un instrumento destinado fundamentalmente a garantizar una asistencia adecuada al paciente, que comprenderá el conjunto de documentos relativos a los procesos asistenciales de que sea objeto, e incorporará la información que se considere trascendental para el conocimiento veraz y actualizado del estado de salud del paciente.
- La implantación de la historia clínica informatizada o electrónica en sustitución del soporte en papel tiene como consecuencia que la historia pasa a formar parte de un sistema integrado de información clínica. Las tecnologías de la información y la comunicación (TIC) hacen posible la integración de todos esos datos.
- Los datos personales contenidos en todos los documentos sanitarios están amparados y protegidos por la Ley Orgánica Protección de Datos de Carácter Personal.
- Comprar, almacenar y suministrar son actividades propias de cualquier laboratorio. La gestión de las existencias consiste en realizar una relación pormenorizada de todos y cada uno de los productos que se necesita tener en un almacén para su uso o consumo, de tal forma que las necesidades estén cubiertas y no se produzcan déficits. Por otra parte, todo ello debe hacerse con el menor coste posible. Para controlar y valorar las existencias se utilizan diferentes métodos, aunque en el ámbito de los servicios sanitarios se recomienda el método del precio medio ponderado.
- El proceso administrativo de la compraventa sigue una secuencia lógica: las mercancías se piden, se reciben, se comprueban y, finalmente, se pagan. El proceso de compraventa requiere el uso de diferentes documentos mercantiles: el pedido, el albarán, la factura y el recibo. No existen modelos oficiales para estos documentos, sino que su diseño es libre.
- El sistema de información del laboratorio (SIL) es un conjunto de *hardware* y *software* que da soporte a la actividad de un laboratorio clínico. Las aplicaciones informáticas de este tipo son bases de datos relacionales. Todo el proceso de laboratorio tiene que ser "rastreable", de tal manera que el sistema permita reconstruir todo lo acontecido desde que se realiza la solicitud hasta que se recibe o se ve el informe. También es obligatorio mantener la seguridad y confidencialidad.

- El SIL influye cada vez más en la fase preanalítica, en todos sus niveles, desde la solicitud (interacción con sistemas clínicos) hasta la distribución del trabajo por las diferentes áreas o analizadores del laboratorio.
- En la fase analítica, el SIL realiza las conexiones con los analizadores con la incorporación automática de los datos y el control de su funcionamiento.
- En la fase posanalítica, las tecnologías de la información ponen a disposición del facultativo un sistema de ayuda y asistencia para facilitar el proceso de validación. Una vez obtenida esa validación, el informe se puede emitir o consultar. Los informes pueden ser generados directamente por el SIL o bien ser enviados a otros sistemas de información prescindiendo del papel.
- El término *patología digital* engloba los tres aspectos fundamentales del trabajo realizado en los servicios de anatomía patológica: la gestión de informes, la gestión de imágenes y el control de las técnicas de laboratorio. Además, incluye las actividades de telepatología tanto para diagnóstico primario en biopsias intraoperatorias como para la segunda opinión teleconsulta.

Ejercicios propuestos

1. ¿Es lo mismo documentación sanitaria que documentación clínica? Razona la respuesta con ejemplos de documentos de uno y otro tipo.
2. Cita las funciones de la historia clínica y explica la más importante de ellas.
3. ¿Cuáles son las diferencias entre HC en atención primaria y HC hospitalaria?
4. ¿Qué es el consentimiento informado? ¿Qué tipo de información debe tener un documento de este tipo?
5. Define los términos: *CMBD, diagnóstico principal y diagnósticos secundarios, CIE-10, case-mix, GRD, principio de Pareto, punto de pedido, inventario, modelo de previsión perfecta,* stock *cero, doble cajetín, albarán, precio medio ponderado* y *factura.*
6. Responde a las siguientes preguntas:

   a) ¿Qué clasificación considera más adecuada para clasificar los materiales de laboratorio?
   b) ¿Por qué en la mayoría de los hospitales se ha implantado el sistema de doble cajetín para gestionar el almacén? ¿Qué ventajas ofrece?
   c) ¿Qué información contenida en un albarán es clave para el responsable que recibe el pedido?
   d) ¿Qué tipo de información debe recoger obligatoriamente una factura?
   e) ¿Qué requisitos han de cumplir los servicios sanitarios para que estén exentos de IVA?

7. Elabora un cuadro en el que consten los tipos de IVA aplicables a cada tipo de material sanitario.
8. Explica los motivos por los cuales las aplicaciones informáticas para el laboratorio han de estar basadas en una base de datos relacional.

9. ¿Qué características esenciales ha de tener la base de datos de un laboratorio? ¿Y la de un servicio de anatomía patológica y citología? ¿A qué se refieren los requisitos de modularidad y escalabilidad?
10. ¿Cómo contribuye el sistema informático de un laboratorio a la trazabilidad?
11. ¿Por qué es tan importante el SIL? ¿Podría funcionar un laboratorio sin el soporte de los sistemas informáticos?
12. Enumera las funciones que cumple el SIL en la fase preanalítica.
13. ¿Cómo contribuye el SIL a mejorar la calidad de las fases analíticas y posanalíticas?
14. En el registro de las muestras que llegan al departamento de anatomía patológica, ¿qué tareas desempeña el sistema informático?
15. Define los siguientes términos: *SNOMED-CT, campo, trazabilidad, volantes de marcas ópticas, exploración de datos, base de datos relacional, tabla de base de datos, HL7, sistema de información hospitalario* y *sistemas expertos.*

Supuesto práctico 2.1

➲ Busca en internet modelos de informes de laboratorio y de anatomía patológica de diferentes hospitales públicos y de entidades privadas.

- Analiza la normalización del documento (formato) y su contenido. Utiliza la bibliografía que estimes oportuna si desconoces el significado de algunos parámetros, tipos de estudio o magnitudes que aparezcan en el documento.
- Propón mejoras en el diseño documental.

Supuesto práctico 2.2

➲ Base de datos MS Access:

- Diseña y elabora tres tablas: pacientes, muestras y estudios, con los datos que crea necesarios.
- Elige los campos que contendrían las tablas, suponiendo que se trata de 5 pacientes, y 3 tipos de muestra (orina de 24 horas, sangre heparinizada y material procedente de una PAAF tiroidea) Intenta establecer relaciones entre ellas.

Ten en cuenta que cada paciente tendrá uno a más estudios y que, a su vez, cada estudio se hará sobre una o varias muestras, de modo que un estudio estará constituido por la totalidad de las muestras recibidas. Cada una de estas muestras necesitará ser considerada individualmente y a su vez, en relación con todo el estudio en su conjunto.

Lee y debate en clase

Lee este resumen del artículo publicado en *Revista de Salud* y debate sobre las cuestiones que se plantean.

La titularidad de las historias clínicas

Básicamente las diferentes posiciones doctrinales en torno a la naturaleza jurídica de la historia clínica pueden agruparse en cuatro grandes grupos:

a) *Teoría de la titularidad intelectual del médico*. Entienden los defensores de esta tesis que en la historia clínica subyace la creación intelectual y científica del facultativo, la cual se manifiesta en los datos e informes que contiene dicho documento, que, en términos genéricos, son admitidos como objeto de tutela específica por la Ley de Propiedad Intelectual.

b) *Teoría de la titularidad del centro sanitario*. Los argumentos propugnados por los defensores de esta teoría de basan, por un lado, en la obligación legal impuesta relativa a la ubicación de la historia clínica en el Área de Salud y de otra parte, en el hecho de que el soporte de la historia clínica (papel, *software*...) sea propiedad del centro sanitario. Además, atienden al hecho de que cuando la actividad del facultativo se realiza generalmente en centro sanitario de titularidad pública (como personal estatutario) o en centro privado (normalmente como personal laboral por cuenta ajena), ello comporta la cesión de los frutos de la actividad profesional a dicho centro empleador y, por tanto, el que la titularidad de la historia clínica corresponda a la institución pública o privada, según el caso.

c) *Teoría integradora o ecléctica*. A cuyo tenor la historia clínica contiene componentes heterogéneos desde el punto de vista jurídico. Entre ellos hay que distinguir, en primer lugar, los relativos a la organización y gestión administrativa y económica del centro sanitario; en segundo lugar, los que se refieren a datos identificadores del paciente y otros datos directa o indirectamente relativos a su enfermedad aportados por el mismo o deducidos por los propios facultativos, y finalmente, a los resultados de las pruebas y exploraciones directas.

d) *Teoría de la titularidad material del paciente*. Habida cuenta que en la estructuración de la historia clínica confluyen datos de diversa naturaleza, un sector doctrinal pone el acento en la especialidad de los datos referidos al paciente.

Fuente: Marisa Moreno Castillo, *Revista de Salud*, 2007.

Temas para debatir:

- ¿Qué posición tienes respecto a la propiedad de la historia clínica? ¿En qué argumentos te basas?
- ¿Podrían extraerse, tras el análisis de las teorías, otras conclusiones?

Test de autoevaluación

1. La función más importante de la historia clínica es:

- ☐ *a)* Función docente.
- ☐ *b)* Función asistencial.
- ☐ *c)* Función epidemiológica.
- ☐ *d)* Todas las funciones anteriores son igualmente importantes.

2. ¿Cuál de los siguientes documentos tiene carácter legal?

- ☐ *a)* Albarán.
- ☐ *b)* Pedido.
- ☐ *c)* Factura.
- ☐ *d)* Todas las opciones son correctas

3. ¿Qué modelo de historia clínica se adapta mejor a atención primaria?

- ☐ *a)* HC orientada por problemas.
- ☐ *b)* HC protocolizada.
- ☐ *c)* HC cronológica.
- ☐ *d)* Ninguna de las opciones anteriores es correcta.

4. ¿Qué afirmación respecto del consentimiento informado es correcta?

- ☐ *a)* El consentimiento informado puede darse verbalmente.
- ☐ *b)* Será por escrito en caso de procedimientos diagnósticos invasivos.
- ☐ *c)* Es imprescindible que el consentimiento informado por escrito sea en un documento específico.
- ☐ *d)* Las opciones a) y b) son correctas.

5. ¿Qué clasificación no se aplica a los materiales sanitarios?

- ☐ *a)* Catálogo.
- ☐ *b)* Fungible e inventariable.
- ☐ *c)* FIFO y LIFO.
- ☐ *d)* Ninguna de las opciones anteriores es correcta.

6. La digitalización de imágenes es una cualidad imprescindible de una aplicación informática destinada a:

- ☐ *a)* Laboratorio de diagnóstico clínico.
- ☐ *b)* Cualquier tipo de laboratorio.
- ☐ *c)* Unidad de microscopía de un servicio de anatomía patológica.
- ☐ *d)* Laboratorio de patología molecular.

7. ¿Qué sistemas se utilizan para introducir los datos en el SIL?

- ☐ *a)* Manual.
- ☐ *b)* Petición electrónica.
- ☐ *c)* Volantes de marcas ópticas.
- ☐ *d)* Todas las opciones son correctas.

8. Dentro de las características esenciales de los sistemas de información de los laboratorios se encuentran:

- ☐ *a)* Trazabilidad.
- ☐ *b)* Flexibilidad.
- ☐ *c)* Seguridad y confidencialidad.
- ☐ *d)* Todas las opciones son correctas.

9. Para la identificación de muestras, ¿qué sistemas pueden usarse?

- ☐ *a)* Rotulador de vidrio.
- ☐ *b)* Etiquetas de radiofrecuencia.
- ☐ *c)* Parte interconsultas.
- ☐ *d)* Ninguna de las opciones anteriores es correcta.

10. En la fase preanalítica no son tareas del SIL:

- ☐ *a)* Preparación de la muestra.
- ☐ *b)* Análisis del parámetro solicitado.
- ☐ *c)* Clasificación de las muestras.
- ☐ *d)* Todas las opciones son correctas.

SOLUCIONES:

1.	a	**b**	c	d
2.	a	b	**c**	d
3.	**a**	b	c	d
4.	a	b	c	**d**
5.	a	b	**c**	d
6.	a	b	**c**	d
7.	a	b	c	**d**
8.	a	b	c	**d**
9.	a	**b**	c	d
10.	a	**b**	c	d

Parte II

Determinación analítica

3

Fase preanalítica

Objetivos

- ✓ Situar dentro del proceso diagnóstico las determinaciones analíticas.
- ✓ Caracterizar sensibilidad, especificidad, VPP y VPN.
- ✓ Interpretar correctamente el significado de los valores de referencia.
- ✓ Examinar cómo se elaboran los valores de referencia.
- ✓ Detallar las fases de la determinación analítica.
- ✓ Enumerar los pasos de cada una de las fases en que se divide la determinación analítica.
- ✓ Conocer el grado de responsabilidad de los técnicos en cada una de las etapas de las fases de la determinación analítica.
- ✓ Analizar los factores que explican la variabilidad biológica intra- e interindividual de las magnitudes que se determinen.
- ✓ Valorar la importancia de la variabilidad preanalítica.
- ✓ Reconocer y distinguir los factores fisiológicos, interferencias y factores que afectan a la extracción de la muestra.
- ✓ Indicar los errores más importantes de la fase preanalítica.
- ✓ Establecer criterios de rechazo de las muestras.

Mapa conceptual

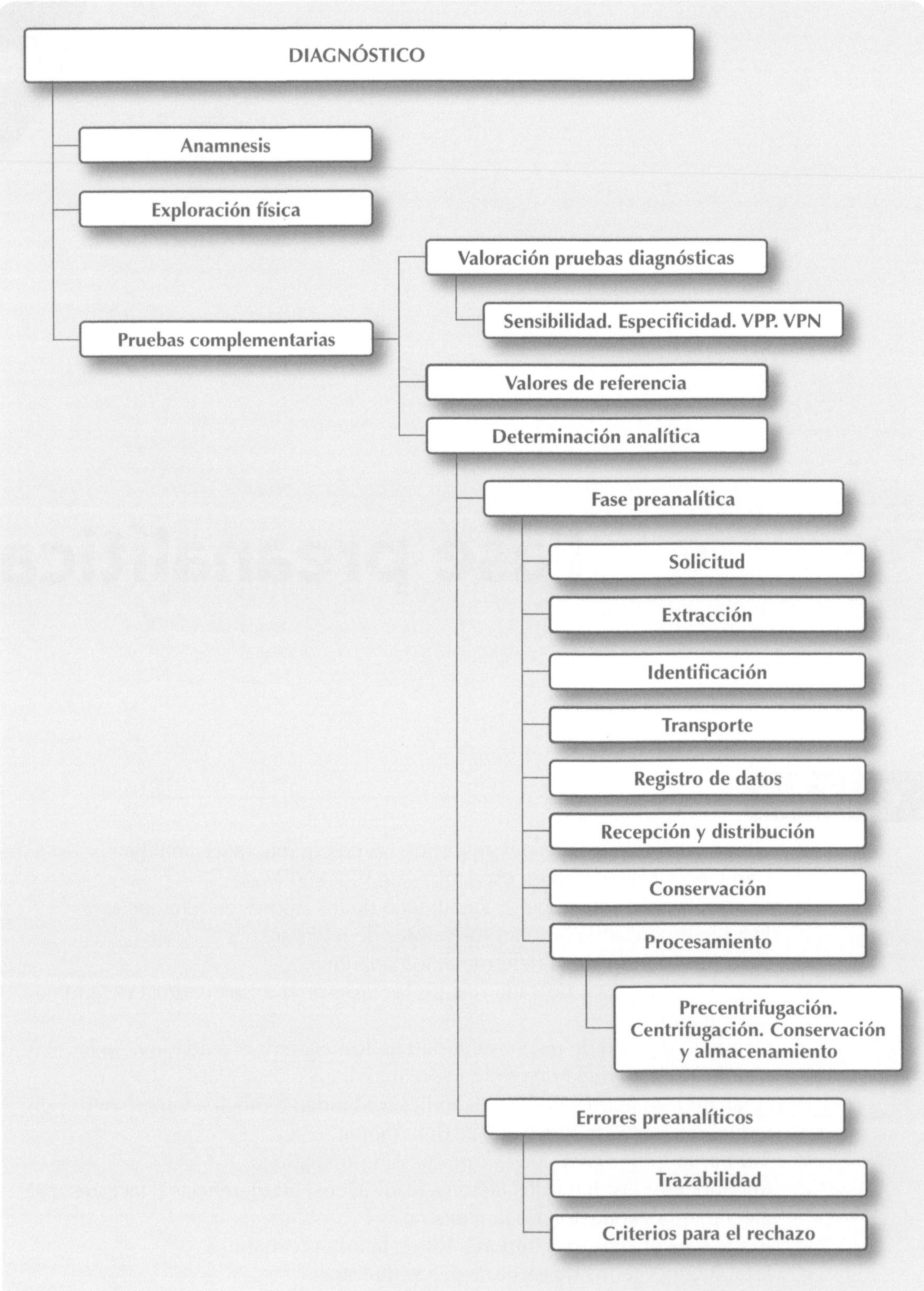

Glosario

Diagnóstico diferencial. Procedimiento por el cual se identifica una determinada enfermedad mediante la exclusión de otras posibles causas que presenten un cuadro clínico semejante al que el paciente padece, con el fin de establecer un diagnóstico de la enfermedad lo más certero posible y reducir la probabilidad de error.

Error de laboratorio. Fallo al completar una acción planificada como se deseaba o utilización de un plan incorrecto para alcanzar un objetivo; un defecto producido en cualquier parte del ciclo del laboratorio, desde que se solicitan las magnitudes hasta que se informan los resultados, se interpretan y se produce una reacción a estos.

Error sistemático. Media de los resultados que se obtendrían con un número infinito de mediciones del mismo mesurando, realizadas en las condiciones de repetición, menos el valor verdadero del mesurando.

Individuo de referencia. Individuo seleccionado con fines de comparación mediante unos criterios definidos en cada caso.

Interferencia. Desviación clínicamente significativa en la medida de la concentración de un constituyente, debida al efecto de otro componente o propiedad de la muestra.

Precentrifugación. Fase previa a la centrifugación en el procesamiento de muestras de sangre. Hay que esperar a que se forme el coágulo a temperatura ambiente durante 20 minutos desde la extracción para obtener suero.

Valores observados. Son los valores obtenidos por medición de una magnitud en un individuo determinado, para sustentar una decisión médica, que pueden ser comparados con los valores, distribuciones, límites o intervalos de referencia.

Variabilidad preanalítica. El resultado de la influencia en la determinación de un analito de todos aquellos parámetros que intervienen en la fase preanalítica, antes de realizar la técnica de determinación.

3.1. Diagnóstico

Diagnosticar es interpretar los signos y síntomas de los pacientes e identificar las enfermedades que los producen.

El diagnóstico es el acto clínico más importante puesto que de él dependen el resto de las actuaciones: pronóstico y tratamiento. Un error diagnóstico implica casi siempre que todas las decisiones posteriores sean inadecuadas para el paciente objeto de error.

El diagnóstico consta de tres fases, recogidas en la figura 3.1.

1 ENTREVISTA CLÍNICA O ANAMNESIS

- Recogida de información sobre síntomas, antecedentes del paciente y familiares y sobre la historia clínica: situación de salud anterior del paciente, evolución, tratamiento, procedimientos diagnósticos, resultados de pruebas, etc.

2 EXPLORACIÓN FÍSICA

- Recogida de información a través de los sentidos para delimitar el estado del enfermo (vista, tacto, olfato, oído). Son los signos de la enfermedad: color y alteraciones de la piel, auscultación, palpación, examen neurológico, etc.

3 PRUEBAS COMPLEMENTARIAS

- Recogen información del paciente distinta de la historia clínica y la exploración física.
- Determinaciones de laboratorio (bioquímicas, hematológicas, microbiológicas), información proveniente de métodos de imagen (ecografía, radiografías, TAC, resonancia magnética, gammagrafías) y estudios anatomopatológicos (biopsias, citologías, inmunohistoquímica), cateterismo cardiaco, técnicas de registro de actividad eléctrica (EEC, EEG, EMG), test de esfuerzo (ECG, TA y pulso) y técnicas endoscópicas

Figura 3.1
Fases del diagnóstico

Al finalizar la historia clínica y la exploración física, el médico elabora hipótesis diagnósticas. Al final de estas dos fases en la mayoría de los casos la duda diagnóstica se centra en dos o tres posibilidades. Cuando existan varias hipótesis diagnósticas, se realizará el correspondiente diagnóstico diferencial y las pruebas complementarias tratarán de aclarar las dudas existentes. Si solo hay una sospecha diagnóstica, las pruebas complementarias tratarán de confirmarla.

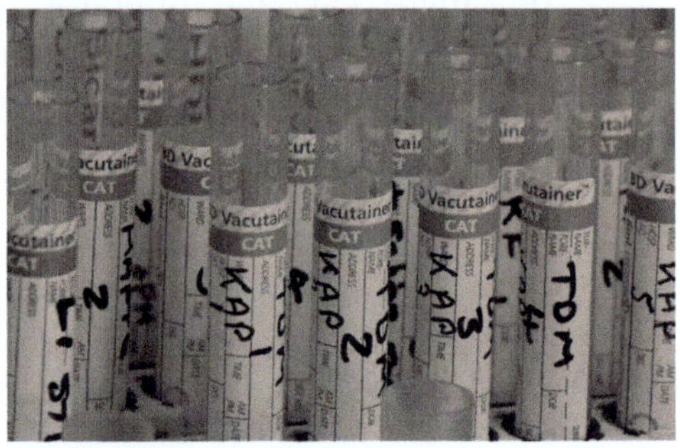

Figura 3.2
Las pruebas de laboratorio son un componente clave en el diagnóstico

Dado que del 60% al 70% de las decisiones médicas diarias se basan en la aplicación de los datos proporcionados por las pruebas analíticas, el laboratorio clínico y de anatomía patológica se convierte en una pieza esencial dentro del proceso diagnóstico. Por esta razón la interpretación y validez de las pruebas de laboratorio, tanto en el diagnóstico como en el pronóstico y seguimiento de las patologías más relevantes, son tan importantes.

FUNDAMENTAL

Es responsabilidad del laboratorio garantizar la calidad de la información que proporciona sobre el estado de salud de una persona, y para ello debe controlar todos los procedimientos desde que el médico solicita el análisis hasta que este recibe el informe final.

3.2. Valoración de pruebas diagnósticas

Los resultados de las pruebas diagnósticas pueden no ser necesariamente exactos y están sujetos a error. Dependiendo del tipo de determinación o prueba, los errores pueden ser mayores o menores.

Las características probabilísticas o los parámetros de valoración de las pruebas diagnósticas son sensibilidad, especificidad, valor predictivo positivo y valor predictivo negativo. En la figura 3.3 se caracterizan estos cuatro parámetros.

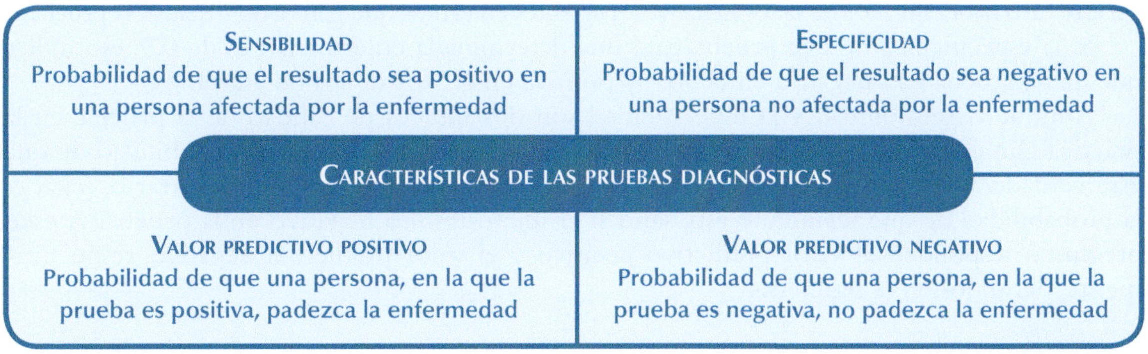

Figura 3.3
Características de las pruebas diagnósticas

Es muy importante que el técnico diferencie *sensibilidad* y *especificidad* de una prueba diagnóstica (cuadro 3.1).

CUADRO 3.1
Diferencias entre sensibilidad y especificidad

Sensibilidad	Especificidad
• Es el porcentaje de resultados positivos en pacientes con una determinada enfermedad. • Mide el porcentaje de individuos enfermos correctamente diagnosticados. • La sensibilidad indica la capacidad de una prueba para detectar a un sujeto enfermo. • La sensibilidad es la probabilidad de que la prueba identifique como enfermo a aquel que realmente lo está. • Es la probabilidad de que un paciente enfermo diese la prueba positiva o el porcentaje de positivos de la prueba en pacientes con la enfermedad. • Una alta sensibilidad indica un bajo número de falsos negativos.	• Es el porcentaje de resultados negativos en pacientes que no padecen esa enfermedad. • Valora la capacidad de una prueba para detectar correctamente individuos sanos. • La especificidad es la probabilidad de que un individuo sano tenga un resultado negativo. • Una alta especificidad indica una baja frecuencia de falsos positivos. • La especificidad sería la probabilidad de que un paciente sano diese la prueba negativa o el porcentaje de negatividad de la prueba diagnóstica en ausencia de enfermedad. • Las pruebas muy específicas se usan para confirmar la presencia de una enfermedad.

[.../...]

CUADRO 3.1 (CONT.)

- Cuanto más sensible es una prueba, más probable es que detecte a las personas con enfermedad, luego las pruebas con una sensibilidad muy elevada son muy útiles para descartar la presencia de enfermedad.
- Si la prueba es muy específica y da positiva, indica la presencia de enfermedad, ya que apenas produce falsos positivos.

Una sensibilidad del 80% indica que solo el 80% de los pacientes enfermos darán positiva la prueba. En este caso habrá un 20% de falsos negativos (pacientes enfermos que han dado negativa la prueba).

Si la especificidad de una prueba para una determinada enfermedad es de 0,9, eso indica que dicha prueba será negativa en el 90% y positiva en el 10% de los no afectados.

Aunque la sensibilidad y la especificidad son dos índices de calidad de la prueba, en la práctica clínica las preguntas a las que interesa responder son ¿cuál es la probabilidad de que esté verdaderamente enfermo si un sujeto ha resultado positivo? Y, por el contrario, ¿cuál es la probabilidad de que realmente esté sano si el sujeto resultó negativo en la prueba? A estas preguntas responden el valor predictivo positivo y el valor predictivo negativo, respectivamente, definidos en la figura 3.4.

VALOR PREDICTIVO POSITIVO (VPP)

Es el porcentaje de pacientes enfermos entre todos los pacientes con resultados positivos. Valora la probabilidad de que una prueba positiva diagnostique correctamente a un individuo enfermo. El valor predictivo positivo de una prueba sería la probabilidad de que una prueba positiva correspondiese a un verdadero enfermo o el porcentaje de pacientes enfermos con resultados positivos con respecto al total de resultados positivos

VALOR PREDICTIVO NEGATIVO (VPN)

Es la frecuencia de pacientes no enfermos entre todos los pacientes con resultado negativo. Valora la probabilidad de que una prueba negativa diagnostique correctamente a un individuo sano. El valor predictivo negativo de una prueba será la probabilidad de que una prueba negativa diagnosticase correctamente a un individuo sano o el porcentaje de individuos sanos con resultados negativos con relación al total de resultados negativos

Figura 3.4
Diferencias entre valor predictivo positivo y valor predictivo negativo

Un VPP del 90% indica que de cada 100 pacientes que dan la prueba positiva solo 90 padecen la enfermedad, o lo que es lo mismo: si la prueba da positiva, la probabilidad de padecer la enfermedad es de un 90%. En este caso habrá un 10% de individuos sanos diagnosticados incorrectamente como enfermos.

Si el valor predictivo negativo (VPN) de una prueba es de 0,75, eso significa que, después de realizada la prueba, si el resultado ha sido negativo, hay un 75% de probabilidad de que el paciente no tenga la enfermedad, y un 25% de que la padezca.

IMPORTANTE

Los valores predictivos, a pesar de ser de enorme utilidad a la hora de tomar decisiones clínicas y transmitir a los pacientes información sobre su diagnóstico, presentan la limitación de que dependen en gran medida de la prevalencia de la enfermedad a diagnosticar en la población objeto de estudio. Cuando la prevalencia de la enfermedad es baja, un resultado negativo permitirá descartar la enfermedad con mayor seguridad. Por el contrario, bajo esa misma condición un resultado positivo no permitirá confirmar el diagnóstico, y resultará en un bajo valor predictivo positivo.

3.3. Valores de referencia

El objetivo primordial del laboratorio clínico es la detección de las variaciones de los distintos constituyentes (tanto de origen endógeno como exógeno), originadas por la propia actividad fisiológica o por circunstancias patológicas, que aportan una serie de valores cuantitativos, los cuales podrán ser utilizados con fines preventivos, diagnósticos y de control de tratamientos.

FUNDAMENTAL

Los valores obtenidos en las determinaciones analíticas deben ser interpretados en relación con valores similares obtenidos en condiciones fisiológicas.

Los valores obtenidos en condiciones fisiológicas pueden estar sometidos a variaciones de origen genético, constitucional o ambiental, así como a las introducidas por la administración de medicamentos u otros agentes terapéuticos.

Al ser competencia del laboratorio clínico la producción e interpretación de valores analíticos, le corresponde el establecimiento de valores de referencia en función de la población a la que presta sus servicios y de la metodología que utiliza.

Es imprescindible para la correcta obtención e interpretación de los valores de referencia el conocimiento y la descripción meticulosa de todos los factores capaces de introducir variaciones.

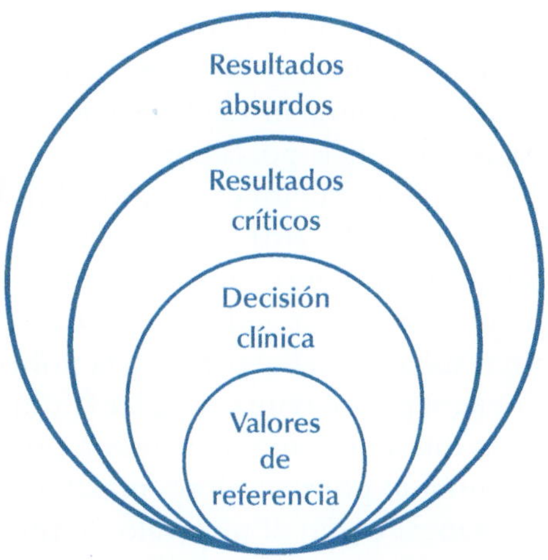

Figura 3.5
Ubicación de los valores de referencia dentro de los resultados analíticos

3.3.1. Concepto

Cualquier resultado del laboratorio carece de interés por sí mismo. Una primera aproximación que se ha de dotar de contenido en el resultado de la determinación de un analito es su comparación con el valor de dicho constituyente en una población considerada como "sana", es decir, compararlo con los llamados valores de referencia.

Un *valor de referencia* se define como el resultado analítico obtenido en un individuo de referencia. Este individuo es una persona que pertenece a la comunidad a la que sirve el laboratorio en cuestión, y que se caracteriza fundamentalmente por disfrutar de un estado de salud definido por el propio investigador, no un estado de salud "absoluto". Esta flexibilidad en la definición de *individuo de referencia* permite establecer valores de referencia utilizando grupos peculiares tanto por su estado fisiológico (mujeres embarazadas, por ejemplo) como patológico (insuficiencias renales en tratamiento con diálisis) o historia farmacológica (mujeres tomando anticonceptivos orales), sin menoscabo de los fundamentos teóricos. Todos los individuos que cumplan las condiciones de inclusión definidas por el investigador constituyen la población de referencia.

Para saber más

El concepto de *valor de referencia*, publicado en el año 1969 y las guías posteriores, fue aceptado por la comunidad científica y también por los organismos públicos. Paralelamente, no ha tenido la misma repercusión en los laboratorios clínicos. Actualmente, la implantación de los valores de referencia es desigual, no se siguen siempre las recomendaciones, la mayoría de los laboratorios clínicos informan de los intervalos de referencia de los prospectos comerciales o de la literatura sin ninguna verificación.

El número de las personas que integran la población de referencia suele ser inmenso y, por lo tanto, imposible de obtener. Por esta razón se recurre a la teoría estadística del muestreo y se define la muestra de referencia: un grupo representativo de la población de referencia sobre el que se realizarán las determinaciones analíticas y sobre los datos obtenidos se inferirán los parámetros de la población.

Las distribuciones de probabilidad de los datos recogidos en la muestra de referencia constituyen la distribución de referencia. Esta distribución no sigue necesariamente un modelo gaussiano, sino más bien la obtención de tal modelo suele ser excepcional. El tipo de distribución condiciona el tratamiento estadístico de los datos. La probabilidad de que un resultado forme parte de la población de referencia a lo largo de toda la distribución es, obviamente, máxima (igual a la unidad). En otras palabras, el intervalo de resultados analíticos que contienen la máxima probabilidad, la probabilidad igual a uno, es aquel que está delimitado por los valores máximo y mínimo. Generalmente se suele definir el intervalo de referencia como el intervalo de resultados que comprenden un 95% de la probabilidad total. Los límites de este intervalo son pues los límites de referencia. En la figura 3.6 se aclara la procedencia de los intervalos de referencia.

Los valores de referencia pueden ser categorizados según diferentes criterios, por ejemplo valores de referencia basados en población o valores de referencia basados en individuos. La mayoría de los valores de referencia publicados son valores de referencia basados en población, es decir, los especímenes son tomados de varios individuos de referencia sin tener en cuenta los ritmos biológicos y analizados para un tipo de magnitud.

Un *individuo* de referencia pertenece a

↓

una *población* de referencia, de la cual se selecciona

↓

un *grupo muestra* de referencia, en el cual se determinan

↓

valores de referencia, en los cuales se observa

↓

una *distribución de referencia*, en la que se calculan

↓

límites de referencia, que definen un

↓

INTERVALO DE REFERENCIA

Figura 3.6
Origen de los intervalos de referencia

IMPORTANTE

Los intervalos indicados por los laboratorios de referencia suelen ser calculados con criterios estadísticos, no clínicos; por lo tanto, los valores de las pruebas clínicas deben considerarse patológicos en función del riesgo y no de la frecuencia. Se consideran valores patológicos de un dato clínico, respecto a una determinada enfermedad, los que aumentan el riesgo de padecerla, respecto a otros valores. Esto quiere decir que el que una determinación analítica sea normal (dentro de los límites de referencia) no significa que no sea patológica; y a la inversa, que un dato sea anormal no significa necesariamente que haya de ser patológico.

3.3.2. Determinación

La determinación de valores de referencia en un laboratorio clínico se hace necesaria fundamentalmente en dos situaciones: a) al instaurar la medición de un nuevo constituyente; y b) al utilizar un método nuevo o diferente.

Para la determinación de los valores de referencia hay que cumplir una serie de requisitos tanto en la fase preanalítica como en las fases analítica y posanalítica.

En la fase preanalítica, un punto clave es la selección de los individuos de referencia. Esta es, quizás, la parte más crítica del trabajo, ya que, cuanto más estricto se sea en la definición de individuo de referencia, se obtendrán valores de referencia mejores y más representativos, pero el número de individuos se verá sensiblemente disminuido. Los criterios de exclusión y de partición para seleccionar los individuos de referencia se ejemplifican en la figura 3.7.

El primer paso para la selección de los individuos de referencia es establecer los criterios de exclusión. Entre los criterios de exclusión para los valores de referencia se encuentran: condiciones patológicas (cirugía reciente), drogas, estados fisiológicos (presión sanguínea) o factores de riesgo (obesidad)

También es sumamente importante y apropiado establecer, mediante criterios de partición, los subgrupos de referencia elegidos. Entre los criterios de partición para los valores de referencia se pueden citar: factores genéticos (etnia), edad, factores fisiológicos (ritmo circadiano), estilos de vida (tabaquismo), etc.

Figura 3.7
Selección de los individuos de referencia

En la determinación de los valores de referencia hay que tener en cuenta los siguientes factores preanalíticos: momento de obtención, consumo de alimentos 24 horas antes de la obtención, zona anatómica, posición del individuo, y otros aspectos de la preparación del paciente y de la obtención y manipulación de la muestras que pueden generar variabilidad en los resultados de las determinaciones.

En la fase analítica (obtención propia de valores de referencia) se debe asegurar de que el procedimiento y el instrumento analítico sean similares a los utilizados en los estudios clínicos y que todos los procedimientos estén bajo control, monitorizados por un sistema de control de calidad apropiado. En caso contrario los intervalos de referencia obtenidos no tendrán validez.

En la fase posanalítica, el análisis de los datos se puede hacer de dos formas, dependiendo del tipo de distribución. Si se trata de una población con distribución gaussiana, se puede calcular la media y la desviación típica de los valores para crear el intervalo de confianza del 95%: es el que contiene el 95% de los valores de referencia y excluye un 2,5% de los valores en cada extremo (Xm ±1,96s), donde Xm es la media muestral y s la desviación típica (véase figura 3.8).

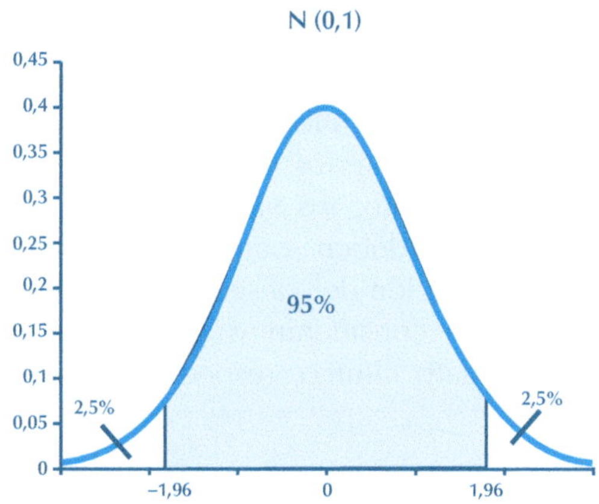

Figura 3.8
Intervalo de confianza del 95%

Si no se conoce la distribución de los valores o no es gaussiana (por ejemplo, la hemoglobina y la fosfatasa alcalina son variables que se alejan bastante de esta curva) ni transformable en gaussiana, el método no paramétrico es el más sencillo, el más directo y el adecuado. Se calculan así los percentiles 2,5 y 97,5 como límites de referencia. Aunque si una variable no se distribuye normalmente, si el tamaño muestral es mayor de 30, en estadística analítica, la distribución de la media muestral puede considerarse normal.

RECUERDA

✓ Una de las características de la curva normal es que, entre la media más 1,96 veces la desviación típica y la media menos 1,96 veces la desviación típica, se encuentra el 95% de los datos de la distribución centrados en la media. Se considera "normal", en el sentido de frecuente, el 95% de los datos centrados en la media.

Cuando los valores de referencia se ajustan a una distribución gaussiana, con 40 muestras ya se puede construir el intervalo de referencia. El CLSI (Clinical and Laboratory Standard Institute) y el IFCC (Clinical Chemistry and Laboratory Medicine) recomiendan el método no paramétrico, que no requiere ninguna hipótesis en cuanto a la distribución de frecuencias, pero se necesitan un mínimo de 120 muestras.

TOMA NOTA

El CLSI y el IFCC reconocen la dificultad de producir los intervalos propios, y recomiendan la adopción de los valores de referencia de otros laboratorios, literatura científica o de los prospectos comerciales tras la validación con una pequeña serie de valores de referencia propios.

3.3.3. Estudios multicéntricos

Representan una alternativa a la producción propia de valores de referencia, lo que supone un esfuerzo menor. El objetivo es obtener valores entre varios laboratorios (comunitario, nacional). En un estudio multicéntrico cada laboratorio participante se responsabiliza de conseguir sus individuos de referencia (20 serían suficientes) y de realizar los análisis pertinentes. Un laboratorio coordinará toda la tarea y calculará los intervalos de referencia del conjunto de laboratorios.

3.4. Determinación analítica

El objetivo del laboratorio clínico y de anatomía patológica es la obtención de información sobre el estado de salud de una persona mediante la aplicación de procedimientos a muestras biológicas de origen humano. Esta información puede utilizarse para establecer un diagnóstico, evaluar la evolución y el pronóstico de una enfermedad, valorar la efectividad de un tratamiento o realizar un cribado poblacional. Para ello, a partir de muestras biológicas, se realizan pruebas en las que se miden una serie de magnitudes de índole diferente: bioquímicas, hematológicas, inmunológicas, microbiológicas, parasitológicas, toxicológicas, citológicas, etc. Es responsabilidad del laboratorio garantizar la calidad de esta información, y controlar todos los procedimientos desde que el médico solicita el análisis hasta que este recibe el informe.

Como se comentó en el anterior capítulo, entre la solicitud y el informe final ocurren una serie de fases. La figura 3.9 muestra la secuencia de estas fases, que de forma agrupada se suelen denominar fase preanalítica (secuencia de acontecimientos que tienen lugar antes de que la muestra convenientemente preparada sea sometida al proceso de análisis), fase analítica (abarca todos los procedimientos relacionados directamente con la determinación) y fase posanalítica (se fundamenta en la validación de resultados, elaboración y emisión del informe por parte del laboratorio).

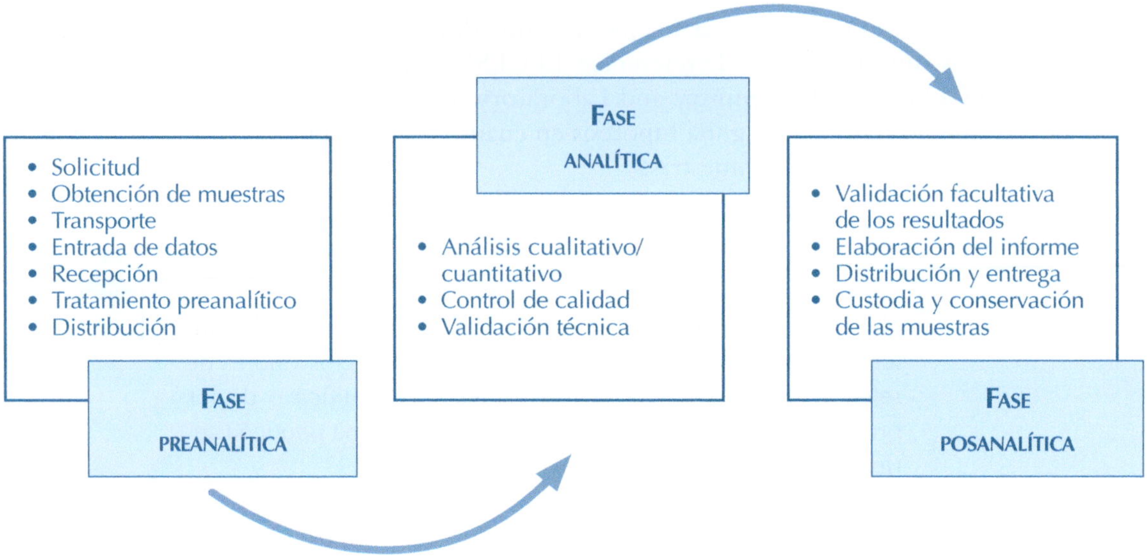

Figura 3.9
Fases de la determinación analítica

Clásicamente, la fase analítica ha sido siempre la más controlada ya que en esta se producían una gran parte de los errores del proceso. Sin embargo, en la actualidad, con la mejora tecnológica, la fase preanalítica ha mostrado ser la mayor fuente de errores en el laboratorio, por lo que los procesos de mejora continua de calidad se centran fundamentalmente en la utilización de acciones preventivas y correctivas en esta fase.

IMPORTANTE

En este diagrama se expone la distribución del tiempo en las fases de la determinación analítica:

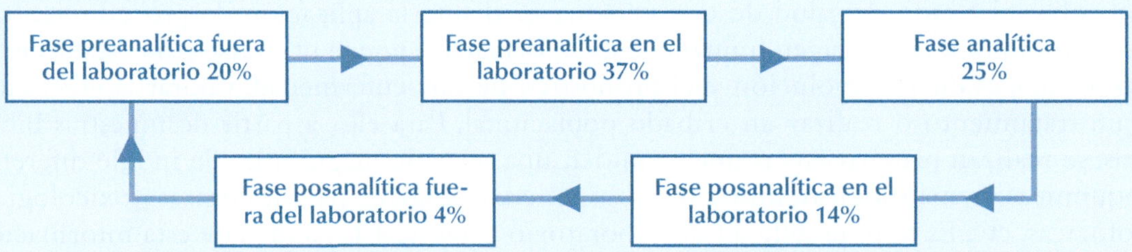

3.5. Causas de la variabilidad de las magnitudes

Las magnitudes biológicas están sometidas a dos tipos de variabilidad: la variabilidad biológica y la analítica, responsables de que los valores de un determinado parámetro sean diferentes entre los individuos y de que incluso en una misma persona difieran en el tiempo.

3.5.1. Variabilidad biológica

Aun siendo conocidos o teniendo controlados experimentalmente los factores causantes de la variación preanalítica y analítica, es un hecho que para una magnitud concreta los valores observados en diferentes individuos son distintos. También se observa que una misma magnitud repetida en un mismo individuo en diferentes momentos del día o de su vida arrojará diferentes resultados, cuyas diferencias no son imputables únicamente a factores preanalíticos y al error analítico. Esta variación es conocida como variación biológica, la cual puede ser de varios tipos, citados en la figura 3.10.

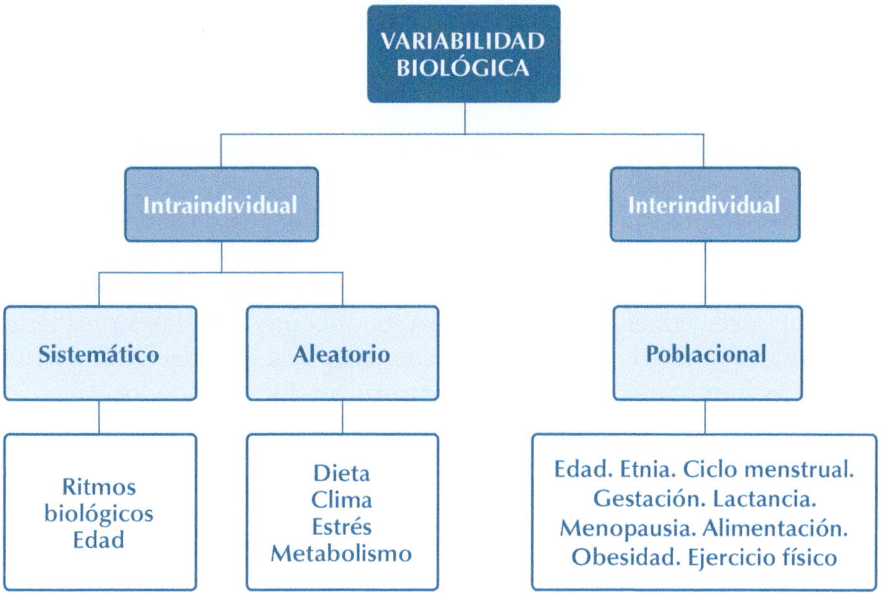

Figura 3.10
Tipos de variabilidad biológica

La variación biológica intraindividual describe el fenómeno por el cual los resultados de las magnitudes biológicas varían en un individuo de un momento a otro. La variación puede suceder a corto o largo plazo, y su origen puede ser:

- *Sistemático*: fundamentalmente relacionado con los ritmos biológicos o con la edad debido a las modificaciones que comporta el crecimiento o el envejecimiento.
- *Aleatorio*: causado por las variaciones metabólicas relacionadas con la homeostasis.

La variación es tanto menor cuanto más estrecho sea el control o la regulación metabólica del analito. También forman parte del componente aleatorio las variaciones introducidas por la dieta, el clima, estados emocionales, etc.

La variación biológica interindividual justifica por qué los valores medios de una magnitud concreta son diferentes entre los distintos individuos de una población. Este componente existe en todas las poblaciones, y determina la necesidad de calcular en cada una de ellas sus propios valores de referencia. Los factores que con más frecuencia causan este tipo de variación en las magnitudes de laboratorio son la edad, la etnia, el sexo, el ciclo menstrual, la gestación, la lactancia, la menopausia, la alimentación, el ejercicio físico, la masa muscular, la obesidad, la localización geográfica, etc.

FUNDAMENTAL

El conocimiento de la variación biológica en el laboratorio clínico tiene una importancia extrema porque resulta imprescindible para la interpretación correcta de los resultados de las pruebas. En general, cuando la variación biológica intraindividual sea mayor que la interindividual, los valores de referencia poblacionales son de utilidad, mientras que en el caso contrario son de uso limitado y pueden llevar a errores de interpretación.

3.5.2. Variabilidad preanalítica

La variabilidad analítica engloba a todos aquellos factores que pueden afectar al espécimen durante todo el proceso analítico.

Son diversos los factores que pueden influir en la calidad de la muestra y que han de conocerse para interpretar correctamente el resultado final. Estos factores deben ser conocidos por todos los profesionales que intervienen en el proceso, tanto por los médicos (de forma que puedan interpretar correctamente el informe analítico) como por el personal de extracciones, que será consciente de la trascendencia que puede tener una incorrecta obtención del espécimen. Igualmente, es importante que en el laboratorio se disponga de los datos completos del paciente, edad, sexo, condiciones de extracción etc., ya que con base en estos datos se validarán o rechazarán los resultados. En el cuadro 3.2 se exponen algunos de estos factores.

CUADRO 3.2
Factores fisiológicos

Edad	Algunas magnitudes presentan diferentes valores según la edad, por lo que es importante conocer la edad del paciente para poder interpretar correctamente un resultado. Por ejemplo, una fosfatasa alcalina con niveles patológicos para un adulto es normal para un niño en edad de crecimiento; el número de hematíes, hemoglobina y hematocrito se encuentra más elevado en neonatos que en adultos; los niveles normales de PSA son superiores en ancianos mayores de 65 años, etc.
Sexo	Varias magnitudes como CK, mioglobina, creatinina, ácido úrico, etc., presentan diferencias según el sexo del paciente.
Embarazo	Diversas mediciones se ven afectadas por un efecto de "dilución" producido por el aumento del volumen plasmático, como el aclaramiento de creatinina. También se produce durante el embarazo un incremento de los niveles séricos de lípidos (colesterol, triglicéridos, etc.).
Ciclos biológicos	Es importante informar sobre el momento del ciclo en que se extrae la muestra ya que ciertos parámetros pueden variar siguiendo ritmos biológicos. Así, las hormonas sexuales varían a lo largo del ciclo menstrual (FSH, LH, estradiol, etc.). Hormonas como el cortisol se ven afectadas por el ritmo circadiano, y presentan un pico máximo a las 8 horas y un pico mínimo a las 20 horas.
Estación	Algunos parámetros varían según el periodo estacional. Así, por ejemplo, los niveles de vitamina D se incrementan en verano.

[.../...]

CUADRO 3.2 (CONT.)

Altura	Varios parámetros, como la hemoglobina, aumentan sus valores con la altura.
Estilo de vida	El tipo de dieta, consumo de café, alcohol, tabaco, etc., son variables fisiológicas que hay que tener en cuenta.

Existen numerosos factores que forman parte de la fase preinstrumental del ensayo analítico y que pueden originar importantes variaciones en la concentración de diferentes analitos. Entre estos factores cabe destacar el ejercicio, la dieta, la postura del paciente y la duración de la aplicación del torniquete.

CUADRO 3.3
Factores que influyen en la toma de muestra

Ayuno y dieta	Como norma general se recomienda un ayuno de 8 horas previo a la extracción. Además, hay determinaciones que exigen una dieta especial en los días previos. En estos casos se proporcionará al paciente instrucciones claras. Tanto la dieta como el ayuno prolongado pueden producir variaciones en la concentración de determinados analitos. El ayuno prolongado da lugar a elevaciones en la concentración de bilirrubina, de triglicéridos, glicerol y ácidos grasos libres, también se produce una disminución en la concentración de albúmina, prealbúmina y transferrina. Existen determinados alimentos que producen modificaciones en la concentración de distintos analitos. Las dietas ricas en proteínas producen elevaciones en la concentración de ácido úrico, urea y amoniaco. La concentración de colesterol se reduce tras una dieta rica en ácidos grasos insaturados. La presencia de serotonina en el plátano, piña, tomate y aguacate da lugar a una excreción elevada de ácido 5-hidroxiindolacético en orina, al igual que las bebidas con cafeína provocan una liberación de catecolaminas en la médula suprarrenal y tejido cerebral que llevan consigo una elevación de los ácidos grasos libres en plasma.
Tiempo de aplicación del torniquete	Si se mantiene más tiempo de lo recomendable (1-2 minutos), puede producirse una hemoconcentración, con el consiguiente aumento de determinados parámetros.
Pacientes con sueros terapéuticos	Se recomienda, en la medida de lo posible, que se extraiga la muestra del brazo opuesto al que se tiene la infusión. Si la muestra ha de obtenerse a través de un catéter, se recomienda que se deseche previamente la cantidad de sangre equivalente a dos veces el volumen de este.
Ejercicio intenso	Realizar ejercicio intenso en los días previos a la toma de muestra puede alterar ciertos parámetros. La actividad física tiene gran influencia sobre gran número de constituyentes séricos. Se producen variaciones bioquímicas transitorias, debidas a la mayor actividad metabólica por motivos energéticos, y variaciones bioquímicas duraderas. Entre las transitorias destacan el aumento en la concentración de ácidos grasos libres, del aminoácido alanina y de la concentración de lactato. Debido a los efectos duraderos del ejercicio se producen incrementos en las actividades de las enzimas musculares en el suero y modificación en los niveles de determinadas hormonas sexuales.

[.../...]

CUADRO 3.3 (CONT.)

Anticoagulantes	Es importante el uso del anticoagulante adecuado según la prueba que se determine (EDTA para hematimetría, citrato para coagulación básica, heparina litio para determinaciones bioquímicas...). Además, se debe conocer la sal en la que se presenta el anticoagulante (sódica, potásica, etc.) y las interferencias que puede presentar en ciertos parámetros. Es fundamental mantener la proporción adecuada entre la cantidad de sangre y el anticoagulante, ya que si no se mantiene, se invalida la muestra. Determinados anticoagulantes como el oxalato potásico provocan un aumento de la presión osmótica del plasma, y dan lugar a un transporte de agua desde las células sanguíneas al plasma y a una dilución de este. Los quelantes del calcio producen inhibición en la actividad de diferentes enzimas para las cuales este ion es fundamental. Se produce inhibición en la actividad de la amilasa, LDH y fosfatasa ácida.

El término interferencia analítica se usa para designar el efecto que ejerce una sustancia, distinta a la que estamos midiendo, en la determinación de la concentración o actividad del analito, el cual es el componente que intentamos medir en la muestra y la interferencia, un componente de la muestra, distinto del analito, que altera el resultado final.

Las interferencias pueden presentarse en la muestra debido a fuentes endógenas o exógenas. Pueden ser producidas in vivo en ciertas condiciones patológicas (bilirrubina, lípidos, proteínas, hemoglobina, etc.), administradas a los pacientes durante el tratamiento (drogas, nutrición parenteral, expansores del plasma, anticoagulantes), autoadministradas (suplementos nutricionales, alcohol y drogas de abuso) o debidas a contaminación de la muestra (anticoagulantes, conservantes, separadores del suero). En el cuadro 3.4 se exponen las principales interferencias de las determinaciones analíticas.

CUADRO 3.4
Interferencias en las determinaciones analíticas

Hemólisis	La lisis de los elementos formes de la sangre puede contaminar el suero o el plasma y dar lugar a un incremento o disminución en la concentración de diferentes analitos. Se producen aumentos en las concentraciones de lactato deshidrogenasa (LDH), aspartato aminotransferasa (ASAT o GOT), alanina aminotransferasa (ALAT o GPT), fósforo inorgánico, potasio, calcio, cinc y magnesio; se produce un incremento en la actividad sérica de fosfatasa ácida y en la concentración de albúmina y bilirrubina. Una solución al 1% de eritrocitos lisados produce un aumento del 98% de la actividad media de la creatincinasa del suero en individuos sanos. La lisis de las plaquetas provoca fuertes aumentos en la concentración sérica de potasio y magnesio, así como en las actividades séricas de fosfatasa ácida y aldolasa. La granulocitosis produce aumentos en las concentraciones de lisozima, arginasa, glucosa-6-fosfato deshidrogenasa y glutamato deshidrogenasa. La hemólisis puede producir disminución en la concentración de glucosa y sodio. La lisis de los elementos formes de la sangre puede producirse durante la toma de muestras en los tubos de vacío por la fuerte expansión de sangre o por la mezcla con un anticoagulante de oxalato. También puede producirse durante la centrifugación y separación del suero o plasma en el procesamiento de la muestra. La presencia de hemólisis, según el grado de esta, o bien invalida la muestra o bien hay que informar de ella.

[.../...]

CUADRO 3.4 (CONT.)

Lipemia	Una alta concentración de triglicéridos en el suero, debido a que no se ha guardado el ayuno recomendado o a enfermedades metabólicas, da lugar a una turbidez que provoca resultados elevados para aquellas sustancias cuyas determinaciones se basan en la absorbancia a las mismas longitudes de onda en que las partículas de lípido también absorben luz y en que la lectura final de la absorbancia se utiliza como índice del valor de la concentración de la sustancia que hay que determinar. Se pueden producir interferencias en la determinación de albúmina, calcio y fosfato inorgánico. Se produce una inhibición en la actividad de la amilasa, uricasa y ureasa, y una disminución en las concentraciones de creatincinasa, bilirrubina y proteínas totales.
Ictericia	Originada por elevada concentración de bilirrubina en suero o plasma. Una concentración de bilirrubina superior a 25 mg/L interfiere en la medida de distintos analitos y da lugar a incrementos en la concentración de los mismos. Puede interferir en la determinación de albúmina, colesterol, glucosa y proteínas totales.
Efecto de drogas autorizadas	El consumo de tabaco provoca en los individuos aumentos en los niveles de carboxihemoglobina, de catecolaminas plasmáticas y del cortisol sérico. Se produce un aumento en el recuento leucocitario, un aumento en los niveles de hemoglobina y en el volumen corpuscular medio (VCM). La ingesta de alcohol da lugar a un aumento en la concentración de glucosa, lactato y ácido úrico. En el alcoholismo crónico se producen aumentos en los niveles de HDL-colesterol, de γ-glutamiltransferasa (GGT) y del volumen corpuscular medio. La cafeína puede producir un aumento de triglicéridos, ácidos grasos libres y cortisol plasmático, así como una disminución de colesterol.
Fármacos	Un 7% de los pacientes que toman un medicamento muestran algún tipo de alteración analítica. El medicamento o sus metabolitos interfieren con la valoración del analito a cualquier nivel debido a que tienen una estructura similar o a que comparten, el fármaco y el analito, propiedades fisicoquímicas parecidas (pH, masa molecular) o a alteraciones espectrofotométricas. También puede ocurrir que el medicamento ocasione un cambio en la medición del analito de interés debido a un mecanismo fisiológico, farmacológico o toxicológico: por aumento de la síntesis de la enzima responsable del metabolismo o por acción sobre los mecanismos de secreción o eliminación. Son numerosas las sustancias que pueden dar lugar a variaciones en la medida de la concentración de un analito, por ejemplo, el omeprazol aumenta las transaminasas, el ibuprofeno aumenta la creatinina y la urea, la digoxina provoca trombocitopenia y la furosemida aumenta el ácido úrico, la glucosa y el potasio.

3.6. Fase preanalítica

El tiempo que transcurre entre la petición de las determinaciones analíticas por parte del clínico y el análisis de la muestra es lo que se conoce como fase preanalítica. Una preparación adecuada del paciente, así como una correcta extracción del espécimen, cumplimentación de peticiones, transporte, identificación, preparación para su análisis, son aspectos fundamentales en esta fase.

La recogida, manipulación y procesamiento del espécimen antes de realizar el análisis son fundamentales. La validez de los datos obtenidos en la muestra depende en gran medida de este aspecto, además de otros como la calidad de la técnica empleada, la adecuada manipulación del equipo, el uso de reactivos suficientemente puros y el control ambiental.

Importante

Actualmente se considera la fase preanalítica la más crítica del proceso ya que en ella es donde se produce un mayor número de errores y donde se puede perder más tiempo. Hasta hace muy pocos años era una fase totalmente manual pero la tendencia actual es la de su informatización, automatización y robotización.

Después de la extracción de los especímenes, estos son sometidos a una serie de etapas hasta su análisis real llamadas en su conjunto procesamiento de las muestras.

3.6.1. Solicitud de análisis por el clínico

Es imprescindible que en la solicitud se encuentren correctamente cumplimentados varios tipos de datos:

- Identificación de la petición.
- Tipo de petición.
- Datos de filiación del paciente.
- Datos clínicos y demográficos.
- Datos administrativos de la solicitud.
- Pruebas o estudios solicitados.

La cumplimentación correcta de una petición permite la identificación inequívoca del paciente, del médico responsable de la solicitud y las magnitudes que se estudien. Cada una de estas partes debe ser lo suficientemente concreta y clara para no dar lugar a errores ni a falsas interpretaciones.

3.6.2. Extracción de muestras por enfermería

La obtención de muestras es otro de los momentos críticos del proceso ya que si el paciente no está en las condiciones adecuadas, las muestras no se obtienen correctamente, no están convenientemente tratadas o se produce algún problema de identificación, el resultado de los análisis posteriores va a resultar gravemente afectado.

Toma nota

Además de la obtención de muestras en el ámbito hospitalario, puede haber otros puntos de extracción desde donde llegan muestras al laboratorio del hospital, como son los centros de salud correspondientes a las zonas básicas de salud en que se divide el área sanitaria. En ocasiones pueden tomarse muestras en centros de especialidades, residencias geriátricas, centros de rehabilitación de drogodependientes, centros penitenciarios, hospitales militares, etc.

Una vez realizada la solicitud y citado el paciente, este debe acudir al lugar de extracción de muestras. En otros casos, como en el de los pacientes ingresados, es el personal de enfermería el que se desplaza al lugar donde se encuentra el paciente.

3.6.3. Identificación de muestras

Es fundamental extremar la atención en la correcta identificación de petición y muestras; por ello la identificación de ambas se realizará a la vez en el momento de la extracción, ya que un error en este paso es indetectable posteriormente.

Nunca se manipularán los códigos. En el caso de que el laboratorio tenga la más mínima duda sobre la identificación de la muestra, o se descubra la manipulación de un código, se rechazará esa muestra y todas las que se sospeche que puedan estar implicadas en dicha manipulación.

3.6.4. Transporte de muestras

Una vez realizada la extracción, los diferentes especímenes deben ser organizados por códigos de procedencia para facilitar un reconocimiento rápido y efectivo durante el transporte y posterior recepción de estos. Asimismo, deben efectuarse comprobaciones previas al transporte de los especímenes concernientes sobre todo a una identificación correcta de los mismos, del impreso de petición y del paciente.

Después de asegurar que los especímenes están correctamente identificados, se centrifugan (cuando existan centrífugas en los puntos de extracción) y se envían en gradillas, de forma ordenada según códigos de barras y tipo de tubo, y en posición vertical para evitar interferencias de diverso tipo. Algunos tipos de muestras especialmente sensibles es posible que necesiten además sistemas de refrigeración, recipientes especiales para protegerlas de la luz, etc.

Fundamental

En toda determinación analítica es imprescindible remitir los especímenes desde los centros de extracción con la mayor rapidez posible y evitando cualquier tipo de interferencias o errores. Esto no siempre es posible, sobre todo si las extracciones son extrahospitalarias.

En el cuadro 3.5 se exponen únicamente las normas generales de transporte de las principales muestras. En los siguientes capítulos se detallarán las condiciones de transporte para todas las muestras, bajo diferentes condiciones y en otras fases de la determinación. Lo mismo ocurrirá con su conservación y almacenamiento.

Cuadro 3.5
Normas generales transporte

Sangre	Los especímenes de sangre deben ser recibidos por el personal del laboratorio en 1-2 horas como máximo desde la extracción. Durante su transporte, ha de evitarse la agitación (por la posible hemólisis) y se deben proteger de la exposición directa a la luz (debido a la degradación de algunos constituyentes, como la bilirrubina). Para la determinación de algunos parámetros inestables (lactato, amonio, renina plasmática, fosfatasa ácida...), los especímenes deben mantenerse refrigerados a 4 °C, inmediatamente después de la toma, y deben transportarse en hielo. Los tubos de sangre deben estar en posición vertical durante su transporte, con el tapón hacia arriba, lo que favorece la formación completa del coágulo y reduce la agitación del contenido del tubo.
Orina	Los especímenes para análisis de orina se recogen y transportan en contenedores de plástico estériles y desechables (de unos 200 mL). La orina de pacientes pediátricos se recoge en bolsas flexibles de polietileno, que pueden sellarse para el transporte.
Heces	Puede transportar en los contenedores para orina citados anteriormente.

Un sistema de transporte rápido y eficaz es el tubo neumático, sobre todo para agilizar el envío de especímenes en los servicios de urgencias del hospital.

En el caso de especímenes provenientes del exterior (consulta médica, módulo de extracciones lejano o perteneciente a otro laboratorio), debe prestarse una atención especial al embalaje y manipulación adecuados del espécimen para asegurar la estabilidad de la magnitud que se quiere determinar. Así, por ejemplo, si un espécimen externo no puede enviarse al laboratorio en un momento determinado, se deberá centrifugar para separar el suero o plasma de las células y guardar en condiciones adecuadas hasta que pueda ser llevado al laboratorio.

3.6.5. Registro de datos

La entrada de datos al SIL es otro paso crítico. Cualquier error a este nivel va a repercutir directamente en la veracidad del resultado, y por otro lado la propia velocidad de entrada de estos datos va a condicionar toda la logística del laboratorio, ya que hoy en día no se puede comenzar ningún procesamiento de las muestras hasta que los datos no estén en el SIL. Por estos motivos se tiende a utilizar sistemas cada vez más rápidos y fiables como los volantes de marcas ópticas y los escáneres.

3.6.6. Recepción y distribución de muestras

Una vez que las muestras llegan al laboratorio son necesarias una serie de acciones para prepararlas convenientemente antes de ser enviadas a cada una de las áreas que van a llevar a cabo el análisis propiamente dicho. La recepción y distribución se comentan en la figura 3.12.

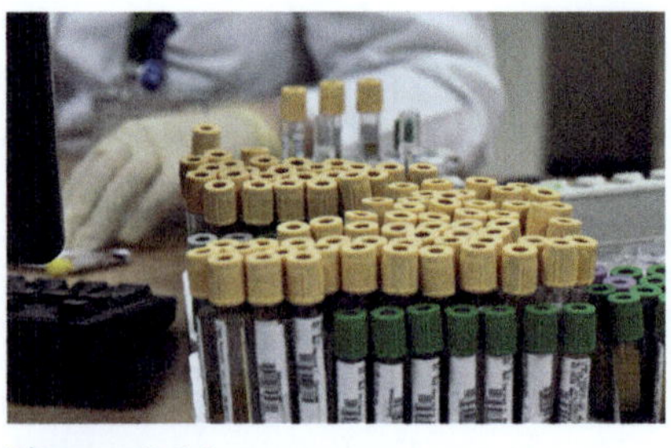

Figura 3.11
Recepción y distribución de muestras de sangre

1. RECEPCIÓN		2. DISTRIBUCIÓN
En primer lugar se hace una recepción, que supone la aceptación de la solicitud y las muestras. Para ello debe hacerse una inspección física de las muestras y su identificación, se controla el tiempo transcurrido desde la extracción y la temperatura a la que han permanecido las muestras. Aquí se registran las incidencias detectadas, las horas de llegada, el registro de la presencia de la muestra, peticiones incongruentes o redundantes, protocolos inadecuados, etc.	→	Una vez aceptadas las muestras y solicitudes, las muestras deben ser clasificadas, centrifugadas en caso necesario, destaponadas, y si es necesario alicuotadas (subfraccionadas en varios contenedores)

Figura 3.12
Pasos de la recepción y distribución de las muestras

PARA SABER MÁS

Actualmente y sobre todo en los grandes laboratorios, se tiende a automatizar alguna o todas estas acciones por medio de sistemas preanalíticos robotizados controlados por el sistema informático. Esto permite aumentar la capacidad de trabajo, disminuir los errores y aumentar la seguridad biológica.

3.6.7. Conservación de muestras

En algunos casos, los especímenes no son procesados inmediatamente y por ello necesitan un periodo de almacenamiento; además, después del análisis de las muestras, estas también son conservadas durante un periodo de tiempo determinado.

En general, se establece que la conservación de las muestras tiene las siguientes condiciones:

- 4-8 horas a temperatura ambiente (preferentemente 1-2 horas).
- Hasta 7 días en nevera.
- 2 o 3 meses en congelador a –20 °C.

3.6.8. Procesamiento de muestras

Se define como *procesamiento* de la muestra al periodo comprendido entre su recogida (recepción de muestras) y su análisis propiamente dicho. Consta de tres fases: precentrifugación, centrifugación y almacenamiento.

A) Precentrifugación

En la actualidad, se considera que los especímenes que llegan al laboratorio de análisis clínicos deben procesarse antes de una hora de la extracción. Si esto resultara imposible, los especímenes deben almacenarse y procesarse en un máximo de dos horas desde el momento de la toma de muestras (siempre que se almacenen a temperatura ambiente). Un periodo mayor de dos horas supone cambios significativos en varios parámetros que habría que tener en cuenta.

B) Centrifugación

Las centrífugas son aparatos que emplean la fuerza centrífuga para separar fases de suspensiones mediante diferentes densidades.

La centrifugación se utiliza en sangre para separar dos fases (suero o plasma de las células) y en otros líquidos (orina, líquidos corporales...) para la obtención del sedimento o del sobrenadante. Tanto el tiempo como la fuerza centrífuga de elección pueden sufrir ligeras variaciones según el laboratorio de que se trate y dependiendo también del tipo de espécimen (sangre, orina, etc.).

Una vez centrifugadas las muestras, se procede a realizar el análisis propiamente dicho.

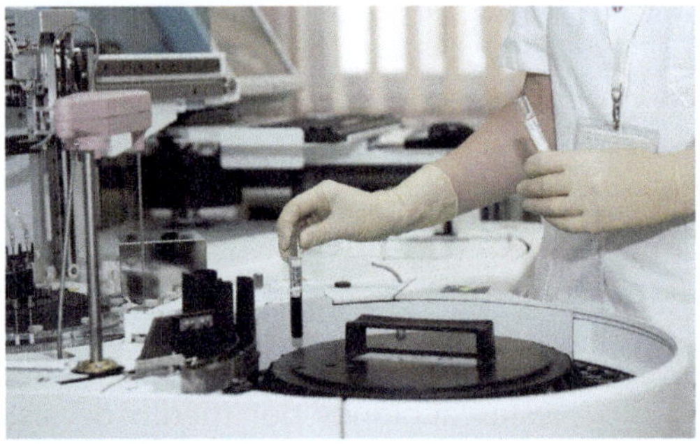

Figura 3.13
Centrifugación de la muestra

TOMA NOTA

En las condiciones de centrifugación deben especificarse tanto el tiempo como la fuerza centrífuga (en g o en r. p. m.). Cuando se selecciona una centrífuga se debe comprobar la fuerza centrífuga más alta posible, y no la velocidad rotacional, para lo que será necesario conocer el radio de la cabeza de la centrífuga y aplicar una fórmula o basarse en un normograma ya establecido. Los laboratorios deberían utilizar centrífugas con control de la temperatura, debido a que estos aparatos pueden generar calor, el cual afectará negativamente a la estabilidad de la magnitud que se vaya a determinar.

C) Almacenamiento

Después de realizar las determinaciones analíticas, es aconsejable almacenar las muestras por si fuera necesario realizar medidas adicionales, comprobaciones, etc., sin necesidad de obtener un nuevo espécimen. Las muestras deben almacenarse durante un periodo de tiempo previamente estipulado por el laboratorio, que puede ser:

- Aproximadamente a partir de cuatro horas desde la extracción, es necesario guardar las muestras en la nevera, donde pueden permanecer viables hasta una semana.
- Las muestras también pueden congelarse durante un periodo de tiempo bastante prolongado (aproximadamente tres meses, aunque este tiempo es variable dependiendo del parámetro que se vaya a estudiar).

3.7. Errores en la fase preanalítica

El error preanalítico es el más frecuente. En distintos estudios se estima su frecuencia en un 17%, 31% o 75%, e incluso hay autores que llegan a encontrar un 84%. Debido a que en la fase preanalítica inciden aspectos muy diversos, estas diferencias pueden explicarse por los distintos criterios de evaluación o por un aumento de las variables en el estudio.

PARA SABER MÁS

Snydman *et al.* publicaron en *American Journal of Medical Quality* en 2012 un análisis sobre 266.224 errores producidos en 30 organizaciones sanitarias de EE. UU., basado en la información automatizada de los errores de laboratorio. Los errores de laboratorio representaron 1 de cada 7 eventos (27.523) registrados en el sistema informático de calidad. Se analizaron los errores registrados de enero de 2000 a diciembre de 2005. La distribución de los errores fue:

- *Preanalíticos*: 81,1%.
- *Analíticos*: 6%.
- *Posanalíticos*: 5,2%.
- *No clasificados*: 7,7%.

En la fase preanalítica pueden diferenciarse dos etapas: una primera extralaboratorio y la segunda dentro del laboratorio. Los errores que pueden generarse son de significación distinta y su medida es difícil ya que algunos de ellos sí que se ponen de manifiesto en la fase analítica, pero otros no se evidenciarán. Ejemplos de errores de este tipo aparecen la figura 3.14.

ERRORES EN LA FASE PREANALÍTICA FUERA DEL LABORATORIO

- Solicitud de análisis por parte del médico clínico: elección de la magnitud, información precisa
- Características y condiciones previas del paciente: edad, sexo, biorritmo, estado físico, ayuno, reposo, hábitos alimentarios y tóxicos, medicación
- Obtención del espécimen: identificación del espécimen y del paciente, tubos y contenedores apropiados, orden correcto de llenado de los tubos, evitar la contaminación de las infusiones intravenosas
- Transporte al laboratorio

ERRORES EN LA FASE PREANALÍTICA DENTRO DEL LABORATORIO

- Registro administrativo: entrada de datos del paciente y peticiones
- Almacenamiento: tiempo de espera de las muestras hasta su manipulación
- Centrifugación
- Distribución y alicuotado
- Preparación de especímenes
- Elección del espécimen correcto

Figura 3.14
Errores preanalíticos

No obstante, los errores descritos con mayor frecuencia son los que se refieren a la calidad de la muestra recibida en el laboratorio: muestra hemolizada, lipémica, insuficiente, incorrecta o coagulada.

Demostrar la causa que puede generar una interferencia y conocer el número de errores de laboratorio procedentes de la fase preanalítica que la provocan es una tarea complicada, pero si se analiza paso a paso todo el proceso, se comprueba que muchas de ellas tienen su origen en esta fase. Entre las posibles causas de error se encuentran:

1. La medicación administrada al paciente y una mala preparación del mismo para la magnitud que se vaya a medir.
2. La extracción incorrecta de la muestra: estasis venosa, toma de una vía, higiene defectuosa, etc.
3. La recogida en recipiente inadecuado, conservante incorrecto, contaminación por arrastre en el llenado de los tubos.
4. El transporte y almacenamiento sin las condiciones adecuadas o de duración prolongada, que puede alterar las condiciones fisicoquímicas de las muestras o deteriorarlas.
5. La centrifugación insuficiente o excesiva.
6. La demora en la medida de la magnitud o la mala preparación del espécimen.

Importante

Algunos errores no afectan clínicamente al paciente, pero otros implican la repetición de la solicitud analítica o la generación de exploraciones innecesarias, que dan como resultado un incremento de los costes y, en ocasiones, incluso un diagnóstico incorrecto o un tratamiento inadecuado que incide en la salud del paciente.

3.7.1. Trazabilidad de las muestras

Las normas legales y administrativas y los sistemas de calidad obligan a que todo el proceso de laboratorio sea "rastreable", de tal manera que el sistema permita reconstruir todo lo acontecido desde que se realiza la solicitud hasta que se recibe o se ve el informe. Esto supone conocer qué persona o instrumento ha llevado a cabo cualquier acción en todo el proceso, el momento en que ha ocurrido y el resultado de la acción. Algunos ejemplos serían: quién y cuándo se hizo la solicitud, quién y cuándo obtuvo la muestra y cuántos tubos se extrajeron, quién y cuándo realizó el fraccionamiento de una muestra (alicuotado) y cuántas fracciones (alícuotas) se obtuvieron, cuándo ha entrado una muestra en un determinado analizador y qué pruebas se le solicitaron, etc.

Por supuesto, y en este caso, en cumplimiento de la LOPD (Ley Orgánica de Protección de Datos), cualquier acción realizada sobre los datos (registro, consulta, validación, informe, etc.) debe quedar registrada.

Esta ingente cantidad de información sirve para delimitar responsabilidades, para establecer acciones de mejora y para la obtención de indicadores de calidad que permitan marcar objetivos y realizar su seguimiento.

3.7.2. Criterios para el rechazo de las muestras

El establecimiento de criterios de aceptación o rechazo de los especímenes o las muestras obtenidos que llegan al laboratorio (cuadro 3.6) debe ser una de las medidas que se han de tomar para el establecimiento de un sistema de calidad adecuado.

En el laboratorio no se puede aumentar la calidad de las muestras que van a ser analizadas, por lo tanto se debe asegurar no malgastar tiempo y recursos en muestras de baja calidad, que, por definición, proporcionan resultados no fiables.

TOMA NOTA

El establecimiento de criterios para aceptar o rechazar muestras es uno de los aspectos más críticos de la actividad preanalítica. No existe una línea clara que diferencie cuándo la calidad de una muestra no es válida, por lo que es el laboratorio el que debe fijar su criterio (no procesar si puede obtenerse nueva muestra, procesar acompañándolo de un comentario sobre la calidad de la muestra, etc.). La práctica demuestra que el laboratorio que acepta prácticamente todo lo que entra deja de poder garantizar la calidad de sus análisis.

CUADRO 3.6
Criterios de rechazo de un espécimen

Cumplimentación incorrecta del volante	Con el fin de evitar un elevado número de devoluciones de muestras, se podrían guardar durante un tiempo establecido (3-4 días) aquellas muestras cuyos volantes no estuvieran correctamente rellenos e intentar contactar con el médico solicitante para que facilitara los datos necesarios y entonces realizar las correspondientes pruebas, siempre y cuando las condiciones preanalíticas lo permitieran. Esta medida podría ser al principio contraproducente para el laboratorio por el esfuerzo que supondría, pero sería una buena labor de formación hacia los médicos solicitantes, que luego repercutiría en beneficio del paciente, y se disminuiría el número de incidencias originadas por esta causa. Un caso especial es el de las muestras que son de difícil obtención o rápido deterioro (LCR, gases). La recomendación habitual es procesar dichas muestras, pero obligar a que el responsable de la extracción acuda al laboratorio para dejar constancia escrita del error y asuma la responsabilidad de las posibles consecuencias de una identificación errónea.
Volumen de muestra incorrecto	Este criterio de rechazo de muestras es crítico en la determinación de las pruebas de coagulación o en la velocidad de sedimentación globular, ya que se debe mantener la proporción exacta entre el volumen de muestra y el de anticoagulante. Los tubos de llenado por vacío están preparados para que el volumen de muestra que entre sea el correcto. Cuando se llenan los tubos con jeringa debe tenerse mucho cuidado, especialmente para las determinaciones que exigen que esta proporción sea exacta.
Hemólisis	Se produce por diferentes motivos que deben ser evitados: venopunción difícil, manejo incorrecto del espécimen obtenido, o como consecuencia de una enfermedad que produzca destrucción *in vivo* de los eritrocitos. El grado de interferencia de la hemólisis depende de su intensidad, de la concentración real del analito y de la metodología empleada.
Muestra lipémica	Se define como aquella muestra de plasma o suero con alto contenido en grasa. Presenta un aspecto blanquecino, y puede deberse a una extracción de una muestra de un enfermo con alimentación parenteral o tras una ingesta copiosa. Hay determinaciones cuyos resultados se alteran cuando existe este problema.
Muestra coagulada	Se trata de la muestra que se presenta coagulada parcial o totalmente, y que se extrajo con anticoagulante en el tubo. Puede deberse a una extracción lenta, a una mezcla incorrecta del anticoagulante con la muestra o a un defecto del propio anticoagulante. Hay determinaciones cuyos resultados se alteran cuando existe este problema.

[.../...]

CUADRO 3.6 (CONT.)

Muestra insuficiente	Aquella muestra a la que no se le pueden realizar todas las determinaciones solicitadas al agotar el espécimen. No entrará en esta categoría la muestra que se agote por una repetición o por un mal procesamiento en el laboratorio.
Muestra no recibida	Aquella muestra que no se ha recibido en el laboratorio, cuando en la petición se solicitaba.
Muestra mal identificada	Las muestras que se consideran mal identificadas son aquellas en las que: no coinciden datos de petición y muestras; no coincide código de barras de petición y muestras; código de barras mal colocado; muestras sin identificar; código de barras despegado; manipulación del código de barras. Estas causas serán motivo de rechazo de las muestras, por lo que no se procesarán.
Muestra deteriorada en laboratorio	Aquella muestra que, aunque venga correctamente, se deteriora en el proceso de preparación: rota en centrífuga, derramada, caída al suelo, extraviada...
Temperatura de transporte inadecuada	Hay determinaciones que solo se pueden realizar bajo estrictas condiciones preanalíticas. Por ejemplo, ácido láctico, gases, amonio u homocisteína exigen el transporte en hielo del espécimen, mientras que las crioglobulinas exigen que este transporte sea en caliente. El laboratorio debe ser intransigente con las condiciones preanalíticas de este tipo de determinaciones.
Recorrido preanalítico inadecuado	Este parámetro es especialmente crítico en las muestras que llegan desde los centros periféricos de extracción. Se expresa en unidades de tiempo a temperatura fija. Cuando el tiempo máximo permisible es excedido se deben tomar las medidas de aviso o bien de rechazo para analizar diferentes pruebas. Para la mayoría de los analitos habituales, se acepta que un recorrido preanalítico de dos horas es válido, y por encima de cuatro muchos de ellos disminuyen su calidad de manera significativa, de tal manera que un recorrido preanalítico: • Entre 2-4 horas: aviso de interpretar con precaución. • Mayor de 4 horas: rechazo de realización de determinadas pruebas.

Resumen

- Antes de un análisis, un médico solicita una medida a partir de un espécimen obtenido de su paciente. El proceso analítico se inicia con la preparación del paciente, continúa con la recogida del espécimen biológico y finaliza con la emisión del informe. El personal de laboratorio implicado en la realización del ensayo incluye a personal sanitario que informa al paciente sobre lo que debe o no hacer antes de la recogida de la muestra; un técnico que recoge, procesa, almacena y transporta el espécimen, un analista que realiza las mediciones y un técnico que decide si el dato resultante es de suficiente calidad para el médico que lo ha solicitado. El paso final, el de aceptar y evaluar lo indicado por la medición y actuar en consecuencia, es responsabilidad del personal facultativo.

- Existen muchos factores que contribuyen a la variación de una serie de determinaciones, pero los más relevantes se agrupan en torno a la variabilidad biológica (preparación del paciente): ejercicio, dieta, ayuno prolongado, etanol, tabaco, efecto fisiológico de los fármacos, posición, estasis venosa, ansiedad y estrés; y a la variabilidad preanalítica (preparación de la muestra): errores de identificación, lugar para la extracción de muestras de sangre, contaminación, hemólisis, anticoagulantes y conservantes, suero ictérico, suero lactescente, procesamiento de la muestra, errores inducidos por evaporación y estabilidad de los constituyentes químicos durante el almacenamiento.
- Estadísticamente, se observa que la mayoría de los errores ocurren en la fase preanalítica, por lo que deben tomarse algunas decisiones, como la implantación de criterios propios de aceptación y rechazo de las muestras que llegan al laboratorio. Algunos errores no afectan clínicamente al paciente, pero otros implican la repetición de la solicitud analítica o la generación de exploraciones innecesarias, que dan como resultado un incremento de los costes y, en ocasiones, incluso un diagnóstico incorrecto o un tratamiento inadecuado que incide en la salud del paciente.
- Los valores de referencia no suelen ser universales, cada laboratorio debe establecer sus propios intervalos. Los individuos de referencia se seleccionan directamente con criterios definidos *a priori*. Los procesos relacionados con la obtención de las muestras y el sistema de medida deben estar protocolizados siguiendo las pautas de trabajo habituales del laboratorio.
- Para la obtención de los valores de referencia se mide la magnitud en muestras de individuos sanos. Tras la eliminación de los valores atípicos y la partición en subclases, se elabora el intervalo de referencia que contiene por convenio el 95% de los valores. Los límites de referencia se obtienen a través de una representación gráfica y de cálculos matemáticos o bien directamente con una aplicación informática específica.
- Los estudios multicéntricos permiten producir los valores de referencia con muy poco esfuerzo individual, pero se necesita cierto grado de coordinación entre laboratorios de una misma zona geográfica.

Ejercicios propuestos

1. ¿En qué fases se divide el diagnóstico? ¿En cuál o cuáles de ellas interviene el técnico?
2. Establece diferencias entre valor predictivo positivo (VPP) y valor predictivo negativo (VPN).
3. ¿Qué significa que una prueba es muy sensible? ¿Qué se pretende decir cuando se afirma que un tipo de determinación analítica tiene una especificidad del 78%?
4. Responde las siguientes preguntas:

   a) ¿Es lo mismo VPP que sensibilidad para valores similares? Razona tu respuesta.
   b) ¿Qué fases componen la determinación analítica? Enumera los pasos de cada una de estas fases. ¿En cuáles de ellas no es responsable el personal técnico?

c) ¿Por qué los valores de referencia se expresan en forma de intervalo?
d) ¿Qué precauciones hay que tener en cuenta en cada una de las fases de la determinación analítica a la hora de elaborar valores de referencia?
e) ¿En qué situaciones se tienen que elaborar nuevos valores de referencia o modificar los ya existentes?
f) ¿Qué es una población de referencia?
g) ¿Cuáles son los factores que explican la variabilidad biológica intra- e interindividual de las magnitudes que se vayan a determinar? ¿Cómo influyen en el resultado de la determinación?

5. Caracteriza las tres fases del proceso de determinación analítica.

6. La conservación de la muestra, ¿es un proceso incluido en la fase preanalítica, posanalítica o en ambas? Razona la respuesta. ¿Qué pasos componen cada una de las tres fases?

7. Enumera y explica al menos cinco aspectos de la preparación de la muestra decisivos en la variabilidad preanalítica.

8. En tu opinión, ¿cuáles son los factores que contribuyen en mayor medida a la variabilidad preanalítica? Justifica cada uno de ellos.

9. Define *interferencia analítica*. Explica las situaciones en que durante la extracción pueden originarse estas interferencias.

10. Indica los errores más importantes de las fases preanalítica, analítica y posanalítica.

11. Explica las razones por las que los errores de la fase preanalítica son los más importantes.

12. Siguiendo las etapas que componen la fase preanalítica, propón una serie de medidas conducentes a mejorar la calidad de esta fase.

13. Define los siguientes términos: *trazabilidad, valores de referencia, distribución normal, estudios multicéntricos* y *recorrido preanalítico*.

14. ¿Por qué es tan importante que el laboratorio establezca sus propios criterios de rechazo de las muestras? Comenta los que consideres más relevantes.

TEST DE AUTOEVALUACIÓN

1. Dentro de la fase preanalítica se incluyen las etapas:

☐ *a)* Transporte.
☐ *b)* Obtención.
☐ *c)* Procesamiento.
☐ *d)* Todas las opciones son correctas.

2. ¿En cuál de estas fases la distribución del tiempo de la determinación es mayor?

- ☐ *a)* Fase preanalítica dentro del laboratorio.
- ☐ *b)* Fase posanalítica fuera del laboratorio.
- ☐ *c)* Fase analítica.
- ☐ *d)* Ninguna de las opciones anteriores es correcta.

3. Son errores típicos de la fase preanalítica:

- ☐ *a)* Calibración.
- ☐ *b)* Medición de volúmenes.
- ☐ *c)* Cálculo de magnitudes.
- ☐ *d)* Ninguna de las opciones anteriores es correcta.

4. ¿Cuál de estos factores generadores de variabilidad analítica no se considera interferencia?

- ☐ *a)* Hemólisis.
- ☐ *b)* Edad.
- ☐ *c)* Anticoagulantes.
- ☐ *d)* Fármacos.

5. ¿Qué valor tiene el intervalo de referencia más frecuentemente usado?

- ☐ *a)* 99%.
- ☐ *b)* 90%.
- ☐ *c)* 95%.
- ☐ *d)* 100%.

6. No son parámetros de valoración de las pruebas diagnósticas:

- ☐ *a)* Sensibilidad.
- ☐ *b)* Especificidad.
- ☐ *c)* Valor predictivo positivo.
- ☐ *d)* Todas las opciones son correctas.

7. Entre los criterios de rechazo de las muestras no se encuentran:

- ☐ *a)* Temperatura de transporte inadecuada.
- ☐ *b)* Muestra purulenta.
- ☐ *c)* Muestra hemolizada.
- ☐ *d)* Volumen de muestra insuficiente.

8. Son factores fisiológicos que contribuyen a la variabilidad de los resultados:

- ☐ *a)* Sexo.
- ☐ *b)* Lipemia.
- ☐ *c)* Interferencias.
- ☐ *d)* Fármacos.

9. El procesamiento de las muestras incluye, por lo menos, alguna de estas etapas:

- ☐ *a)* Almacenamiento.
- ☐ *b)* Determinación.
- ☐ *c)* Centrifugación.
- ☐ *d)* Las opciones a) y c) son correctas.

10. La capacidad de una prueba diagnóstica para detectar a un sujeto enfermo se denomina:

- ☐ *a)* Especificidad.
- ☐ *b)* Porcentaje de falsos positivos.
- ☐ *c)* Sensibilidad.
- ☐ *d)* Valor predictivo positivo.

SOLUCIONES:

1.	d
2.	a
3.	d
4.	b
5.	c
6.	d
7.	b
8.	a
9.	d
10.	c

4

Conservación, almacenamiento y transporte

Objetivos

- ✓ Enumerar las recomendaciones generales de conservación de muestras biológicas.
- ✓ Diferenciar *criopreservación* de *vitrificación*.
- ✓ Analizar los sistemas de congelación y los equipos de almacenamiento.
- ✓ Describir los diferentes tipos de etiquetado e identificación.
- ✓ Explicar los requisitos de conservación de fluidos, células, tejidos, ADN y ARN.
- ✓ Conocer los requisitos de identificación de muestras para su transporte.
- ✓ Clasificar las muestras biológicas para su transporte.
- ✓ Relacionar el tipo de muestra con el embalaje adecuado.
- ✓ Identificar los requisitos de marca y etiquetado para muestras de diagnóstico y muestras infecciosas.
- ✓ Valorar y asumir los elementos de seguridad para los trabajadores y las muestras en la conservación y el almacenamiento.
- ✓ Definir los errores más comunes en la fase posanalítica.

Mapa conceptual

- **PRESERVACIÓN DE MUESTRAS BIOLÓGICAS**
  - Criopreservación
  - Vitrificación
- **CONSERVACIÓN Y ALMACENAMIENTO DE LA MUESTRA**
  - Tejidos y órganos
    - Sistemas de archivo a temperatura ambiente
    - Sistemas de archivo a bajas temperaturas
    - Sistemas de congelación
    - Etiquetado e identificación de muestras
    - Equipos de almacenamiento
  - ADN y ARN
  - Células
  - Fluidos
- **TRANSPORTE DE MUESTRAS**
  - Legislación aplicable
  - Envío de muestras
    - Identificación
    - Clasificación
    - Empaquetado y envasado
    - Etiquetado
    - Aspectos particulares para cada tipo de muestra
- **ERRORES EN LA FASE ANALÍTICA Y POSANALÍTICA**
  - Fase analítica
  - Fase posanalítica

Glosario

Categoría A. Grupo en el que se incluyen los materiales infecciosos atendiendo a la peligrosidad durante su transporte.

Criopreservante. Compuesto químico que permite el mantenimiento de tejidos o de células por mucho tiempo a bajas temperaturas.

Fase posanalítica. Última fase del proceso de determinación analítica que incluye todas aquellas acciones que pueden darse una vez efectuado el análisis de la muestra.

Hielo seco. Dióxido de carbono en estado sólido que se utiliza para refrigerar.

Sistema triple de embalaje. Sistema de embalaje compuesto por un recipiente primario estanco, un envase secundario resistente a 95 kPa y un embalaje exterior, con el fin de garantizar la integridad de las muestras y, en caso de accidente, minimizar la exposición a estas por parte de personas y el medioambiente.

Vitrificación. Método de congelación ultrarrápida (el agua pasa directamente a un estado sólido amorfo) que impide la formación cristales de hielo a partir del agua que contienen las células, con lo que se minimizan los daños.

4.1. Preservación de muestras biológicas

La fase posanalítica comprende la distribución de informes y el archivo de muestras. Se suelen incluir en esta fase procesos transversales como la gestión del almacén, la gestión de la calidad y el análisis estadístico. La conservación de las muestras forma parte de esta fase.

FUNDAMENTAL

Es función del personal técnico encargarse de parte de las tareas que componen la fase posanalítica de la determinación: conservación, almacenamiento y transporte.

En el archivo de muestras se gestionan las muestras procesadas por el técnico de laboratorio que las destruye, las almacena por requerimientos legales o clínicos, o bien las reprocesa debido a que la analítica no está completa o el facultativo considera ampliar o repetir alguna prueba durante el proceso de validación.

En la actualidad, en el propio diseño de los proyectos de investigación ya consta la posibilidad de aprovechar dichas muestras para finalidades científicas. Por lo tanto, es aconsejable que, en el momento de obtener muestras biológicas para diagnóstico o para determinados estudios, se prevea la posibilidad de su conservación en unas condiciones tales que permitan proyectos de investigación futuros.

Para que las muestras tengan valor diagnóstico y a la vez puedan utilizarse en la investigación habrá que cumplir una serie de protocolos. Algunos de ellos serán muy generales, mientras que otros serán más específicos del tipo de muestra o del ámbito de estudio. La calidad de las muestras vendrá dada tanto por su rápida obtención como por un correcto procesamiento y transporte hasta el laboratorio. Todo ello es tan importante como su conservación a largo plazo.

En la figura 4.1 se detallan algunas recomendaciones básicas, comunes a varias sociedades, como la Sociedad Internacional de Repositorios Biológicos y Ambientales (ISBER), la Organización de Cooperación y Desarrollo Económico (OECD) y la Agencia Internacional para la Investigación sobre Cáncer (IARC).

1. Protocolos estandarizados de trabajo

- Es importante disponer de ellos en lo referente a temperaturas de obtención, transporte y almacenamiento.
- También es imprescindible contar con registros y anotar las incidencias y variaciones respecto a esas normas (por ejemplo, un tiempo de transporte excesivo, una extracción más larga o a una temperatura no recomendada)

2. Fraccionamiento y alicuotado

- Es aconsejable realizarlo en el momento de la obtención. De esta manera se evitarán cambios de temperatura y manipulaciones posteriores que afectarán a la calidad de las muestras o a la expresión de algunos marcadores

3. Elección de los contenedores idóneos para las muestras

- Los contenedores deben elegirse de antemano teniendo en cuenta el tiempo que se van a mantener las muestras, la temperatura a la que se van a almacenar y el procesamiento o análisis a que serán sometidas
- Es necesario definir un identificador único de la muestra que resista perfectamente las condiciones de almacenamiento y procesamiento, y que debe seguir siendo legible al finalizar estos
- La codificación no debe permitir que se identifique a la persona de la que proviene la muestra. Todas las muestras dispondrán de un consentimiento informado y estarán anonimizadas o codificadas, o bien serán totalmente anónimas, tal como prevé la Ley de Investigación Biomédica

4. Supervisión de los equipos de almacenamiento

- Hay que disponer de equipos de emergencia o sistemas alternativos por si se produjeran fallos en los sistemas de almacenamiento

5. Intervalos de temperatura óptima

- Existen intervalos de temperatura que se consideran estándares para unos determinados tipos de muestra o para unos determinados procesos

Figura 4.1
Recomendaciones conservación de muestras

4.1.1. Criopreservación

El proceso de congelación conlleva cambios físicos y químicos en la célula que pueden alterar la fisiología de la misma, y llegar a ocasionarle daños incluso letales.

La criopreservación de material biológico tiene lugar normalmente en una solución acuosa, con presencia de diferentes solutos. La clave para la supervivencia de la célula a bajas temperaturas radica en el destino del agua intracelular, ligado a su vez a la capacidad de respuesta osmótica de la célula.

Una velocidad de enfriamiento adecuada permite que la célula se deshidrate y concentre intracelularmente de forma correcta, de manera que la posibilidad de congelación intracelular (formación de cristales de hielo en expansión) y consecuentemente de daño celular (fragilidad de la membrana plasmática, formación de burbujas, incremento de la viscosidad y cambios significativos en el pH) se minimizará. Además de la adecuada velocidad de enfriamiento, la presencia de crioprotectores en una solución acuosa puede contrarrestar los efectos negativos descritos anteriormente.

Para saber más

Los crioprotectores son permeables o no permeables en función de su capacidad para penetrar en el interior de la célula a temperaturas cercanas a 0 °C. Los primeros, como el 1,2-propanodiol (PROH), dimetilsulfóxido (DMSO) o glicerol, disminuyen el punto de congelación de la solución, y dan más tiempo a la célula para que se deshidrate. Mientras la célula se deshidrata tiene lugar un reemplazo de las moléculas de agua por las de crioprotector, que no se congela en forma de hielo, sino que se solidifica formando una sustancia amorfa de consistencia vidriosa. Por otro lado, los crioprotectores no permeables, como la sacarosa, actúan generando diferencias de presión osmótica o gradiente osmótico que favorece la deshidratación celular, reduce la cantidad de agua en las células y la probabilidad de formación de hielo intracelular, y contrarresta así el efecto del incremento de solutos.

En el cuadro 4.1 se muestran las normas básicas de criopreservación. Estas temperaturas son recomendaciones generales que deberán revisarse en función del uso final de las muestras o del tiempo de almacenamiento (ver cuadro 4.2).

Cuadro 4.1
Estándares básicos de criopreservación

Temperatura (°C)	Importancia biológica
0 a 4	Temperatura a la que se deben realizar las manipulaciones del material fresco.
–20	Límite de movilidad proteica, estabilidad de ADN.
–80	Estabilidad de ARN, almacenamiento de tejidos.
–150 a –196	Almacenamiento recomendado de células.

4.1.2. Vitrificación

Es una técnica de criopreservación de implantación relativamente reciente en los laboratorios. Consiste en una congelación de no equilibrio y ultrarrápida que no requiere de un equilibrio osmótico entre los ambientes intra- y extracelular a lo largo del periodo de enfriamiento de la células, sino de una rápida deshidratación utilizando un medio de congelación hiperosmolar y una velocidad de enfriamiento muy elevada. Está basada en el contacto directo entre la solución de vitrificación que contiene los crioprotectores y el nitrógeno líquido.

La técnica debe su nombre al fenómeno que tiene lugar cuando una solución, altamente concentrada en solutos, se somete a un descenso rápido de temperatura por debajo de su punto de fusión sin que tenga lugar un cambio de estado. Durante ese proceso, la viscosidad de la solución aumenta de tal manera que las moléculas quedan inmovilizadas y la muestra pasa de estado líquido a un estado sólido de consistencia vidriosa y sin formación de cristales de hielo tanto dentro de las células como en el medio extracelular.

CUADRO 4.2
Temperaturas recomendadas según el tipo de muestra para almacenamiento a largo plazo

Temperatura (°C)	Muestra
–80 a –150	Orina
–80	Sangre total con DMSO
–80 a –150	Plasma
–80 a –150	Suero
–150	Capa leucoplaquetaria
–150	Linfocitos y monocitos
–150	Líneas celulares
–80 a –150	Tejidos homogeneizados

4.2. Procedimientos técnicos para la conservación de las muestras

En este apartado se describen resumidamente los diferentes procedimientos de conservación en función del tipo de muestra: tejidos y órganos, ácidos nucleicos, células y fluidos.

4.2.1. Tejidos y órganos

Los sistemas y formatos de archivo de muestras en el banco de tejidos u órganos son variados (tubos, bloques de OCT, secciones congeladas, frotis o improntas congeladas, bloques de parafina, matrices de tejido, o bien órganos enteros, como es el caso de los cerebros en los bancos de tejido neurológico). De forma ideal, sería conveniente disponer en todos los casos de muestras archivadas en diferentes formatos debido a que, habitualmente, a las ventajas de cada formato de archivo se asocian también algunas limitaciones o inconvenientes.

Los lugares donde residen los sistemas de archivo han de disponer de un control físico de acceso, ya sea mediante cerradura o candado, ya sea mediante identificación por tarjeta magnética de las personas que entren en dichos lugares. Estos sistemas y formatos de archivo se agrupan en sistemas de archivo a temperatura ambiente y sistemas de congelación.

A) Sistemas de archivo a temperatura ambiente

Su indicación son los portas con improntas y extensiones y tejido incluido en parafina. Este tipo de muestras se almacenan de forma que no queden expuestas a la luz, el polvo y los cambios de temperatura. Se debe procurar no contaminar por la manipulación sin guantes.

B) Sistemas de archivo a bajas temperaturas

Habitualmente, para la realización de diferentes tipos de estudios retrospectivos sobre material archivado relacionados con el análisis de proteínas, ARN u otros componentes celulares, se requiere que la muestra haya sido preservada a bajas temperaturas. Aunque en términos generales a menor temperatura hay una mayor garantía de calidad de la muestra, la selección de la temperatura a la que debe archivarse viene determinada por lo que se pretende estudiar *a posteriori* sobre ese espécimen en concreto. En cualquier caso, en general, se recomienda el empleo de arcones de –80 °C (o temperaturas inferiores) y congeladores de nitrógeno líquido a temperaturas mucho más bajas.

PARA SABER MÁS

Los congeladores de nitrógeno líquido mantienen las células almacenadas en fase gaseosa con lo que se evitaría, al máximo, la posibilidad de contaminación cruzada entre diferentes muestras. Probablemente, este tipo de sistemas de criopreservación son los más recomendables dada su capacidad de conservación, si bien su precio y necesidades de mantenimiento los hacen menos asequibles.

No obstante, es imprescindible, sea cual sea el equipo empleado, que este disponga de los adecuados sistemas de seguridad que garanticen la preservación de muestras: alarmas de temperatura y corriente eléctrica, generadores de emergencia, etc.

Cualquiera que sea el equipo, las muestras deben estar bien organizadas dentro del mismo. Esto se consigue por medio de cajas dispuestas de forma ordenada en estantes (*racks*). Es necesario seguir un programa de mantenimiento del equipo con revisiones periódicas, limpieza de la escarcha y eliminación de las muestras obsoletas.

C) Sistemas de congelación

Existen dos métodos principales habitualmente recomendables para la congelación de tejidos: congelación directa en isopentano y congelación en molde con medio OCT (*optimal cutting temperature*); cada uno de ellos tiene ventajas y limitaciones, reflejadas en el cuadro 4.3.

CUADRO 4.3
Sistemas de congelación de tejidos

Congelación directa en isopentano	Congelación en molde de OCT
El fragmento de tejido seleccionado se sumerge directamente en isopentano frío (extraído de arcón a –80 °C). Cuando el tejido se ha endurecido y queda blanco, se introduce en tubos de almacenamiento entre 1 y 2 cm^3. La ventaja de esta técnica es su rapidez y que el contenedor empleado para el archivo de la muestra ocupa muy poco espacio a la vez que tiene una capacidad relativamente grande. Si fuera necesario un estudio microscópico, este material se puede cortar en el criomicrotomo, y montar la muestra sobre OCT.	El fragmento seleccionado se coloca en un criomolde con OCT que se congela como en el caso anterior. Este método es algo más lento y para una misma cantidad de tejido ocupa más espacio al almacenarlo, pero es recomendable cuando se trata de muestras en cilindros que, por su tamaño y forma, pueden sufrir si no se congelan en el molde, o de aquellas en las que se necesite una orientación muy específica si se tienen que realizar cortes para un estudio microscópico. Además, permite almacenar de forma inmediata muestras de estudios intraoperatorios sin necesidad de volver a congelar el tejido.

D) Etiquetado e identificación de muestras

Tiene como objetivo asegurar de forma inequívoca la procedencia y las características específicas de cada una de ellas. Con ello se busca controlar al máximo los posibles errores o la ambigüedad en la identificación, o incluso evitar la necesidad de realizar procedimientos adicionales sobre la muestra para conocer algunas de sus características que han sido previamente exploradas (por ejemplo, tejido de procedencia, riqueza en células tumorales). Aunque existen varios sistemas de etiquetado, el más recomendable emplea códigos de barras o de puntos. Otras posibilidades incluyen escritura con tinta indeleble o contenedores (por ejemplo, tubos) que tienen grabados sistemas de barras o puntos.

Cualquiera que sea el sistema empleado es recomendable que se cumplan los requisitos indicados en la figura 4.2.

Evitar el deterioro de la etiqueta y de la información contenida en ella con el tiempo y la temperatura extrema

Generar un número o cadena alfanumérica que sirva de identificador único de dicha muestra, sea cual sea la base de datos en la que esta figure

Su lectura debe ser inequívoca y sin ambigüedades, y permitir la rápida identificación de la muestra

Se ha de colocar en un sitio visible y de fácil acceso en el contenedor de la muestra, e incluir sin problemas de espacio todo el código identificador

No debe contener datos confidenciales directa o fácilmente identificables. Por ejemplo, DNI, siglas del paciente o número de historia clínica

Figura 4.2
Requisitos de identificación para conservación de muestras

Según estas premisas, los sistemas de etiquetado con códigos de barras o puntos son en principio recomendables, ya que además garantizan una gran rapidez en el etiquetado, una identificación rápida e inequívoca de la muestra, y se pueden utilizar para la elaboración de códigos que contengan un importante volumen de información en un espacio pequeño. De cualquier manera, es importante seleccionar un tipo de pegatina que no corra el riesgo de despegarse o borrarse total o parcialmente, en especial cuando se utiliza un archivo de muestras en nitrógeno a temperaturas muy bajas.

E) Equipos de almacenamiento

Los equipos de almacenamiento a bajas temperaturas son de dos tipos, teniendo en cuenta la temperatura a la que deben almacenar las muestras: –80 °C y –196 °C. Ambos se muestran en la figura 4.3.

–80 °C	–196 °C
• Se trata de congeladores, habitualmente verticales, con capacidad de 450-650 litros, en cuyo interior las muestras se disponen en cajones y *racks* • Están conectados a la red eléctrica y conviene que tengan un sistema de seguridad de suministro eléctrico. Para asegurar la cadena de frío, incluso si hay pérdida de suministro eléctrico, se suelen instalar sistemas de aporte de CO_2 que pueden suplir una interrupción de la tensión eléctrica de hasta dos días	• Son contenedores con nitrógeno líquido • En los sistemas tradicionales es posible el contacto entre el nitrógeno líquido y las muestras. En otros sistemas, por el contrario, la fase líquida está custodiada por una camisa hueca, y, por lo tanto, las muestras y, lo que es más importante, el operador, no entran en contacto directo con el nitrógeno

Figura 4.3
Tipos de equipos de almacenamiento

4.2.2. ADN y ARN

Las muestras de ADN se deben conservar congeladas por debajo de 20 °C. Teóricamente, la mejor opción es a –80 °C, pero existen laboratorios que prefieren conservarlas a –20 °C y que manifiestan que nunca han tenido problemas de degradación. Los congeladores deberán estar ubicados en lugares con las mismas condiciones de seguridad física y con las restricciones de acceso mencionadas anteriormente.

IMPORTANTE

En el caso del ARN, el almacenamiento es un paso crítico para la integridad del ARN extraído, puesto que pequeñas cantidades de ARNasa pueden deteriorar el ARN guardado si no se mantiene a temperaturas de refrigeración extremas de –70 a –80 °C que inhiban la actividad enzimática.

En buenas condiciones las muestras de ARN se pueden conservar más de un año congeladas en agua que contenga un inhibidor de ARNasas, como el isotiocianato de guanidina, entre otros. Si el destino es la realización de RT-PCR, una buena alternativa es congelar la muestra después de su retrotranscripción a ADNc, molécula que es mucho más estable que el ARN.

Todas las muestras de ADN y ARN se conservan en tubos estériles bien cerrados para evitar la contaminación. Una buena opción es situarlos en cajas de cien tubos numerados, que se apilan de diez en diez en *racks* o columnas dentro de grandes congeladores verticales a –80 °C. También se emplean en numerosas ocasiones los arcones.

El etiquetado y la identificación de muestras de ARN y ADN han de seguir las mismas normas que las señaladas en al apartado anterior de tejidos y órganos.

4.2.3. Células

Las células no pueden mantenerse en cultivo indefinidamente por múltiples razones: esto genera problemas de espacio, muchas células no permiten el cultivo prolongado y las que lo permiten son susceptibles de sufrir cambios irreversibles en su biología. Además, los cultivos prolongados incrementan el riesgo de contaminación microbiológica o de otro tipo. Por esta razón, la forma de mantener las células asegurando que se mantengan en su estado inicial es criopreservarlas, es decir, proceder a su ultracongelación en condiciones que permitan su posterior recuperación. En general, se consigue mediante una congelación lenta y una descongelación rápida.

CONGELACIÓN

El cultivo debe estar en fase exponencial de crecimiento, libre de contaminantes y saludable, según los criterios morfológicos o fisiológicos que correspondan. Para células adherentes esto suele corresponder a una situación previa a la confluencia. La congelación de las células en suspensión se puede realizar directamente, pero las células adherentes deben ser previamente "levantadas" con tripsina/EDTA.

A continuación, hay que bloquear la acción de la tripsina con suero y lavar las células. Una vez lavadas y contadas, la viabilidad de las células que se vayan a congelar debe ser superior al 90%.

Acto seguido, las células se centrifugan y resuspenden en un crioprotector adecuado, como puede ser el DMSO al 10% con un 90% de suero fetal bovino.

Cada criotubo, convenientemente etiquetado, no debe contener una concentración superior a 2-4 x 10^6 células/mL, y no se debe llenar del todo.

Los criotubos se depositan en contenedores rellenos de isopropanol a –80 °C normalmente hasta el día siguiente.

Las células ya congeladas se deben almacenar en contenedores de nitrógeno líquido o gaseoso

DESCONGELACIÓN

La descongelación debe ser rápida; por ejemplo, el criotubo se puede calentar en un baño a 37 °C hasta que esté parcial pero no completamente descongelado.

A continuación, las células se han de pipetear despacio sobre el medio de cultivo apropiado y colocarlas ya, sin más, en el incubador.

En algunos casos, es necesario eliminar los restos de DMSO, porque puede resultar tóxico para ciertas células. En este caso, antes de poner las células en el incubador, hay que centrifugarlas y resuspenderlas nuevamente en el medio

Figura 4.4
Criopreservación de células

Si se pretende organizar un banco de células congeladas, es conveniente distinguir alícuotas de células *ex vivo* y células de cultivo. La congelación de células *ex vivo* debe seguir los mismos criterios de viabilidad que las células de cultivo. En el caso de las células de cultivo, es conveniente que estas se almacenen cuando lleven pocos pases de cultivo, lo que asegura que mantengan su estado inicial. En caso de necesitar cantidades importantes de una línea o trabajar con ella de forma continua durante un tiempo, es recomendable generar un pequeño *stock* de alícuotas de trabajo a partir de una alícuota del *stock* original, y congelar nuevas alícuotas en los primeros pases de cultivo, que se irán descongelando y reponiendo a lo largo del trabajo por el mismo procedimiento antes indicado, de forma que se asegure que las células utilizadas son lo más parecidas posible a las originales. Si es posible y las células tras el cultivo mantienen sus características originales, se podría reponer el *stock* original de estos primeros pases.

4.2.4. Fluidos

Las muestras pueden conservarse de diferentes maneras, lo que supone también diferentes condiciones de estabilidad y tiempos máximos permitidos diferentes para cada una de ellas.

FUNDAMENTAL

Más allá de cuatro horas después de la recolección, las muestras de plasma se pueden almacenar en el congelador a –20 °C hasta cuatro semanas y, si se congelan rápidamente a –70 °C, hasta seis meses.

Las muestras congeladas con anterioridad a realizar la medición deberían ser descongeladas de forma rápida a 37 °C hasta su total licuación. Las muestras descongeladas deben mezclarse, suavemente, por inversión del tubo antes de realizar la medición.

La homogeneización inadecuada de las muestras congeladas después de la descongelación es una fuente de error muy común. Durante la descongelación se producen gradientes de concentración que van desplazándose desde las soluciones concentradas que primero funden hacia las capas inferiores por las paredes del recipiente. Por consiguiente, después de la descongelación la muestra deberá invertirse varias veces, lo que evita la formación de espuma, con especial atención a los materiales no disueltos, que serán disueltos por calentamiento suave si fuera necesario. Como ya se ha expresado anteriormente, las muestras de líquidos biológicos se deben procesar antes de las dos horas. Las muestras destinadas a bioquímica se pueden centrifugar y separar de las células, en cuyo caso se pueden guardar durante 24 horas a 4 °C. Algunas cuestiones de las tratadas en los apartados anteriores del presente capítulo son aplicables a este apartado, como son el etiquetado y la identificación de muestras y los equipos de almacenamiento.

4.3. Aspectos técnicos del transporte de muestras biológicas

Los laboratorios clínicos utilizan sistemas de transporte de muestras por diferentes motivos: el más frecuente es por haber creado una red de puntos de obtención de muestras con el objetivo de acercar el servicio sanitario al usuario. Otro motivo es por la existencia de hallazgos inusuales que hay que confirmar y también para colaborar en proyectos de investigación.

Es necesario garantizar una buena calidad en la fase preanalítica, que incluye la preparación y la obtención de las muestras. En caso contrario, no servirá de nada la inversión de recursos durante las fases analítica y posanalítica. Garantizar la calidad de la fase preanalítica es mucho más difícil de conseguir, ya que en esta fase hay una serie de factores que la dificultan considerablemente. Intervienen en la misma muchas personas que, a veces, son ajenas al laboratorio y también algunos procedimientos que se hacen fuera del laboratorio y son difíciles de controlar.

El transporte de las muestras desde el punto de obtención hasta el laboratorio procesador tiene que regirse por una normativa técnica que garantice la estabilidad de las propiedades biológicas. Independientemente del medio de transporte, es necesario que los sistemas y las empresas de transporte estén autorizados en función de los tipos de materiales que se transporten. Todo el personal que participe en los diferentes procesos referidos al transporte tiene que disponer de la formación, habilidades y experiencia necesarias para ejecutar las actividades requeridas. También hay que asegurar que sean conscientes de la relevancia e importancia de sus actividades y sepan que contribuyen a la obtención de los objetivos de la calidad.

IMPORTANTE

En general, las muestras de diagnóstico no han de ser transportadas por ninguna persona ajena al sistema sanitario que no disponga de instrucciones escritas elaboradas por el laboratorio clínico procesador. El conjunto operativo descrito tiene como objetivos: 1) mantener la integridad de la muestra diagnóstica; 2) conseguir que los resultados que puedan obtenerse de las determinaciones hechas sobre cada una de las propiedades biológicas sean iguales o tan próximos como sea posible a su valor verdadero; y 3) garantizar la seguridad del personal implicado en el transporte y proteger el medioambiente.

4.3.1. Legislación aplicable

En Europa, la mayoría de los países utilizan las normas ADR (Accord Dangereux Routier) para el transporte por carretera de mercancías peligrosas. Para el transporte aéreo, las normas correspondientes y de obligado cumplimiento son las Instrucciones Técnicas de la ICAO (International Civil Aviation Organization), aunque se tiende a utilizar las Normas de Mercancías Peligrosas de la Asociación de Transporte Aéreo Internacional (IATA). Pueden, además, encontrarse normas locales propias de cada país, cuya existencia se deberá comprobar antes de realizar los envíos.

La mayor parte de las muestras biológicas se transportan en avión por compañías de mensajería, excepto en los viajes muy cortos. Es preciso recordar, no obstante, que cada muestra suele transportarse por carretera al final del viaje aéreo, de modo que cada envío tendrá que cumplir las normas locales de transporte por carretera, que deberán comprobarse para cada envío. Las compañías de mensajería conocen dichas normas y podrán asesorar en cada caso.

PARA SABER MÁS

EE. UU. posee un conjunto de normas completamente distintas del resto del mundo. Sus normas son las 49 CFR, que significa Código de Normas Federales. Las 49 CFR cubren el transporte aéreo y aquel por carretera o autopista, aunque en la mayoría de los casos las normas 49 CFR son las mismas que las de la IATA. Este aspecto se debe tener en consideración si se desean enviar muestras a los EE. UU. Es importante que las compañías de mensajería utilizadas establezcan buenas relaciones de trabajo con los centros y que su personal comprenda estas normas y las cumpla.

4.3.2. Envío de muestras

Se han de acordar con las mensajerías especializadas los tiempos y la forma de solicitud de los envíos con anticipación a la puesta en marcha del proyecto del que se trate, teniendo en cuenta que hay muestras que se deben enviar en el momento inmediatamente posterior a su extracción. La mayoría de las compañías de mensajería solicitan un formulario o cualquier otro tipo de notificación formal, por escrito, que confirme los detalles del envío, cómo, cuándo y dónde deben recoger el envío, y dónde debe ser entregado.

Existen varios procedimientos que se deben seguir antes de que una muestra biológica esté preparada para su despacho. En primer lugar, es necesario identificar con exactitud qué es lo que se va a enviar. Para el envío de las muestras es preciso tener en cuenta uno de los componentes esenciales del mismo, como es el acondicionamiento de la muestra; por ejemplo, el hielo seco se utiliza para mantener las muestras congeladas.

A) Identificación de muestras

Hay una gran variedad de mercancías peligrosas que se envían rutinariamente por todo el mundo, por lo que es preciso un código de reconocimiento en función de varios parámetros: clases según el tipo de peligro, número UN y nombre correcto del envío. La explicación de estos tres parámetros de identificación se recoge en la figura 4.5.

1. CLASES SEGÚN EL TIPO DE PELIGRO	2. NÚMERO UN	3. NOMBRE CORRECTO DEL ENVÍO
• Las Naciones Unidas desarrollaron un sistema de división de todos estos productos en nueve clases según el tipo de peligro • Las muestras biológicas, si se estiman infecciosas, están comprendidas en la clase 6.2, que cubre todos los tipos de sustancias infecciosas • Existe otra clase relacionada con el envío de muestras, se trata de la clase 9 ("mercancías peligrosas diversas"). El hielo seco o dióxido de carbono sólido está clasificado como sustancia de clase 9	• Es un número único de cuatro dígitos mundialmente reconocido. Por ejemplo, UN 2814 representa "sustancia infecciosa que afecta a los humanos", y es comprendido en cualquier parte (por ejemplo, el virus del Ébola) • Otro número que hay que reconocer es el UN 3373, que cubre muestras de diagnóstico; es un nuevo número UN que se introdujo en 2003 y es el más utilizado en la investigación clínica	• Es necesario para todas las mercancías peligrosas • Es el texto oficial que se encuentra en las normas de mercancías peligrosas de la IATA junto con el número UN • Para una muestra biológica infecciosa, la designación completa es "UN 2814, sustancia infecciosa que afecta a los humanos" • En las normas de mercancías peligrosas aparece un asterisco al final del nombre correcto del envío. Esto significa que tiene que incluir un nombre técnico adicional en el nombre correcto del envío. Este nombre puede ser un virus, bacteria o cualquier otro término apropiado • El nombre correcto del envío completo es, por ejemplo, "UN 2814 sustancia infecciosa que afecta a los humanos (virus del Ébola)"

Figura 4.5
Identificación correcta de envíos de muestras biológicas

B) Clasificación de muestras

Las muestras biológicas se deben tratar como infecciosas o como muestras de diagnóstico. Esta distinción es muy importante porque los requisitos de etiquetado y documentación varían en función de la clasificación. Esta decisión afecta también a los costes de transporte y envío, generalmente, el envío de las muestras infecciosas es más caro que el de las muestras de diagnóstico.

INTERESANTE

Existen excepciones a las categorías A y B, conocidas como *muestras exentas*. Son muestras que presentan un riesgo mínimo de contener agentes patógenos. Deben transportarse en un embalaje igual que las muestras UN 3373 (embalaje de tres elementos, que se describe más adelante) e identificarse como "muestra humana exenta". Ahora bien, para que una muestra pueda considerarse exenta, se requerirá una opinión profesional basada en el historial médico conocido, síntomas y condiciones locales endémicas. Algunos ejemplos de muestras que pueden considerarse exentas son derivados de análisis de sangre o de orina utilizados para determinar concentraciones de colesterol o de hormonas, glucemia y muestras para análisis de farmacovigilancia terapéutica.

La OMS desarrolló criterios concretos para clasificar muestras biológicas. Cada muestra se asignaba a un grupo de riesgo atendiendo a su posibilidad de infección dentro de la especie humana. Desde el 1 de enero de 2005, todas las muestras biológicas se clasifican como muestras infecciosas y deben ser asignadas a una de estas dos categorías: categoría A: Hepatitis B (cultivos), VIH (cultivos), virus del Ébola o virus Lassa; y B: Hepatitis B, VIH, o CMV.

CATEGORÍA A

- *Materia infecciosa que se transporta en una forma que, al exponerse a ella, es capaz de causar una incapacidad permanente o una enfermedad mortal o potencialmente mortal para otros seres humanos o animales sanos.* Las sustancias infecciosas que cumpliendo estos criterios causan enfermedades en seres humanos o tanto en ellos como en animales se asignarán al n.º ONU 2814 "Sustancia infecciosa que afecta a los seres humanos"

CATEGORÍA B

- *Materia infecciosa que no cumple los criterios para su inclusión en la categoría A.* Las sustancias infecciosas de la categoría B se asignarán al n.º ONU 3373, son las denominadas "MATERIA BIOLÓGICA, CATEGORÍA B"

Figura 4.6
Categorías de transporte A y B de las sustancias infecciosas

C) Empaquetado de muestras

El almacenamiento y el empaquetado correctos son de la máxima importancia para asegurar que las muestras mantengan su integridad y su valor para los trabajos de investigación y desarrollo.

Las cajas que se usan de una forma más general se suministran habitualmente por los proveedores y empresas de transporte acreditadas. Deben cumplir también las normas de las Naciones Unidas. Las cajas autorizadas tienen una marca UN impresa en ellas, y no es aceptable que esta marca vaya escrita en la caja. Si las cajas no tienen la citada marca, no se deberá hacer uso de ellas para los envíos de muestras infecciosas.

Para las sustancias infecciosas incluidas en el número UN 3373 se utilizará el sistema triple de embalaje, incluso para el transporte local por carretera, y se seguirán las instrucciones de embalaje 650 (PI650) de la Organización de las Naciones Unidas, que se resumen a continuación. En general, para este grupo, los embalajes deben ser de buena calidad a fin de evitar posibles incidentes, y constarán de un sistema triple (un recipiente primario, un embalaje o envase secundario y un embalaje o envase exterior). Además, el envase primario se envolverá con un material absorbente por si hubiera un derrame accidental.

Todos los paquetes interiores deben poseer material absorbente para recoger la muestra en caso de fuga o accidente durante el transporte. También debe actuar como material protector. El material protector puede ser gomaespuma, algodón o plástico de burbujas. El material absorbente podría ser también algodón u hojas absorbentes especiales. También llevan una tapa aislante que se coloca encima de las muestras. Muchas veces se utiliza un nivel adicional cuando se coloca una caja dentro de otra con la finalidad de dejar espacio para el hielo seco.

El embalaje exterior se identificará con el símbolo correspondiente y con la designación oficial de transporte: "Sustancia biológica de categoría B". En la figura 4.7 se muestra el embalaje correspondiente al UN 3373.

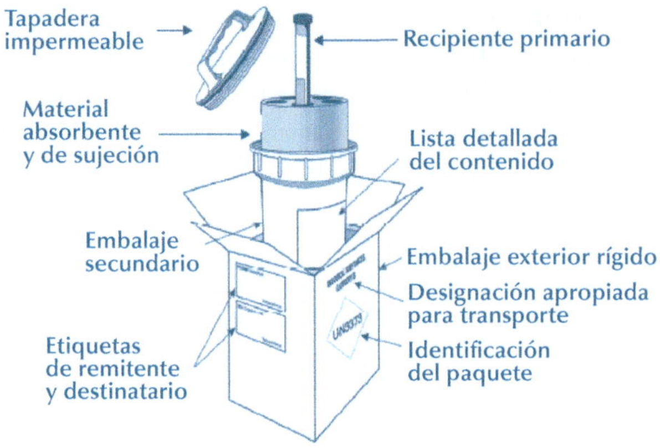

Figura 4.7
Esquema de embalaje UN 3373
Fuente: Guía sobre la reglamentación relativa al transporte de sustancias infecciosas, 2007-2008 de la OMS

TOMA NOTA

A la hora de preparar el paquete se debe tener en cuenta que el hielo seco es un refrigerante de uso muy generalizado, pero también es una sustancia peligrosa que agota el oxígeno del aire y que puede causar mareo y otros síntomas. También es muy frío y quema cuando entra en contacto con la piel. Se deben llevar siempre guantes térmicamente aislados cuando se maneje hielo seco. El hielo seco se ha de distribuir uniformemente alrededor de la caja.

En el caso de sustancias infecciosas incluidas en el número UN 2814 se utilizará el sistema triple de embalaje, incluso para el transporte local por carretera. Las sustancias infecciosas de la categoría A solo pueden transportarse en embalajes y envases que cumplan las especificaciones correspondientes a la clase 4.2 de Naciones Unidas y la instrucción de embalaje 602 (PI602), que son las mismas que las definidas para el grupo UN 3373. Además, estas muestras cumplirán el siguiente requisito: los embalajes o envases interiores que contengan sustancias infecciosas no se agruparán con embalajes o envases interiores que contengan mercancías que no sean afines.

Por otra parte, las sustancias infecciosas incluidas en el número UN 2814 se envasarán con arreglo a las disposiciones descritas en el cuadro 4.4.

CUADRO 4.4
Requisitos de embalaje de muestras pertenecientes a UN 2814

Sustancias expedidas a temperatura ambiente o superior	Los recipientes primarios serán de vidrio, de metal o de plástico. Para asegurar la estanqueidad se utilizarán termosoldaduras, tapones de faldón o cápsulas metálicas. Si se emplean tapones roscados, se reforzarán con bandas, cinta adhesiva o cierres de fijación fabricados para tal fin.
Sustancias expedidas refrigeradas o congeladas	El hielo, el hielo seco u otro producto refrigerante se colocará alrededor del envase secundario o bien en el interior de un sobreembalaje. Se colocarán calzos interiores para que el embalaje secundario se mantenga en su posición inicial cuando el hielo o el hielo seco se hayan fundido o evaporado. Si el refrigerante es hielo, el embalaje exterior o el sobreembalaje habrán de ser estancos. Si el refrigerante es hielo seco, el embalaje exterior o el sobreembalaje habrán de permitir la salida del gas carbónico. El recipiente primario y el embalaje secundario conservarán su integridad a la temperatura del refrigerante utilizado.

[.../...]

CUADRO 4.4 (CONT.)

Sustancias expedidas en nitrógeno líquido	Se utilizarán recipientes primarios de plástico capaces de soportar temperaturas muy bajas. El embalaje o envase secundario también habrá de poder soportar temperaturas muy bajas y, en la mayoría de los casos, tendrá que ajustarse sobre el recipiente primario individualmente. Se aplicarán asimismo las disposiciones relativas al transporte de nitrógeno líquido.
Sustancias liofilizadas	Podrán transportarse en recipientes primarios consistentes en ampollas de vidrio termoselladas o frascos de vidrio con tapón de caucho y precinto metálico.

Sea cual fuere la temperatura prevista para la sustancia durante el transporte, el recipiente primario o el embalaje secundario habrán de poder resistir, sin que se produzcan fugas, una presión interna que produzca una diferencia de presión de no menos de 95 kPa y temperaturas de −40 °C a +55 °C.

En la figura 4.8 se detalla el embalaje correspondiente al UN 2814.

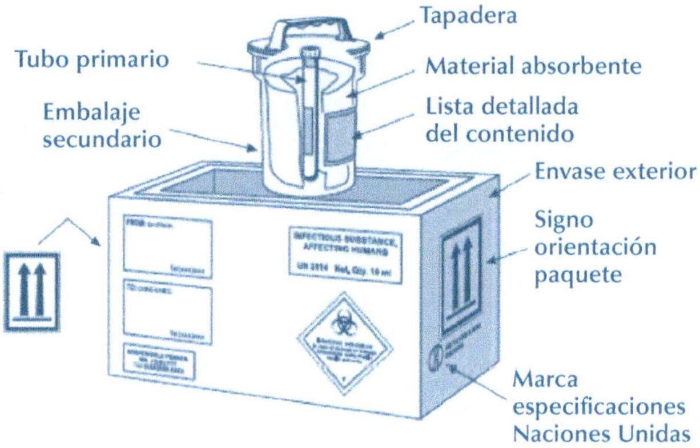

Figura 4.8
Esquema de embalaje UN 2814
Fuente: Guía sobre la reglamentación relativa al transporte de sustancias infecciosas, 2007-2008 de la OMS

D) Etiquetado de muestras

Los requisitos de marca y etiquetado para muestras biológicas son distintos según se trate de muestras de diagnóstico o de sustancias infecciosas.

La información que debe ir en una caja que contenga una muestra de diagnóstico empaquetada con hielo seco será la siguiente: el nombre completo y dirección del remitente y del destinatario. Se incluirá un rombo (figura 4.9) con el código "UN 3373", junto con el nombre: "Muestra para diagnóstico o muestra clínica" *(diagnostic specimen/clinical specimen).*

Esta información puede estar preimpresa en la caja. Se debe pegar además una etiqueta de mercancías peligrosas diversas "clase 9" para tener en cuenta el hielo seco, que se considera una sustancia peligrosa. En la caja debe aparecer el nombre del envío correcto (hielo seco o dióxido de carbono, sólido) y "UN 1845". Asimismo, la persona que realiza el envío o la compañía de mensajería tiene que escribir en la caja o en la etiqueta de clase 9 el peso neto del hielo seco: "UN 1845, hielo seco 10 kilos" y "muestras de diagnóstico empaquetadas conforme a las instrucciones de empaquetado 650 de la IATA".

Si se trata de una muestra infecciosa con hielo seco, además del nombre completo y la dirección del remitente y del destinatario, se debe incluir el nombre y el número de teléfono de una persona responsable. También deberá figurar el número "UN 2814" y el nombre correcto del envío "sustancia infecciosa que afecta a los humanos", junto con el nombre técnico entre paréntesis. Se ha de añadir la cantidad neta total de la sustancia infecciosa (por ejemplo, 10 mL). Se debe señalar, asimismo, el código "UN 1845, para cubrir el hielo seco/dióxido de carbono sólido (hielo seco 10 kilos)". A la caja hay que fijar dos etiquetas: la etiqueta de sustancia infecciosa "clase 4.2" y la etiqueta de mercancías peligrosas diversas de clase 9, junto con la cantidad neta de hielo seco. Es frecuente también que vayan preimpresas en la caja dos etiquetas de orientación, pero si no es así se deben añadir antes del envío.

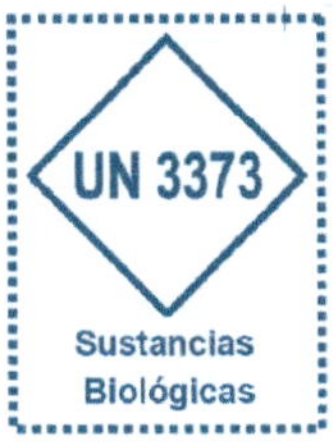

Figura 4.9
Etiqueta UN 3373
Fuente: Guía sobre la reglamentación relativa al transporte de sustancias infecciosas, 2007-2008 de la OMS

E) Aspectos particulares para cada tipo de muestra

Ya se han descrito las consideraciones generales del envío de muestras que son aplicables a todas las muestras. Las características específicas para tejidos y ARN se muestran en la figura 4.10.

Tejidos

- Se efectuará a través de medios adecuados de transporte terrestre ordinarios, mediante un sistema con capacidad para mantener las adecuadas características del tejido
- Se acompañará de la siguiente información para su identificación:

  1. Un etiquetado exterior en el que figure: tejido, procedencia y destino del paquete, nombre de los responsables del envío y de la recepción, día y hora de salida, e instrucciones de transporte
  2. La documentación que obligatoriamente deberá acompañar el envío será: descripción de las características del tejido y de las soluciones de preservación, relación de las pruebas efectuadas, e instrucciones, en su caso, para la descongelación y la utilización

ARN

- Se aconseja transportarlo congelado mediante agentes crioprotectores y con inhibidores de ARNasas.
- El ARN mensajero es muy lábil y las condiciones para su envío, al igual que para la extracción, deben ser muy estrictas. Lo realmente óptimo para una prueba de ARN es procesar la muestra en un tiempo inferior a 30 minutos desde su obtención, si bien en el caso de tejidos líquidos se puede extraer el ARN de forma aceptable, aunque hayan pasado 24 horas, siempre que la muestra esté a 4 °C. Sin embargo, hay que tener presente que, a medida que pasa el tiempo desde la extracción, disminuyen las posibilidades de obtener una buena muestra. En el mercado cada vez existen más tubos con reactivos estabilizadores del ARN que posibilitan el mantenimiento de la muestra, sobre todo de sangre periférica, a temperatura ambiente durante unos días, lo que ha facilitado enormemente el trabajo para su transporte. Pero, para las muestras de tejidos (por ejemplo, un tumor), si no se pueden procesar en el momento, es importante congelar el tejido inmediatamente después de la extracción, a poder ser con un agente crioprotector y enviarlas en nieve carbónica por mensajero

Figura 4.10
Características del envío de muestras de tejidos y de ARN

En el caso de muestras celulares, sobre su transporte se deben seguir las recomendaciones de las muestras de tejido sólido para la determinación de ADN.

Para orina y líquido ascítico y pleural, las condiciones de transporte se especifican en la figura 4.11.

Centrifugar a 3.000 r. p. m. durante 10 minutos a temperatura ambiente →	Mediante una pipeta, hacer alícuotas de 5 mL con el sobrenadante. Se recomienda hacer al menos 5 alícuotas →	Identificar cada alícuota para su almacenaje con: • El tipo de muestra. • Un código de identificación • La fecha de extracción • La fecha de nacimiento del paciente →	Se recomienda emplear una etiquetadora y cubrir la etiqueta con cinta adhesiva de celofán, para evitar que se deteriore durante el almacenamiento →	Guardar las muestras inmediatamente después del alicuotado y etiquetado, en un congelador a –80 °C. Se debe llegar a este punto antes de las 6 primeras horas tras la extracción

Figura 4.11
Transporte de muestras de orina y líquido ascítico y pleural

Los aspectos y requisitos particulares para el transporte de muestras de sangre y ADN se indican la figura 4.12.

Sangre

- Las muestras de sangre total tienen una caducidad bastante rápida
- Las muestras de plasma y suero se han de separar lo antes posible de las células (antes de las dos horas)
- La temperatura de conservación y transporte de la muestra influye mucho en algunas propiedades biológicas de las muestras
- Existen 3 temperaturas de transporte: temperatura ambiente (entre 18 °C y 25 °C), temperatura de refrigeración (entre 4 °C y 8 °C) y temperatura de congelación (inferior a –18 °C)
- Se recomienda que los tubos se transporten en posición vertical
- Se deben evitar los movimientos bruscos y la agitación excesiva durante el transporte
- La presión atmosférica también puede influir en las muestras
- Se debe evitar el contacto directo con la luz, ya que altera algunas propiedades biológicas
- Las muestras destinadas al examen de factores lábiles se deberían transportar al laboratorio tan rápidamente como fuese posible. Se debe garantizar que el transporte de estas muestras se realice en un tiempo máximo de cuatro horas, y que su temperatura se mantenga entre 8 °C y 25 °C
- Para la detección de muestras en malas condiciones es conveniente tener en cuenta las siguientes recomendaciones:
  - Se observará cada tubo primario para confirmar que se ha llenado con un volumen adecuado. Los tubos obtenidos con exceso o defecto de sangre motivan una desproporción del agente anticoagulante, lo que conduce a resultados erróneos. El anticoagulante usado, su concentración, su relación con la sangre y la manera en la que la muestra es recolectada y procesada influyen de forma importante sobre los resultados
  - Deben desecharse todas las muestras hemolizadas (la hemólisis activa la coagulación), así como aquellas en las que se observen señales de coagulación (microcoágulos). Los resultados en estas muestras no son fiables en absoluto
  - Es necesario recordar que las poliglobulinas y las anemias importantes pueden producir resultados alterados de forma errónea, como consecuencia de la desproporción citrato/plasma, si no se ha previsto y, en consecuencia, modificado previamente

ADN

- Se aconseja enviar el material descongelado. Se debe descongelar poco a poco, pasando primero el tubo de –80 °C a 4 °C y luego a temperatura ambiente. Se toma una pequeña alícuota del tubo del ADN madre y se coloca en otro tubo bien etiquetado para su transporte a temperatura ambiente. El tiempo de transporte se recomienda que no exceda de las 72 horas
- El ADN es bastante estable y no es muy problemático el envío de cualquier muestra para la extracción del mismo y el posterior estudio. Se ha de enviar preferentemente en el mismo día de la extracción al laboratorio de referencia. Las muestras de sangre fresca y de aspirados de médula se enviarán anticoaguladas y pueden viajar por correo a temperatura ambiente si no hace mucho calor; si no es así, se enviarán refrigeradas. Si no se puede mandar en el día, se aconseja mantener la muestra en la nevera hasta unas 72 horas como máximo. Y, si aun así no es posible enviarla, se puede congelar a –20 °C y, cuando se pueda, se enviará congelada. Si se congela la muestra, se ha de tener en cuenta la precaución de cambiar previamente la sangre del tubo de extracción (generalmente de cristal) a un tubo de plástico (polipropileno) que aguante la congelación (el cristal puede estallar al congelarlo). De todas formas, es recomendable, además, realizar alícuotas por precaución
- Las muestras de sangre seca se mandan en sobres por correo ordinario, así como las muestras de raíces de cabello, pero en este último caso no se puede demorar la extracción del ADN de la raíz más allá de una semana. Con respecto a las muestras de tejido sólido, se deben guardar las mismas precauciones que con las muestras líquidas. Las muestras parafinadas se envían en el día y a temperatura ambiente; deben llegar en menos de 24 horas al laboratorio de referencia. Las muestras de tejido en fresco para extracción de ADN, por ejemplo las vellosidades coriales, se envían suspendidas en suero fisiológico estéril y se deben recibir en menos de 24 horas. Las muestras congeladas se envían en nieve carbónica

Figura 4.12
Transporte de muestras de ADN y de sangre

Para saber más

Para conocer en profundidad la normativa en materia de transporte de sustancias potencialmente infecciosas puedes consultar el código QR adjunto.

4.4. Prácticas de seguridad

El empleo de células, fluidos o tejidos humanos implica un posible riesgo de transmisión de patógenos.

Fundamental

Todas las muestras con reconocida capacidad infecciosa deben llegar al laboratorio, centro de investigación o biobanco debidamente identificadas como tales para la toma de medidas especiales de manipulación o almacenamiento, o incluso para que se rechacen si el centro de destino no se encuentra preparado para asumir los riesgos inherentes a estas muestras.

En ocasiones resulta imposible conocer la capacidad infecciosa de las muestras. Por ello, este material ha de ser siempre manejado con las máximas precauciones.

En cualquier caso, es preciso observar determinadas medidas de seguridad que protegen a las personas que las manejan y evitan la contaminación. Las normas exigen ciertas condiciones de trabajo, de protección de las muestras y de tratamiento de los residuos.

4.4.1. Condiciones de trabajo

De forma rutinaria, es necesario mantener los cuidados necesarios para evitar estas contaminaciones: usar guantes e indumentaria de laboratorio; mantener la indumentaria de laboratorio exclusivamente en el mismo y no usarla fuera de este; en el caso de trabajar en cabina, hacerlo en el tipo de flujo vertical y desinfectar periódicamente la zona de trabajo.

Es preciso observar las precauciones necesarias en función de las condiciones de trabajo, por ejemplo, los operarios de los sistemas de almacenamiento con nitrógeno líquido –un elemento potencialmente dañino dada la posibilidad de causar congelación instantánea de zonas corporales expuestas accidentalmente– deben llevar guantes especiales, pantallas oculares o gafas protectoras, así como ropa protectora.

Para saber más

Se deben observar las normas establecidas en los siguientes textos legales:

- Ley 31/1995, de 8 de noviembre, de prevención de riesgos laborales, y Ley 54/2003, de 12 de diciembre, de reforma del marco normativo de la prevención de riesgos laborales.
- Real Decreto 39/1997, de 17 de enero, por el que se aprueba el Reglamento de los Servicios de Prevención.
- Real Decreto 664/1997, de 12 de mayo, sobre protección de los trabajadores contra riesgos relacionados con la exposición a agentes biológicos durante el trabajo.
- Directiva 2000/54/CE del Parlamento Europeo y del Consejo, de 18 de septiembre de 2000, sobre protección de los trabajadores contra los riesgos relacionados con la exposición a agentes biológicos durante el trabajo.
- Real Decreto 773/97, de 30 de mayo, sobre disposiciones mínimas de seguridad y salud relativas a la utilización por los trabajadores de equipos de protección individual.

4.4.2. Protección de muestras

Las muestras se deben almacenar en zonas de acceso restringido con el fin de minimizar la posibilidad de contaminación del personal y del ambiente, así como de asegurar las condiciones de calidad. Los congeladores donde se almacenan las muestras deben estar cerrados con llave y en habitaciones con control de acceso físico (llave, tarjeta magnética, etc.). Para evitar el deterioro de las muestras por descongelaciones imprevistas, como un corte en el circuito eléctrico, por ejemplo, se debe colocar siempre el congelador conectado a un sistema con grupo electrógeno. El almacenamiento en congeladores de nitrógeno líquido se debe realizar utilizando viales que soporten las bajas temperaturas del medio sin romperse. En caso de rotura, se ha de vaciar el recipiente, dejar que el nitrógeno líquido se evapore y proceder a su limpieza. Se ha de tener en cuenta la legislación señalada en el cuadro 4.5.

CUADRO 4.5
Legislación aplicable relativa a la protección de las muestras

Real Decreto 255/2003	De 28 de febrero, por el que se aprueba el Reglamento sobre clasificación, envasado y etiquetado de preparados peligrosos.
Real Decreto 363/1995	De 10 de marzo, por el que se aprueba el Reglamento sobre la declaración de sustancias nuevas y clasificación, envasado y etiquetado de sustancias peligrosas, y Real Decreto 99/2003, de 24 de enero, que lo modifica.
Real Decreto 379/2001	De 6 de abril, por el que se aprueba el Reglamento de almacenamiento de productos químicos y sus instrucciones técnicas complementarias.

4.4.3. Tratamiento de residuos

En función del tipo de residuo se procederá de la manera indicada en la figura 4.13.

1. Residuos biológicos asimilables a los urbanos

- Habitualmente, se trata de materiales sólidos no cortantes ni punzantes, como papeles, guantes, plásticos, gasas, etc., contaminados con sangre y fluidos biológicos
- Para la recogida de estos residuos se recomienda el uso de bolsas de 220 mg/cm^2 de galga, en contenedores de basura especiales. Su eliminación se efectuará como residuos asimilables a los urbanos

2. Residuos sólidos biológicos especiales

- Tienen un potencial infeccioso superior a los residuos sólidos urbanos. La gestión de estos residuos se realizará conforme a lo establecido en la Ley 10/1998, de 21 de abril, de residuos, y su normativa de desarrollo. En este tipo de residuos se incluyen materiales punzantes y cortantes, como agujas, hojas de bisturí, restos de vidrio roto, etc., que han estado en contacto con sangre y fluidos biológicos o con material procedente de actividades microbiológicas. Estos residuos especiales se deben acumular separadamente de todos los demás tipos en envases exclusivos rígidos, impermeables e interiormente inaccesibles. Estos envases son de un solo uso y, una vez cerrados, no se pueden volver a abrir. Han de mantenerse intactos hasta su recogida, y evitar presiones y golpes que puedan afectar a su integridad durante su almacenamiento o transporte. Su eliminación final se debe realizar por una entidad autorizada
- Residuos sólidos procedentes de cultivos microbiológicos no patógenos: están constituidos por placas de Petri, tubos de ensayo, matraces, etc., que contienen medio sólido de cultivo. Estos residuos se colocan en bolsas resistentes al autoclave para su esterilización con este medio. Una vez realizada la operación, los residuos se recogen por el personal encargado de esta actividad

3. Residuos biológicos líquidos

- Se inactivan con lejía de uso doméstico (hipoclorito sódico al 10%) durante 30 minutos, y se pueden eliminar a continuación por el desagüe
- Conviene precisar que el uso indiscriminado de lejía puede provocar contaminación ambiental. La disolución de lejía doméstica aquí indicada es suficiente, pero no se deben utilizar disoluciones más concentradas

Figura 4.13
Tratamiento de residuos

Los reactivos utilizados y generados en el laboratorio deben desecharse. El transporte de estos residuos por una empresa especializada requiere su correspondiente etiqueta con código UN (figura 4.14) y pictogramas (figura 4.15) en contenedores destinados a este uso.

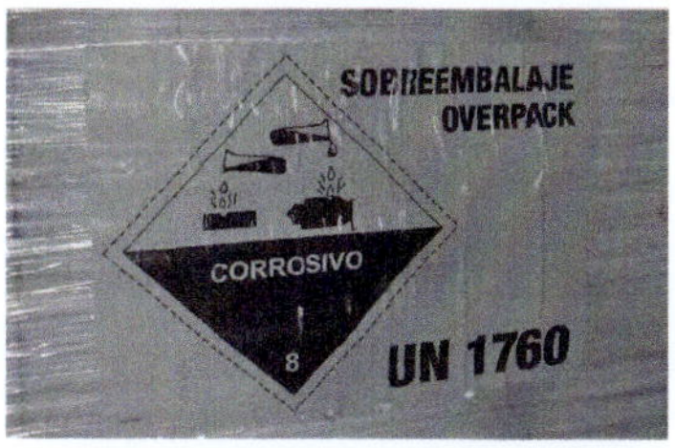

Figura 4.14
Etiqueta UN 1760
Fuente: Tráfico ADR

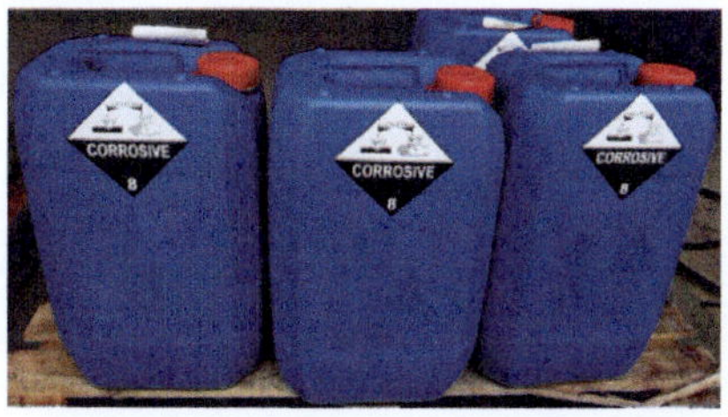

Figura 4.15
Contenedores para reactivos de laboratorio
Fuente: Hazardous waste experts

4.5. Errores en la fase analítica y posanalítica

La información que aporta el laboratorio al clínico es de gran importancia. En un elevado porcentaje de casos la decisión tomada por el médico clínico respecto a la actuación sobre el paciente está basada en esta información. Por este motivo, la calidad de los resultados del informe del laboratorio clínico es esencial, puesto que uno de los objetivos de cualquier laboratorio es proporcionar resultados fiables en el menor tiempo posible.

FUNDAMENTAL

Todo el proceso debe estar controlado, desde la solicitud de las determinaciones hasta la interpretación de los resultados, ya que cualquier error podría potencialmente tener consecuencias negativas sobre los pacientes. En otros casos los errores pueden no tener repercusiones sobre el paciente pero sí conllevan repeticiones innecesarias de mediciones y exámenes *in vitro*, lo que da lugar a un aumento del coste y trato inadecuado del paciente.

4.5.1. Errores en la fase analítica

Esta fase es en la que menor porcentaje de errores se produce (un 13% o menos), gracias a las estrategias desarrolladas en cuanto a control de la calidad y la automatización. Además, la industria del diagnóstico *in vitro* cada vez produce sistemas de medida de mayor calidad.

Los errores más frecuentes en la fase analítica son el manejo inadecuado de la muestra, el funcionamiento defectuoso del analizador y la inespecificidad del método, aspecto directamente relacionado con las interferencias analíticas. En la figura 4.16 se muestran algunos más.

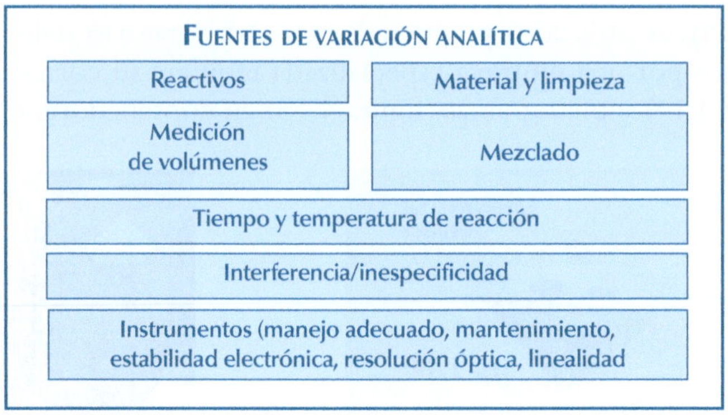

Figura 4.16
Variación analítica

Dentro de los errores inherentes al procedimiento analítico, se pueden considerar dos tipos de error: el error sistemático y el error aleatorio.

El error sistemático puede ser constante o bien proporcional al valor real de la determinación. Además existe el error sistemático constante y proporcional, que sería aquel en el que la medida está afectada por los dos tipos de error descritos. El error aleatorio es mucho más grave, por el hecho de ser impredecible, aunque posiblemente pueda seguir un patrón determinado.

Con respecto a la importancia de valorar el error analítico, se debe tener en cuenta que una de las fuentes de error más común, debido a su origen múltiple, es la relacionada con los efectos producidos por los medicamentos, a través de estas dos vías: efectos biológico e interferencias analíticas.

CUADRO 4.6
Errores analíticos y posibles soluciones

Errores	Posibles soluciones
Medición o examen *in vitro* de una propiedad biológica sin haber procesado antes un material de control de calidad interno o habiendo obtenido un resultado incorrecto para dicho material de control	Deben procesarse materiales de control de calidad para cada propiedad biológica con la periodicidad que el laboratorio clínico haya establecido previamente y deben revisarse atentamente los resultados de los controles internos cada vez que se procesen.
Uso de reactivos caducados o mal conservados	Los reactivos se deben conservar a la temperatura indicada por el fabricante y se debe registrar la fecha de caducidad y la fecha del inicio de la utilización de cada reactivo.
Procesamiento de una serie de muestras empleando una calibración defectuosa	Cuando se realiza una calibración se deben revisar los datos de dicha calibración y en caso de que esos datos no sean aceptables, la calibración se debe repetir.
Deterioro de las propiedades metrológicas	Periódicamente se debe realizar una verificación de las propiedades de los sistemas de medida o examinatorios, que deben cumplir los requisitos establecidos previamente.
Interferencias	Ejemplos de interferencia son las reacciones inmunológicas cruzadas o la presencia de cromógenos no deseados. Por otro lado, el exceso de lípidos, bilirrubina o hemoglobina en las muestras clínicas (muestras lipémicas, ictéricas y hemolizadas) puede influir en la medición o el

[.../...]

CUADRO 4.6 (CONT.)

	examen *in vitro*. Actualmente muchos analizadores pueden medir las concentraciones de lípido, hemoglobina y bilirrubina en el suero o el plasma para decidir si se realizan o no las mediciones o exámenes *in vitro* susceptibles de estas interferencias. El fabricante de los reactivos debe suministrar al laboratorio clínico información acerca de estas interferencias. En caso de no poder evitarlas se debe informar a los médicos solicitantes sobre la posibilidad de que ocurran.
Diluciones	Un error en la dilución de una muestra clínica puede causar un grave error en un resultado. Afortunadamente existen analizadores que realizan las diluciones de manera automática para evitar este tipo de errores.

4.5.2. Errores en la fase posanalítica

Los errores posanalíticos son los que se producen después del proceso analítico y la incidencia descrita varía ampliamente, entre un 18% y un 59% de los errores totales. Los más frecuentes son la revisión defectuosa de los resultados por el laboratorio, el extravío y la demora en la entrega de los informes, y la falta de notificación de incidencias al médico responsable del paciente. Otro error, no por obvio menos infrecuente, es la imposibilidad de la consulta de los resultados en la historia clínica electrónica por problemas informáticos. Una lista de errores posanalíticos se muestra en la figura 4.17.

Errores en el cálculo de magnitudes biológicas

- Algunas magnitudes se calculan a partir de otras, como por ejemplo el cálculo de la concentración de colesterol de LDL en el suero a partir de las concentraciones de colesterol (total), colesterol de HDL y triglicéridos en el suero. El cálculo manual puede dar lugar a errores, pero actualmente estos errores se pueden evitar ya que el programa informático del laboratorio clínico realiza los cálculos necesarios

Errores relacionados con la comunicación de valores alarmantes

- Un valor alarmante es el resultado de una medición o de un examen *in vitro* que comporta un riesgo grave para la vida del paciente en el que se observa y debe ser comunicado de forma inmediata al solicitante. Por tanto, el hecho de no comunicarlo es un error con consecuencias potencialmente graves para el paciente. Los laboratorios deben llevar un registro de los valores alarmantes detectados, y la fecha y a quien se le ha comunicado

Errores en el cumplimiento del tiempo de respuesta

- Cada medición o examen *in vitro* debe tener definido un tiempo de respuesta, entendido como el tiempo máximo que puede transcurrir entre la llegada de la petición al laboratorio clínico y la emisión del resultado. El incumplimiento de los tiempos de respuesta es otra de las causas de error en esta fase. Es recomendable hacer una revisión periódica del cumplimiento de los tiempos de respuesta, en especial en las áreas donde es de suma importancia como es el laboratorio de urgencias

Errores en la interpretación de resultados

- Es deber del laboratorio clínico elaborar un informe de laboratorio que facilite la interpretación de los resultados que presenta por parte del clínico. Existen diferentes estrategias para facilitar la interpretación, como definir el orden adecuado de aparición de las magnitudes biológicas, disponer de correctos valores de referencia o valores discriminantes, comentarios interpretativos en los casos en los que sea necesario como por ejemplo los análisis genéticos, o bien símbolos al lado de las magnitudes que se encuentren fuera del intervalo de referencia

Figura 4.17
Errores más comunes en la fase posanalítica

Resumen

- Dentro de la fase posanalítica se encuentra la conservación, almacenamiento y transporte de las muestras. En el momento de obtener muestras biológicas para diagnóstico o para determinados estudios, se debe prever la posibilidad de su conservación.
- Como métodos de conservación mediante frío se encuentran la criopreservación y la vitrificación. El proceso de congelación conlleva cambios físicos y químicos en la célula que pueden alterar su fisiología y llegar a ocasionarle daños incluso letales. Una velocidad de enfriamiento adecuada y la presencia de crioprotectores pueden contrarrestar los efectos negativos descritos anteriormente. En la vitrificación la muestra pasa de estado líquido a un estado sólido de consistencia vidriosa y sin formación de cristales de hielo tanto dentro de las células como en el medio extracelular.
- En función del tipo de muestra, tejidos y órganos, ácidos nucleicos, células y fluidos, existen diferentes procedimientos de conservación. En el caso de órganos y tejidos hay sistemas de conservación y almacenamiento de la muestra a temperatura ambiente y a bajas temperaturas. Los sistemas de congelación son con isopentano y con moldes OCT. Un aspecto clave en la conservación de este tipo de muestras y de cualquier otro es el correcto etiquetado e identificación de las muestras. Los equipos de almacenamiento a bajas temperaturas son de dos tipos: –80 °C (congeladores) y –196 °C (contenedores de nitrógeno líquido). Las muestras de ADN se deben conservar congeladas por debajo de 20 °C. Para el ARN el almacenamiento ha de ser a –80 °C para evitar la acción de las ARNasas. Para la criopreservación de células se procede a su ultracongelación en condiciones que permitan su posterior recuperación. Esto se consigue mediante una congelación lenta y una descongelación rápida. Los líquidos biológicos se pueden almacenar en el congelador a –20 °C hasta cuatro semanas y, si se congelan rápidamente a –70 °C, hasta seis meses.
- Procesar y analizar las muestras lo antes posible ha de ser la finalidad principal de todo laboratorio. En la actualidad, debido al creciente aumento de los puntos de obtención de muestras lejos del laboratorio que las analiza, la existencia de hallazgos inusuales que hay que confirmar en laboratorios específicos y para colaborar en proyectos de investigación con otros laboratorios, las muestras se deben transportar de unos laboratorios a otros. Por esta razón, es preciso un código de reconocimiento del material enviado en función de varios parámetros: clases según el tipo de peligro (categorías A y B), número UN (3373, 2814) y nombre correcto del envío. El correcto empaquetado y etiquetado son imprescindibles en el envío de muestras. El sistema de triple embalaje, compuesto por un recipiente primario estanco, un envase secundario resistente a presión y temperatura y un embalaje exterior, garantiza la integridad de las muestras y, en caso de accidente, minimiza la exposición a estas por parte del entorno y las personas.
- El empleo de células, fluidos o tejidos humanos implica un posible riesgo de transmisión de patógenos. En la conservación, almacenamiento y transporte es preciso observar determinadas medidas de seguridad que protejan a las personas que las manejan y eviten la contaminación. Las normas exigen ciertas condiciones de trabajo, de protección de las muestras y de tratamiento de los residuos.

- En la fase analítica es en la que menos errores se producen gracias a las estrategias desarrolladas en cuanto a control de la calidad y la automatización del análisis. Los errores más frecuentes son el manejo inadecuado de la muestra, el funcionamiento defectuoso del analizador y la inespecificidad del método, aspecto directamente relacionado con las interferencias analíticas. La fase posanalítica tampoco está exenta de errores, pero ni tantos ni tan importantes como los de la fase preanalítica. Los más frecuentes son la revisión defectuosa de los resultados por el laboratorio, el extravío y la demora en la entrega de los informes y la falta de notificación de incidencias al médico responsable del paciente.

Ejercicios propuestos

1. Enumera las recomendaciones generales de conservación de muestras biológicas.
2. ¿Qué ventajas ofrece la vitrificación respecto de la congelación?
3. Cita las temperaturas óptimas de almacenamiento de orina, sangre total, plasma, suero y cultivos celulares.
4. ¿Qué diferencia a los sistemas de almacenamiento de –80 °C y –196 °C?
5. ¿Se pueden almacenar tejidos a temperatura ambiente? ¿Por qué?
6. ¿Qué muestras son más fáciles de conservar, las de ADN o las de ARN? ¿A qué se debe esta diferencia?
7. Describe las condiciones previas a la congelación lenta de un cultivo celular.
8. La homogeneización inadecuada de las muestras de sangre congeladas después de la descongelación es una fuente de error muy común. ¿Cómo puede solucionarse?
9. ¿En qué situaciones es necesario efectuar el transporte de muestras biológicas? ¿Por qué se está convirtiendo en una etapa cada vez más importante?
10. ¿Cuáles son las diferencias entre las muestras catalogadas como categoría A y las de categoría B?
11. Define los siguientes términos: *sistema triple embalaje, hielo seco, UN 3373, UN 2814* y *UN 1845*.
12. ¿Qué condiciones de temperatura y presión deben resistir el recipiente primario y el embalaje secundario?
13. Comenta el procesamiento o preparación previa al transporte de una muestra de orina.

14. ¿Qué recomendaciones hay que seguir en el caso del transporte de muestras de sangre?
15. Propón medidas que hagan disminuir los errores analíticos.
16. ¿Qué tipo de errores de la fase posanalítica son responsabilidad exclusiva del técnico?

Supuesto práctico 4.1

➲ Empaqueta para su transporte una muestra biológica compuesta por cuatro tubos siguiendo esta secuencia de pasos:

- Colocar en una gradilla los tubos individuales que contienen las muestras.
- Distribuir uniformemente las muestras en la gradilla.
- Colocar la tapa y el material absorbente alrededor y fijarla con una goma elástica.
- Poner la gradilla y su protección en una bolsa de plástico (una bolsa por gradilla).
- Sacar el exceso de aire.
- Cerrar la bolsa. La bolsa cerrada se puede introducir ahora en la caja exterior.
- Puede haber soportes alrededor de la gradilla que proporcionen espacio para el hielo seco.
- Disponer una hoja de relleno (protectora/absorbente) en la parte superior.
- Introducir todos los documentos del envío en la parte superior de la caja.
- Cerrar y sellar la tapa de la caja interior y exterior en la secuencia correcta.

Supuesto práctico 4.2

➲ Embala una muestra de tejido o biopsia. En este caso, los pasos específicos serán los siguientes:

- Colocar la tapa o tapas deslizantes en la caja de plástico que contiene la muestra.
- Cerrar la tapa deslizante y ponerla en el contenedor exterior, y añadir material protector alrededor de los costados para mantenerla en su lugar.
- Introducir la gomaespuma de protección en la parte superior antes de cerrar la caja.
- Cerrar bien el contenedor.
- Disponer el contenedor en la caja UN y añadir los documentos del envío.
- Sellar la caja para poder colocarla en una caja mayor aislante con hielo seco.
- Añadir el hielo seco y distribuirlo uniformemente alrededor.
- Colocar la tapa de aislamiento y cerrar la caja.

TEST DE AUTOEVALUACIÓN

1. ¿Cuál de las siguientes sustancias no es un crioprotector?

- ☐ *a)* Dimetilsulfóxido (DMSO).
- ☐ *b)* ß-mercaptoetanol.
- ☐ *c)* Glicerol.
- ☐ *d)* Todas son agentes crioprotectores.

2. Son sistemas de congelación de tejidos:

- ☐ *a)* Isopentano.
- ☐ *b)* Molde de OCT.
- ☐ *c)* Las muestras de tejidos no se congelan.
- ☐ *d)* Las opciones a) y b) son correctas.

3. ¿Cuánto tiempo se pueden conservar en el congelador (a –20 °C) las muestras de plasma?

- ☐ *a)* Hasta 6 meses.
- ☐ *b)* Hasta 4 semanas.
- ☐ *c)* Máximo 72 horas.
- ☐ *d)* Las opciones a) y b) son correctas.

4. "Sustancia infecciosa que afecta a los humanos" es la descripción del transporte de muestras indicado bajo el código:

- ☐ *a)* UN 3373.
- ☐ *b)* PI602.
- ☐ *c)* UN 2814.
- ☐ *d)* Ninguna de las opciones anteriores es correcta.

5. Son fuente de errores analíticos y posanalíticos:

- ☐ *a)* Interferencias.
- ☐ *b)* Disponer de valores de referencia inadecuados.
- ☐ *c)* Diluciones.
- ☐ *d)* Todas las opciones son correctas.

6. ¿Cuál de estas sustancias infecciosas está incluida en la categoría A?

- ☐ *a)* *Yersinia pestis.*
- ☐ *b)* Virus de la rabia.
- ☐ *c)* *Mycobacterium tuberculosis.*
- ☐ *d)* Todas las opciones son correctas.

7. ¿Cuál de estas sustancias infecciosas está incluida en la categoría B?

- ☐ *a)* *Bacillus anthracis.*
- ☐ *b)* Virus de la Hepatitis B.

☐ *c)* Virus del Ébola.
☐ *d)* Ninguna de las opciones anteriores es correcta.

8. ¿Cuál o cuáles de estas afirmaciones respecto del transporte de muestras de ADN es cierta?

☐ *a)* El ADN es bastante estable y no es muy problemático el envío de cualquier muestra para la extracción del mismo y el posterior estudio.
☐ *b)* Siempre hay que enviar el material congelado.
☐ *c)* Todas las muestras deben transportarse en tubos con EDTA.
☐ *d)* Todas las opciones son correctas.

9. La fase de la determinación analítica en la que más errores se producen es:

☐ *a)* Fase instrumental o analítica.
☐ *b)* Fase preinstrumental.
☐ *c)* Fase posanalítica.
☐ *d)* No hay diferencias en cuanto a errores en las tres fases.

10. ¿Qué temperatura se recomienda para almacenar a largo plazo muestras de orina?

☐ *a)* De 0 °C a 4 °C.
☐ *b)* De –80 °C a –150 °C.
☐ *c)* –20 °C.
☐ *d)* No se recomienda la congelación.

SOLUCIONES:

1.	a	**b**	c	d	5.	a	b	c	**d**					
2.	a	b	c	**d**	6.	a	b	c	**d**	9.	**a**	b	c	d
3.	**a**	b	c	d	7.	a	b	c	**d**	10.	a	**b**	c	d
4.	a	b	**c**	d	8.	**a**	b	c	d					

Parte III

Obtención y procesamiento de muestras biológicas

5

Muestras de sangre

Objetivos

- ✓ Enumerar los aspectos claves de la preparación del paciente en la obtención de muestras de sangre.
- ✓ Describir la obtención muestras venosa, arterial y capilar.
- ✓ Exponer la obtención de muestras de sangre para estudio microbiológico.
- ✓ Analizar los errores más comunes derivados de la extracción sanguínea y sus complicaciones.
- ✓ Examinar las interferencias en las determinaciones analíticas de muestras de sangre.
- ✓ Elaborar criterios de aceptación o rechazo de las muestras.
- ✓ Estudiar los aditivos (anticoagulantes, estabilizantes y geles) y sus mecanismos de acción, y elegir el más adecuado para cada muestra y tipo de prueba.
- ✓ Relacionar los métodos de obtención de fracciones de la sangre con los productos obtenidos: plasma, suero y derivados plaquetarios.
- ✓ Diferenciar hemocomponentes de hemoderivados.
- ✓ Nombrar las sustancias y elementos formes analizables en una muestra de sangre y revisar su significado clínico.

Mapa conceptual

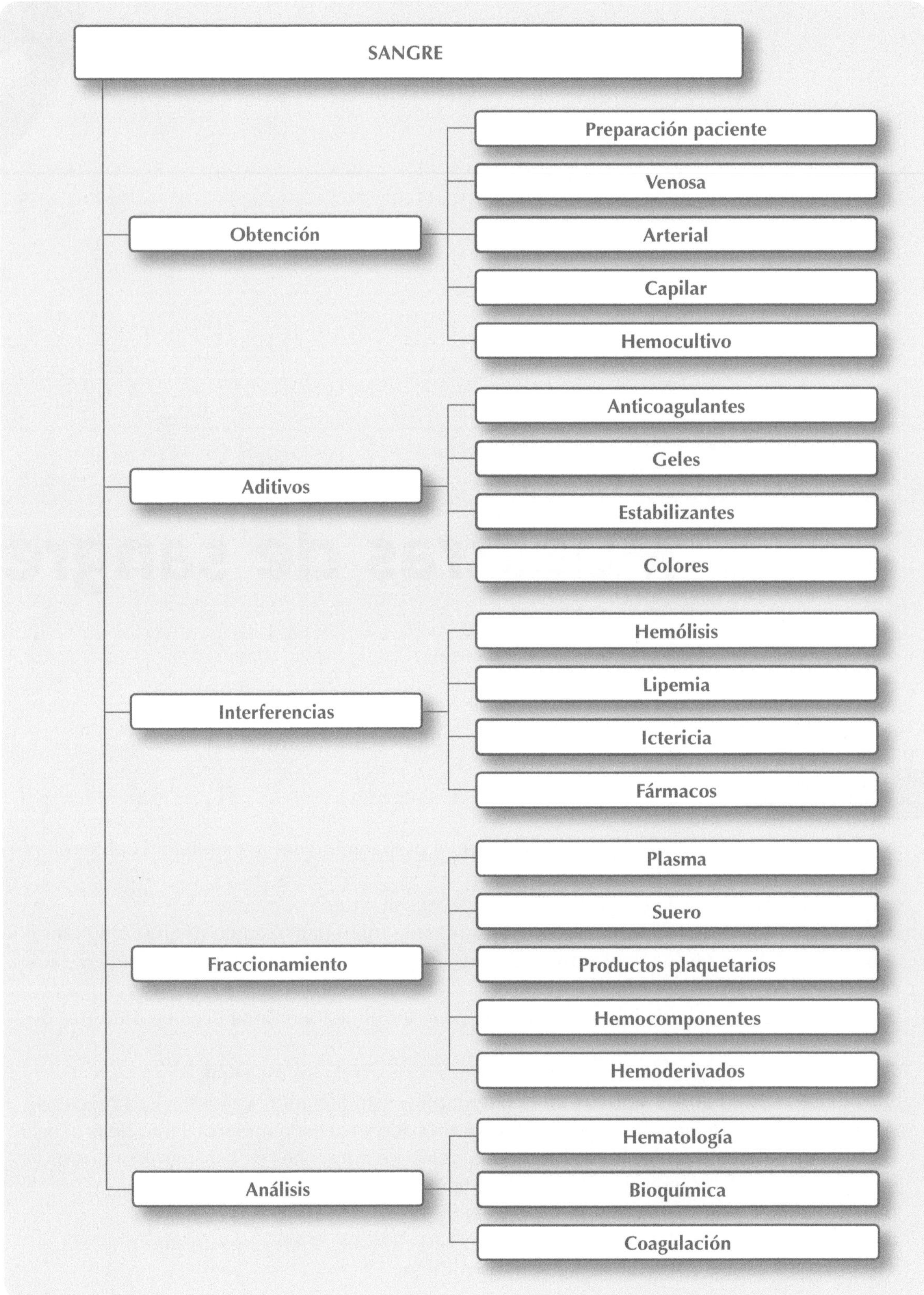

Glosario

Aditivo. Todo material, anticoagulante, preservante o gel que en el interior del tubo de extracción conserva la integridad de la muestra.

ACD. Solución anticoagulante de dextrosa, citrato sódico y ácido cítrico que inhibe la coagulación mediante la atracción de iones.

Hemoderivado. Producto derivado de la sangre humana.

Hemólisis. Destrucción de los hematíes, que produce la liberación de hemoglobina en el plasma o en el suero, y cambia el color desde amarillo hasta rojo; puede alterar el resultado de las determinaciones.

Lisado plaquetar. Plasma rico en factores de crecimiento al que se han retirado mediante filtración los restos celulares de las plaquetas.

Sangre periférica. Fluido orgánico fácilmente accesible mediante venopunción.

Suero sanguíneo. Fracción de sangre resultante tras la coagulación y eliminación del coágulo de fibrina y otros componentes. Equivalente al plasma sanguíneo sin las proteínas que intervienen en la coagulación.

Torniquete. Banda elástica de goma que se aplica al brazo del paciente para facilitar el llenado venoso, la localización de la vena y la extracción de sangre.

Transfusión. Administración por vía endovenosa de hemoderivados con fines terapéuticos.

5.1. Obtención de muestras sanguíneas

La sangre es el espécimen más usado habitualmente para los estudios analíticos por la riqueza de datos que puede aportar, por su funcionalidad y por ser relativamente fácil su obtención. Para poder ser estudiada debe extraerse del organismo y en ocasiones fraccionarse en sus componentes fundamentales, dependiendo del tipo de estudio que se vaya a realizar: plasma, suero o células. La extracción puede realizarse por varios métodos, los más empleados son la punción venosa y la punción capilar.

5.1.1. Consideraciones previas a la extracción

Una correcta extracción de sangre es parte fundamental del proceso analítico. Por esta razón, antes de aplicar la técnica de extracción hay que tener en cuenta una serie de factores que pueden influir en el resultado de la determinación analítica.

A) Postura

La posición del cuerpo influye en la concentración de los componentes de la sangre. Un cambio desde la posición horizontal a la vertical produce un movimiento de agua desde el compartimento intravascular al intersticial: la consecuencia es una reducción del volumen plasmático (que puede llegar hasta el 12%), con el consiguiente aumento en la concentración sanguínea de componentes celulares y macromoleculares.

Por tanto, en la extracción de sangre al paciente encamado, aumenta entre un 5 y un 15% la concentración de los componentes celulares (hemograma) y de las moléculas de gran tamaño del plasma (proteínas, enzimas, colesterol, triglicéridos...), con respecto a las concentraciones obtenidas en el mismo paciente en posición vertical. Más indicaciones sobre la postura en el momento de la extracción aparecen el cuadro 5.1.

El efecto de la postura puede pronunciarse aún más en pacientes con tendencia a presentar edemas (insuficiencia cardiaca, cirrosis hepática...).

CUADRO 5.1
Postura adecuada para la extracción de sangre

Pacientes encamados	Pacientes ambulatorios
El paciente debe descansar confortablemente sobre su espalda. Si se necesita un apoyo adicional, puede colocarse una almohada bajo el brazo del que se va a extraer la muestra. El paciente debe extender su brazo, de manera que forme una línea recta desde el hombro hasta la muñeca.	El paciente debe sentarse confortablemente en una silla, con el antebrazo colocado en un apoyabrazos inclinado y el brazo extendido, de manera que forme una línea recta desde el hombro a la muñeca. El brazo debe apoyarse firmemente en el apoyabrazos y no debe estar doblado a nivel del codo.

B) Perfusiones y transfusiones

La contaminación de las muestras de laboratorio por soluciones intravenosas es la forma de interferencia preanalítica más común y más relevante en el paciente hospitalizado. Las recomendaciones de extracción en este tipo de pacientes se indican en el cuadro 5.2. La transfusión sanguínea durante o en las horas previas a la extracción de sangre puede producir cambios en la concentración de potasio, en la de lactato deshidrogenasa (LDH) y en otras magnitudes.

CUADRO 5.2
Recomendaciones extracción pacientes cateterizados

Recomendaciones	
• La sangre nunca deberá extraerse de una zona próxima al lugar de la infusión. Debe extraerse en el brazo opuesto. Si es posible deberá esperarse una hora después de terminada la infusión de sueros salinos o glucosados, y ocho horas después de nutrición parenteral, para obtener la muestra del laboratorio.	• Si las muestras son tomadas de un catéter, este debe enjuagarse con solución salina isotónica en cantidad aproximada al volumen del catéter. Los cinco primeros mililitros de sangre deberán ser desechados antes de la recolección de la muestra de sangre. Esto es especialmente importante cuando se trata de muestras para pruebas de coagulación, frecuentemente contaminadas por heparina cuando se extraen de catéteres.

C) Intervenciones diagnósticas y terapéuticas

Numerosas pruebas diagnósticas e intervenciones terapéuticas pueden producir interferencias en las determinaciones analíticas de un laboratorio. La cirugía, punciones, biopsias, inyecciones intramusculares, endoscopia, utilización de medios de contraste, diálisis, radioterapia... inducen *per se* un aumento de los llamados *reactantes de fase aguda* (proteína C reactiva, fibrinógeno...). Además, muchas de estas intervenciones producen ansiedad y estrés emocional en el paciente, y los consiguientes cambios hormonales (aldosterona, catecolaminas, cortisol...) pueden ser responsables de alteraciones en los resultados del laboratorio.

D) Identificación del paciente y de la muestra

Cuando se solicitan en la misma hoja de petición determinaciones en muestras de sangre y orina u otros líquidos biológicos, se esperará a tener todas las muestras para remitirlas al laboratorio o se cumplimentará una solicitud para cada una de ellas. Más detalles sobre la identificación de la muestra y el paciente se muestran en el cuadro 5.3.

CUADRO 5.3
Recomendaciones en la identificación

Recomendaciones	
• Examinar la solicitud para constatar que ha sido cumplimentada correctamente y que contiene los datos necesarios para una inequívoca identificación del paciente. Se recomienda que la solicitud lleve adherida la etiqueta identificativa.	• La muestra debe quedar perfectamente identificada con la misma etiqueta de código de barras que se adhiere a la solicitud.
• Es necesario cerciorarse, sin lugar a dudas, de que el paciente al que se le va a realizar la toma de la muestra es el mismo cuyos datos figuran en la solicitud. El preguntarle su nombre, o incluso sus apellidos, puede ser insuficiente, sobre todo si estos son comunes.	• Para evitar confusiones entre muestras de pacientes no realizar más de una extracción al mismo tiempo: una vez completada la extracción o recogida de la muestra de un paciente, identificado el tubo y colocados la hoja de petición y muestra en la bolsa de envío, proceder a la extracción del siguiente paciente.

En las hojas de petición en que se soliciten determinaciones analíticas seriadas (perfiles glucémicos, pruebas de estimulación, etc.) debe constar la hora en que han de realizarse las mismas y el tipo de sobrecarga si procede.

> **FUNDAMENTAL**
>
> La muestra debe quedar perfectamente identificada en el momento de la extracción, con la misma etiqueta de código de barras de la solicitud correspondiente a ese paciente.

En el cuadro 5.4 aparecen otros factores que hay que tener en cuenta antes de la extracción, aparte de los descritos en los apartados anteriores.

CUADRO 5.4
Consideraciones previas a la extracción

Dieta	Se recomienda la extracción tras ayuno pospandrial de al menos 8 horas. Con esto se podrán realizar determinaciones sobre el metabolismo basal sin las variaciones que provoca el aumento transitorio de glucosa y lípidos en sangre tras la ingesta.
Método	Por motivos de seguridad e higiene se recomienda usar sistemas de extracción con mariposa y tubos al vacío. No obstante, el sistema de vacío debe evitarse en menores y ancianos dado que sus venas podrían no resistir la presión negativa de este tipo de tubos.
Momento	Dado que diversos compuestos, por ejemplo, hormonas, pueden ver alterada su concentración debido a los ritmos circadianos, se recomienda que, en la medida de lo posible, todas las extracciones se realicen en la misma franja horaria o, como mínimo, se registre la hora de extracción.
Consentimiento informado	Previa a la obtención de una muestra de sangre periférica destinada exclusivamente a biobanco, se deberá comprobar que el paciente expresó su consentimiento de forma válida según la legislación vigente. De no ser así, se desistirá de la toma de muestra.

5.1.2. Materiales

Para realizar la punción venosa de rutina se necesitan una serie de materiales. En todos los protocolos normalizados de trabajo de enfermería aparecen como mínimo los siguientes materiales:

- Algodón.
- Batea.
- Antiséptico.
- Jeringa, mariposa o sistema de vacío (figura 5.1).
- Aguja intravenosa.
- Ligadura.
- Esparadrapo.
- Contenedor de objetos punzantes (figura 5.2).
- Guantes.
- Tubos de recogida de muestras.
- Etiquetas identificativas.

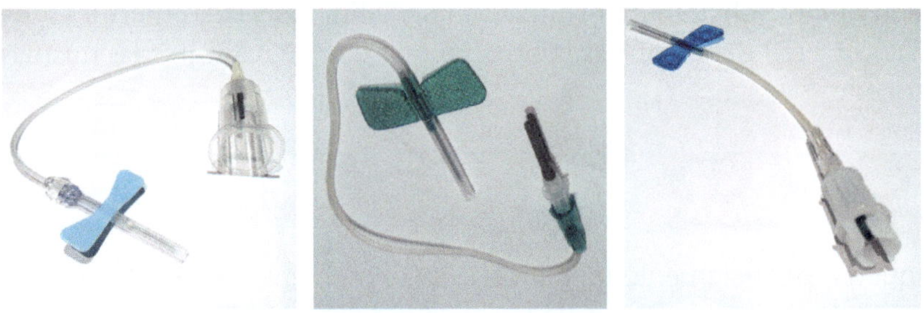

Figura 5.1
Agujas con adaptadores para extracción sanguínea con tubos de vacío

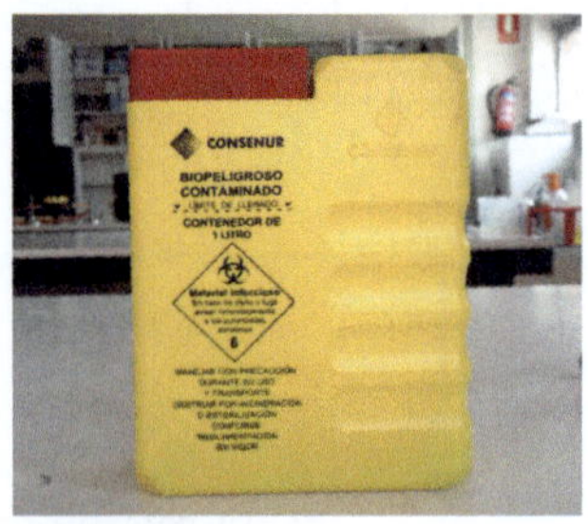

Figura 5.2
Contenedor de material contaminado potencialmente infeccioso

Dependiendo de las determinaciones analíticas solicitadas, la muestra se recogerá en diferentes tubos y contenedores, tal y como se refleja en la figura 5.3.

Tubo citrato (para coagulación)

- Contienen como anticoagulante citrato trisódico
- El citrato viene en una cantidad prefijada para mezclarse con un volumen fijo de sangre; la exacta proporción de sangre y anticoagulante es crucial en la realización de las pruebas de coagulación
- Se obtiene el plasma, tras centrifugación de la sangre anticoagulada
- Existen varios tamaños: de 5 mL y de 1,8 mL

Tubo sin aditivos

- Utilizados para la obtención de suero (pruebas de Bioquímica, serología, metabolismo del hierro...); no llevan anticoagulante aunque sí contienen (no obligatoriamente) activadores, que facilitan la retracción del coágulo, y gel separador, que facilita la separación de suero y coágulo tras la centrifugación
- Se obtiene el suero, tras dejar reposar la sangre recién extraída al menos 10 minutos a temperatura ambiente para que se forme el coágulo y centrifugar
- Existen varios tamaños: pequeño de 5 mL, grande de 10 mL y microtubos de 0,8 mL

Tubo EDTA

- Contiene como anticoagulante el EDTA K3. Es el tubo utilizado para la hematimetría (hemogramas), Banco de Sangre y otras pruebas
- Se obtiene sangre total anticoagulada
- Existen varios tamaños: pequeño de 3 mL, grande de 10 mL y microtubos de 1 mL

Tubo heparina de litio

- Anticoagulante: la heparina de litio
- Se utiliza para realizar determinaciones bioquímicas y algunas técnicas especiales
- Se obtiene sangre total anticoagulada

Tubo citrato (para VSG)

- Contiene también como anticoagulante citrato trisódico, aunque la concentración es distinta que en el citrato de coagulación
- Se utiliza exclusivamente para la determinación de la velocidad de sedimentación globular
- Se obtiene sangre total anticoagulada

Figura 5.3
Recogida de la muestra sanguínea

5.1.3. Torniquete

El torniquete se realiza para facilitar la localización de una vena apropiada para realizar la punción. Sus indicaciones, colocación del mismo, tensión apropiada y tiempo de permanencia quedan resumidos en el cuadro 5.5.

CUADRO 5.5
Indicaciones en el uso de torniquete

Realización	Colocar la ligadura alrededor del brazo con los dos extremos hacia nosotros; cruzar el extremo izquierdo sobre el derecho y tirar del extremo izquierdo hacia el hombro, mantener la tensión mientras que se hace el lazo en la sección del torniquete que rodea el brazo; de esta forma se podrá liberar con una sola mano.
Tensión	Debe asegurarse de que la tensión sea la suficiente para que las venas se pongan prominentes, pero que no comprometan la circulación. Si está muy apretado la piel se pondrá blanca alrededor, y si está muy flojo se escurrirá, se deberá entonces soltarlo y asegurarlo otra vez.
Tiempo	La ligadura no debe ponerse más de un minuto, y si en ese tiempo no se localiza la vena, se deberá soltar y ponerlo de nuevo pasados 3 minutos. En el caso de trastorno de la piel o excesivo vello, la ligadura se puede poner encima de la manga.

Recuerde que torniquetes demasiado prietos y prolongados pueden producir alteraciones de determinadas magnitudes bioquímicas y hematológicas.

5.1.4. Procedimiento

La toma de muestra al vacío ha reemplazado desde hace más de 60 años a la toma de muestra con jeringa No se recomienda tomar las muestras con jeringas ya que no hay una buena relación sangre-anticoagulante y al pasar la muestra desde la jeringa al tubo se produce hemólisis.

Por otra parte, la OMS recomienda este sistema por razones de bioseguridad y el CLSI (Clinical and Laboratory Standard Institute) la recomienda por la calidad de la muestra obtenida.

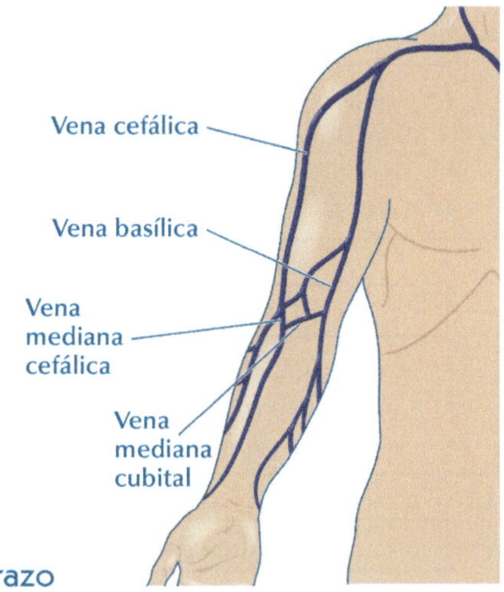

Figura 5.4
Venas del brazo

> ### ◎ FUNDAMENTAL
>
> La zona más idónea para las venopunciones es la fosa antecubital, en la parte anterior del brazo, frente y bajo el codo, donde se localiza un gran número de venas, relativamente próximas a la superficie de la piel (véase figura 5.4).

Aunque cualquier vena del miembro superior que esté en condiciones de ser utilizada para la extracción puede ser punzada, las venas cubital mediana y cefálica son las utilizadas con más frecuencia. Entre ellas, la vena cefálica es la más propensa a la formación de hematomas y puede doler al punzarla. El procedimiento se detalla paso a paso en la figura 5.5.

1. • Identificación del paciente: el personal encargado de realizar la extracción de sangre deberá comprobar la identidad antes de llevar a cabo la venopunción
2. • Verificar la disponibilidad de todo el material requerido para la extracción así como la correcta selección de los tubos necesarios
3. • Explicar el procedimiento y preguntarle si está en ayunas, o cualquier otro dato necesario previo a la extracción
4. • Seleccionar la zona de inserción de la aguja por palpación con el dedo índice, palpando con suavidad y firmeza. Las venas tienen una mayor consistencia esponjosa y rebotará bajo la presión del dedo. Las arterias se encuentran a mayor profundidad y palpitan. Los tendones están duros y son resistentes a la presión
5. • Aplicar el torniquete entre 7,5 y 10 cm por encima del punto de punción
6. • Colocar el brazo hiperextendido de manera que la mano esté más baja que el codo
7. • Confirmar el punto de punción
8. • Desinfectar el área con isopropanol u otro antiséptico aplicándolo con una torunda de forma circular desde el interior hacia el exterior. Dejar secar al aire
9. • Realizar la venopunción fijando la vena con el dedo pulgar de 2,5 a 5 cm por debajo del sitio e insertar la aguja, con el bisel hacia arriba, con un ángulo de 15° entre la aguja y la piel
10. • Recolectar los tubos e invertir de inmediato cada tubo después de la recolección. El orden de recogida aconsejado es tubos estériles para hemocultivo, tubos sin aditivos y finalmente los tubos con aditivos
11. • Liberar el torniquete y asegurar que el paciente tiene la mano abierta
12. • Una vez rellenado todos los tubos colocar una gasa sobre la punción, sin presionar
13. • Retirar la aguja con un movimiento rápido y suave hacia atrás y presionar la gasa sobre el punto de punción durante al menos un minuto, manteniendo el brazo recto
14. • Desechar el material de extracción en un contenedor apropiado
15. • Colocar una tirita estéril sobre la punción
16. • Identificar correctamente los tubos y derivarlos en la mayor brevedad posible al laboratorio

Figura 5.5
Pasos del procedimiento de extracción de sangre venosa

El orden de los tubos es importante para prevenir la contaminación de las muestras por anticoagulantes no deseados (ver figura 5.6).

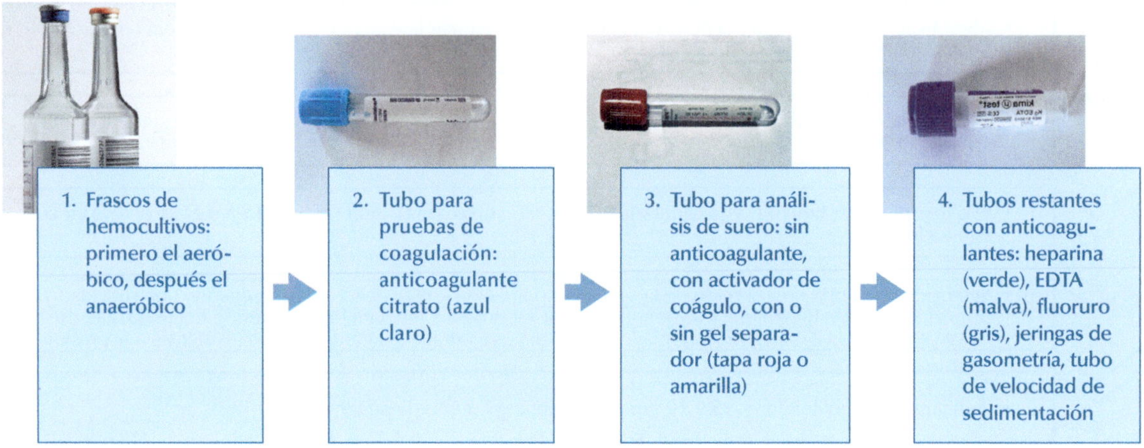

Figura 5.6
Orden de los tubos de recogida

El tubo de citrato, destinado a pruebas de coagulación, debe extraerse siempre antes que los que llevan otros anticoagulantes, de manera que no se contamine con EDTA o heparina de litio, lo cual puede interferir en el estudio de coagulación. Si es el único tubo que hay que extraer, o tiene que ser el primero, antes se debería llenar un tubo de descarte con unos 5 mL de sangre, con objeto de eliminar la posible contaminación de la muestra con tromboplastina tisular proveniente de la zona de punción.

Como recomendaciones generales aplicadas a la flebotomía cabe destacar:

- Las zonas que hay que evitar para hacer la punción venosa son excesivas cicatrices de quemaduras o de suturas quirúrgicas, en el mismo lado de una mastectomía (los resultados de la prueba pueden alterarse por el estasis linfático) y en hematomas azulados (además de ser doloroso, puede producir resultados erróneos).
- La sangre nunca debe extraerse de un brazo con una fístula o cánula y extremidades edematosas (los tejidos con acumulación de líquidos diluyen la muestra y alteran los resultados).
- No sondear. Es doloroso para el paciente y puede provocar un hematoma. Si no se pudiese extraer la sangre, se retirarían el torniquete y la aguja. Aunque no se hubiese podido extraer sangre debe controlarse el sitio de punción y presionar la zona.
- Nunca punzar dos veces en el mismo sitio. Volver a poner el torniquete puede provocar una hemorragia y producir un hematoma.
- Nunca volver a punzar a un paciente si no es capaz de localizar de nuevo la vena.
- Nunca punzar a un enfermo más de dos veces. Explicar al paciente que no se ha podido extraer una muestra de sangre completa y que lo tiene que volver a hacer. Usar un equipo limpio que incluya jeringuilla, tubos, antisépticos y algodón. Si el segundo intento no tuviera éxito, que otro flebotomista obtenga la muestra de sangre.
- No verter sangre de un tubo a otro, se podría contaminar la muestra.

SABÍAS QUE...

Existen nuevas formas de obtención de sangre no invasivas, como la basada en tecnología de microfluidos. Obtén más información sobre el dispositivo Hemolink®, desarrollado por la compañía Tasso.

5.1.5. Errores más comunes y complicaciones

En ocasiones el flebotomista se encontrará con problemas en la extracción o en el paciente. Los principales errores, complicaciones y posibles soluciones a los mismos se detallan en la figura 5.7.

RECOGIDA DE SANGRE INSUFICIENTE O NO SE PUEDE OBTENER SANGRE	LA SANGRE DEJA DE FLUIR	OTROS PROBLEMAS
• Mover la jeringuilla ligeramente hacia delante (puede no estar en la luz) o hacia atrás (puede haber atravesado la vena) • Ajustar el ángulo del aparato (el bisel debe mirar a la pared superior de la vena) • Aflojar el torniquete (puede estar demasiado apretado, obstruyendo el flujo de la sangre) • Intentarlo con otro tubo (puede que no haya vacío en ese) • Volver a sujetar la vena (a veces las venas se apartan de la punta de la jeringuilla y del sitio de punción)	• La vena podría haberse colapsado; asegurar el torniquete para aumentar la repleción venosa. Si esta maniobra no tiene éxito, retirar la jeringuilla, fijarse en el sitio de la punción, y volver a introducir la jeringuilla • El ensamblaje de la aguja/adaptador/tubo podría no estar bien hecho y cada vez que se cambie de tubo la jeringuilla se saldría de la vena. Agarrar firmemente el equipo y colocar los dedos en el brazo del paciente, usar el reborde para hacer palanca al sacar y meter los tubos	• Se puede formar una protuberancia azulada debajo de la piel en el sitio de la punción; probablemente un hematoma. Hay que aflojar el torniquete inmediatamente y retirar la jeringuilla. Presionar la zona durante un tiempo prudencial manteniendo estirado el brazo del paciente • Si la sangre es roja y brillante en lugar de roja oscura (sangre venosa), esto indicaría una punción arterial. Una vez terminada la flebotomía, presionar la zona durante más de cinco minutos, mantener recto el brazo del paciente

Figura 5.7
Complicaciones durante la extracción y posibles soluciones

5.1.6. Extracción arterial

Para evaluar la función pulmonar del intercambio gaseoso (PaO_2 y $PaCO_2$) debe emplearse una muestra de gasometría arterial. Además, la $PaCO_2$ en sangre arterial es el componente respiratorio del equilibrio ácido-base, esencial para evaluar la presencia de una acidosis o alcalosis respiratoria. Asimismo, este tipo de muestra permite conocer el componente metabólico del equilibrio ácido-base y la concentración de electrolitos.

Las jeringas para gasometría son de dos tipos:

1. *De autollenado*: con aguja incorporada, pestaña junto al émbolo (dispositivo de seguridad) y tapón de purgado; para extraer sangre arterial (figura 5.8).
2. *De aspiración*: sin aguja y con tapón de purgado; para muestras arteriales o venosas extraídas de dispositivos: catéteres, llaves de vía o capuchones de Vacutainer® (figura 5.9).

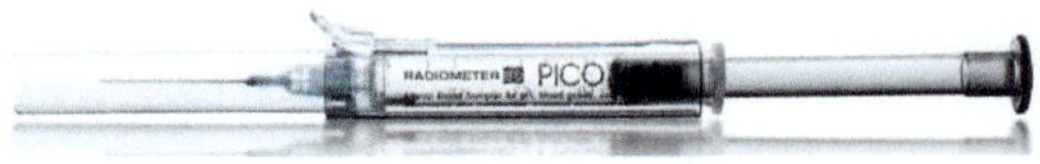

Figura 5.8
Jeringa para gasometría de autollenado

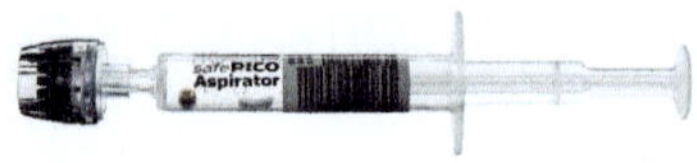

Figura 5.9
Jeringa para gasometría de aspiración

En la figura 5.10 se resumen las especificaciones para obtener una muestra de calidad de sangre arterial.

Contenedores de la muestra

- Los dispositivos empleados mayoritariamente son las jeringas estándares de plástico (polipropileno) de 1 a 5 mL diseñadas específicamente para contener una muestra destinada a la medición de gases en sangre
- Incorporan ventajas técnicas como el émbolo desplazable, debido a la presión arterial y a la heparinización previa del dispositivo, muchas veces con heparina cristalina micronizada que minimiza los errores por dilución y se pueden obtener muestras de pequeño volumen de manera fácil

Anticoagulantes y aditivos

- Si se van a medir gases en sangre y electrolitos en la misma muestra, hay que seleccionar un anticoagulante que interfiera mínimamente en la determinación de todos ellos
- La heparina es el anticoagulante de elección. Suelen utilizarse sales de heparina de litio o zinc

Tipo de muestra y modo de obtención

- La arteria de elección será la radial a nivel del túnel carpiano, en segundo lugar la arteria humeral a nivel de la fosa antecubital y en último lugar la arteria femoral a nivel inguinal
- La sangre debe recogerse en condiciones anaerobias para impedir el intercambio de gases con el aire circundante y debe sellarse el contenedor para asegurar el mantenimiento de la anaerobiosis
- Una vez obtenida, llevar a cabo una adecuada homogeneización de la muestra para que se disuelva adecuadamente el anticoagulante
- Anotar la fecha y hora de la extracción para tener después en cuenta el tiempo transcurrido hasta la determinación analítica

Manejo y conservación

- Siempre que sea posible, se recomienda que el transporte de la muestra se lleve a cabo en mano
- Por ello es muy importante visualizar la muestra para descartar la presencia de burbujas de aire y más aún si el transporte se va a efectuar en tubo neumático
- Una agitación intensa de la muestra puede conducir a una hemólisis *in vitro* que elevaría la concentración de potasio
- La recomendación actual es procesar las muestras inmediatamente. Si no es posible, conservarlas a temperatura ambiente hasta un máximo de 30 minutos
- Si el tiempo de conservación se va a prolongar por encima de 30 minutos, se ha de valorar la conservación en agua-hielo a partir de ese momento
- Previamente al procesamiento de la muestra en el analizador, es importante comprobar visualmente que no existen burbujas de aire en la muestra y homogeneizarla adecuadamente para conseguir una distribución uniforme de las células y el plasma
- Para detectar y evitar la presencia de coágulos deben despreciarse de 100 a 200 µL de muestra antes de introducirla en el analizador

Figura 5.10
Fase preanalítica de sangre arterial

5.1.7. Extracción capilar

La obtención de sangre por punción cutánea es el procedimiento de elección en niños pequeños en los que la venopunción puede ser difícil y traumática. Además, de esta manera, se extraen pequeñas cantidades de sangre: hay que tener en cuenta que en recién nacidos, especialmente si son de bajo peso, la extracción repetida de muestras analíticas es causa de anemia significativa, que, frecuentemente, puede obligar a transfundir para reponer las considerables pérdidas sanguíneas. También en adultos puede ser el procedimiento de extracción de elección en algunos casos (por ejemplo, para control de la glucemia a la cabecera del paciente).

RECUERDA

✓ La incidencia de microcoágulos en las micromuestras infantiles es muy elevada y, desgraciadamente, obliga a repetir la extracción a niños muy pequeños. Casi siempre es debida a una extracción defectuosa o a una mezcla deficiente de sangre y anticoagulante.

La sangre obtenida por punción cutánea es una mezcla de sangre procedente de arteriolas, vénulas y capilares, con mayor o menor dilución, con fluido intersticial e intracelular. En la figura 5.11 se especifican los pasos que se han de seguir para la obtención de sangre capilar.

1. Seleccionar el lugar de la punción: superficie palmar de la falange distal de cualquier dedo (mayores de 1 año) y la superficie plantar lateral o medial del talón (menores de 1 año). No se hará la extracción en un dedo frío, cianótico, hinchado o con una cicatriz
2. Desinfectar la zona y dejar que se seque el líquido desinfectante, ya que puede causar hemólisis
3. Realizar la punción con una lanceta desechable
4. Recogida de la sangre. La primera gota que fluye después de la punción cutánea deberá ser descartada y retirada con una gasa estéril. Aplicando una ligera presión, pero sin exprimir el lugar de la punción, se irán recogiendo las gotas de sangre (que debe fluir libremente) tocándolas con el borde del recolector, y se dejará que fluyan por capilaridad al tubo de micromuestra
5. Al terminar la recolección (el tubo tiene una suficiente cantidad de sangre) se cerrará con firmeza. Los tubos que contienen anticoagulante deben mezclarse muy bien invirtiéndolo al menos diez veces. Si se trata de capilares, estos deben estar libres de burbujas de aire. Prevención de la hemorragia: presionar la zona de punción con una gasa estéril hasta que deje de sangrar
6. Depositar la lanceta usada en un contenedor de seguridad
7. No olvidar hacer una correcta identificación del paciente (especialmente importante en niños pequeños con los que no nos podemos comunicar) y de la muestra

Figura 5.11
Pasos en la extracción de sangre capilar

5.1.8. Hemocultivos

El objetivo de un hemocultivo es obtener una muestra de sangre para estudio microbiológico con el fin de establecer el diagnostico etiológico de las bacteriemias.

Deben realizarse, antes de la administración de la terapia antimicrobiana sistémica, siempre que exista sospecha clínica de sepsis, meningitis, osteomielitis, pielonefritis, infección intraabdominal, artritis, infecciones graves de la piel y tejidos blandos, neumonía, endocarditis y fiebre de origen desconocido (FOD) (absceso oculto, fiebre tifoidea, brucelosis, tularemia, etc.).

Sabías que...

La extracción de hemocultivos está indicada, asimismo, en niños pequeños o ancianos con disminución súbita de la vitalidad, ya que en estas poblaciones pueden no presentarse los signos y síntomas típicos de la bacteriemia.

El cultivo de la sangre debe complementarse con el de otros fluidos como líquido cefalorraquídeo, orina, muestras del tracto respiratorio inferior o líquido sinovial en pacientes con sospecha de meningitis, pielonefritis, neumonía o artritis séptica, respectivamente. El procedimiento de extracción y el resto de consideraciones preanalíticas se muestran en la figura 5.12.

Extracción

- Cada muestra debe extraerse de lugares de venopunción diferentes, sin intervalo entre las tomas
- Ponerse gorro y mascarilla
- Lavado de manos
- Colocación de guantes no estériles. Palpar la zona. Limpieza de la piel: 1.º agua y jabón; 2.º alcohol 70º 30 segundos en círculo de 2-4 cm; 3.º clorhexidina acuosa 2%, dejar secar y limpieza de los tapones con clorhexidina acuosa 2%
- Ponerse guantes estériles. Crear campo estéril. Extraer la muestra de forma aséptica (sin hablar ni toser). Inocular rápidamente para evitar la coagulación de la sangre en la jeringa en posición vertical. No poner ningún material no estéril sobre la aguja en el momento de sacarla de la vena
- Introducir la sangre en los frascos primero anaerobio y segundo aerobio
- Invertir varias veces los frascos para mezclar la sangre y el medio de cultivo
- No cambiar de aguja cuando se introduzca la sangre en los frascos de hemocultivos ya que el cambio de agujas no disminuye la tasa de contaminación y sí aumenta el riesgo de pinchazo

Número de extracciones

- Óptimo: 2-3
- Mayor número desaconsejable

Volumen de extracción

- Adultos: 10 mL por toma
- Neonatos y niños hasta 1 año (<4 kg): 2 mL por toma
- Niños mayores de 1 año: 4 mL por toma

Dilución en frascos de hemocultivo

- Dilución frasco hemocultivos (10 mL caldo cultivo/frasco)
- Adultos: poner 5 mL de sangre en cada frasco de hemocultivos (anaerobio y aerobio)
- Neonatos y niños menores de un año poner 1 mL en cada frasco de hemocultivo (anaerobio y aerobio)
- Niños mayores de un año poner 2 mL en cada frasco de hemocultivos (anaerobio y aerobio)

Transporte

- De inmediato, debidamente identificado con los datos del paciente poniendo el número de toma en cada frasco
- Solo a temperatura ambiente durante cortos periodos de tiempo (máximo 18 h)
- Hemocultivos procesados en sistemas automáticos pueden mantenerse entre 35 y 37 °C
- Nunca deben refrigerarse ni congelarse

Figura 5.12
Obtención de sangre para hemocultivo

5.2. Aditivos

La sangre contiene componentes que son especialmente lábiles y necesitan de algún tipo de aditivo o agente estabilizante que garantice la estabilidad de la muestra durante la fase preanalítica, es decir, hasta su llegada y procesamiento en el laboratorio. Para preservar las muestras de sangre y sus derivados, se pueden utilizar diferentes tipos de aditivos.

Los aditivos son sustancias que, además de preservar la muestra de sangre o alguno de sus componentes, facilitan su manipulación y su posterior análisis en el laboratorio. Los aditivos difieren en su mecanismo de acción y deben ser elegidos cuidadosamente para evitar en lo posible alteraciones en la muestra y variaciones artificiales *in vitro* que alteren los parámetros que se vayan a analizar. Además, determinados aditivos pueden estar perfectamente indicados o ser incluso requeridos para determinados análisis o técnicas de laboratorio, mientras que otros pueden ser inapropiados; por lo que la elección del aditivo vendrá determinada por el destino de la muestra. Véanse ventajas e inconvenientes de EDTA y heparina en los cuadros 5.6 y 5.7.

FUNDAMENTAL

Una de las principales decisiones a la hora de realizar una toma de muestra de sangre es si se necesitará utilizar algún tipo de aditivo y, en caso afirmativo, cuál es el más apropiado para el ensayo que se va a realizar.

Los más utilizados son anticoagulantes, agentes estabilizantes y geles separadores del suero.

5.2.1. Anticoagulantes

Los anticoagulantes son sustancias químicas que impiden o retrasan la coagulación de la sangre de manera que facilitan, además de la manipulación, el fraccionamiento de la sangre y el análisis de la muestra.

Importante

Los requisitos básicos de los anticoagulantes son:

1. No alterar el tamaño de los hematíes.
2. No producir hemólisis.
3. Evitar al máximo la agregación plaquetaria.
4. No alterar la morfología de los leucocitos.
5. Conservar la muestra.

Los anticoagulantes más comúnmente usados en la toma de muestras de sangre para distintos análisis y técnicas de laboratorio son los siguientes: EDTA, heparina, citrato y otros anticoagulantes con citrato: ACD, CPD, CPDA.

A) EDTA

El ácido etilendiaminotetraacético (EDTA) libre, en forma de sal disódica (Na_2EDTA), o di o tripotásica (K_2EDTA, K_3EDTA), actúa mediante un efecto quelante sobre el calcio (Ca^{2+}). Al fijarlo, impide la activación de la trombina (protrombina), la conversión del fibrinógeno en fibrina y, por tanto, la coagulación sanguínea. Las sales de potasio tienen la ventaja, con respecto a la de sodio, de ser más solubles en sangre. En cuanto a la diferencia entre el K_2EDTA y el K_3EDTA, es tan escasa, en cuanto a los valores obtenidos en las distintas magnitudes biológicas, que se considera que su uso indistinto no altera en nada los resultados.

El EDTA es un anticoagulante que proporciona muestras útiles para un amplio rango de análisis de laboratorio, análisis bioquímicos, de biología molecular (ADN, ARN, microARN, etc.), proteómica, etc. Además, también se utiliza para el estudio cuantitativo de células sanguíneas, tanto para su recuento y estudio de su morfología (hemograma) como para el estudio inmunohematológico (grupo sanguíneo, pruebas de compatibilidad, etc.). Por ello, si en el momento de obtención de la muestra de sangre se desconoce qué tipo de derivado va a obtenerse (plasma, células mononucleares de sangre periférica, ADN…) o a qué tipo de ensayo se va a destinar, se recomienda recoger la muestra con EDTA (cuadro 5.6).

Cuadro 5.6
Ventajas e inconvenientes del EDTA

Ventajas	Inconvenientes
• Respeta la morfología eritrocitaria (especialmente la sal tripotásica) y leucocitaria. • Inhibe la agregación de las plaquetas.	• Usado en exceso afecta a los eritrocitos y a los leucocitos, a los cuales les produce encogimiento y cambios de forma. • Se desaconseja para ensayos que incluyan cationes divalentes como Mg^{2+} y Ca^{2+}. • Plantea problemas para los análisis citogenéticos ya que impide la formación del huso acromático en la mitosis.

En general, el EDTA asegura la conservación de los elementos sanguíneos durante 24 horas si la sangre se mantiene a 4 °C.

B) Heparina

La heparina es una mezcla de glicosaminglicanos con un número variable de residuos que les dan cargas negativas. La encontramos como sal sódica, potásica, de amonio o de litio. Inhibe la activación de protrombina a trombina, y por lo tanto, evita la formación de fibrina a partir de fibrinógeno.

Normalmente la heparina con litio se utiliza para estudios bioquímicos, para la obtención de células mononucleares de sangre periférica (CMSP) e inmortalización celular, y la heparina sódica en recuento celular. Además, la heparina es el anticoagulante utilizado en las gasometrías (cuadro 5.7).

CUADRO 5.7
Ventajas e inconvenientes de la heparina

Ventajas	Inconvenientes
• No altera el tamaño de los eritrocitos. • Es el mejor anticoagulante para reducir al mínimo la hemólisis.	• Degeneración nuclear de los neutrófilos y no es apta para estudios de inmunohematología y test de Coombs. • Se desaconseja para ensayos que incluyan reacciones de afinidad y procesos de adsorción.

Al igual que con las muestras recogidas en EDTA, la sangre en heparina que se dedique a la extracción de plasma debe procesarse lo más rápidamente posible, idealmente en menos de tres horas si se mantiene a temperatura ambiente. Para otros derivados hemáticos se puede conservar la muestra hasta 24 horas en condiciones refrigeradas.

C) Citrato

El citrato trisódico actúa impidiendo que el calcio se ionice, y evita así la coagulación. La proporción es una parte de 3,8% o 3,2% de solución acuosa y 9 partes de sangre total. El citrato es el anticoagulante preferido para la toma de plasma para pruebas de coagulación y de plaquetas para pruebas de función plaquetaria.

Aunque retiene el calcio, su efecto se revierte fácilmente cuando se añade calcio. El inconveniente que presenta es que produce contracción eritrocitaria. Además, al ser una solución acuosa, diluye el plasma. No sirve para ver la morfología celular, ya que desarrolla con rapidez hematíes dentados y artefactos y deformación en las células sanguíneas. Tampoco es adecuado para las determinaciones bioquímicas ni determinaciones electrolíticas por llevar Na^+ y K^+.

El tiempo máximo entre la extracción de la sangre y su procesamiento depende del destino final de la muestra. En general, la sangre tratada con citrato mantenida a temperatura ambiente se debe procesar lo antes posible. Para el análisis de coagulación no debe exceder de las 4 horas. A 4 °C, puede mantenerse entre 6-8 horas.

D) Otros anticoagulantes con citrato: ACD, CPD, CPDA

El ACD es un anticoagulante formado por la mezcla de tres compuestos (ácido cítrico, citrato de sodio y dextrosa). El citrato actúa como anticoagulante por ser quelante de los iones calcio. La dextrosa proporciona un sustrato para la glucólisis durante el almacenamiento, y extiende así el tiempo de vida de los eritrocitos. La proporción de ácido cítrico y citrato de sodio es tal que el pH resulta óptimo para la conservación de la sangre entera.

PARA SABER MÁS

El ACD se utiliza fundamentalmente para la obtención de células mononucleares de sangre periférica (CMSP) y realizar la inmortalización de linfocitos B mediante el virus de Epstein-Barr. Son muy utilizados para bancos de sangre y en pruebas de histocompatibilidad.

El CPD contiene citrato, fosfato y dextrosa. Estabiliza el pH de la sangre en valores cercanos a 7,1 durante el periodo de almacenamiento, lo que permite que los componentes celulares continúen su metabolismo. Por otro lado, el fosfato presente en la solución anticoagulante permite mantener las reservas de ATP, lo que se traduce en una mayor estabilidad de la membrana celular y, por último, conserva los niveles elevados de 2,3-difosfoglicerato (2,3-DPG), lo que disminuye la afinidad de la hemoglobina por el oxígeno y facilita su liberación en los tejidos. La sangre anticoagulada con CPD se conserva hasta los 28 días.

El CPDA-1 es una solución anticoagulante que contiene más glucosa que el CDP. Además, contiene adenina, que es utilizada por el hematíe para sus reservas de nucleótidos, y prolonga por más tiempo la estabilidad de la membrana celular. El CPDA-2 es una fórmula mejorada del CPDA-1. Tiene mayor concentración de dextrosa y adenina. Permite una buena conservación de los hematíes e inhibe la agregación plaquetaria, por la reducción del pH. Como son anticoagulantes líquidos diluyen la muestra y están especialmente desaconsejados para estudios con plasma.

La fecha de vencimiento de la sangre entera anticoagulada con solución ACD es de 21 días. Si la sangre se conserva con CPDA-1, tiene una viabilidad de 35 días. Y si el anticoagulante utilizado es el CPDA-2, se ha observado que la sangre total puede conservarse por 49 días, mientras que los concentrados de hematíes se conservan durante 42 días.

5.2.2. Agentes estabilizantes

Este tipo de aditivos tiene como misión preservar un determinado componente sanguíneo. Unos de los estabilizantes más utilizados para la toma de muestras para investigación son los agentes estabilizantes de ARN. Es un aditivo que estabiliza el perfil de transcripción génica, reduce la degradación del ARN *in vitro* y minimiza la inducción génica. Estabiliza el ARN intracelular, minimiza las variables preanalíticas y estabiliza todo el proceso en el análisis de ARN; sin embargo, la sangre obtenida solo puede utilizarse para la obtención de ARN.

Las muestras con estos agentes estabilizantes (PAXgene®, Tempus® blood RNA o RNAlater®) pueden mantenerse varios días a temperatura ambiente o a 4 °C. Además, pueden conservarse durante años congelados a –20 °C o –80 °C.

5.2.3. Gel separador de suero

El suero es el componente de la sangre que resulta tras eliminar el coágulo sanguíneo. Es decir, el suero es similar al plasma sanguíneo sin las proteínas de la coagulación, fibrinógeno principalmente.

Para la obtención de suero generalmente se utilizan tubos sin aditivos, aunque en algunos casos sí contienen activadores que facilitan la retracción del coágulo. También pueden contener un gel separador que facilita la separación de suero y el coágulo tras la centrifugación.

Una vez extraída la sangre se producen una serie de procesos que pueden alterar algunos parámetros bioquímicos. Entre otros, por ejemplo, si transcurre mucho tiempo entre la toma de la muestra de sangre total y la separación del suero, la glucólisis que ocurre en la sangre total provocará una disminución de la concentración sérica de la glucosa en suero. También se producen procesos proteolíticos e hidrolíticos que provocan un aumento de la concentración de amoniaco. Por ello, debe separase el suero a los 30 minutos de la obtención, siempre que el coágulo se haya formado. Una vez extraída la sangre, se deja reposar, al menos 30 minutos a temperatura ambiente, para que se forme el coágulo y, posteriormente, mediante centrifugación, obtenemos el suero.

El suero debe separarse del contacto con las células tan pronto como sea posible. Se recomienda un límite máximo de 2 horas a partir del momento de recolección. El suero separado debe permanecer a temperatura ambiente no más de 8 horas. Si los ensayos no se han determinado dentro de 8 horas el suero debe refrigerarse a 4 °C. En caso de que la muestra separada deba conservarse más de 48 horas, el suero debe congelarse a –20 °C o –80 °C.

Un método ideal para almacenar suero incluye su rápida congelación a –80 °C; sin embargo, para la mayoría de sustancias el almacenamiento a –20 °C en un periodo de hasta 6 semanas no conducirá a ninguna variación clínicamente importante.

5.2.4. Códigos de color

Los tubos están codificados por color para indicar el tipo de aditivo que contienen y usan el código de color conforme a la norma ISO 6710, reconocida en todo el mundo. La relación entre el color y el aditivo, los análisis a efectuar con la muestra contenida en esos tubos y algunos comentarios aparecen en el cuadro 5.8.

CUADRO 5.8
Aditivos y código de colores de los tubos

Color del tubo	Aditivo	Análisis	Comentarios
Rojo 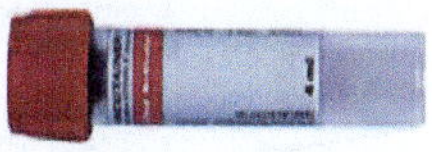	No tiene. Tubo seco sin activador de la coagulación o con activador de la coagulación.	• Uremia • Glicemia • Insulina • Hormonas • Perfiles	
Amarillo 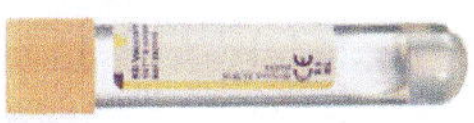	Tiene un activador de la coagulación y además un gel separador de suero.	• Perfiles • Marcadores tumorales • Hormonas • Drogas • Proteínas • Complemento • Metabolismos del hierro • Ácido fólico • Vitamina B_{12}	• Invertir el tubo suavemente. • Dejar coagular 30 min. • Centrifugar a 3.000 r. p. m. 10 min.
Gris 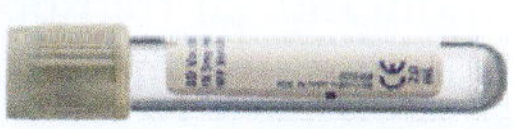	Fluoruro sódico y oxalato potásico.	• Curvas de glucosa • Curvas de lactosa	Enviar lo antes posible.

[.../...]

CUADRO 5.8 (CONT.)

Lila 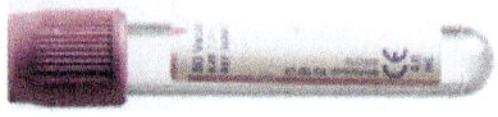	Contiene EDTA-K_2. El EDTA-K_3 altera los glóbulos, por lo que se recomienda el K_2.	• Hemograma • VSG • Hemoglobina glicada	• Invertir suavemente 6 veces. • No centrifugar.
Verde 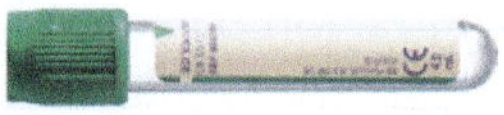	Heparina.	• Enz. Cardiacas • Electrolitos • Estudios porfirinas	
Celeste Tubo de doble pared para evitar la evaporación, ya que el citrato es líquido 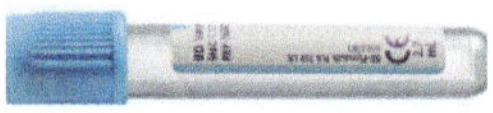	Citrato de sodio.	• Protrombina y TTPK (tiempo de tromboplastina parcial activada) • Coagulación y control de la coagulación	

5.3. Interferencia en las muestras de sangre

La sustancia interferente es un componente distinto del constituyente que puede provocar un error o interferir en el resultado final. El método ideal para detectar y semicuantificar las interferencias es realizar un espectro de absorción con distintas longitudes de onda y analizar el patrón del mismo, aunque la inspección ocular del tubo EDTA, heparinizado y seco en reposo, puede utilizarse (si no se dispone de otros medios) para detectar la presencia de muestras con hemólisis, ictéricas y lipémicas.

Una muestra hemolítica, lipémica o ictérica será válida o no para su cesión en función de las determinaciones que se desean realizar en ella.

5.3.1. Hemólisis

Se define la hemólisis como el proceso de destrucción de los hematíes, que conlleva a la liberación del contenido intraeritrocitario en el plasma y altera su composición. La aparición en plasma de más de 0,3 g/L de hemoglobina se considera la concentración mínima detectable visualmente. En la práctica, la variabilidad en la coloración del plasma normal debido a la presencia de otros pigmentos (bilirrubina, carotenos, etc.) hace muy difícil la detección fiable de hemoglobina de forma visual cuando su concentración es inferior a 2 g/L.

Los factores que pueden producir hemólisis se agrupan en factores intrínsecos al paciente, generalmente patologías vasculares, sanguíneas o infecciosas, y factores extrínsecos al paciente relacionados por lo general con los procesos de extracción.

Con gran diferencia, la causa más frecuente de aparición de muestras hemolizadas es el deterioro producido durante la obtención de las muestras, pero también durante su transporte y procesamiento. Este tipo de interferencias son las únicas evitables, y debería ser un estándar de calidad medible en la práctica diaria de los profesionales que tienen contacto con este tipo de muestras.

La hemólisis puede interferir en las determinaciones posteriores por cuatro vías diferentes:

a) Aditivo: la liberación de sustancias intracelulares por la hemólisis es comedida con el analito presente en el plasma o en el suero (por ejemplo: K^+, AST).
b) Espectral: debida al espectro de absorción de la hemoglobina, principalmente a 415, 540 y 570 nm.
c) Químico: por reacción cruzada de la hemoglobina u otros componentes celulares con el analito de interés, o algunos de los compuestos intermedios de la determinación.
d) Dilución: por contaminación de los fluidos intracelulares del suero o el plasma.

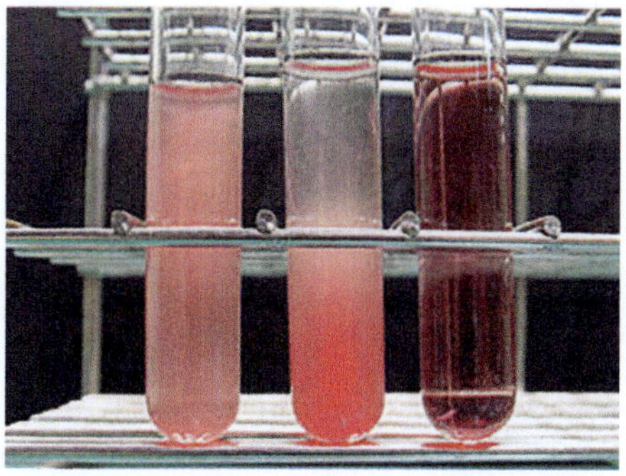

Figura 5.13
Muestra hemolizada (a la derecha)

5.3.2. Lipemia

El término *lipemia* se usa para describir muestras de suero o plasma con una apariencia turbia o lechosa, producida por un exceso de lípidos (hiperlipemia), principalmente colesterol o triglicéridos en la sangre, que en algunos casos se hace evidente. En otras ocasiones, el suero o el plasma es de apariencia normal y la única evidencia de la hiperlipemia son los valores altos en las concentraciones de colesterol o triglicéridos.

La presencia de un exceso de lípidos interfiere principalmente en las determinaciones fotométricas.

5.3.3. Ictericia

Aplicado a las muestras de suero y plasma, el término ictericia se refiere a la interferencia de color que se produce en estos hemoderivados por un exceso de bilirrubina en sangre.

La elevación de bilirrubina en suero o plasma se pone de manifiesto por un color amarillo intenso de estos derivados. Normalmente existe una cifra media de 0,5 mg de bilirrubina por 100 mL de sangre. Habitualmente las concentraciones de bilirrubina por encima de 35 μmol/L son clínicamente definidas como hiperbilirrubinemia, mientras que las muestras ictéricas tienen concentraciones de bilirrubina superiores a 100 μmol/L.

Toma nota

El mecanismo de interferencia de la bilirrubina puede ser espectral (por la absorbancia de la bilirrubina a 456 nm) o química: por interacción de la bilirrubina en la reacción utilizada para la determinación, por ejemplo, en las determinaciones mediadas por la peroxidasa

5.3.4. Fármacos y drogas

Ambos pueden ocasionar variaciones en los resultados de las pruebas de laboratorio, ya sea por el propio efecto fisiológico, *in vivo*, ya sea por la interferencia analítica, *in vitro*. Entre los efectos fisiológicos, deben citarse la inducción y la inhibición enzimáticas, la competencia metabólica y la acción farmacológica. Entre los efectos analíticos destacan la posibilidad de unión preferente a las proteínas y eventuales reacciones cruzadas.

Por su frecuencia, vale la pena mencionar los efectos del alcohol y del tabaco. Incluso el consumo esporádico de etanol puede provocar alteraciones significativas y casi inmediatas en la concentración plasmática de glucosa, de ácido láctico y de los triglicéridos, por ejemplo. El uso permanente es responsable de la elevación de la actividad de la gamma glutamiltransferasa, entre otras alteraciones. El tabaquismo es la causa de la elevación en la concentración de hemoglobina, en el número de leucocitos y eritrocitos y en el volumen corpuscular medio, además de otras sustancias, como adrenalina, aldosterona, antígeno carcinoembrionario y cortisol. Por último, también ocasiona la reducción de la concentración de HDL-colesterol.

5.4. Obtención, procesado y almacenamiento de muestras de plasma

El procesamiento de sangre total extraída por venopunción para la obtención de plasma consiste en separar la fracción celular de la sangre con el fin de obtener alícuotas de plasma que sean lo más representativas posible del estado fisiológico del paciente o donante en el momento que se le ha extraído y conservarlas en condiciones adecuadas, y evitar así interferencias en los análisis diagnósticos que se lleven a cabo.

Antes de realizar el procedimiento hay que tener en cuenta algunos aspectos (figura 5.14) que influirán en la obtención de un plasma de calidad.

Elección del anticoagulante

- Es recomendable elegir el tipo de anticoagulante en función del tipo de estudio/análisis que se vaya a realizar con las muestras
- EDTA con K_2 o K_3: no se aconseja su uso para la obtención muestras de plasma en las que se van a realizar ensayos que midan presencia de iones o que incluyan cationes divalentes como intermediarios de la reacción. Es aconsejable utilizarlo si la muestra de sangre se ha obtenido para obtener CMSP o *pellet* celular
- ACD: no se aconseja su uso si se van a realizar inmunoensayos, ya que disminuye los valores esperados. Se aconseja utilizarlo para obtener eritrocitos
- Heparina: no es recomendable si en el plasma se van a hacer análisis peptídicos o proteómicos porque puede interferir en algunos análisis de espectrometría de masas. Se recomienda para realizar estudios celulares

Elección del anticoagulante

- Se recomienda ajustar el tiempo óptimo de procesamiento de la muestra al tipo de ensayo que se vaya a hacer con ella. Los tiempos máximos recomendables serían:
  - Para estudios de biomarcadores en plasma, se aconseja centrifugar la sangre lo más rápido posible (idealmente dentro de los 30 minutos posextracción) para evitar alteraciones en la composición del plasma debidas a los cambios de expresión que ocurren en las células sanguíneas como consecuencia de la hipoxia
  - Para ensayos celulares: 1,5 horas
  - Para estudios virológicos: 24 horas

Número de centrifugaciones

- Se estima que por lo menos el 14% de los péptidos que componen el plasma proceden de las plaquetas debido a su activación posextracción o a la existencia de plaquetas residuales tras la centrifugación de la sangre. El mejor método para reducir la cantidad de plaquetas en plasma hasta <10/nL es hacer una doble centrifugación
- Como recomendación general y para la medición de biomarcadores libres en plasma será recomendable eliminar las plaquetas y minimizar la liberación de su contenido mediante doble centrifugación

Tiempo de almacenamiento

- Es recomendable tener en cuenta el tiempo y la temperatura a la que han estado almacenadas las muestras, puesto que muchos componentes del plasma son inestables incluso a –80 °C y dejan de ser detectables con el tiempo

Figura 5.14
Aspectos relevantes de la obtención de plasma

El ajuste de la temperatura y el tiempo de procesamiento, junto a la doble centrifugación, son los factores claves en el proceso de obtención de plasma sanguíneo. Los detalles de estos y otros factores aparecen en la figura 5.15.

Temperatura

- Si la muestra de sangre va a ser centrifugada inmediatamente (dentro de los 30 minutos posteriores a la extracción), lo aconsejable es mantenerla a temperatura ambiente (16-24 °C) hasta el momento de su procesado, para minimizar la activación plaquetaria que se produce a bajas temperaturas y provocar la liberación de proteínas que alteran la composición del plasma de manera irreversible
- Si sabemos que el procesamiento de la muestra se va a demorar, es aconsejable mantenerla refrigerada (2-6 °C) hasta el momento de su procesado con el fin de evitar la degradación de componentes de la muestra sensibles a la temperatura

Tiempo de procesamiento

- Se recomienda que el tiempo transcurrido entre la extracción de la sangre y su congelación sea inferior a 2 horas, para minimizar en lo posible la demora en la primera centrifugación
- El tiempo máximo aceptable para ciertos estudios es de hasta 72 horas si la muestra ha estado conservada a 4 °C

Primera centrifugación a 1.300-1.500 g durante 10 min

- Se consigue separar el plasma de la fracción celular de la sangre. Encontraremos en el tubo 3 fases:
  1. La fracción superior, con aspecto claro y transparente, de color amarillo corresponde al plasma
  2. La fase intermedia, que es muy fina y de color gris claro, es donde encontramos los leucocitos
  3. La fracción inferior, de color rojo oscuro, corresponde a los eritrocitos
- Aspirar cuidadosamente con una pipeta el plasma (fase superior amarilla) y transferirlo a un tubo de 15 mL estéril convenientemente identificado

Segunda centrifugación a 2.500 g durante 15 min

- Con esta segunda centrifugación se consigue eliminar la mayoría de las plaquetas contenidas en el plasma

Alicuotar en fracciones de al menos 0,5 mL

- En viales adecuados, debidamente etiquetados e identificados. Sellar correctamente los tubos para conseguir un cierre hermético. Registrar el número de alícuotas obtenidas para cada muestra
- Almacenar en un tiempo inferior o igual a 2 horas. Una vez obtenido el plasma pobre en plaquetas, es recomendable mantenerlo a 4 °C si no se va a guardar inmediatamente a –80 °C

Figura 5.15
Proceso de obtención de plasma

5.5. Obtención de muestras de suero

La muestra de suero es obtenida a partir de sangre completa, la cual es separada en sus diversos componentes mediante un proceso de centrifugación. La muestra de suero está desprovista de factores de coagulación, pero enriquecida con los componentes celulares y productos metabólicos de plaquetas.

La mayoría de las determinaciones se realizan en suero o plasma, con algunas excepciones, como los gases sanguíneos y los contajes hematológicos, por ejemplo, que se procesan con sangre total. Esto es debido a que muchos constituyentes se distribuyen desigualmente en suero o plasma y en los eritrocitos.

FUNDAMENTAL

Para poder llevar a cabo la etapa de centrifugación debe haber finalizado el proceso de coagulación de la sangre.

En bioquímica clínica, generalmente el suero y el plasma son intercambiables, con algunas excepciones (ACTH, renina...). Además, el suero se utiliza para electroforesis de proteínas e inmunofijación, y el plasma para medidas de coagulación. En general, se prefiere trabajar con suero siempre que se pueda, debido a su simplicidad en el manejo y en la recogida, y sobre todo a la ausencia de interferencias, ya que no contiene anticoagulante. La ventaja del plasma, además de poderse utilizar en casi todas las determinaciones urgentes de forma equivalente al suero, radica en que para separarlo no es necesario que se forme el coágulo antes de la centrifugación, con la consiguiente rapidez en el análisis.

Un aspecto importante de la fase de precentrifugación es que, antes de centrifugar los especímenes de sangre, debemos esperar a que se complete la formación del coágulo a temperatura ambiente para la obtención de suero, aproximadamente 20 minutos desde la extracción de la muestra. Como se ha dicho anteriormente, esta espera no es necesaria en las muestras anticoaguladas (plasma). Si no contemplamos este periodo de espera, existe la posibilidad de que se forme fibrina durante el análisis de la muestra, debido a una separación defectuosa de las fases, problema que también se puede solucionar utilizando plasma tras la adición de heparina de litio al espécimen (figura 5.16). El coágulo de fibrina formado no debe quitarse agitando el tubo, porque puede dar lugar a una ligera hemólisis.

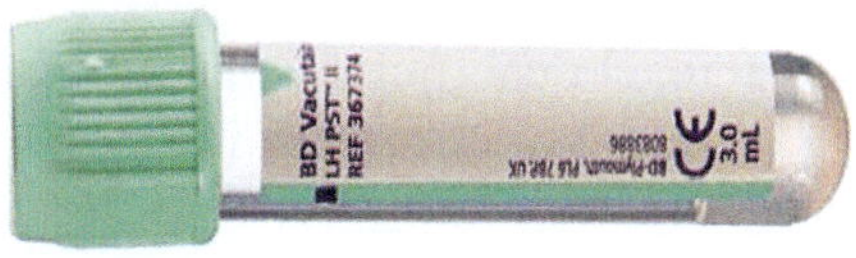

Figura 5.16
Tubo de heparina de litio de 3 mL con gel separador

La centrifugación se utiliza en sangre para separar dos fases (suero o plasma de las células).

La sangre ha de mantenerse en su contenedor original cerrado hasta que se lleve a cabo la separación. Para la preparación de suero o plasma, la sangre se centrifuga antes de 1-2 horas desde su recogida durante 10 minutos aproximadamente a una fuerza de centrifugación relativa (FCR) de 850 a 1.000 g (gravedad), manteniendo los recipientes o contenedores cerrados durante todo el proceso para evitar la evaporación del agua plasmática o sérica.

5.5.1. Recomendaciones para los tiempos de retracción del coágulo

Normalmente, el tiempo de espera para que la sangre coagule completamente es de 30 minutos. Sin embargo, los pacientes que están con terapia anticoagulante o aquellos con deficiencias en la coagulación tendrán procesos de coagulación más largos.

CUADRO 5.9
Tiempos mínimos de retracción del coágulo recomendados antes de la centrifugación

Tipos (tubos para obtener suero)	Tiempo de coagulación (minutos)
Sin activador del coágulo (rojo)	60
Con activador del coágulo (rojo)	30
Con gel separador y activador del coágulo (amarillo)	30
Con gel separador y acelerador del coágulo (naranja)	3 a 5

Los tubos recogidos con un volumen de sangre inferior al debido alteran la relación sangre-activador de coagulación, y dan lugar a la formación de fibrina.

Se debe respetar el intervalo necesario para la retracción del coágulo antes de la centrifugación, e intentar evitar la formación de fibrina.

PARA SABER MÁS

La relación coagulación-tiempo puede variar de un proveedor a otro, por ejemplo: algunos tubos con gel separador pueden presentar un acelerador de coágulo capaz de reducir los tiempos, de 3 a 5 minutos aproximadamente, para la formación total del coágulo, lo que aumenta la productividad y optimiza la rutina del laboratorio.

5.5.2. Separadores de suero, activadores y aceleradores de la coagulación

Se recomienda que la muestra de sangre para la obtención de suero sea extraída con un sistema cerrado al vacío, el cual incluye el tubo para la recolección. Existen diferentes tubos al vacío con los cuales el laboratorio clínico puede realizar la obtención de muestras de suero, sin embargo, la selección del tipo de tubo depende en gran medida de la toma de muestra, del proceso del laboratorio (manual, automatizado o robotizado), del tiempo de respuesta requerido para la emisión del resultado y de la prioridad para el procesamiento de la muestra.

Los separadores de suero, barreras de gel, partículas de sílice y trombina (figura 5.17) se utilizan para separar la muestra durante la etapa de centrifugación y la poscentrifugación.

Barreras de gel

- El uso de gel como barrera física inerte controla la viscosidad y gravedad específica, es un intermediario entre el suero y el coágulo, y evita el contacto y contaminación del suero con el paquete celular. La formación de la barrera de gel depende de la fuerza centrífuga relativa (FCR) que se aplique al centrifugar, la cual es establecida por el fabricante y puede ir desde 1.000 hasta 2.500 g. Tubos de tapón rojo

Partículas de sílice

- Son adicionadas como un activador de coagulación en las paredes del tubo, su tiempo de acción ocurre en un periodo de 30 a 60 minutos. Tubos de tapón amarillo

Trombina

- Es adicionada como acelerador y activador de la coagulación y genera la completa formación de coágulo en un tiempo de 5 minutos. Todos estos sistemas están disponibles en una gran variedad de tubos. Tubos de tapón naranja

Figura 5.17
Separadores de suero

5.5.3. Centrifugación de los tubos de extracción

Para tubos de extracción por vacío, se recomienda el uso de centrífugas equilibradas de ángulo móvil (tipo *swing-bucket*). Las recomendaciones de la centrifugación son las siguientes:

- Utilizar siempre contenedores o cubetas apropiadas. Los contenedores y cubetas de la centrífuga deben tener el tamaño específico para los tubos utilizados. Cubetas muy grandes o muy pequeñas pueden ocasionar la rotura o desplazamiento de los tubos, y dar lugar a la mala separación de la muestra.
- Equilibrar los tubos para minimizar el riesgo de rotura. Los tubos deben agruparse de acuerdo con el tipo, por ejemplo: tubos con el mismo volumen de aspiración, tubos de tamaños iguales, tubos de vidrio con tubos de vidrio, tubos con el mismo tipo de tapa o tapón de protección, tubos con gel con otros del mismo tipo, y tubos de plástico con tubos de plástico.

- Asegurarse de que los tubos estén correctamente encajados en el contenedor de la centrífuga. No encajarlos correctamente puede hacer que la tapa de protección del tubo se desprenda o que la parte superior del tubo se quede fuera del contenedor. Tubos de vidrio o plástico encima del contenedor pueden chocar con la cabeza de la centrífuga y romperse.
- Cerciorarse de que, al final del día, los contenedores y el área de contacto de la centrífuga sean desinfectados con hipoclorito al 1%, contribuyendo así a la seguridad del próximo usuario.

La centrifugación de la muestra es una etapa fundamental para la obtención de muestras de suero con calidad. Las velocidades de centrifugación serán determinadas conforme a la fuerza centrífuga relativa (FCR) del tubo utilizado y al tipo de centrífuga utilizada en el proceso. La FCR se expresa en gravedades, que son el término más utilizado para determinar las revoluciones por minuto (r. p. m.).

La centrifugación se realiza comúnmente entre 20 °C y 22 °C, especialmente si durante la centrifugación se incrementa la temperatura ocasionada por el aumento en el número de r. p. m. requerido para la separación de la muestra. Por otro lado, los avances en la tecnología incluyen separadores como las barreras de gel y aditivos, que proveen una adecuada separación de la muestra a diferentes velocidades y tiempos de centrifugación.

La relación velocidad/tiempo para la centrifugación de la muestra puede variar de un proveedor a otro, por ejemplo, algunos tubos con gel separador pueden centrifugarse en tiempos más breves, de 4 a 5 minutos aproximadamente, y mejorar así la productividad del laboratorio.

TOMA NOTA

Los tubos con gel separador no se pueden centrifugar a bajas temperaturas, puesto que las propiedades del flujo del gel se relacionan con la temperatura. La formación de la barrera de gel se puede ver afectada si se enfría el tubo antes o durante la centrifugación. Para optimizar el flujo y evitar el calentamiento, hay que ajustar las centrífugas refrigeradas a 25 °C.

Algunos parámetros tienen que ser transportados y centrifugados bajo refrigeración para mantener su estabilidad, por ejemplo: amoniaco, catecolaminas, ácido láctico, piruvato, ácidos grasos libres, actividad de la renina, acetonas y ACTH. Otros necesitan protección contra la acción de la luz (bilirrubina, betacaroteno, vitamina B12, ácido fólico).

Es importante examinar el aspecto final de la muestra después de la centrifugación, particularmente respecto a la presencia de fibrina, lipemia y hemólisis.

5.6. Derivados plaquetarios

En la actualidad gran número de investigaciones biomédicas se dedican a la identificación de mecanismos implicados en la regeneración y reparación tisular, y destaca el papel activo de los factores de crecimiento y de las proteínas plaquetarias y plasmáticas en la restitución celular. Para profundizar en el conocimiento del comportamiento biológico de los factores de crecimiento plaquetarios en la reparación tisular, es necesario realizar estudios experimentales en plasma rico en plaquetas (PRP).

El PRP y sus derivados se emplean asiduamente en tratamientos regenerativos (regeneración ósea, neovascularización, cirugía maxilofacial y estética, proliferación celular, oftalmología, trasplantes) y es por ello de utilidad su obtención y preservación para cesión en estudios que tengan relación con algunas de estas áreas. Los tres derivados plaquetarios más utilizados se definen en la figura 5.18.

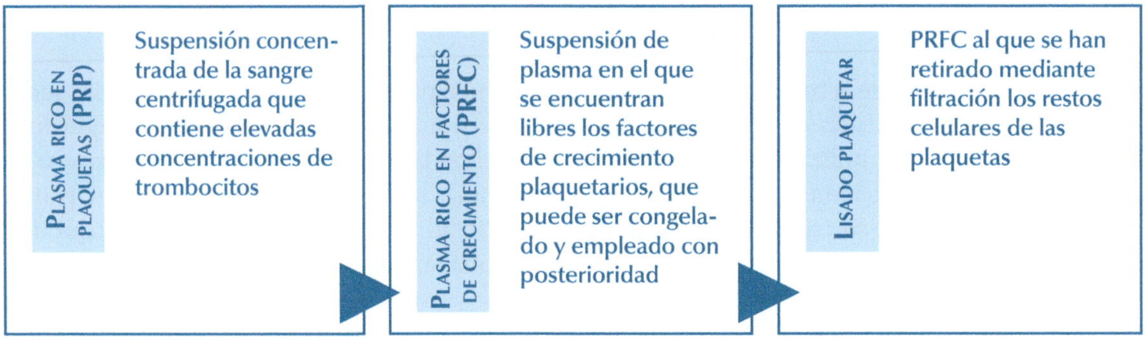

Figura 5.18
Productos plasmáticos plaquetarios

5.6.1. Plasma rico en plaquetas

El PRP es un volumen de plasma extraído a partir de una muestra de sangre. Si esta sangre es del propio paciente, se aporta la ventaja adicional de que no es tóxico ni inmunorreactivo para el receptor. Este plasma contiene una cantidad de plaquetas de tres a cinco veces mayor que la que se encuentra en la sangre normal (idealmente debemos alcanzar la cifra de 1.000.000 plaquetas por μL).

Existen varios métodos de obtención de plasma rico en plaquetas, algunos de ellos emplean distintos anticoagulantes y medios de sedimentación, si bien se aconseja el citrato sódico y la centrifugación como método estándar:

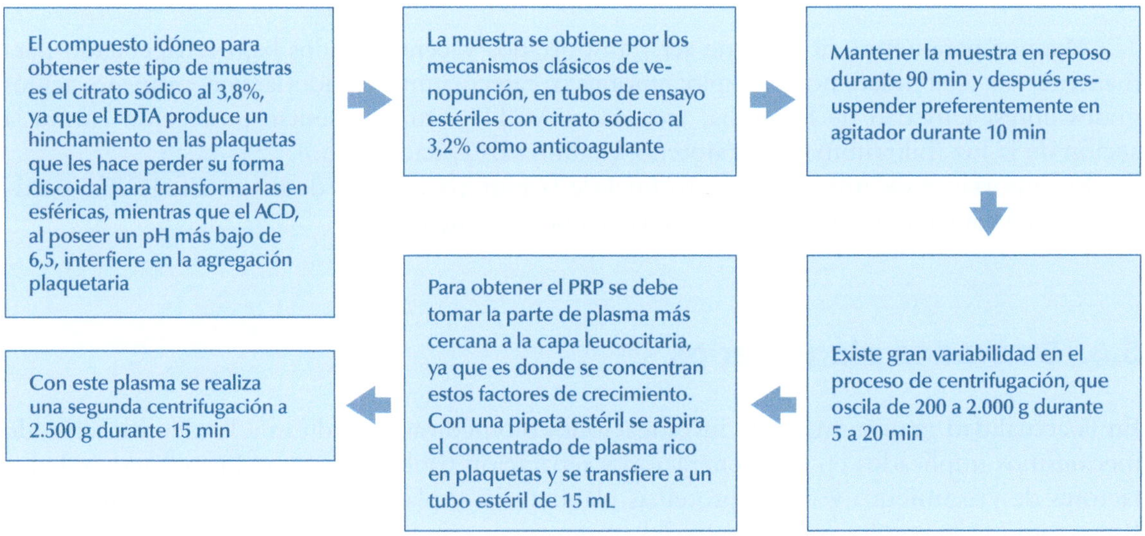

Figura 5.19
Método estándar de obtención de PRP

5.6.2. Plasma rico en factores de crecimiento

Para conseguir la liberación de los factores de crecimiento de los gránulos plaquetarios al plasma rico en plaquetas, y obtener así plasma rico en factores de crecimiento, se debe romper la membrana celular mediante congelación a –30 °C durante al menos 24 horas. De esta forma el PRFC se puede mantener hasta 6 meses entre –20 °C y –40 °C o hasta 5 años si se mantiene entre –40 °C y –80 °C. Cuando se utilice una alícuota, se llevará a cabo una descongelación lenta (1-6 °C) y se atemperará inmediatamente antes de su administración.

5.6.3. Lisado plaquetar

El lisado plaquetar para cultivos celulares se obtiene a partir de PRFC, al que se han retirado los desechos celulares de las plaquetas. Mediante centrifugación se retira la mayor parte de las membranas. Se recomienda 3.500 g durante 30 min y se deben considerar las siguientes indicaciones:

- El plasma se pasará por un filtro de 0,22-0,8 μm.
- Las alícuotas se pueden conservar durante 2 años a temperaturas inferiores a –30 °C.
- Este proceso se realizará en las máximas condiciones de esterilidad posibles.

5.7. Componentes de la sangre

De la sangre total pueden separarse varios componentes. Los hematíes y las plaquetas se aíslan de la sangre mediante centrifugación suave, y son posteriormente procesados. El plasma residual puede utilizarse directamente o bien ser fraccionado nuevamente para obtener otros componentes: hemoderivados.

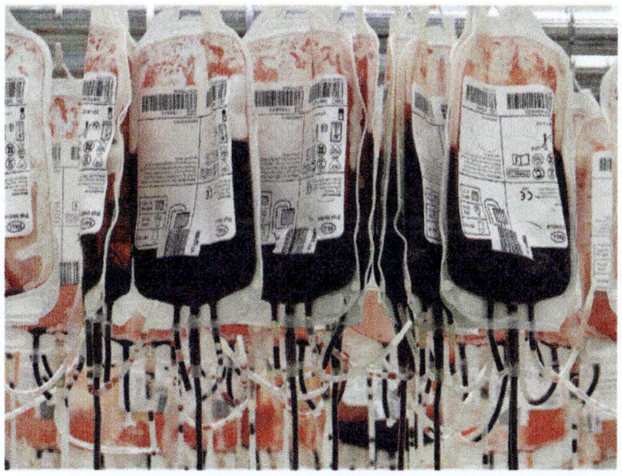

Figura 5.20
Bolsas de sangre total

De cada donación individual se extrae una unidad de hematíes, una de plasma, unos 250-300 mL y unas pocas plaquetas. Se necesitan las plaquetas de cuatro donantes para alcanzar una unidad terapéutica de plasma. Todo este material sanguíneo se remite desde los bancos de sangre hasta los hospitales, donde se emplean en transfusiones y diferentes tratamientos; aunque se gasta en diferentes proporciones. Los productos más usados, con diferencia, son los concentrados de hematíes, por lo que todo ese plasma "sobrante" que no se remite a los hospitales se envía a la industria farmacéutica para que lo transforme en hemoderivados. En la figura 5.21 se exponen las diferencias entre ambos productos.

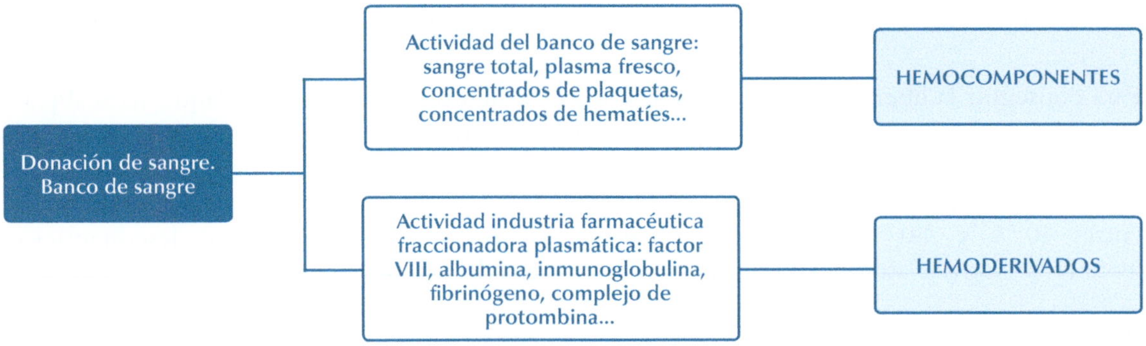

Figura 5.21
Procedencia de hemocomponentes y hemoderivados

5.7.1. Hemocomponentes

La unidad de sangre total es el producto que resulta de la adición de 63 mL de solución anticoagulante-conservadora (citrato, fosfato, dextrosa, CPD) a los 450 mL de sangre obtenida de un donante. Su almacenamiento se realiza a 4 °C y durante el mismo las plaquetas y los leucocitos dejan de ser funcionales a los pocos días de la extracción, así como los factores de la coagulación.

En los bancos de sangre se procesa la sangre total, tal y como se detalla en la figura 5.22, para obtener los diferentes hemoderivados.

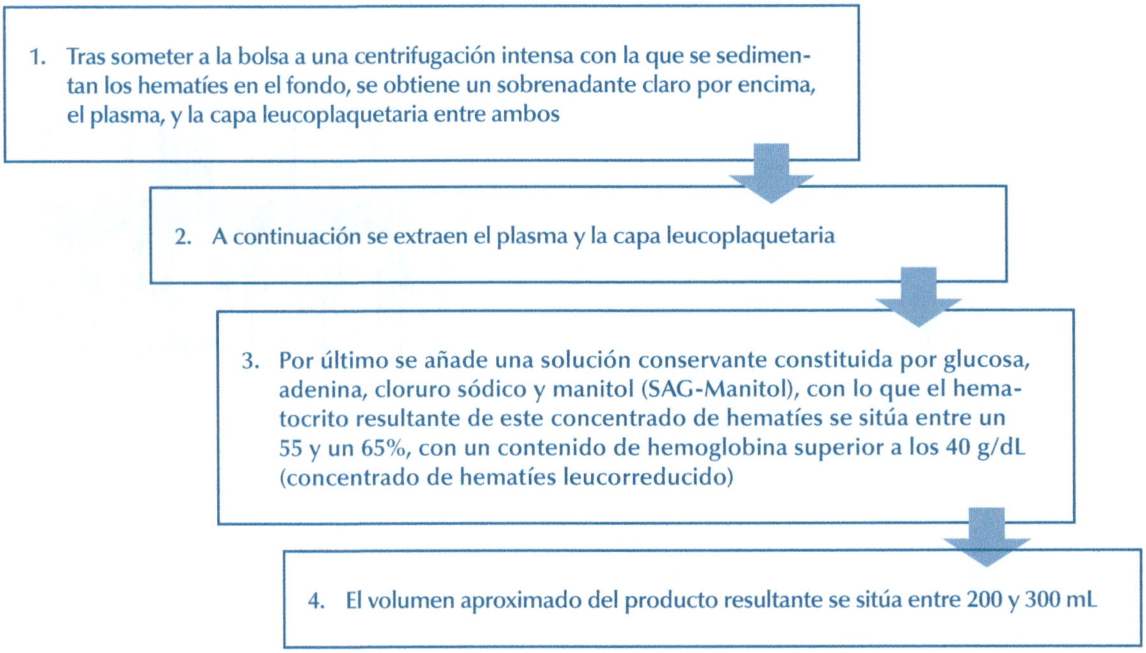

Figura 5.22
Procesamiento de sangre total para obtención de hemocomponentes

De una donación de sangre total se pueden obtener los siguientes componentes: concentrado de hematíes, concentrado de plaquetas, plasma fresco congelado y crioprecipitado. Sus características se exponen en el cuadro 5.10.

CUADRO 5.10
Características de los hemocomponentes

	Características	Composición	Utilidad
Concentrado de hematíes	Unidad que ha sido extraída con un anticoagulante, con o sin conservante y que por sedimentación o centrifugación se separa y extrae el plasma, y queda un precipitado que son las células de la serie roja, blanca y plaquetas.	• Eritrocitos • Leucocitos • Plasma	Se emplea para aumentar el transporte de oxígeno en anemias, hemorragias, aplasia e hipoplasia medular y CID.
Concentrado de plaquetas	Sedimento obtenido por una segunda centrifugación a partir de plasma rico en plaquetas.	• Eritrocitos • Leucocitos • Plaquetas • Plasma	Se recomienda su uso en el tratamiento de trombocitopenias, prequirúrgico o quirúrgico en pacientes con riesgo de hemorragia, hipovolemias y enfermedad de Von Willebrand.
Plasma fresco congelado	Se obtiene tras centrifugación de una unidad de 450 mL de sangre total en las seis horas que siguen a su obtención. Tiene un volumen que oscila entre 200-250 mL. Puede almacenarse hasta un año a –30 °C.	• Fibrinógeno • Factores V y VIII • Antitrombina 3	Enfermedad de Von Willebrand, coagulopatías por vitamina K, hemofilias A, B y C, parvovirosis e inmunidad pasiva neonatos.
Crioprecipitado	Concentrado de proteínas plasmáticas obtenido al descongelar plasma fresco congelado, centrifugarlo y eliminar el sobrenadante, y se vuelve a congelar.	• Fibrinógeno • Factores VII y XIII • Factor de Von Willebrand	Se recomienda en el tratamiento de trombocitopenias, enfermedad de Von Willebrand, hemofilia A, afibrinogenia, hipofibrinogenia, deficiencia en factor V de coagulación y hemostasia tópica quirúrgica.

5.7.2. Hemoderivados

Se trata fármacos, proteínas terapéuticas, presentes en el plasma humano. También pueden considerarse como un medicamento cuyo principio activo se obtiene del plasma de donantes humanos sanos, a través de un proceso tecnológico de fraccionamiento y purificación adecuado, detallado en la figura 5.23.

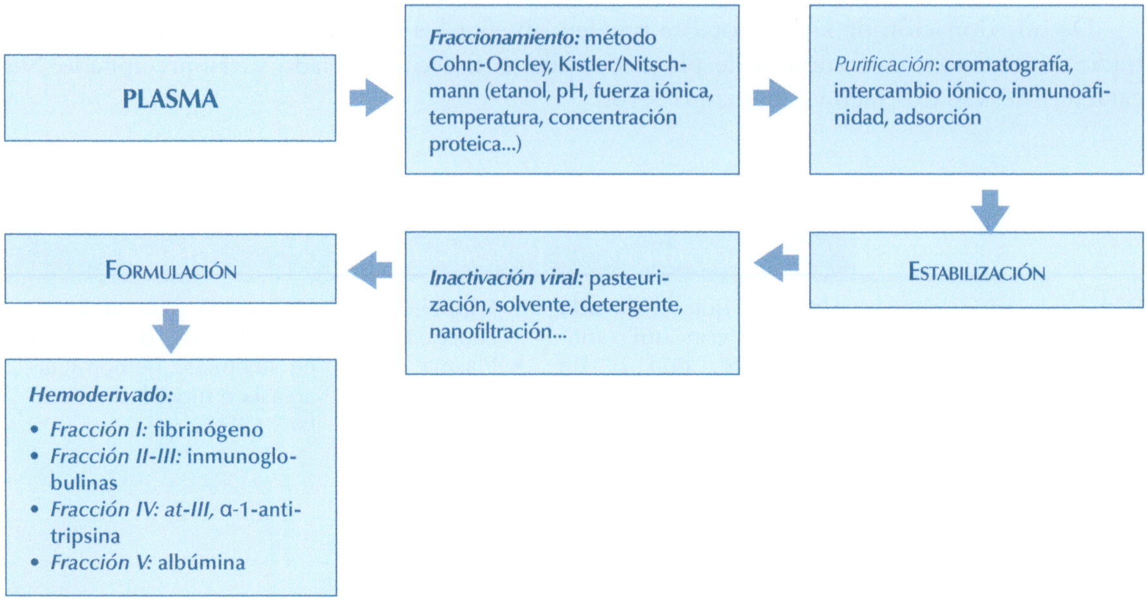

Figura 5.23
Obtención de hemoderivados

Los principales hemoderivados que se obtienen del plasma son la albúmina (que sirve para tratar, por ejemplo, ciertas patologías del hígado y *shocks* traumáticos), factores de la coagulación (el VIII es el más conocido para el tratamiento de pacientes con hemofilia que sufren hemorragias frecuentes), las inmunoglobulinas (que se emplean en sujetos inmunodeprimidos que sufren infecciones frecuentes, en procesos autoinmunes) y la α-1-antitripsina (para pacientes con déficit de esta enzima).

Sabías que...

Hay una nueva metodología diagnóstica que no utiliza muestras de sangre ni determinaciones analíticas tradicionales, biosensores de temperatura Onkocet®. Puedes obtener más infornación accediendo con este código QR:

5.8. Sustancias y elementos formes analizables a partir de una muestra de sangre

Aunque es posible determinar un gran número de sustancias en sangre, el análisis básico elige las sustancias más importantes que afectan a la salud general o a los órganos más relevantes. Normalmente, los que más se solicitan para el estudio son el hemograma y la bioquímica sanguínea.

5.8.1. Hemograma

Es un estudio cuantitativo que evalúa la concentración de cada uno de los elementos formes de la sangre. También comprueba si las células tienen una forma y estructura normales o, por el contrario, están alteradas. En los cuadros 5.11 y 5.12 se comentan estas determinaciones hematológicas; el primero (I) sobre la serie roja y el segundo (II) centrado en la serie blanca.

CUADRO 5.11
Valores hematológicos I

Determinaciones	Valores de referencia	Aumento	Disminución
Hematíes	4,5-5,9 millones/mm^3 en hombres. 4-5,2 millones/mm^3 en mujeres	• *Poliglobulia*. Puede ser de causa desconocida o deberse a una hiperfunción excesiva de la médula ósea. • Tabaquismo. • Vivir en zonas muy elevadas.	• Hemorragias • Anemia
Hemoglobina (Hb)	13,5-17,5 g/dL en hombres. 12-16 g/dL en mujeres	• Poliglobulia. • Cardiopatías. • Problemas pulmonares crónicos o gente que vive en zonas de mucha altitud.	• Anemia
Hematocrito (Hto)	41-53% en hombres. 36-46% en mujeres	• Problemas cardiacos. • Falta de hidratación. • Enfermedades pulmonares crónicas.	• Anemia • Hemorragias • Embarazo • Problemas en la médula ósea • Leucemia • Hipertiroidismo
VCM (volumen corpuscular medio)	88-100 fl	• Déficit de vitamina B12 o de ácido fólico, trastornos del hígado o consumo de alcohol.	• Anemias y talasemias
HCM (hemoglobina corpuscular media)	27-33 pg	• Son raros los casos de anemias hipercrónicas. • Pueden alertar de un déficit de vitamina B_{12} o ácido fólico.	• Lo más común es que exista anemia por falta de hemoglobina (normalmente por déficit de hierro)

CUADRO 5.12
Valores hematológicos II

Determinaciones	Valores de referencia	Aumento	Disminución
Linfocitos	1.300-4.000 /mL	• *Linfocitosis*. Aparece en procesos infecciosos agudos, crónicos, alergias farmacológicas y procesos linfoproliferativos como la leucemia.	• *Linfopenia*. Es habitual encontrarla en personas cuyo sistema inmune es defectuoso o están siguiendo un tratamiento inmunosupresor (quimioterapia).
Leucocitos	4.500-11.500 mL		

[.../...]

CUADRO 5.12 (CONT.)

Neutrófilos	2.000-7.500 /mL	• *Neutrofilia*. Aparece ante infecciones, procesos inflamatorios, quemaduras, hemorragias agudas, tabaquismo y golpe de calor. Se puede asociar también a procesos en los que se produce la muerte de las células de algún tejido, como el infarto de miocardio.	• *Neutropenia*. Especial vulnerabilidad para contraer infecciones.
Eosinófilos	50-500 /mL	• *Eosinofilia*. Puede indicar la presencia de alergias, asma, parásitos e infecciones. También se asocia a enfermedades intestinales como Crohn y celiaquía, y a enfermedades pulmonares.	
Plaquetas	150.000-400.000/mm^3	• *Trombocitosis*. Puede originar la formación de trombos dentro de las arterias. Puede aparecer sin causa justificada, como reacción ante una hemorragia aguda o ciertas enfermedades, o bien debido a un mal funcionamiento medular.	• *Trombocitopenia*. Puede deberse a un acúmulo anormal de plaquetas en el bazo o a una mala función de la médula ósea. Tiene como consecuencia la mala coagulación sanguínea, lo que dará lugar a hemorragias (nasales, de encías, hematomas en la piel, sangre en orina y en heces...). Púrpura trombocitopénica idiopática.
VSG (velocidad de sedimentación globular)	0-10 mm/h en hombres 0-20 mm/h en mujeres	• El mieloma, los linfomas, las leucemias y los procesos inflamatorios crónicos como la artritis reumatoide o el lupus. Pero su elevación no indica necesariamente una patología, ya que también se eleva en algunos procesos fisiológicos como el embarazo, la menstruación o en los ancianos.	• Raramente suele estar disminuida. Sin embargo, es dato útil en el seguimiento de pacientes, ya que si la VSG se reduce sugiere que el tratamiento impuesto está siendo eficaz.

5.8.2. Bioquímica

En una analítica o rutina bioquímica se analiza la concentración en el organismo de diferentes sustancias químicas presentes en la sangre. Las más habituales, de uso muy frecuente, se describen en los cuadros 5.13 y 5.14.

CUADRO 5.13
Valores bioquímicos en sangre I

Determinaciones	Valores de referencia	Aumentos	Descensos
Glucosa	70-110 mg/dL	• Hiperglucemia: diabetes *mellitus*. Intolerancia a la glucosa. Algunos medicamentos y ciertas enfermedades (síndrome de Cushing, pancreatitis aguda…) pueden elevar los niveles de glucosa.	• Hipoglucemia. Puede deberse a un periodo de ayuno amplio, a un defecto en la formación de la insulina, como insuficiencia pancreática, tumores, ingesta de alcohol; o bien ser de causa hereditaria.
Urea	0,6-1,5 mg/dL	• Hiperuricemia: puede deberse a dietas ricas en proteínas, a un fallo renal, un fallo cardiaco, al ayuno muy prolongado o a hemorragias. La urea también está elevada en los individuos que tienen mucha masa muscular. También puede deberse a la toma de algunos medicamentos que afectan a los riñones, por cálculos urinarios o por tumores, por una deshidratación, o incluso cuando se han producido quemaduras en tejidos.	• *Hipouricemia*. Se debe a dietas pobres en proteínas, embarazo, malnutrición o fallo hepático.
Ácido úrico	2-7 mg/dL	• Gota, litiasis renal e insuficiencia renal. Diabetes *mellitus* y alcoholismo. Consumir con frecuencia alimentos ricos en proteínas como el marisco, las espinacas, el pescado azul y las carnes rojas. Después de un ejercicio extenuante.	• Aparece en algunas enfermedades de los túbulos renales (síndrome de Fanconi) o en las dietas muy bajas en proteínas.
Creatinina	70-110 mL/min	• Deshidratación, fallo renal (por glomerulonefritis o piedras en el riñón), alteraciones de las vías urinarias como la obstrucción producida por un cálculo o por el aumento del tamaño de la próstata. También se ve en estadios iniciales de las enfermedades musculares (distrofias).	• Pacientes que tienen poca masa muscular. Distrofias musculares graves.
Colesterol **HDL** **LDL**	120-200 mg/dL 42-90 mg/dL 0-160 mg/dL	• Si la cifra de colesterol está elevada es necesario analizar los dos tipos de colesterol (HDL y LDL), teniendo en cuenta que el colesterol total no es la suma de los otros dos.	

[.../...]

CUADRO 5.13 (CONT.)

		• Sobrepeso. Falta de ejercicio. Diabetes. Enfermedad renal. Síndrome ovárico poliquístico. Embarazo y afecciones que incrementen los niveles de hormonas femeninas. • Glándula tiroides hipoactiva. Medicamentos, como ciertos anticonceptivos, diuréticos, betabloqueadores y algunos medicamentos usados para tratar la depresión. Hiperlipidemia familiar combinada. • Disbetalipoproteinemia familiar. Hipercolesterolemia familiar. • Hipertrigliceridemia familiar.	

CUADRO 5.14
Valores bioquímicos en sangre II

Determinaciones	Valores de referencia	Aumentos	Descensos
Triglicéridos	30-280 mg/dL en hombres. 30-220 mg/dL en mujeres	• Dieta rica en grasas y aceites. Hipertrigliceridemia familiar. Consumo de alcohol o tabaco también influye en tener elevado los triglicéridos.	
Transaminasas: **GOT** **GPT** **GGT**	7-40 unidades/litro. 5-43 unidades/litro. 12-55 unidades/litro	• Alteraciones hepáticas (hepatitis aguda, hígado graso, hepatitis alcohólica, intoxicación por paracetamol y hepatitis crónicas). • Las causas de elevación de la GGT son colestasis intra y extrahepáticas (ya sea por causas tumorales o por cirrosis alcohólica).	
Fosfatasa alcalina	89-280 unidades/litro	• Crecimiento. Los niños normalmente presentan cifras altas de fosfatasa alcalina, al igual que ocurre tras una fractura ósea durante el tiempo en que el hueso está recuperándose del traumatismo.	• Los niveles disminuyen en los casos de desnutrición.
Calcio	8,5-10,5 mg/dL	• La hipercalcemia suele deberse a una excesiva función de las glándulas paratiroideas.	• La hipocalcemia se debe a una hipofunción de las glándulas paratiroideas, aunque también se ve en casos de alcoholismo y pancreatitis.

[.../...]

CUADRO 5.14 (CONT.)

Hierro	50-150 mg/dL	• Algunas enfermedades pueden causar un elevado nivel de hierro en el organismo, como la hemocromatosis.	• Anemia ferropénica.
Potasio	3,5-4,5 mmol/litro	• Hiperpotasemia. Sus causas más importantes son aumento de la ingesta, disminución de su eliminación (insuficiencia renal) e hiperglucemia.	• Hipopotasemia: disminución de la ingesta, pérdidas (vómitos, diarreas y uso de diuréticos), hipotermia y alteraciones hormonales (aumento de la insulina).
Sodio	135-145 mmol/litro	• La hipernatremia puede deberse a un aumento en la ingesta de sal o a beber poca agua.	• Hiponatremia: pérdida de sodio (vómitos, diarrea, sudoración excesiva...), diuresis excesiva o defectos en las hormonas suprarrenales.
Bilirrubina	0,2-1 mg/dL	• Trastornos hereditarios en el metabolismo y eliminación de la bilirrubina, alteraciones en la anatomía de los conductos biliares u obstrucciones por piedras en la vesícula, o bien a enfermedades hepáticas (cirrosis o hepatitis).	

5.8.3. Pruebas de coagulación

Son fundamentales para saber si la sangre se coagula correctamente e imprescindibles antes de que un paciente puede ser operado.

Es muy importante que las condiciones de obtención de la muestra y de su transporte y manejo posterior sean correctas. Para obtener la muestra debe realizarse una punción venosa lo menos traumática posible. Lo ideal sería no utilizar torniquete, pero si se usa, debemos extraer la sangre lo más rápido posible para evitar la activación de la coagulación producida por la estasis venosa. La sangre deberá mezclarse con citrato sódico en una proporción adecuada, lo que impide que se desencadene la coagulación mediante el bloqueo del calcio. Para el transporte es preferible que la sangre se mantenga a temperatura ambiente y no en frío, ya que al enfriar la muestra podría activarse el factor VII. Además, la determinación analítica debe realizarse en un tiempo breve, preferiblemente inferior a 2 horas, ya que con tiempos superiores los factores de la coagulación se deterioran. Las pruebas de coagulación más frecuentes se estudian en la figura 5.23.

Estudio de las plaquetas

- Ante la sospecha de una trombopatía se realizará un recuento plaquetario (valor de referencia: 150.000-400.000/mm^3) y una revisión de la morfología de las plaquetas con el microscopio óptico. Así se descarta trombopenia o trombocitosis
- Para obtener más información se dispone de los estudios de agregación plaquetaria (método turbidimétrico que cuantifica la aparición de un coágulo al añadir a un plasma rico en plaquetas diferentes concentraciones de ADP, colágeno o epinefina)
- En los últimos años se han desarrollado nuevas técnicas, como el analizador de la función plaquetaria PFA-100, prueba de funcionalismo plaquetar que mide el tiempo de obturación o la citometría de flujo

Estudio de la fase plasmática de la coagulación

- Tiempo de protrombina (TP). Explora la vía extrínseca. El resultado puede aparecer expresado en segundos, en porcentaje de actividad o como relación entre el tiempo del paciente y el de un *pool* de plasmas normales, y es esta última la forma de cuantificación más correcta (valores normales: 60-130% 30-40", ratio: 0,8-1,3). El TP se prolonga cuando existe un déficit congénito de factor VII, X, V o II, un déficit de vitamina K, hepatopatía, coagulación intravascular diseminada (CID) o tratamiento con acenocumarol o warfarina
- Tiempo de tromboplastina parcial activada (TTPA) o *tiempo de cefalina*. Explora la vía intrínseca. Se expresa en segundos o como relación entre el tiempo del paciente y el tiempo de un plasma control conocido normal. Valores normales: 10-15", ratio: 0,8-1,3. El TTPA se prolonga en las deficiencias de calicreína y de quininógeno de alto peso molecular, el déficit congénito de los factores XII, XI, IX y VIII, cuando existen anticuerpos contra estos factores, o en el tratamiento con heparina
- Tiempo de trombina (TT). Mide la cantidad y función del fibrinógeno. Se realiza añadiendo trombina al plasma. Se usa para monitorizar la terapia con heparina. Valores normales: 15-20"

Otros estudios

- Se pueden realizar otras técnicas más especializadas para diagnosticar alteraciones de la hemostasia: dosificación de los factores de coagulación, determinación de los niveles antigénicos del factor Von Willebrand y de su actividad como cofactor de la ristocetina, análisis de los multímeros de esta proteína, y técnicas para la detección de inhibidores o autoanticuerpos contra factores
- En laboratorios de biología molecular se puede caracterizar la alteración genética responsable de estos trastornos

Figura 5.24
Pruebas de coagulación y hemostasia

Resumen

- El análisis de sangre es una de las herramientas más básicas, útiles y comúnmente utilizadas en el campo de la medicina debido a que la técnica de extracción es relativamente sencilla y el análisis de la muestra por parte de laboratorios especializados aporta una muy valiosa información sobre el estado de salud de la personas.
- En general, la muestra de sangre se extrae de una vena, pero existen situaciones especiales en las cuales la muestra de sangre se extrae de una arteria (gasometría), del pulpejo de los dedos (control de la glucemia), etc. La extracción de sangre es realizada, generalmente, por un enfermero dentro de un consultorio. Suele extraerse una pequeña muestra de sangre, de unos 10 mL, aunque estudios especiales pueden requerir una muestra mayor.

- El análisis de sangre no requiere de ninguna preparación especial por parte del paciente. Con frecuencia, al paciente se le solicitará que permanezca en ayunas entre 8-10 horas antes de la extracción dado que algunos valores del estudio pueden verse modificados con la toma de alimentos. En ocasiones, dependiendo de las razones por las cuales se realiza el análisis de sangre, el paciente evitará tomar una medicación o un alimento en concreto horas o días previos al examen.
- El sistema de extracción recomendado es el de sistemas de vacío en el que los tubos ya llevan incorporados los aditivos, sustancias que facilitan el procesamiento de las muestras obtenidas y la determinación analítica.
- Los errores cometidos en la fase preanalítica de las determinaciones en sangre son originados principalmente por interferencias producidas por hemólisis, lipemia, ictericia y fármacos. Estos errores pueden reducirse sustancialmente mediante el manejo adecuado de todas las etapas de la fase analítica, desde la correcta extracción hasta la conservación previa de la muestra antes de la determinación.
- La separación de los componentes de la sangre para obtener plasma, suero y productos plaquetarios es otro de los aspectos claves en el manejo de este tipo de muestras. Los productos obtenidos en biobancos y empresas farmacéuticas, hemocomponentes y hemoderivados, son considerados medicamentos vitales (con ninguna o pocas alternativas convencionales) utilizados en trasfusiones y medicina regenerativa.
- El análisis básico de sangre valora las sustancias más importantes que afectan a la salud general o a los órganos más relevantes. Sirve para determinar los valores de diversas sustancias que circulan por la sangre, como los glóbulos blancos, los rojos y las plaquetas (hemograma), el azúcar, la urea, el sodio y el potasio (bioquímica) y el fibrinógeno y los factores de coagulación (pruebas de coagulación y hemostasia).

Ejercicios propuestos

1. ¿Qué tipo de precauciones hay que tener en cuenta en la obtención de muestras sanguíneas con el fin de que no haya variaciones en las determinaciones posteriores?
2. Enumera los pasos del proceso de extracción de sangre venosa.
3. ¿Con qué fines se utilizan las muestras de sangre venosa, arterial y capilar?
4. Cita las ventajas de la utilización de los tubos de vacío en la extracción de sangre.
5. ¿Cuál debe ser el orden de recogida de las muestras con este sistema de extracción? ¿Por qué?
6. Explica el origen de las complicaciones o problemas que pueden surgir durante y después de la extracción de sangre venosa.
7. Diferencia la recogida de muestras de sangre para hemocultivo de una obtención de sangre mediante venopunción.

8. En tu opinión, ¿cuál es el mejor de los anticoagulantes usados habitualmente en el laboratorio? Razona tu respuesta.
9. Comenta las características de los anticoagulantes basados en citrato.
10. Explica los mecanismos de acción de los anticoagulantes usados en muestras de sangre y su idoneidad para los diferentes tipos de pruebas.
11. Una muestra de sangre recogida en un tubo heparinizado, ¿servirá para un estudio sobre la capacidad de coagulación? Razona tu respuesta.
12. ¿En qué se diferencia el procesamiento de sangre total para obtención de plasma del de suero?
13. ¿Por qué debe separarse el suero 30 minutos después de la extracción? ¿Por qué no antes o después de este tiempo?
14. ¿Sobre qué determinaciones produce interferencias una muestra hemolítica? ¿Y un suero ictérico?
15. Resalta la importancia actual del plasma rico en plaquetas y sus derivados.
16. Define *hemocomponentes* y *hemoderivados*, analiza su composición y expón sus diferencias.
17. Comenta a qué pueden deberse las variaciones respecto de los valores de referencia de los siguientes parámetros hematológicos: *velocidad de sedimentación globular, linfocitos, volumen corpuscular medio* y *hematocrito*.
18. ¿Qué utilidad tiene la determinación del tiempo de protrombina, el tiempo de tromboplastina parcial activada y el tiempo de trombina?

Supuesto práctico 5.1

➲ Localiza e identifica mediante palpación, por parejas de alumnos, las venas del brazo que más se emplean en las técnicas de venopunción, así como las arterias radial y humeral en el brazo.

Supuesto práctico 5.2

➲ En el laboratorio, utilizando modelos anatómicos, realiza una simulación de extracción de sangre venosa y capilar. Aspectos que hay que valorar:

- Selección y preparación del material adecuado.
- Realización correcta del procedimiento de extracción.
- Destreza, habilidad y seguridad en la realización de la técnica.
- Depósito adecuado de la muestra en los tubos de recogida.

Supuesto práctico 5.3

➲ A partir de una muestra de sangre total, obtén en el laboratorio las siguientes fracciones sanguíneas: plasma, suero y plasma rico en plaquetas. Se valorará:

- Adecuación del método de fraccionamiento al volumen de muestra de partida y tipo de determinación que se realice con el producto final obtenido.
- Selección del material y el aparataje necesario.
- Realización del procedimiento de fraccionamiento de manera rápida y fiable.

TEST DE AUTOEVALUACIÓN

1. En relación con el procesamiento de los especímenes de sangre es cierto que:

   ☐ *a)* Es necesario recibir los especímenes de 1 a 2 horas después de la extracción como máximo.
   ☐ *b)* Se pueden procesar dentro de las 24 horas siguientes a la extracción, siempre que se mantengan a temperatura ambiente.
   ☐ *c)* Necesitan centrifugación siempre.
   ☐ *d)* Se necesita anticoagulante siempre.

2. ¿Por qué es necesario esperar a que se complete la formación del coágulo para la obtención de suero?

   ☐ *a)* Porque así no será necesario centrifugar la muestra.
   ☐ *b)* Para evitar la formación de fibrina durante el análisis de la muestra.
   ☐ *c)* En las muestras de suero no es necesario que se forme el coágulo.
   ☐ *d)* Es necesario para realizar medidas de coagulación.

3. La utilidad de la centrifugación al obtener suero o plasma estriba en:

   ☐ *a)* Evaporar el sobrenadante.
   ☐ *b)* Destruir las células.
   ☐ *c)* Separar el suero o plasma del sobrenadante.
   ☐ *d)* Separar las células del sobrenadante.

4. El plasma se utiliza para:

   ☐ *a)* Coagulación y gasometría.
   ☐ *b)* Solo bioquímica.
   ☐ *c)* Coagulación.
   ☐ *d)* Hematología y coagulación.

5. ¿Qué es el suero lactescente?
   - ☐ *a)* Suero con una elevada concentración de bilirrubina.
   - ☐ *b)* Suero turbio por contener altas cantidades de triglicéridos.
   - ☐ *c)* Suero turbio por contener altas cantidades de colesterol.
   - ☐ *d)* Suero con elevada concentración de amilasa.
6. El suero hemolítico puede influir en la determinación de:
   - ☐ *a)* LDH.
   - ☐ *b)* Colesterol.
   - ☐ *c)* Urea.
   - ☐ *d)* Sodio.
7. Si un paciente no se encuentra en ayunas al ser sometido a una extracción de sangre, puede ocurrir:
   - ☐ *a)* Variaciones en la concentración de triglicéridos.
   - ☐ *b)* Variaciones en la concentración de glucosa.
   - ☐ *c)* Variaciones en la concentración de colesterol.
   - ☐ *d)* Todas las opciones son correctas.
8. ¿Cuál de los siguientes parámetros no se puede obtener en suero?
   - ☐ *a)* PCR.
   - ☐ *b)* Dímero. D.
   - ☐ *c)* Osmolaridad.
   - ☐ *d)* Litio.
9. ¿Qué anticoagulante se utilizará para realizar el contaje hematológico?
   - ☐ *a)* Citrato.
   - ☐ *b)* Heparina.
   - ☐ *c)* EDTA.
   - ☐ *d)* Sin anticoagulante.
10. ¿Produce la actividad física intensa modificación en la concentración de constituyentes séricos?
    - ☐ *a)* Sí, pero solo en deportistas profesionales.
    - ☐ *b)* Sí, y estas modificaciones son solo transitorias.
    - ☐ *c)* Sí, y estas modificaciones pueden ser duraderas o transitorias.
    - ☐ *d)* Sí, pero solo en ancianos.

SOLUCIONES:

1. **a**	5. **b**		
2. **b**	6. **a**	9. **c**	
3. **d**	7. **d**	10. **c**	
4. **c**	8. **b**		

6

Muestras de orina

Objetivos

- ✓ Identificar los componentes de la orina en función de su procedencia.
- ✓ Relacionar las indicaciones del análisis de orina con el tipo de muestra.
- ✓ Seleccionar el método de obtención de muestra de orina en función de las determinaciones solicitadas.
- ✓ Asumir la gran carga de trabajo diario del técnico que supone el análisis de orina.
- ✓ Analizar los métodos de obtención y procesamiento de los dos grandes tipos de muestra: orinas de una micción y orinas de 24 horas.
- ✓ Interpretar variaciones de los valores de referencia de cada tipo de estudio que compone el análisis de orina con posibles patologías.
- ✓ Tener en cuenta las consideraciones especiales de las fases preanalítica y posanalítica en función del tipo de estudio que se vaya a realizar en una muestra de orina.
- ✓ Participar en la reducción de la variabilidad de los resultados debido a la recogida de las muestras de orina.
- ✓ Comprender el significado e importancia de la estandarización del sedimento urinario.
- ✓ Enumerar los principales analitos que se determinan en orinas de 24 horas.

Mapa conceptual

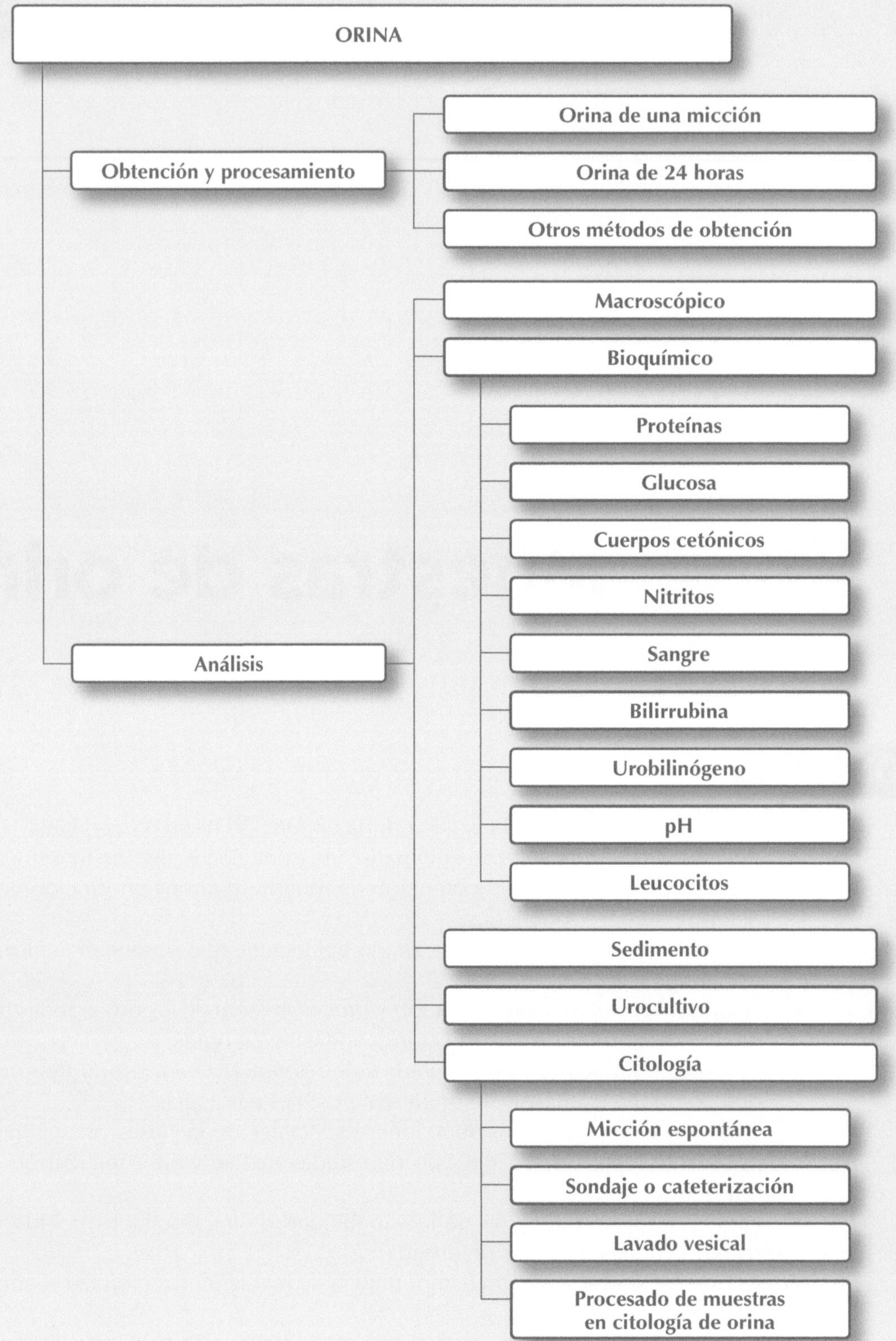

6.1. Características generales y composición de la orina

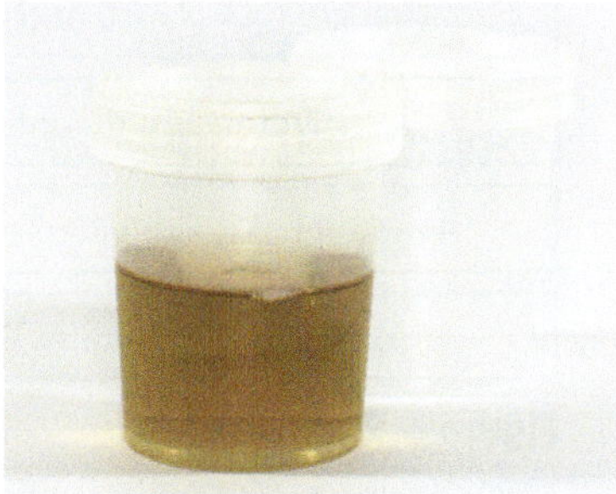

Figura 6.1
Envase de recogida de orina

La orina es una disolución en medio acuoso de una gran variedad de solutos, que incluso en individuos sanos también presenta elementos no solubles en suspensión; son los denominados elementos formes, constituidos por células resultantes del recambio de los epitelios del aparato urinario y células hematopoyéticas (leucocitos y eritrocitos o hematíes), entre otros.

La cantidad y diversidad de los elementos formes de la orina pueden variar dependiendo de una serie de circunstancias: edad, tipo de alimentación, actividad física, patologías renales y de vías urinarias, por enfermedades sistémicas y metabólicas, así como contaminación de la muestra debido a un método inadecuado de obtención del espécimen, por deterioro durante el transporte, o como consecuencia de una defectuosa conservación.

Son muchos los parámetros susceptibles de analizarse en orina. Actualmente, el análisis sistemático de orina, mediante tiras multirreactivas, junto con el análisis del sedimento urinario y los urocultivos, representan el mayor volumen de trabajo en el laboratorio.

Algunos parámetros se realizan específicamente en orina de una micción, preferiblemente la primera de la mañana, como son el sistemático de orina, el cultivo microbiológico o la detección de antígenos bacterianos. Otros, sin embargo, pueden (o incluso es la muestra de elección) determinarse en la segunda orina de la mañana (a partir de las 10) como son los analitos implicados en el metabolismo óseo.

La mayoría de las determinaciones cuantitativas bioquímicas en orina suelen recomendarse sobre especímenes de tiempo controlado, en concreto 24 horas. La recogida correcta de este tipo de muestra presenta multitud de problemas preanalíticos y molestias para el paciente, y llega incluso a resultar imposible su recogida, como es el caso de pacientes pediátricos y otros sin control de esfínteres o enfermos con oliguria y anuria. Por esta razón, en los últimos tiempos, se está evaluando la posibilidad de sustituir ciertas determinaciones realizadas clásicamente en orina de 24 horas por orina de una micción o incluso por complejos cálculos matemáticos obtenidos a partir de determinaciones en suero y variables demográficas o antropométricas.

RECUERDA

✓ Los métodos y horarios de recogida de las muestras dependen de las pruebas solicitadas por el médico: análisis del sedimento, cultivo, determinaciones bioquímicas, pruebas funcionales, etc.

6.2. Orina de una micción

Una de las determinaciones en orina de una micción más solicitadas a los laboratorios es la de análisis sistemático de orina con sedimento urinario.

El análisis sistemático de orina se solicita en función de una gran variedad de indicaciones.

Seguimiento del progreso de enfermedades

Control de la eficacia o complicaciones de los tratamientos

Detección de enfermedades adquiridas en trabajadores industriales asintomáticos

Ayuda en el diagnóstico de enfermedades: litiasis, infecciones del tracto urinario, nefropatías, etc.

Cribados poblacionales a pacientes asintomáticos o con enfermedades congénitas o hereditarias

Figura 6.2
Indicaciones del examen general de orina

Se prefiere la orina de primera hora de la mañana ya que presenta una mayor osmolalidad, lo que refleja la capacidad que presenta el riñón para concentrar la orina. En esta orina de primera hora se encuentran más concentrados elementos tales como leucocitos, bacterias, cilindros, hematíes; y se optimiza así el rendimiento diagnóstico de las pruebas de laboratorio. Además, presenta menores fluctuaciones en las determinaciones influidas por la dieta, actividad física, etc.

Las orinas de micción aislada obtenidas de forma aleatoria se aceptan en situaciones especiales como analíticas urgentes, o determinados exámenes, como por ejemplo, el estudio del metabolismo óseo.

6.2.1. Obtención

Se debe recoger la orina de la porción media de la micción, puesto que está menos contaminada por las bacterias del meato urinario, que son arrastradas por la primera parte de la micción. Se recomienda lavado previo de genitales externos con jabón y aclarado posterior con abundante agua (si la orina se contamina con jabón pueden verse afectados determinados parámetros como el pH, o incluso el crecimiento bacteriano puede verse inhibido).

En los pacientes pediátricos se deben utilizar bolsas colectoras con adhesivos hipoalergénicos, que se cambiarán cada 15-20 minutos para evitar contaminaciones.

El procedimiento de recogida de la muestra es realizado por el propio paciente, por lo que debe estar informado correctamente, verbal y por escrito; además, el procedimiento varía para hombres, mujeres y niños.

Es fundamental extremar en esta técnica las condiciones higiénicas para asegurar la esterilidad de la muestra.

Cuadro 6.1
Obtención de orina de micción intermedia

Técnica para mujeres	Técnica para hombres	Técnica para niños
• Se recogerá la primera orina de la mañana.	• Se recogerá la primera orina de la mañana.	• En niños y niñas que no controlen sus esfínteres la orina se recogerá en colectores o bolsas estériles especialmente diseñadas para ellos.

[.../...]

CUADRO 6.1 (CONT.)

- Lavarse las manos cuidadosamente con agua y jabón.
- Lavarse después la zona perineal, separando los labios mayores (que se mantendrán así en todo momento), con agua, jabón y una gasa que se pasará de delante hacia atrás; repetir el proceso varias veces.
- Enjuagar con agua para eliminar los restos de jabón, manteniendo siempre los labios separados.
- Empezar a orinar en el WC desechando los 20-25 primeros mililitros, tras lo cual y sin interrumpir la micción, recoger la orina en el recipiente, sin que esta toque la piel.
- El frasco debe sujetarse para que no tenga contacto con las piernas, vulva o ropa del paciente. Los dedos no deben tocar el borde del frasco o su superficie interna.

- Lavarse las manos cuidadosamente con agua y jabón.
- Retraer completamente el prepucio, que se mantendrá así en todo momento, hasta que se haya recogido la orina. Lavarse el glande con agua, jabón y una gasa.
- Enjuagar los restos de jabón con agua, manteniendo el prepucio retraído.
- Empezar a orinar en el WC desechando los primeros 20-25 mililitros y, sin interrumpir la micción, recoger el resto de la orina en el recipiente estéril.
- El frasco debe sujetarse para que no tenga contacto con las piernas, piel o ropa del paciente. Los dedos no deben tocar el borde del frasco o su superficie interna.

- Lavado cuidadoso de los genitales y área perineal.
- Colocar la bolsa de plástico o el colector estéril.
- Retirar la bolsa en cuanto el niño haya orinado.
- Cada 20 minutos debe cambiarse la bolsa y reiniciar el proceso.

Se recomienda obtener un volumen mínimo de orina de 8-12 mL para el análisis de anormales y sedimento. Se pueden aceptar volúmenes menores en muestras procedentes de niños o pacientes oligoanúricos. Para cultivo bacteriano se necesita un volumen mínimo de orina (1-10 mL de orina). Sin embargo, para el cultivo de hongos y virus, se necesitan volúmenes mayores (20-50 mL de muestra). Para la búsqueda de micobacterias la orina se recoge durante tres días consecutivos, en este caso el volumen de orina debe ser 100-150 mL. En la investigación de parásitos se recogerá la orina de 24 horas.

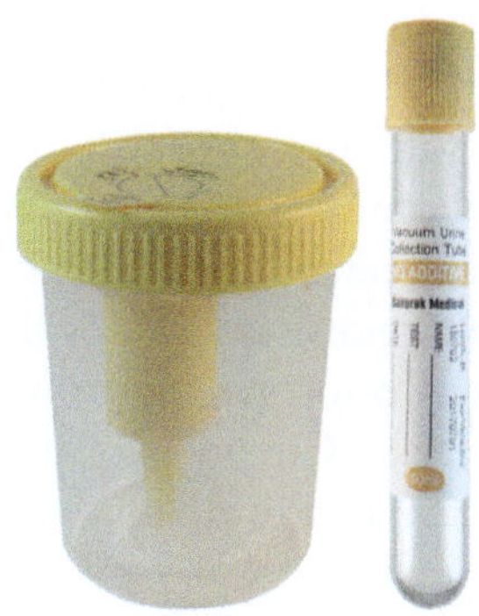

Figura 6.3
Contenedor 120 mL y tubo de 10 mL con clorhexidina
Fuente: Medical Distribution Group

Los contenedores donde se recoge la muestra de orina deben ser limpios, de boca ancha y con tapa de rosca. Los recipientes utilizados para cultivo microbiológico deberán ser obligatoriamente estériles.

Los contenedores y tubos para análisis general y sedimento, microalbuminuria, proteína de Bence-Jones y bioquímica se ilustran en la figura 6.3. En el caso de orina destinada a urocultivo se usa el mismo contenedor, pero el tubo (ver figura 6.4) debe ser de color caqui con ácido bórico, formato de Na^+ y sorbitol.

En la mayoría de los laboratorios el contenedor entregado al paciente (sea el de orina de una micción o de 24 horas) dispone de dispositivo de transferencia al vacío. Basta con introducir uno a uno los tubos para alícuotas en el lugar pertinente y esperar a que se llenen. Los sistemas de vacío permiten mejorar el transporte y reducen el riesgo de contaminación. Otras ventajas son identifica la muestra en el punto de recogida, se transporta igual que las muestras de sangre (incluyendo tubos neumáticos), facilita el proceso preanalítico y disminuye el número de errores.

El procedimiento de utilización de los tubos de vacío para muestras de orina es muy sencillo, tal y como se aprecia en la figura 6.5. Se levanta parte de la pegatina de la tapa del contenedor, se pinchan el tubo o los tubos, y se aprieta un poco hasta que se llene completamente.

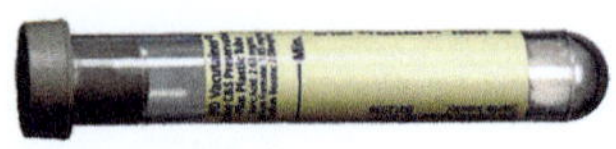

Figura 6.4
Tubo de orina para urocultivo
Fuente: www.laboratoryalliance.com

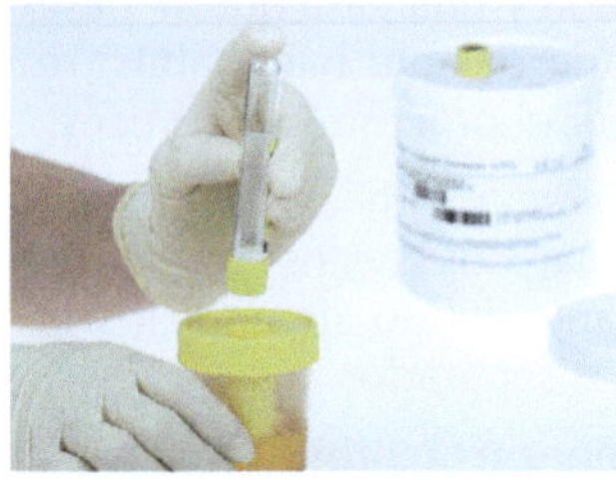

Figura 6.5
Llenado del tubo
Fuente: Greiner Bio One

6.2.2. Procesamiento

El personal encargado de recibir la muestra deberá alicuotarla, previa homogeneización de esta, y tendrá que etiquetarla correctamente.

El transporte de las muestras se realizará en el menor tiempo posible y aplicando la normativa vigente en España (ADR 2007). Se recomienda el transporte en sistemas herméticos y refrigerados con dispositivos de control de tiempo y temperatura.

Si el análisis se va a demorar más de dos horas, el transporte deberá ser refrigerado (2-8 °C), aunque esta medida puede producir la precipitación de uratos o fosfatos amorfos.

En general, para la determinación de parámetros químicos en orina de una micción, no se recomienda el empleo de conservantes químicos. En las orinas destinadas a cultivo bacteriano puede valorarse el uso de conservantes, en cuyo caso no haría falta refrigerar las muestras durante el transporte y manipulación previa a la siembra.

Idealmente, tanto para el sistemático como para el sedimento y el urocultivo, la muestra debe procesarse en las dos horas posteriores a la recogida para evitar el deterioro de elementos químicos o formes, así como la aparición de artefactos tales como cristales o la multiplicación de bacterias. Cuando no sea posible cumplir los tiempos, se recomienda refrigerar la muestra y atemperarla antes de proceder a su análisis.

IMPORTANTE

Las recomendaciones para la fase preanalítica del análisis de orina se pueden resumir en:

1. El análisis se debe realizar antes de que hayan transcurrido dos horas desde la emisión de la orina.
2. Si esto no se puede conseguir, la muestra se debe mantener o transportar refrigerada entre 2-8 °C, hasta poco antes de su análisis, momento en el que deberá atemperarse y homogeneizarse.

6.2.3. Sedimento urinario

El análisis del sedimento microscópico de forma manual presenta falta de precisión y una gran variabilidad interobservador. Para disminuir los factores que afecten a la reproducibilidad de la técnica se ha de estandarizar el procedimiento preanalítico de la muestra.

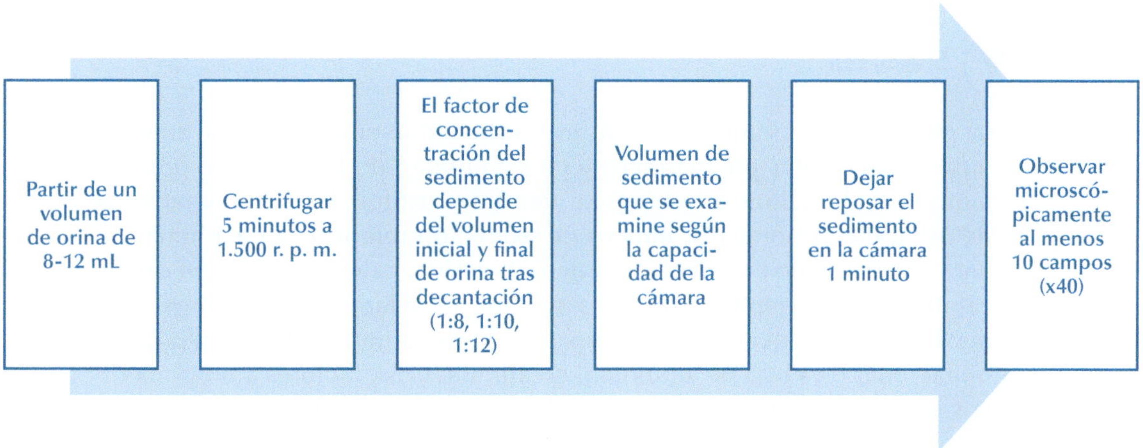

Figura 6.6
Procedimiento estandarizado

Una alternativa a los sedimentos microscópicos es el empleo de instrumentos automáticos o semiautomáticos que proporcionan mejorías respecto de los métodos tradicionales, aunque también tienen sus limitaciones. Estos sistemas identifican y procesan tubos primarios de muestra con códigos de barras en gradillas, y mezclan, aspiran y analizan la muestra automáticamente, así como transfieren los resultados al SIL. Estos sistemas eliminan en gran parte la subjetividad y ahorran gran parte del tiempo requerido para preparar, interpretar e informar imágenes microscópicas de manera manual.

Para saber más

Actualmente en el mercado existen analizadores automáticos basados en dos líneas tecnológicas diferentes: una, basada en el análisis de imágenes digitales y en el reconocimiento y recuento automático de partículas (APR); y otra, cuyo fundamento es la clasificación y recuento de partículas presentes en la orina previamente teñida con dos colorantes (citómetro de flujo).

En comparación, el método manual es relativamente fácil de realizar, semicuantitativo o cuantitativo, económico y prácticamente cualquier laboratorio lo puede realizar, sin embargo, se requiere de una amplia experiencia para su lectura y análisis. Adicionalmente, los métodos manuales son tan sencillos que son poco valorados en la actualidad, en donde prevalecen técnicas bioquímicas avanzadas con una sofisticada y desarrollada tecnología. Los métodos automatizados permiten la determinación de parámetros de manera cuantitativa, pero relativamente caros comparados con las técnicas tradicionales. Además, no reconocen células epiteliales renales.

6.3. Orina de 24 horas

Debido al carácter intermitente de la excreción de determinados solutos en orina a lo largo del día, para muchos metabolitos, solo se consideran aceptables las orinas recogidas durante un periodo no inferior a 24 horas con el objeto de obtener un espécimen homogéneo y representativo de lo excretado a lo largo de un día.

SABÍAS QUE...

La recogida de orina de 24 horas es un procedimiento engorroso sujeto a numerosos errores preanalíticos y de estabilidad de los analitos, por este motivo, en los últimos tiempos se tiende a sustituir las determinaciones de orina de 24 horas por índices de excreción referidos a creatinina urinaria en orinas de una micción (microalbúmina, calcio, amilasa en orina). También últimamente se tiende a sustituir el aclaramiento de creatinina por fórmulas abreviadas. En algunas de estas fórmulas intervienen determinaciones en suero de albúmina, creatinina, urea, factores antropométricos como peso o superficie corporal y características demográficas como sexo, edad y etnia.

6.3.1. Obtención

Con el fin de que no surjan errores preanalíticos por una recogida inadecuada de la orina de 24 horas, el paciente debe ser informado de forma oral y escrita del procedimiento de toma de muestra.

Para la recogida de la orina 24 horas se han de seguir las siguientes normas:

1. Se recomienda que la recogida del espécimen de orina de 24 horas se inicie al levantarse por la mañana el día anterior a la cita en el laboratorio.
2. Esa primera orina se descartará en el inodoro y a partir de ese momento, durante las 24 horas siguientes, el paciente deberá ir recogiendo toda la orina emitida en el contenedor, incluyendo la primera orina de la mañana del día de la cita en el laboratorio.
3. Para la recogida, puede ayudarse de un orinal de plástico que facilite el trasvase al contenedor. Este orinal se aclarará con abundante agua tras cada micción. No debe emplearse lejía ni jabón.
4. El contenedor con la orina se mantendrá en un lugar fresco, preferiblemente la nevera, durante todo el periodo que dure la recogida del espécimen.

Este procedimiento hace incompatible la entrega, en el mismo día de la cita, de orina de 24 horas junto con la primera orina de la mañana. Por esta razón, cuando el médico solicita simultáneamente determinaciones en orina de 24 horas y determinaciones de orina de una sola micción (anormales y sedimento, cultivo...), se puede modificar el procedimiento de recogida de orina de 24 horas con el fin de facilitar al paciente la toma de muestra y evitar que se desplace dos días diferentes al punto de extracción.

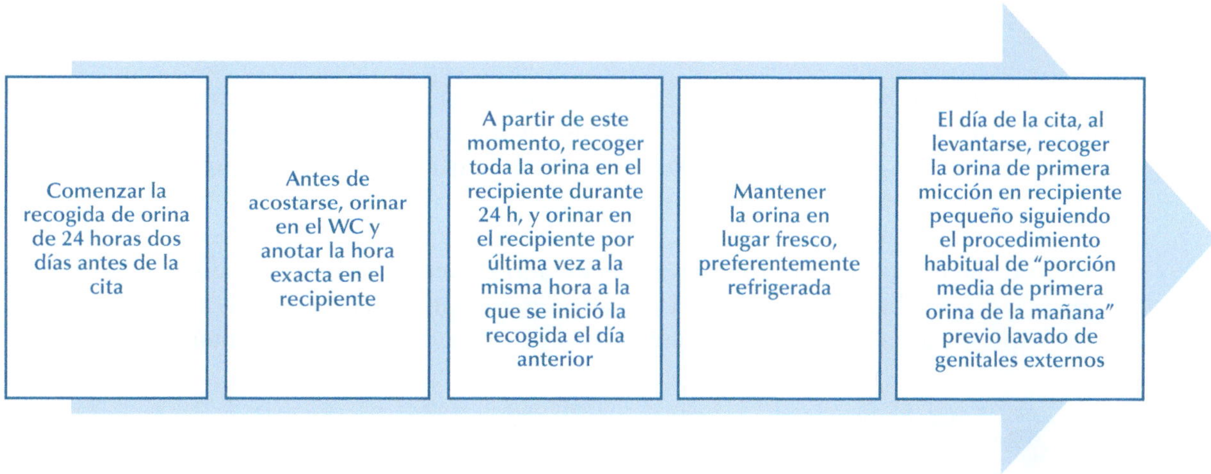

Figura 6.7
Procedimiento modificado de recogida de orina de 24 horas

Se recomienda el empleo de contenedores de plástico de boca ancha con capacidad para tres litros, enrasados con exactitud, con cierre de seguridad y dispositivo de transferencia a tubos de recogida de orina por sistema de vacío (figura 6.8).

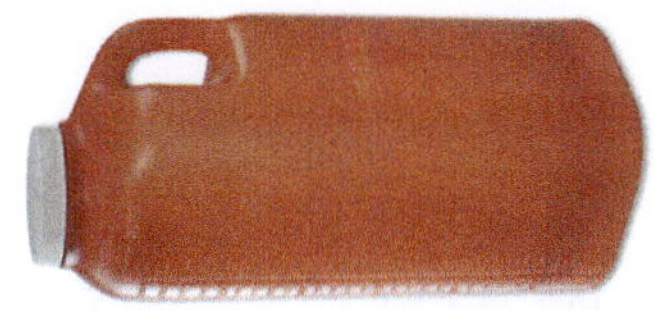

Figura 6.8
Contenedor orina de 24 horas
Fuente: www.medtronic.com

Los requisitos de opacidad y color topacio deben cumplirse al menos cuando sean necesarios (urobilinógeno, catecolaminas, bilirrubina). Cuando se entreguen recipientes que contengan conservantes que puedan suponer un riesgo para el paciente, se deberá informar oralmente sobre la forma correcta de manipulación del envase. Igualmente, el paciente debe ser informado de si las determinaciones que se vayan a realizar necesitan algún tipo de dieta previa o si existe algún tipo de interferencia farmacológica.

En el cuadro 6.2 se exponen diferentes métodos de obtención de orina en función del tipo de determinación que se realice.

CUADRO 6.2
Análisis e indicaciones en la obtención de orina de 24 horas

Análisis	Obtención
Aclaramiento de creatinina, cortisol. Cobre. Magnesio. Ácido úrico, eliminación de calcio y fosfato	Una muestra tomada de orina de 24 horas. Medir la diuresis en el contenedor y anotarla en el vale de petición (imprescindible para los cálculos). Mezclar la orina invirtiendo el frasco suavemente varias veces, y aspirar una muestra en tubo de vacío. Desechar el contenedor.
Catecolaminas. Ácido vanilmandélico, oxalato	Tres muestras de orina de 24 horas, recogida en ácido clorhídrico. Medir la diuresis. Mezclar la orina invirtiendo el frasco suavemente varias veces, y aspirar tres muestras en tres tubos. Protegerlos de la luz.
Porfirinas	Tres muestras de orina de 24 horas, recogida en carbonato sódico. Medir la diuresis y anotarla. Mezclar la orina invirtiendo el frasco suavemente varias veces, y aspirar tres muestras en tres tubos.

6.3.2. Procesamiento

La mayoría de los metabolitos cuantificables en orina de tiempo controlado exigen el mantenimiento de la orina refrigerada durante las 24 horas que dura la recogida, así como el tiempo posterior que transcurra hasta su entrega en el laboratorio. Los especímenes se deberán transportar al laboratorio en neveras refrigeradas entre 2 °C y 8 °C.

Se recomienda enviar las muestras alicuotadas desde los puntos de extracción periféricos, con el fin de facilitar el transporte. Para el alicuotado es necesario homogeneizar debidamente las orinas antes de obtener una alícuota que sea representativa del total de la muestra. Además, hay que especificar en el contenedor que se trata de orina de 24 horas y anotar diuresis.

Toma nota

En el caso en que se haya recogido la muestra en más de un contenedor, se deberán homogeneizar todos los recipientes y mezclar el contenido del recipiente de forma proporcional al volumen de muestra que contengan.

Una vez que la muestra haya llegado al laboratorio, se deberá chequear y ajustar el pH *a posteriori*, si procede, en función de las determinaciones solicitadas.

Las alícuotas deberán conservarse el tiempo establecido por cada laboratorio, los cuales deberán tener en cuenta la estabilidad de los analitos en función de las condiciones de conservación.

6.3.3. Conservantes

Con el objeto de simplificar al máximo las condiciones de recogida, se recomienda como primera opción la recogida refrigerada sin conservantes y que, siempre que sea posible, se realice el acondicionamiento de la muestra *a posteriori* en el laboratorio. Sin embargo, en ocasiones es necesario añadir a la orina de 24 horas determinados conservantes antes de comenzar el proceso de recogida con el fin de evitar el deterioro de algunos analitos, sobre todo cuando la muestra debe transportarse a grandes distancias y es imposible la refrigeración. El conservante ideal debe ser bactericida, inhibir la ureasa, no interferir en las pruebas químicas y preservar los elementos presentes. Como no existe, debe elegirse el conservante que mejor se adapte a las necesidades del análisis.

El conservante será suministrado por el laboratorio, y el técnico encargado deberá informar debidamente al paciente sobre las precauciones que ha de tomar y del riesgo que implica manipular los recipientes con ciertas sustancias. Si existen varias opciones de conservación de la muestra, se optará siempre por la menos peligrosa para el paciente. Si los análisis que se realicen requieren el uso de diferentes conservantes, se citará al paciente en días distintos a pesar de que puede resultar algo incómodo para el paciente. En los siguientes dos cuadros se indican los analitos que se van a determinar junto al conservante adecuado y sus posibles interferencias.

CUADRO 6.3
Determinaciones en orina de 24 horas y conservantes I

Conservante	Metabolitos	Interferencias medicamentosas y dieta previa
Ácido acético	• Ácido 5-aminolevulínico • Ácido homovalínico • Cortisol • Fósforo • Metanefrinas • Porfobilinógeno • Microalbuminuria • Cortisol	• Junto con otras determinaciones como porfobilinógeno y porfirinas (inestables en medio ácido), se recomienda utilizar carbonato sódico. Usar recipientes opacos.
Ácido clorhídrico 6N	• Ácido 5-hidroxiindolacético • Ácido homovalínico • Ácido vanilmandélico (AVM) • Calcio • Catecolaminas • Citrato • Cortisol • Oxalato • Fósforo • Magnesio • Metanefrinas	• Suprimir de la dieta durante 3-4 días antes del análisis alimentos como plátanos, berenjenas, piña, ciruelas y nueces, así como fármacos como reserpina. • Interferencias: fármacos como L-dopa usada en párkinson aumenta la excreción de AVM. La iproniazida y pergilina pueden reducir la excreción de AVM. La excreción de calcio en orina también puede determinarse en orina de micción aislada (preferentemente segunda orina de la mañana), calculando el cociente calcio/creatinina, útil principalmente en niños incontinentes en los que es difícil recoger orina a tiempo controlado. Fármacos que pueden interferir en la determinación de catecolaminas: alfa-metildopa, alfa-metil noradrenalina, alfa-metildopamina e isoproterenol. Se recomienda que durante tres días previos a la recogida de orina se mantenga una dieta normosódica, e ingerir al menos un litro de agua diario. • Se recomienda que para la determinación de metanefrinas y ácido vanilmandélico se mantenga una dieta especial durante los 5 días previos a la recogida de la muestra, evitando la ingesta de alimentos como: café, té, chocolate, caramelos, dulces, piña, plátanos y quesos que no sean frescos. También se recomienda evitar, en la medida de lo posible, medicamentos tipo hipotensores, tranquilizantes, salicilatos y tetraciclinas.

Cuadro 6.4
Determinaciones en orina de 24 horas y conservantes II

Conservante	Metabolitos	Interferencias medicamentosas y dieta previa
Carbonato sódico	• Porfirinas • Porfobilinógeno • Ácido úrico	• Muestra protegida de la luz con recipientes opacos o tapándolos con papel de aluminio.
Sin conservante	• Creatinina • Fósforo • N-Telopéptidos • Proteínas • Urea • Oxalato • Iones (sodio, potasio, cloro) • Cortisol • Glucosa • Hidroxiprolina	• Su concentración aumenta tras ejercicio físico, y dieta rica en carne. La excreción de fósforo en orina también se puede determinar en orina de micción aislada (se prefiere orina de segunda hora de la mañana) calculando el cociente fósforo/creatinina. También se puede determinar en orina de micción aislada, preferiblemente de segunda hora de la mañana. • Evitar ingerir en los días previos a la recogida alimentos como: cacao, fresas o espárragos. • Durante tres días previos a la recogida de la muestra se debe evitar ingerir: carnes, aves, pescado, marisco, salsas, helados, conservas, legumbres, frutos secos, refrescos con gas, licores. Se recomienda seguir dieta basada en quesos, huevos, leche, yogures, lácteos, judías verdes, manzanas, peras, naranjas, pan, arroz.
Ácido bórico	• Glucosa • Cortisol • Iones (sodio, potasio, cloro) • Proteínas • Microalbuminuria	• Interferencias en la determinación de microalbúmina: ejercicio físico intenso, infección del tracto urinario, después de cirugía y tras ingestión de grandes cantidades de líquido.

6.4. Otros métodos de obtención de orina

En pacientes ingresados con imposibilidad de recoger la muestra por sí mismos, se procederá a realizar sondaje vesical con las medidas asépticas habituales.

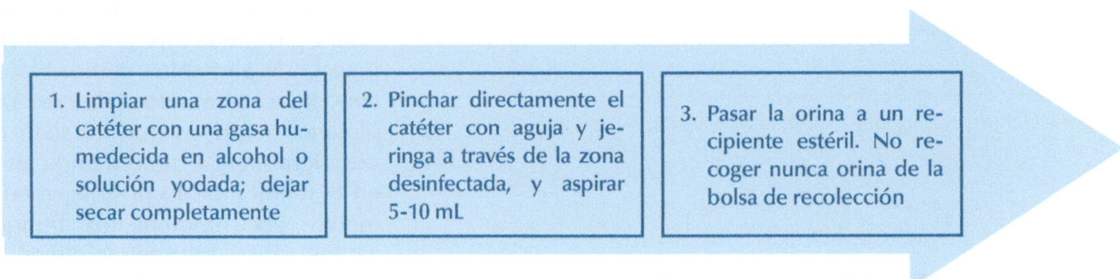

Figura 6.9
Procedimiento de recogida de orina en pacientes con sonda vesical permanente

En el diagnóstico de infección del tracto urinario (ITU) tiene gran importancia la técnica de recogida de orina para cultivo, y esto es más importante en la infancia, ya que hay más dificultad para obtenerla con limpieza. Los métodos de diagnóstico para detectar ITU siempre han sido controvertidos por la facilidad de contaminación, sobre todo en las niñas.

La técnica de aspirado por punción vesical suprapúbica (PVS) para recoger orina se emplea ampliamente en los niños aunque no está exenta de riesgos, pero aun así, se considera que, en el niño, es el método más rápido y más seguro para obtener orina asépticamente.

6.5. Análisis de orina

Una vez obtenida la muestra, en condiciones adecuadas, se procede a realizar un análisis general de la misma. Un análisis de orina se define como aquel procedimiento técnico encaminado a examinar los componentes que integran la orina, su cantidad y la proporción en que se encuentran. Se intentan encontrar: sustancias o componentes que normalmente no están en la orina, y alguna alteración en la concentración (por exceso o por defecto) de componentes que habitualmente están en ella.

FÍSICO/ MACROSCÓPICO	QUÍMICO/ ANORMALES	MICROSCÓPICO/ SEDIMENTO	URINOCULTIVO	CITOLOGÍA
• Densidad • Turbidez • pH • Color • Olor	• Nitritos • Glucosa • Cetonas • Proteínas • Bilirrubina • Urobilinogeno • Leucocitos • Sangre	• Eritrocitos y leucocitos • Células epiteliales • Bacterias y levaduras • Cilindros • Cristales	• Identificación del germen • Antibiograma	• Lesiones no tumorales del tracto urinario. Procesos inflamatorios infecciosos y cambios citológicos inducidos por el tratamiento • Lesiones tumorales

Figura 6.10
Tipos de análisis en una muestra de orina

Desde el punto de vista del laboratorio clínico una de las pruebas más solicitadas de manera rutinaria es el examen general de orina (EGO), en el cual se realiza el análisis químico (pH, glucosa, urobilinógeno, etc.), análisis físico (color, aspecto) y de manera conjunta el análisis microscópico del sedimento urinario (SU) en busca de elementos formes (eritrocitos, leucocitos, bacterias, cilindros, etc.).

En el servicio de citopatología la citología urinaria va a utilizarse básicamente para el diagnóstico de procesos inflamatorios o tumorales que afectan a la vejiga, la uretra, los uréteres y pelvis renal. Las neoplasias parenquimatosas de la próstata y del riñón, por ejemplo, el carcinoma de células claras, se diagnostican a partir de otros tipos de muestras.

6.5.1. Examen macroscópico

El examen físico de una muestra de orina proporciona información orientativa sobre posibles enfermedades del aparato excretor o de patologías de otros sistemas del organismo. Para determinar la patología deben realizarse más análisis.

> **Fundamental**
>
> Los parámetros físicos que se valoran en un examen macroscópico de orina son color (ámbar), aspecto (transparente o límpido), volumen, olor, densidad y pH.

La determinación del volumen de orina no forma parte del estudio habitual, pero es indispensable en los estudios de orina de 12 y 24 horas. Los valores normales varían entre 800 y 2.000 mL/día. Si es mayor de 2.500 mL/día, se habla de poliuria; cuando es menor a 500 mL/día, de oliguria; y cuando es menor de 100 mL/día, de anuria.

La densidad, con unos valores de referencia comprendidos entre 101-1.030 g/L, se modifica de acuerdo al estado de hidratación del paciente.

El pH normal fluctúa entre 4,5 y 8,2. La orina alcalina en un paciente con infección del tracto urinario sugiere la presencia de un microorganismo que degrada la urea. Información más detallada del aspecto anormal de la orina y sus posibles enfermedades aparece en el cuadro 6.5.

Cuadro 6.5
Aspecto de la orina y posibles correlaciones patológicas

Apariencia	Causas
Sin color o color amarillo claro	Diluida. Diabetes insípida. Abundante ingesta de líquidos. Poliuria.
Turbia	Fosfatos amorfos, uratos, células, bacterias, contaminación fecal.
Lechosa	Lípidos (nefrosis), piuria, ITU.
Color amarillo naranja a marrón	Concentrada, pigmentos biliares, medicamentos, hepatitis, cirrosis.
Color rojo a marrón	Hematuria, hemoglobinuria, mioglobinuria, porfirina, rifampicina, teofilina, ingesta de remolacha.
Color marrón oscuro	Metronidazol, imipenem, fenoles.
Color amarillo verdoso	Bilirrubina.

6.5.2. Análisis bioquímico

Estos análisis nos dan ya una información mucho más detallada de las muestras de orina que la proporcionada por el examen macroscópico. Normalmente se realizan empleando tiras reactivas: análisis de anormales. Se trata de un método aceptado para *screening*: rápido, simple y barato, aunque presenta limitaciones para detectar sangre y leucocitos.

Se trata de una tira de celulosa impregnada de sustancias químicas que permite obtener los resultados en un minuto. Es una tira de plástico con unos taquitos adheridos, cada uno con el reactivo para una determinación concreta, lo que permite realizar varias pruebas de una sola vez. Se introduce la tira en la muestra de orina bien homogeneizada y posteriormente se observan los colores que aparecen. Según las sustancias presentes en la orina, la tira irá cambiando de color, será leída en el momento indicado y se comparará con la carta de colores de referencia del fabricante. Así se puede informar un valor semicuantitativo expresado como trazas, 1+, 2+, 3+ o 4+. Los lectores automatizados de tiras reactivas proporcionan unidades del sistema internacional.

La utilidad de estas tiras se ha hecho muy popular gracias a su efectividad y facilidad de lectura y a la rapidez de obtención de los resultados, lo que facilita el diagnóstico.

A) Proteínas

La detección de proteínas en orina se denomina *proteinuria*, que en un individuo sano presenta unos niveles insignificantes, de 2-8 mg/dL de orina, y es en su mayoría principalmente la albúmina, o lo que es lo mismo, de 40-80 mg/día; aunque valores comprendidos entre 100 y 150 mg/día se pueden considerar normales.

El aumento de los niveles será indicativo de enfermedad renal. Dependiendo de los niveles de proteínas en la orina nos encontramos con:

- *Proteinuria intensa*: valores superiores a 4 g/día. Esta proteinuria se da en la glomerulonefritis y en el síndrome nefrótico.
- *Proteinuria moderada*: entre 0,5-5 g/día.
- *Proteinuria mínima*: inferiores a 0,5 g/día. Aparece en los riñones poliquísticos.

Un tercio de las proteínas corresponde a la orina, y la mayoría son globulinas $\alpha 1$ y $\alpha 2$, y pequeñas cantidades de ß y γ; tienen todas estas un peso molecular menor que las del suero. Puede aparecer una proteína denominada la proteína Tamm-Horsfall, que posee un peso molecular alto. Esta proteína aparece en los casos de nefrosis y no se encuentra en la sangre.

Existe otra proteína que se encuentra también solamente en la orina denominada proteína de Bence-Jones (cadenas ligeras de inmunoglobulinas), la cual aparece en los enfermos de mieloma múltiple. Se trata de una proteína de peso molecular muy bajo que refleja un desorden extrarrenal.

B) Glucosa

Es el análisis químico de orina realizado con mayor frecuencia, dada la importancia de su valoración en la detección y el seguimiento de la diabetes *mellitus*.

También aparecerá glucosuria cuando el riñón se encuentre dañado sin que exista un exceso de glucosa en sangre, por lo tanto, la glucosuria elevada indica una diabetes *mellitus* aunque hay casos de diabetes sin glucosuria; y no siempre la glucosuria será motivo de diabetes. En el embarazo aumenta el índice de filtración glomerular y puede aparecer glucosuria sin presentar niveles altos de glucosa en sangre de forma fisiológica.

La glucosa, al ser una molécula de bajo peso molecular, se filtra por el glomérulo y es posteriormente reabsorbida casi en su totalidad gracias al transporte activo en el túbulo proximal.

La glucosa en la orina solo nos refleja de forma aproximada los niveles de glucosa en la sangre. Existe un umbral renal de glucosa que se sitúa en los 140-190 mg/dL, lo cual quiere decir que no existirá glucosuria a menos que la glucemia supere esas cifras. Hay casos en los que el umbral renal se encuentra elevado, por encima de los 190-200 mg/dL, como ocurre en la diabetes *mellitus*.

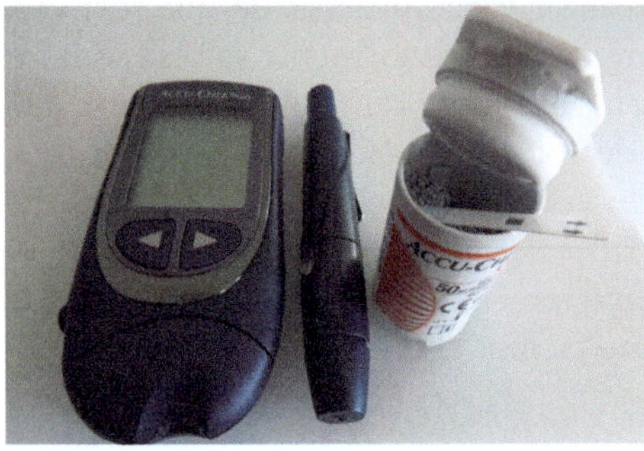

Figura 6.11
Tiras reactivas y glucómetro

SABÍAS QUE...

En un individuo sano, los niveles de glucosa en la orina son muy bajos, rondan los 100 mg/día. Cuando los niveles de glucemia son elevados, los riñones no serán capaces de reabsorber todo el azúcar, y aparece este en la orina.

C) Cuerpos cetónicos

Los cuerpos cetónicos provienen de la degradación de los ácidos grasos y se forman en el hígado. Su aparición en la orina se denomina cetonuria y se produce por un aumento del metabolismo de los lípidos; son los productos terminales de la oxidación de los ácidos grasos por el hígado.

Existen tres tipos de cuerpos cetónicos: ácido acetil-acético o ácido diacético (20%), el precursor de los otros dos, ácido ß-hidroxibutírico (78%) y acetona (2%).

En la orina fresca, la cantidad de ácido diacético es unas tres o cuatro veces mayor que la de acetona, pero, si dejamos a esta en reposo, la cantidad de acetona aumentará por la descomposición sufrida del ácido diacético, por lo que habrá que analizar la orina con rapidez.

La cetonuria se puede producir por distintas causas como pueden ser: por un ayuno prolongado o por perturbaciones metabólicas como la diabetes, por lo que la determinación de los cuerpos cetónicos es muy importante para la monitorización de pacientes con diabetes tipo I. En la diabetes, un aumento progresivo de la cetonuria tendrá un pronóstico grave como resultado de la sobreproducción de ácido diacético y ácido ß-hidroxibutírico, por lo que habrá que controlar su presencia en la orina. Esto nos indicará que existe una cetoacidosis que requiere inmediatos cuidados médicos e indica una presencia de glucosa elevada en sangre, por encima de los 300 mg/dL. La presencia de estos ácidos en la orina son una amenaza grave de coma diabético, sobre todo si se trata del ácido ß-hidroxibutírico.

Los cuerpos cetónicos también aparecen como positivos en el 30% de las orinas de primera hora de la mañana de embarazadas. Después del ayuno, o en casos de deshidratación, diarrea, fiebre, vómitos, hepatitis, etc., puede existir cetonuria.

D) Nitritos

De forma fisiológica, la orina no debe presentar ningún tipo de bacterias, es por lo general estéril. En la orina pueden existir gérmenes o microorganismos capaces de reducir los nitratos a nitritos, especialmente los microorganismos Gram negativos. Muchas de las bacterias que se encuentran normalmente en la orina son enterobacterias, capaces de provocar este cambio de los nitratos a nitritos. Los nitritos no deben aparecer en la orina y son detectados por la tira reactiva indicando una infección.

E) Sangre

Las pruebas químicas para hemoglobina proporcionan los medios más exactos para determinar la presencia de sangre. Una vez confirmada su presencia, el análisis microscópico se utiliza para diferenciar entre hematuria y hemoglobinuria. Cuando aparecen glóbulos rojos en orina hablaremos de hematuria, la cual puede ser macroscópica o microscópica. Una hematuria microscópica se define como la presencia de más de 5 hematíes por campo y puede ser causada por múltiples causas como enfermedades glomerulares, coagulopatías, tumores, daño postraumático, tras el ejercicio... Una sola gota de sangre inducirá a una coloración rojiza.

Puede aparecer una orina de color café rojizo pero sin la presencia de glóbulos rojos. Esto se puede deber a la presencia de hemoglobina o mioglobina, y se denomina *hemoglobinuria* o *mioglobinuria*. La hemoglobinuria generalmente se debe a un aumento en la destrucción de los glóbulos rojos en la sangre, ocasionalmente en los riñones o en la orina misma, aunque esto es más raro.

TOMA NOTA

La hemoglobina en la orina puede aparecer por: desorden hematológico, anemia, déficit de la enzima 6-fosfato-deshidrogenasa, enfermedades infecciosas, quemaduras, paludismo, infarto renal, etc.

F) Bilirrubina

La bilirrubina procedente de la degradación del grupo hemo es transportada por la albúmina hacia el hígado. Será en el hígado donde en su mayoría se conjugue con el ácido glucurónico para producir la bilirrubina conjugada o directa, que es la única, al ser hidrosoluble, que puede encontrarse en la orina. La bilirrubina que no se conjuga con el glucurónico se denomina *bilirrubina indirecta* y no pasará a la orina por no ser hidrosoluble.

La bilirrubina será metabolizada por las bacterias del intestino en urobilinas, que aparecerán en la orina en forma de urobilinógeno. Se consideran valores elevados de bilirrubina cifras superiores a 0,05-0,1 mg/dL.

En la orina, la bilirrubina indicará una obstrucción intra- o extrahepatobiliar, o una enfermedad hepatocelular.

G) Urobilinógeno

El urobilinógeno se forma a partir de la bilirrubina, sobre la que actúan bacterias intestinales. Es un pigmento producido por la degradación de la bilirrubina conjugada en el intestino. Este urobilinógeno se puede eliminar por la orina, por las heces (estercobilina) o volver a la circulación normal.

Es normal que se encuentre en una concentración baja en la orina, y su cantidad es eliminada en la orina de 24 horas de 3 a 5 mg. Los niveles aumentarán cuando aumenten los de bilirrubina o exista alguna alteración en su reabsorción normal. Aparece en las enfermedades hepáticas y hemolíticas.

H) pH

El pH de la orina normal oscila entre 4,5 y 8, lo más común es encontrarlo en torno a 6. El resultado de esta determinación variará según el equilibrio ácido-base sanguíneo, la función renal y las infecciones bacterianas.

Los riñones y los pulmones son los principales órganos que regulan el equilibrio ácido-base del organismo. Los riñones regulan la excreción de ácidos no volátiles, y estos también son capaces de reabsorber cierta cantidad de iones sodio, y secretan iones de hidrógeno e iones de amonio.

Una dieta rica en proteínas acidifica la orina, mientras que una dieta vegetariana la alcaliniza.

I) Leucocitos

Cuando aparecen leucocitos en la orina no significa diagnóstico de infección urinaria aunque sí que lo sugiere. La tira reactiva es capaz de detectar a partir de 10-25 leucocitos/µL de orina. En las infecciones, generalmente se ven neutrófilos, aunque también hay eosinófilos y linfocitos.

La prueba química para leucocitos, esterasa leucocitaria, ofrece un modo más estandarizado para la detección de leucocitos que la observación microscópica del sedimento, ya que esta prueba está sujeta a factores que pueden variar los resultados, como la forma en que se obtiene el sedimento o la subjetividad en la apreciación del observador.

Cuadro 6.6
Bioquímica de orina. Valores de referencia (unidades convencionales y SI)

Parámetro	Unidades convencionales	Valores normales	Unidades SI	Valores normales
Acetoacetato y acetona	mg/100 mL	0	mg/L	0
Alfaminonitrógeno	mg/día	64-199	mmol/día	4,6-14,2
Amilasa	mU/mL	24-76		
Calcio	mg/día	Hasta 300	mmol/día	Hasta 7,5
Adrenalina	mg/día	0,8-7,5	mmol/día	4,3-30,9
Noradrenalina	mg/día	15-20	nmol/día	<590
Cobre	mg/día	5-25	mmol/día	0-1,6
Coproporfirinas	mg/día	50-250	nmol/día	80-380
Creatina	mg/día	<100	mmol/día	<0,75
Creatinina	g/día	1-1,6	mmol/kg/día	0,13-0,22
Hormona foliculoestimulante	U/L	5-20	UI/día	5-20
Ácido-5-hidroxiindolacético	mg/día	2-9	mmol/día	10-48

[.../...]

CUADRO 6.6 (CONT.)

Plomo	mg/día	<15	mmol/día	<0,72
Fósforo (inorgánico)	g/día	0,9-1,3	mmol/día	29-42
Proteína	mg/día	<150	mg/día	<150
17-cetosteroides	mg/día	5-20	mmol/día	14-90
17-hidroxicorticosteroides	mg/día	3-8	mmol/día	8-22
Glucosa	mg/día	Promedio 130	mmol/día	Promedio 0,72
Fructosa	mg/día	30-65	mmol/día	0,17-0,36
Pentosa	mg/kg/día	2-5	mg/kg/día	2-5
Urobilinógeno	mg/día	0,05-2,5	mmol/día	0,1-4,2
Uroporfirina	mg/día	10-30	nmol/día	12-36
Ácido vanilmandélico	mg/día	1,5-7,5	mmol/día	7,6-37,9
Potasio	mEq/día	40-80	mmol/día	40-80
Sodio	mEq/día	75-200	mmol/día	75-200

6.5.3. Sedimento urinario

El estudio del sedimento urinario (SU) comprende la investigación, hallazgo e interpretación al microscopio de una serie de elementos y estructuras muy variados (cuadro 6.7) que aportan información al diagnóstico de enfermedades renales y extrarrenales.

CUADRO 6.7
Diferentes parámetros observados en el análisis del SU

Parámetro	Valor de referencia	Utilidad clínica
Bacterias	Ausente	Indicador de proceso infeccioso.
Leucocitos	0-5 por campo	Indicador de proceso inflamatorio.
Eritrocitos	0-2 por campo	• Isomórficos: ejercicio intenso, traumatismo. • Dismórficos: inflamación, nefrolitiasis y glomerulonefritis.
Celularidad	0-2 por campo	Evalúan la integridad de los epitelios que recubren el tracto renal.
Epitelio plano	• Varón: escaso • Mujer: variable, en función del ciclo menstrual	Normal.

[.../...]

Cuadro 6.7 (cont.)

Epitelio renal	Ausente	Proceso inflamatorio, glomerulonefritis y nefrolitiasis.
Cilindros	Ausente	Evidencia de daño renal.
Hialino	0-1 por campo	Hipersecreción de la proteína Tamm-Horsfall en túbulos renales por daño renal. Presente en algunos individuos sanos (atletas).
Leucocitario	Ausente	Infiltración de leucocitos en túbulos renales, pielonefritis.
Epitelia	Ausente	Daño tubular, rechazo a trasplante.
Eritrocitario	Ausente	Glomerulonefritis.
Granuloso	Ausente	Degeneración del cilindro celular por estasis en el túbulo renal causada por disminución en filtración glomerular.
Céreo	Ausente	Probable insuficiencia renal. Filtrado glomerular ausente.

Nota: El número de elementos formes por campo debe visualizarse a 400 aumentos. Contar al menos 10 campos visuales.

6.5.4. Urocultivos

La infección del tracto urinario (ITU) es la infección bacteriana más común. La muestra de orina para urocultivo es la más frecuentemente recibida y procesada en los laboratorios de microbiología. Aproximadamente un 20% de los urocultivos tienen un resultado positivo.

> **Fundamental**
>
> La presencia de bacterias en la orina puede corresponder a varios síndromes clínicos que poseen mecanismos patogénicos propios y significado clínico, tratamiento y pronóstico diferentes, dependiendo del tipo de huésped: bacteriuria asintomática, cistitis, síndrome uretral agudo y pielonefritis aguda.

El urocultivo es el cultivo de orina para diagnosticar infección sintomática del tracto urinario o infección asintomática (bacteriuria asintomática) en pacientes con riesgo de infección. Está basada en la presencia de un número significativo de bacterias (generalmente >100.000 bacterias/mL).

CUADRO 6.8
Consideraciones sobre la toma de las muestras de orina para urocultivos

Cultivo	Volumen (mL)	Comentarios
Bacterias	0,5-1	No válidas orinas de 24 horas.
Hongos	>20	No válidas orinas de 24 horas.
Micobacterias	>20	No válidas orinas de 24 horas.
Anaerobios	1	Solo en orinas suprapúbicas.
Parásitos	Orina de 24 horas	*Schistosoma haematobium, Trichomonas vaginalis, Onchocerca volvulus.*
Virus	10-50	No válidas orinas de 24 horas. Adenovirus y CMV.

La piuria, junto con la bacteriuria, es un dato muy importante para el diagnóstico de infección del tracto urinario, ya que prácticamente está presente en todas las infecciones urinarias. Una excepción es la bacteriuria asintomática en la que la piuria puede estar ausente.

La obtención de la muestra es una etapa crucial en el procesamiento de los urocultivos ya que la posibilidad de contaminación con bacterias de la piel, periné y uretra distal es muy alta e induce a la generación de resultados falsamente positivos.

CUADRO 6.9
Tipos de orina destinada a urocultivos

Orina de micción intermedia	Es la muestra más frecuentemente procesada para urocultivo, en especial por su fácil obtención; sin embargo, se puede contaminar frecuentemente con flora de la piel, uretra y vagina en mujeres.
Orina obtenida a través de catéter vesical permanente	No es una buena muestra excepto que el catéter haya sido recientemente instalado. Generalmente los catéteres vesicales están colonizados ya a las 48 horas de instalados y los microorganismos aislados no necesariamente son el agente causal de la infección urinaria.
Punción suprapúbica	Es el método de referencia para la obtención de orina que se vaya a cultivar ya que evita la contaminación con flora uretral; sin embargo, se reserva para casos especiales (cultivos anaerobios o problemáticos) por ser un procedimiento invasor.
Cateterización vesical transitoria	Se considera una alternativa a la punción vesical pero es también un procedimiento invasor y puede generar arrastre retrógrado de microorganismos.

La tinción de Gram directa de la muestra es un método rápido, económico, sensible y específico para detectar bacteriuria. Se recomienda realizarlo como respaldo frente a discordancias o hallazgos especiales más que como cribado. Debe aplicarse a la muestra recién agitada sin centrifugar, con el mismo asa de 1 µL (o de 10 µL) empleado en la siembra del urocultivo, y depositar este volumen en un portaobjetos; se tiñe y pueden ser observadas cuando existen discordancias entre el urocultivo y el sedimento.

CUADRO 6.10
Microorganismos que se investiagan en un urocultivo

Agentes etiológicos que se investigan rutinariamente		
Escherichia coli	*Klebsiella* spp.	*Enterobacter* spp.
Serratia spp.	*Enterococcus* spp.	*Proteus* spp.
Pseudomonas spp.	*Acinetobacter* spp.	*Candida* spp.
Staphylococcus spp.	Estreptococo grupo B	

La metodología de la inoculación de la muestra en medios de cultivo depende de la forma de obtención de la muestra. Una vez sembradas las placas deben incubarse durante 16 a 18 horas a 35-37 °C. Incubar 48 horas aquellos urocultivos negativos con sedimento urinario alterado.

En el caso del urinocultivo no es suficiente con identificar al microorganismo causante de la infección, sino que también hay que cuantificar. Es importante ante todo que la muestra esté bien tomada ya que no se puede determinar el causante de la infección si la muestra está contaminada. Las infecciones, en la inmensa mayoría de los casos, están causadas por un solo microorganismo, por lo tanto si en una siembra aparecen más especies, es porque la muestra está mal tomada y es necesario pedir otra.

RECUERDA

✓ La gran mayoría de las infecciones están producidas por unos pocos microorganismos que en este caso son *Escherichia coli, Klebsiella pneumoniae, Proteus* sp., *Enterococcus faecalis*...

6.5.5. Citopatología

La citología de orina (citodiagnóstico urinario) es una prueba basada fundamentalmente en la capacidad que poseen las lesiones proliferativas del urotelio, tanto benignas como malignas, de exfoliar células, y la habilidad de reconocer alteraciones morfológicas en ellas por parte del observador.

Entre sus principales indicaciones figuran: pacientes con sintomatología relacionada con las vías urinarias (destaca la presencia de hematuria), seguimiento de pacientes que han sido tratados por haber padecido alguna forma de cáncer en las vías urinarias, y personas con un mayor riesgo de padecer cáncer de vías urinarias y expuestas a una serie de factores como el tabaquismo y la exposición a ciertas sustancias químicas como anilinas y derivados de la bencidina.

Aunque la citología de orina y la cistoscopia siguen siendo los procedimientos estándares para el diagnóstico inicial y el seguimiento del carcinoma urotelial, en los últimos años se vienen desarrollado nuevas técnicas para el reconocimiento de células uroteliales cancerosas, basadas en la detección de marcadores tumorales (Bladder Tumor Antigen, Nuclear Matrix Protein-22, ImmunoCyt, etc.) y en la expresión nuclear de ciertas anomalías cromosómicas mediante FISH (*fluorescent in situ hybridization*).

Fundamentalmente podemos distinguir, según su procedencia, tres tipos de muestras de orina:

- Mediante micción espontánea (lo más frecuente).
- Mediante sondaje y cateterización (incluidos los lavados y cepillados vesicales, ureterales y de pelvis renal).
- Muestras procedentes de lavados vesicales.

A) Orina mediante micción espontánea

La obtención de orina mediante micción espontánea, además de ser un método no invasivo, es el que proporciona el mayor volumen de muestras para estudio citológico.

Cuando el paciente acude al laboratorio de citología es importante recordarle e insistir en que el análisis de orina en citología, a diferencia de otros estudios (bioquímicos o microbiológicos), no requiere la recogida de la muestra durante la primera micción de la mañana. Ello es debido a que en dicha orina las células exfoliadas llevan tiempo suspendidas y sometidas a la acción de una solución hipertónica y tóxica, y experimentan con frecuencia fenómenos degenerativos. Para evitarlo, es preferible obtener y procesar orinas recién emitidas, y desechar el primer chorro miccional y, después de hidratar al paciente, requerirle 3 muestras consecutivas. No obstante, otros autores recomiendan realizar los estudios citológicos con solo 2 muestras y en el mismo día, una correspondiente a la segunda micción de la mañana y la otra tras hidratación.

PARA SABER MÁS

En la hidratación previa se ingiere un vaso de agua de 250 mL cada 15 minutos durante 2 horas. El paciente debe orinar al tomar el último vaso de agua (esta orina se descarta). Una hora después de terminar la hidratación vuelve a orinar y esta orina se recoge en frasco estéril. El número de células que se obtiene con esta medida es mayor y la calidad citomorfológica de las células, superior.

B) Orina mediante sondaje o cateterización

A diferencia de las obtenidas mediante micción espontánea, las muestras que se obtienen por instrumentalización son invasivas y pueden conllevar algún problema para el paciente, como malestar y, sobre todo, riesgo de infección.

La orina obtenida mediante sondaje o cateterización suele contener una mayor cantidad de células exfoliadas en los extendidos citológicos y presentar una serie de cambios tanto en la disposición de las células (tendencia al agrupamiento) como en sus características morfológicas, sobre todo en los núcleos.

C) Lavado vesical

Se realiza irrigando la vejiga con solución salina o solución fijadora. Los lavados vesicales proporcionan mayor celularidad y conservan mejor las células, pero los beneficios no superan el riesgo asociado a la utilización de una técnica invasiva.

RECUERDA

- ✓ Las orinas que no han sido recién emitidas suelen mostrar sobrecrecimiento bacteriano, generalmente cuando transcurre más de una hora, y precipitación de cristales, sobre todo de ácido úrico, con el descenso de la temperatura y el pH (orinas guardadas en el refrigerador).
- ✓ La presencia de otros microorganismos como los hongos, a menos de que exista alguna condición patológica de base, suele ser debida a contaminación del tracto genital (sobre todo en mujeres). En el caso de los varones, puede observarse la presencia de espermatozoides y células del epitelio de las vesículas seminales.

D) Técnicas de procesado de muestras en citología de orina

El procesado de muestras de orina tiene como objetivo conseguir extendidos citológicos que, una vez fijados y teñidos, sean apropiados para su observación microscópica. Para ello, el técnico ha de obtener de la muestra el mayor número posible de células del tracto urinario (sobre todo en los casos de micción espontánea) y tiene que preservar al máximo los detalles morfológicos de las células exfoliadas. Este último aspecto es muy importante, pues un retraso en la fijación de los extendidos puede acarrear una desecación de estos, con la aparición de los consiguientes artefactos en la tinción (cariomegalias, hipocromasia nuclear, acidofilia citoplasmática, pequeñas vacuolizaciones tanto en los citoplasmas como en los núcleos, etc.).

La mayoría de autores coinciden en que lo "ideal" es procesar inmediatamente la orina recién emitida y luego realizar la fijación de los extendidos. En caso de un posible retraso en el procesado, lo fundamental es evitar el sobrecrecimiento bacteriano y el aumento del pH urinario, y se aconseja guardar la muestra en la nevera (4 °C) y añadir una cantidad equivalente de etanol al 50%. Otra opción, basada en las técnicas de citología líquida (CL), es la utilización de diferentes tipos de líquidos con propiedades preservantes y hemolizantes, mezclados en diferentes proporciones con las muestras de orina antes de su procesado.

Para procesar muestras en citología de orina se utilizan los siguientes procedimientos: centrifugación convencional, citocentrifugación, filtros de membrana y CL.

CUADRO 6.11
Tipos de procesamientos de muestras de orina para estudio citopatológico

Centrifugación convencional	Mediante el empleo de una centrífuga se obtiene un sedimento del cual, y mediante aspiración con una pipeta tipo Pasteur, se deposita una pequeña cantidad en un portaobjetos y se realiza un extendido con la ayuda de otro porta mediante deslizamiento.
Citocentrifugación	Con su utilización se obtienen extendidos citológicos que ocupan un área circular de aproximadamente 8 mm de diámetro sobre la superficie del portaobjetos.

[.../...]

CUADRO 6.11 (CONT.)

Filtros de membrana	Suponen un método alternativo a los dos anteriores. Dichos filtros, en forma de discos de unos 25 mm de diámetro, están realizados con mezclas de nitrocelulosa y acetato de celulosa (Millipore), o bien con policarbonato (Nucleopore). Debido al pequeño tamaño de los poros (entre 0,2 y 20 micras) y a la propia tensión superficial de la membrana, los líquidos no atraviesan el filtro con facilidad mediante la fuerza de la gravedad, por lo que se suele emplear presión con jeringa o succión mediante un sistema de vacío. Una vez realizado el filtrado, se procede a la fijación y tinción del filtro. Finalmente se procede a la disolución de la membrana con algún tipo de disolvente (triclorometano, cloroformo, etc.).
Citología líquida (CL)	Sus principales cualidades (óptima recolección celular, extendidos en monocapa y notable ausencia del material de fondo) han hecho que muchos laboratorios hayan optado por introducir la CL en el procesado de muestras de orina. La CL, en comparación con los métodos convencionales (filtros de membrana y citocentrifugación), es la técnica que proporciona una mayor celularidad. No sucede lo mismo respecto a la preservación celular y a los detalles citomorfológicos. La CL es el método de procesado de muestras con un mayor grado de automatización, aunque el tiempo empleado supera al de los métodos convencionales. El coste que supone la utilización de la CL está muy por encima de la citocentrifugación y de los filtros de membrana. Una ventaja añadida de la CL en el citodiagnóstico urinario es la posibilidad de realizar otro tipo de técnicas adicionales como inmunocitoquímica y test de biología molecular.

Una vez realizada la técnica de concentración celular, se tiñen con el método de Papanicolaou.

Resumen

- El examen general de orina requiere de la toma de la muestra por parte del paciente. En general, se aconsejará tomar como muestra la primera micción de la mañana ya que es el momento en que la orina está más concentrada y permite una mejor valoración.
- Para determinar la concentración de analitos en orina se requiere otro método de obtención de orina: muestra de 24 horas. Para tomar la muestra de manera correcta debe desecharse la primera micción de la mañana para, después, recoger todas las micciones durante las 24 horas siguientes en un recipiente adecuado.
- Dentro del análisis de orina se pueden realizar múltiples estudios o tipos de análisis.
- El examen macroscópico es la observación de la orina a simple vista con el fin de apreciar el color, la turbidez e incluso el olor de la misma.
- La tira reactiva consiste en la introducción en una pequeña muestra de orina de una tira reactiva que lleva impregnados determinados compuestos químicos que producen una reacción en contacto con la orina, identificando así la presencia de algunas sustancias: cuerpos cetónicos, hemoglobina, nitritos, etc.

- Para el sedimento urinario, se somete la muestra a un proceso de centrifugación mediante el que se separa el contenido líquido del sólido, que es el que será estudiado al microscopio. Así se detecta la presencia de partículas o elementos celulares (bilirrubina, glucosa, microproteínas, leucocitos o hematíes...).
- El estudio bioquímico tiene como finalidad analizar las sustancias que hay presentes en la orina: urea, creatinina, sodio, potasio, cloro, glucosa, bilirrubina, etc.
- El urocultivo implica la realización de un cultivo de orina para determinar la existencia o no de una infección e identificar el microorganismo causante de la infección.

Ejercicios propuestos

1. Indica la procedencia de los compuestos nitrogenados que en condiciones normales aparecen en la orina.
2. Relaciona los tipos de muestras de orina con su adecuación al tipo de estudio.
3. Para evitar errores en la determinación analítica, en ocasiones el paciente es objeto de una serie de medidas preparatorias: recomendaciones higiénicas, instrucciones de obtención y conservación, dietas previas al análisis, etc. Comenta este tipo de actuaciones en el caso de muestras de orina de una micción y resume las indicaciones que hay que proporcionar a los usuarios para que la recogida de orina por parte de estos sea lo más correcta posible.
4. Cita los métodos de obtención de orina y la principal indicación para cada uno de ellos.
5. ¿Cómo se recoge la orina de 24 horas? ¿Se analiza todo el volumen?
6. ¿En qué situaciones se aconseja utilizar un preservante para la conservación y transporte de una muestra de orina? ¿Qué sustancias o medios conoces que cumplan esta función?
7. Define el término *análisis de anormales*. ¿Cómo se lleva a cabo el análisis de anormales? ¿Qué se mide en las tiras reactivas? ¿Para qué sirve cada medición?
8. ¿Qué enfermedades apoyan su diagnóstico en las determinaciones en orina?
9. Contesta a las siguientes preguntas sobre el sedimento urinario:
   a) ¿Para qué se realiza el análisis del sedimento urinario?
   b) ¿Qué es el sedimento urinario?
   c) ¿Cómo se analiza el sedimento urinario en un laboratorio clínico?
   d) Cita los principales componentes que puedes encontrar en un sedimento urinario.
   e) Describe los pasos que se deben realizar en el procesamiento de una muestra de orina para analizar un sedimento urinario. ¿Qué es susceptible de ser analizado en este sedimento?
   f) ¿Por qué es tan importante la estandarización del sedimento urinario?

10. Señala las diferencias en el procesamiento de orina para sedimento urinario y para estudio citológico. ¿Por qué son necesarios los métodos de concentración?

11. Elabora un cuadro que caracterice los métodos de obtención de orina para estudio citopatológico.

12. Contesta brevemente a estas preguntas:

    a) ¿Qué sustancias se agrupan en torno al término *cuerpos cetónicos*?
    b) ¿Qué significa *disuria* y *polaquiuria*?
    c) ¿Qué precauciones hay que tener con muestras de orina destinadas a la determinación de porfirinas?
    d) ¿A qué metabolitos se refiere el término *nitrógeno no proteico*?
    e) ¿Por qué es necesario restringir la ingesta de algunos alimentos antes de la determinación de catecolaminas en orina?

13. Enumera los métodos de obtención de orina destinada a urocultivo. Elige uno y argumenta su idoneidad para este tipo de estudio.

14. Comenta las particularidades sobre la toma de las muestras de orina para urocultivos dependiendo del tipo de microorganismo que se investigue.

15. Realiza un figura, diagrama o cuadro en el que consten los estudios, pruebas, análisis y determinaciones que se pueden llevar a cabo en una muestra de orina.

Práctica 6.1

Realiza el procesamiento de una muestra de orina de micción intermedia que va a ser sometida a un examen general desde que llega al laboratorio hasta que se vayan a realizar las siguientes determinaciones analíticas: examen macroscópico, análisis químico y sedimento urinario.

Objetivos	• Procesar correctamente la orina para realizar un examen general. • Correlacionar los parámetros que se van a analizar con enfermedades renales o del tracto urinario.
Método para el análisis de orina macroscópico y químico	1. Después de recibir la orina en el laboratorio, analizarla tan pronto como sea posible. Es necesario procesar las muestras en las tres horas siguientes a su toma. Antes del análisis las muestras de orina deben estar a la temperatura ambiente. 2. Homogeneizar la muestra. 3. Realizar la homogeneización de la orina. 4. Con movimientos moderados en el recipiente transportado hasta el laboratorio (bien mezclada y no agitada). 5. Verter en un tubo de ensayo aproximadamente 10 mL. 6. Determinar el color, el aspecto, la turbidez. 7. Registrar la presencia de un olor inusual y de cantidades anormales de espuma coloreada. 8. Sumergir brevemente la tira reactiva, no más de un segundo (evitar tocarla con los dedos, ya sea antes o después de sumergirla). 9. Eliminar el exceso de orina en la tira: limpiar el borde de la misma con el reborde del tubo o con papel secante.

	10. No permitir que los reactivos de la tira se junten. **11.** No depositar la tira reactiva directamente sobre la superficie de trabajo. **12.** Seguir exactamente las recomendaciones en cuanto al tiempo para cada test químico. **13.** Mantener la tira reactiva junto a la carta de colores y leer bajo una buena iluminación. **14.** Tener en cuenta las fuentes de error, la sensibilidad y la especificidad de cada prueba con la tira reactiva.
Parámetros que se observan en el examen macroscópico	En el examen macroscópico se analiza el *aspecto* como por ejemplo si es transparente, turbia, espesa, opaca y el color de la orina, que puede ser amarilla pálida, amarilla oscura, ámbar, roja, verde, azul, entre otros.
Parámetros que se observan en el examen químico	• Densidad. • pH. • Nitrito. • Proteínas. • Glucosa. • Cuerpos cetónicos. • Urobilinógeno. • Hemoglobina.
Método para realizar el examen microscópico del sedimento urinario	*a)* Una vez realizado el examen macroscópico y químico de la orina, se centrifuga 5-10 minutos a 1.500-2.000 r. p. m. con la orina previamente homogenizada. *b)* Eliminar cuidadosamente el sobrenadante. El volumen final utilizado para resuspender el sedimento puede variar según el sistema estandarizado que se use, pero debe ser siempre constante en cualquier laboratorio dado. *c)* Resuspender con suavidad el sedimento, eliminar las dos primeras gotas y colocar la tercera gota en un portaobjetos, cubrir con un cubreobjetos. Dejar que la orina se deposite durante 30 a 60 segundos.
Elementos que se observan en el examen microscópico	• Bacterias y otros microorganismos (normalmente no están presentes). • Cilindros urinarios. • Cristales. • Grasa. • Moco. • Glóbulos rojos (un indicio de daño en los túbulos). • Células tubulares renales. • Células epiteliales de transición. • Glóbulos blancos (un indicio de infección del tracto urinario).
Trabajo	Cada estudiante debe traer su muestra de orina siguiendo las instrucciones de recogida de orina de micción intermedia. Después, hay que realizar el procesamiento durante la práctica de laboratorio. Por último, anotar las incidencias según vayan ocurriendo (no esperes al final de la práctica) en el cuaderno de laboratorio.

TEST DE AUTOEVALUACIÓN

1. De entre las siguientes opciones, ¿cuál es un requisito que debe cumplir un conservante?

- ☐ *a)* Bactericida.
- ☐ *b)* Inhibir la ureasa.
- ☐ *c)* Preservar los elementos presentes.
- ☐ *d)* Todas las opciones son correctas.

2. La recogida de orina durante la primera micción de la mañana no es el método de obtención adecuado, ¿para qué tipo de estudio?

- ☐ *a)* Tira reactiva.
- ☐ *b)* Determinación de ácido 5-hidroxiindolacético.
- ☐ *c)* Citopatológico.
- ☐ *d)* Macroscópico.

3. ¿Qué tipos de células epiteliales pueden encontrarse en el estudio del sedimento urinario?

- ☐ *a)* Células escamosas.
- ☐ *b)* Células uroteliales.
- ☐ *c)* Células del epitelio tubular renal.
- ☐ *d)* Pueden visualizarse los tres tipos de células.

4. Los tres productos intermedios del metabolismo de los ácidos grasos son todos los mencionados excepto:

- ☐ *a)* Ácido cetoacidótico.
- ☐ *b)* Ácido diacético.
- ☐ *c)* Ácido ß-hidroxibutírico.
- ☐ *d)* Acetona.

5. ¿Cuál de los siguientes métodos de obtención de orina no debe emplearse para urocultivo?

- ☐ *a)* Punción suprapúbica.
- ☐ *b)* Cateterización vesical.
- ☐ *c)* Orina de 24 horas.
- ☐ *d)* Orina de micción intermedia.

6. ¿Qué métodos pueden utilizarse en el procesamiento de orina para estudio citopatológico?

   - ☐ *a)* Filtración.
   - ☐ *b)* Citocentrifugación.
   - ☐ *c)* Citología líquida.
   - ☐ *d)* Todas las opciones son correctas.

7. ¿Cuál de los siguientes métodos de obtención de orina está indicado para estudio citopatológico?

   - ☐ *a)* Orina de 24 horas.
   - ☐ *b)* Lavado vesical.
   - ☐ *c)* Punción suprapúbica.
   - ☐ *d)* Ninguna de las opciones anteriores es correcta.

8. La presencia de nitritos en orina se asocia a:

   - ☐ *a)* Infección.
   - ☐ *b)* Leucocitos.
   - ☐ *c)* Bacterias.
   - ☐ *d)* Todas las opciones son correctas.

9. ¿Qué tipo de muestra o muestras se requieren para determinar el aclaramiento de la creatinina?

   - ☐ *a)* Orina de micción intermedia.
   - ☐ *b)* Orina instrumentalizada.
   - ☐ *c)* Orina de 24 horas y sangre.
   - ☐ *d)* Sangre heparinizada.

10. Las muestras de orina de 24 horas son válidas para el cultivo de:

   - ☐ a) Micobacterias.
   - ☐ b) Parásitos.
   - ☐ c) Bacterias.
   - ☐ *d)* No es una muestra adecuada para urocultivo.

SOLUCIONES:

1.	d	6.	d
2.	b	7.	a
3.	d	8.	d
4.	a	9.	c
5.	c	10.	b

7

Muestras de obtención directa

Objetivos

- ✓ Describir la composición normal de las heces, el esputo y el semen.
- ✓ Explicar a los pacientes las instrucciones de los métodos de obtención, e indicar las restricciones dietéticas y otros tipos de indicaciones según el estudio.
- ✓ Relacionar los recipientes y contenedores de las muestras en función del tipo de análisis solicitado.
- ✓ Conocer las indicaciones de los métodos invasivos de secreciones bronquiales.
- ✓ Comprender la finalidad de las diferentes formas de procesamiento.
- ✓ Instruir a los pacientes en la recolección de muestras para sangre oculta en heces.
- ✓ Aplicar criterios de calidad a la hora de aceptar o rechazar una muestra de esputo, heces o semen a su llegada al laboratorio.
- ✓ Valorar la importancia de las muestras de esputo en la citología exfoliativa del aparato respiratorio para el diagnóstico de cáncer de pulmón.

Mapa conceptual

- **ESPUTO**
  - Obtención y procesamiento
    - Expectoración espontánea
    - Procedimientos invasivos
  - Composición
    - Células epiteliales
    - Elementos no celulares y células no epiteliales
  - Análisis
    - Macroscópico
    - Citológico
    - Microorganismos
    - Recuento celular
- **HECES**
  - Recogida de las heces
    - Preparación del paciente
    - Sangre oculta en heces
    - Digestión: principios inmediatos
    - Parásitos
    - Test de Graham
  - Pruebas y análisis
    - Examen macroscópico
    - Análisis bioquímico
    - Análisis coprológico parasitario
    - Coprocultivo
- **SEMEN**
  - Recogida, transporte y recepción
  - Pruebas y sustancias analizables
    - Examen macroscópico
    - Movilidad. Concentración. Vitalidad. Morfología
    - Agregación y aglutinación
    - Marcadores bioquímicos
    - Cultivo

Glosario

Citología exfoliativa. Estudio citológico de las células exfoliadas de un órgano en comunicación con el exterior o fácilmente accesible (vagina, bronquios, estómago).

Esputo. Secreciones del tracto respiratorio inferior (pulmones y bronquios), obtenidos tras expectoración profunda.

Esteatorrea. Excreción anormalmente aumentada de grasas por las heces.

Fibrobroncoscopio. Instrumento de exploración e inspección directa de la laringe y el árbol traqueobronquial. Se trata de un tubo largo, delgado y flexible de fibra de vidrio como medio óptico.

Malabsorción intestinal. Dificultad o pérdida de la capacidad del intestino delgado para la normal absorción de uno o más nutrientes durante el proceso de la digestión.

Oligoastenoteratospermia. Término que hace referencia a un bajo número de espermatozoides en la eyaculación, menos de 20 millones de espermatozoides por mililitro de semen eyaculado (oligozoospermia), menos de la mitad de espermatozoides con movimiento (astenozoospermia) y a una morfología anómala de más del 95% de los espermatozoides (teratozoospermia).

Seminograma. Análisis del semen para comprobar el estado de los espermatozoides y su funcionamiento.

7.1. Esputo

El epitelio que reviste el árbol respiratorio segrega normalmente una sustancia mucosa que incluye leucocitos y células de las capas superficiales y que fija las partículas extrañas procedentes del exterior. Cuando por diversos procesos esta secreción aumenta o contiene sustancias anormales, es eliminada por la tos, lo que constituye la expectoración o esputo.

Las glándulas mucosas y el epitelio de superficie son las principales fuentes de las secreciones traqueobronquiales. Con el adecuado estímulo inmunológico los mastocitos, eosinófilos y células plasmáticas pueden contribuir a las secreciones. El esputo posee parte de las propiedades de los líquidos y de los sólidos, su consistencia depende de la estructura molecular de las glucoproteínas y del grado de hidratación.

En presencia de patología pulmonar, el estudio de una muestra de esputo, debido a su bajo coste y fácil interpretación, debería constituir el examen inicial, y se debería acudir a otros más complejos solo tras el estudio del esputo.

7.1.1. Obtención de la muestra

En la mayoría de los laboratorios clínicos, las muestras más frecuentemente recogidas de las vías respiratorias son las muestras de esputo por expectoración.

La mejor forma de obtención para este tipo muestras es aquella en la que el paciente deposita la primera expectoración, nada más levantarse. La muestra debe provenir del árbol bronquial, obtenida inmediatamente después de un esfuerzo de tos, y no la obtenida por aspiración y secreciones nasales y de saliva. Dado que la muestra obtenida con este sistema no es selectiva, sino que puede proceder de diferentes áreas del árbol bronquial del paciente, el estudio citológico de las muestras de esputo debe ser siempre seriado, y analizar un mínimo de tres muestras consecutivas. De esta manera se pretende recoger material de la mayor cantidad de zonas posibles.

FUNDAMENTAL

La muestra más adecuada para el diagnóstico de la tuberculosis pulmonar es el esputo obtenido por expectoración espontánea.

La tuberculosis es una enfermedad muy contagiosa. Ya que las muestras de esputo pueden contener bacilos de Koch, es muy importante obtenerlas bajo condiciones en las que la probabilidad de contagio sea mínima, por ello las muestras deben obtenerse: 1. En una habitación bien ventilada o incluso al aire libre lejos de otras personas. No se debe obtener la muestra en espacios o habitaciones cerradas, sin ventilación y concurridos. 2. El personal sanitario encargado de la toma de la muestra debe protegerse mediante el empleo de una mascarilla. 3. El área de trabajo debe estar recubierta de material que pueda desinfectarse de forma fácil con soluciones microbicidas como fenol al 5% o hipoclorito de sodio al 1%. Si no se puede disponer de este tipo de superficie, se pueden utilizar bandejas o cubrir la mesa con un vidrio o papel que luego pueda desecharse o desinfectarse con facilidad. 4. El área de trabajo debe situarse alejada de la puerta y de lugares donde existan corrientes de aire.

En el caso de estudio baciloscópico, puesto que la liberación irregular e intermitente de micobacterias es variable a lo largo del día, cada paciente con sospecha de tuberculosis debe recoger tres muestras de esputo de entre 3 mL a 5 mL cada una (figura 7.1). Así, la probabilidad de realizar un buen diagnóstico microbiológico será mayor.

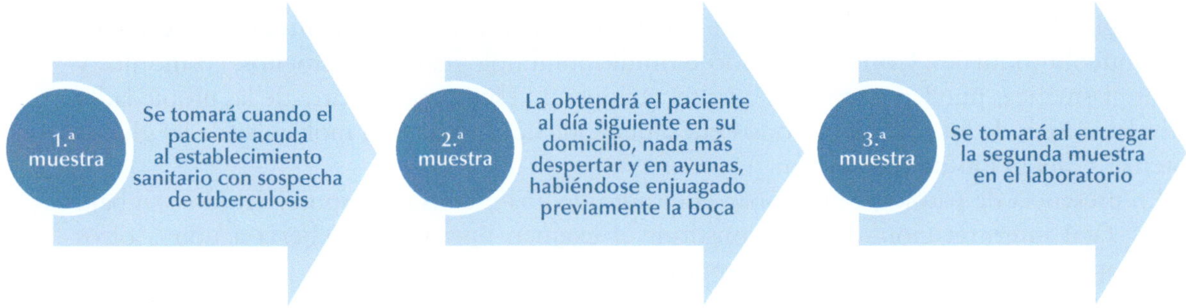

Figura 7.1
Obtención de muestras para estudio de micobacterias

La calidad de la muestra es más importante que el volumen obtenido, el cual debe obtenerse en ayunas, después de una inspiración profunda y previo enjuague bucal. Para un diagnóstico fiable, el material debe ser representativo de la vía aérea inferior, y se debe caracterizar, microscópicamente, por la presencia de materia mucoide y por la presencia de macrófagos y células epiteliales bronquiales. El transporte inmediato y el rápido procesamiento impiden no solo la degeneración celular, sino la proliferación de microorganismos que alterarían la normal visualización de los elementos.

A) Expectoración natural o espontánea

El envase en donde se deposita la muestra debe ser de plástico de boca ancha, tapa de rosca, con una capacidad de 100 mL, de pared lisa y transparente, sin conservantes (figura 7.2).

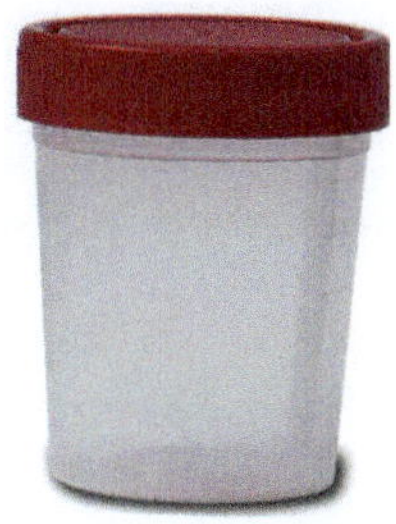

Figura 7.2
Envase para recogida de esputos

Hay que etiquetar el envase con el nombre del paciente, fecha de recolección, diagnóstico o control de tratamiento y el número de la muestra.

- Indicar al paciente que se enjuague la boca con agua para eliminar residuos de comida.
- Informar al paciente de que no escupa sus secreciones salivales en el envase, y dejar claro que la muestra de esputo debe provenir de las profundidades del pecho.
- Indicar al paciente los pasos que debe dar para una correcta expectoración: respirar profundamente, retener el aire y lanzar violentamente el esputo al envase.

Una vez obtenida la muestra, esta debe ser mucopurulenta. De lo contrario, si en la muestra se observa principalmente saliva o secreción nasal, la muestra no se procesa, y se solicita una nueva recogida de muestra de esputo al paciente. Preferentemente la muestra obtenida deberá tener un volumen de 3 mL a 5 mL.

B) Expectoración postural

Este tipo de muestra clínica se obtiene cuando el paciente no puede expectorar de forma natural. Esta es realizada por el médico en el consultorio, y no en el laboratorio. La figura 7.3 recoge el procedimiento.

1. Se acuesta al paciente boca abajo sobre una camilla, haciendo que su cabeza rebase el borde
2. Se coloca una almohada debajo de su tórax, logrando un plano inclinado y facilitando el descenso de la secreción
3. Indicarle al paciente que inspire profundamente, retenga el aire y después lo expulse violentamente hasta conseguir la expectoración

Figura 7.3
Pasos expectoración postural

C) Expectoración inducida

La inducción del esputo es un procedimiento utilizado cuando no es posible obtener esputo espontáneamente. Usualmente se obtiene nebulizando con solución hipertónica en aerosol, en concentraciones del 3, 4 y 5%; realizando cuatro inhalaciones en 5 minutos o tres en 7 minutos. También se puede usar una concentración de 4,5% durante 30 segundos seguida de inhalaciones en los minutos 1.°, 2.° y 4.°.

Se ha estandarizado que debe utilizarse un nebulizador ultrasónico con un flujo de alrededor de 0,9 mL/min. Después de cada inhalación, el paciente debe soplar por la nariz, enjuagarse la boca con agua y tragar; estas maniobras tienen como objetivo minimizar la contaminación de la muestra con goteo posnasal o saliva. Después, debe toser en un recipiente limpio.

El procedimiento demanda aproximadamente una hora, pero puede suspenderse en el momento en que se obtenga una muestra suficiente (>2 mL).

Para saber más

La nebulización es el método de administración de medicamentos suministrados al paciente a través de vapores inhalados. Se trata de uno de los procedimientos más eficaces para administrar sustancias en las vías aéreas. Al diluir estas sustancias medicamentosas de alto peso molecular en una solución isotónica, disminuye su concentración, y así se obtienen partículas de muy pequeño tamaño que llegan a lo más profundo del pulmón.

Dado que la solución salina es un potente broncoconstrictor, es importante disminuir al mínimo este riesgo. Se utiliza para ello el nebulizador ultrasónico y la inhalación de un agonista β_2 adrenérgico antes del procedimiento (por ejemplo: 200 µg de albuterol). En pacientes con volumen espiratorio forzado (VEF) muy bajo o en tratamiento prolongado con agonistas β_2, la solución salina se debe aplicar por periodos breves, inferiores a 30 segundos. En todos los casos se debe medir el VEF antes y después de cada inhalación y suspenderse el estudio si se detecta una disminución ≥20%.

Una parte muy importante de la técnica es respetar las normas de protección del operador y el ambiente: el paciente siempre debe considerarse como posible infeccioso.

Para minimizar el riesgo de transmisión de agentes microbianos se recomienda realizar el procedimiento en una habitación con presión negativa y, de ser posible, separada del operador mediante un cristal; como alternativa se deberá disponer de un equipo portátil para realizarlo en áreas alejadas de las que usan otros pacientes y el personal, con corriente de aire natural dirigida a cielo abierto y que contemplen la privacidad. Una vez concluido el procedimiento, el paciente debe permanecer en el área de recolección de la muestra hasta haber cesado de toser. Para el operador la recomendación consiste en emplear una mascarilla siempre que ingresa o permanece en el área donde se realiza la inducción. Antes de permitir el ingreso del siguiente paciente se deben eliminar convenientemente los residuos y elementos desechables, lavar los reutilizables y desinfectarlos con glutaraldehído. Deben transcurrir al menos cinco minutos para que se eliminen del aire los posibles contaminantes.

D) Muestras obtenidas mediante procedimientos invasivos

Aunque el objetivo del capítulo se centra en las muestras que se pueden obtener directamente, por su importancia, se describen en este apartado los procedimientos invasivos de obtención de secreciones bronquiales.

Los cepillados y lavados bronquiales son técnicas complementarias a la citología de esputo en el diagnóstico de lesiones pulmonares. Se realizan a través de una broncoscopia. Las indicaciones más frecuentes para la realización de una broncoscopia son la tos persistente, la documentación radiográfica de un nódulo pulmonar solitario, hemoptisis, obstrucción bronquial, atelectasia, etc. Los lavados y cepillados se toman directamente de las áreas clínicamente sospechosas.

E) Cepillado bronquial

Los cepillados se obtienen mediante un pequeño cepillo de cerdas duras circular (figura 7.4). La muestra de cepillado puede procesarse *in situ* inmediatamente rodando el extremo del cepillo sobre un portaobjetos. Los frotis se fijan inmediatamente con alcohol de 95° o Cytospray®.

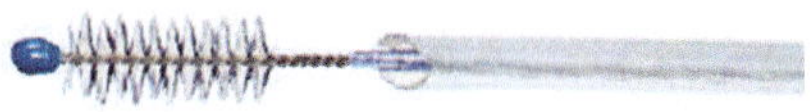

Figura 7.4
Cepillo de citología para broncoscopia

Cualquier secado prolongado al aire antes de la fijación dará lugar a graves artefactos.

Si la muestra ha de ser transportada hasta el laboratorio, el cepillo desechable se desarma desde su eje y se coloca en un tubo que contiene una solución salina o solución de Saccomanno y es transportado al laboratorio.

En el laboratorio, el cepillo se hace girar sobre dos portaobjetos. Los frotis se secan a temperatura ambiente para aumentar la adhesión celular y se les aplica la tinción de Papanicolaou. El cepillo se coloca de nuevo en el tubo y se agita este. El cepillo se desecha y se hace una citocentrifugación para preparar frotis adicionales.

Para considerar que la muestra es adecuada debe contener un gran número de células epiteliales ciliadas bronquiales bien conservadas y macrófagos. Las muestras que contienen pocas células o están fuertemente contaminadas y oscurecidas por un gran número de células escamosas orales o saprofitos orales deben considerarse insatisfactorias. De manera similar, las muestras en que los detalles celulares están oscurecidos por la sangre, inflamación o artefactos de secado al aire se deben considerar insatisfactorias.

SABÍAS QUE...

Después del material ginecológico (el tipo mayoritario), las muestras del aparato respiratorio, principalmente las procedentes del esputo, son las más importantes en cuanto al volumen de muestras. La citología ginecológica y la respiratoria constituyen aproximadamente el 90% del total de las muestras analizadas en citopatología.

F) Lavado broncoalveolar

Aunque es considerada una técnica invasiva, el lavado broncoalveolar (BAL) puede ser utilizado con seguridad en pacientes en estado crítico.

El BAL, junto con la aspiración con aguja fina, representan las únicas técnicas citológicas con que se pueden estudiar los contenidos y la composición de los espacios aéreos más terminales.

Mientras que la citología por aspiración con aguja fina requiere de un objetivo localizado y circunscrito, el BAL puede investigar con éxito la enfermedad pulmonar difusa.

El BAL es el método de obtención más ampliamente utilizado y eficaz en pacientes inmunodeprimidos para el diagnóstico de infecciones oportunistas. Muchos microorganismos pueden ser diagnosticados mediante BAL en los frotis convencionales o con la ayuda de tinciones especiales. Si está indicado, el BAL puede usarse para cultivos microbiológicos.

Las técnicas de BAL se llevan a cabo generalmente bajo anestesia local con un broncoscopio de 5 mm (figura 7.5). En ausencia de una lesión localizada, el lóbulo medio derecho suele ser seleccionado para muestreo por ser más accesible desde el punto de vista técnico y su riqueza de fluidos y células.

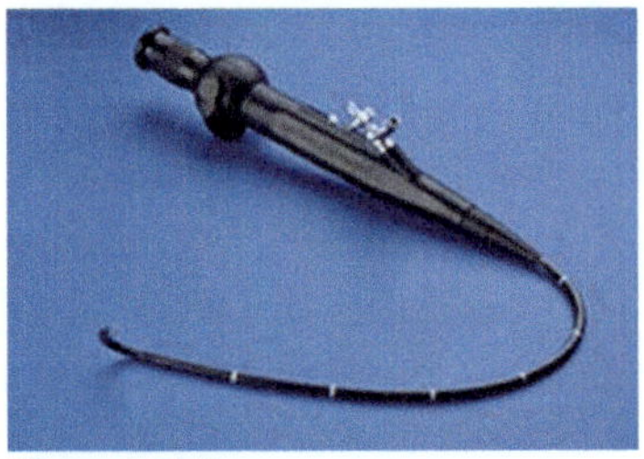

Figura 7.5
Fibrobroncoscopio

La cantidad de fluido usado y el número de alícuotas es importante debido a que estos factores influyen en el diagnóstico citológico. La primera alícuota se separa generalmente de las demás posteriores, de esta manera se optimiza la separación de las células epiteliales bronquiales del verdadero material alveolar.

La muestra de BAL debe ser transportada al laboratorio para ser procesada por un método de filtración o citocentrifugación. Si grandes cantidades de moco están presentes, la mayoría de los laboratorios hacen pasar la muestra a través de una malla de nailon para atrapar los agregados de moco. Alternativamente, la muestra puede ser tratada con esputolisina. Luego, el líquido se somete a centrifugación de baja velocidad (1.900 G) para obtener un sedimento de células. Se resuspende en solución salina, y las alícuotas (deberían contener alrededor de 100.000-200.000 células), una vez centrifugadas, se utilizan para preparar los frotis.

Para la evaluación de rutina se usa Papanicolaou. También se tiñen los frotis con Grocott o metenamina de plata para la identificación de microorganismos.

El excesivo número de células ciliadas o escamosas epiteliales (más de un 5%) es indicativo de contaminación por material bronquial u oral, lo que indica que el espécimen puede no ser representativo de las porciones más distales.

G) Punción aspiración con aguja fina

La aspiración con aguja fina (PAAF) es una técnica ampliamente utilizada para la citología de patologías localizadas y es la técnica más eficaz para establecer un diagnóstico definitivo de cáncer de pulmón. La PAAF transtorácica es usada en el diagnóstico tanto de tumores primarios como metastásicos. Tiene una sensibilidad diagnóstica de entre el 75 y el 95%. La PAAF transtorácica percutánea se utiliza para la investigación de nódulos pulmonares.

En la mayoría de los casos se utiliza una aguja de calibre 22 para la recogida. La aguja fina se guía a la ubicación deseada por métodos de imagen. Una vez que la punta de la aguja confirma estar en posición, se retira el estilete y se ensambla una jeringa. Se aplica succión y la aguja se mueve rápidamente hacia delante y hacia atrás en la lesión objetivo.

Una porción de la muestra se expulsa al portaobjetos y se preparan los frotis. La evaluación rápida mediante frotis debidamente fijados se realiza por Papanicolaou.

Esta técnica permite la realización de estudios especiales con el espécimen obtenido, incluyendo inmunocitoquímica, citometría de flujo, microscopía electrónica y cultivo microbiológico.

La falta de cooperación de un paciente en estado de inconsciencia, incapaz de controlar la tos, alteraciones de la coagulación no corregibles, mala función pulmonar, enfisema grave, etc., pueden ser contraindicaciones de las PAAF. Las complicaciones asociadas con PAAF incluyen neumotórax, hemorragia intratorácica, hemoptisis y embolización de aire.

7.1.2. Procesamiento

Seleccionar las masas de esputo en una placa de Petri (figura 7.6) estéril ayudándose de pinzas o pipetas estériles hacia la zona seca de la placa, con el fin de separarlos de la saliva. En dichas masas se debería comprobar al microscopio la presencia de pequeñas células epiteliales provenientes del tracto respiratorio inferior, y la ausencia de células grandes irregulares escamosas.

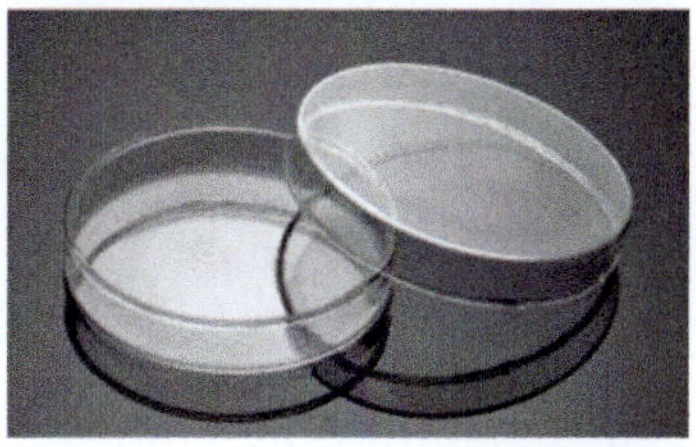

Figura 7.6
Placa de Petri

Previo al extendido de la muestra, es muy importante el análisis de su aspecto macroscópico, ya que junto a los hallazgos clínicos y radiológicos puede ofrecer pistas, las cuales podrán ser confirmadas o excluidas posteriormente. Un ejemplo lo constituye el aspecto herrumbroso, el cual puede sugerir tuberculosis o hemorragia pulmonar.

Una vez realizado el extendido, el cual debe ser lo más delgado y uniforme posible, se fijará en alcohol absoluto, se coloreará con Papanicolaou, y se realizarán otras coloraciones especiales según la sospecha clínica. Se evaluarán los elementos celulares y no celulares, posibles microorganismos (tuberculosis, hongos, *Pneumocystis jirovecii*) y la presencia o ausencia de malignidad.

Para el procesamiento de las muestras de esputo destinadas a estudio citológico se puede optar por la extensión convencional (*pick and smear*) o la metodología de Saccomanno.

La técnica de "untar y extender" evita el uso de Carbowax® y comienza con la inspección visual de las muestras frescas para la identificación de hebras o manchas de material sólido o sanguinolento. Después, se toman las partes más representativas y otras seleccionadas al azar para llevarlas a fijación inmediata con alcohol etílico de 95° o Cytospray®.

En el método de procesamiento por Saccomanno las células se recogen en solución de etanol de 50° y polietilenglicol al 2% (Carbowax®). Tras la recepción en el laboratorio, se utiliza un mezclador para emulsionar la muestra, que la convierte en un líquido mucho menos espeso, el cual es centrifugado. El sedimento se dispone sobre portas, que son fijados en alcohol de 96°. Se recomienda la realización de extensiones adicionales en caso de resultados contradictorios con la sospecha clínica.

IMPORTANTE

Los dos criterios que determinan la adecuación de una muestra son:

1. Presencia de macrófagos alveolares. La ausencia de tales células indica la presencia de solo saliva. No hay un mínimo establecido para el número de macrófagos, pero se recomienda una cantidad que sea fácilmente detectable. Puede que la calidad de una muestra de esputo sea directamente proporcional al número de macrófagos alveolares que contiene.
2. Volumen de muestra. El esputo debe ser lo suficientemente abundante como para preparar de dos hasta cuatro frotis. La preparación de cuatro extensiones de una muestra de esputo aumenta considerablemente el rendimiento diagnóstico.

7.1.3. Composición

El esputo está compuesto fundamentalmente por agua, un 95%, el resto de los componentes se pueden clasificar en células epiteliales (procedentes de la pared interna de las vías respiratorias), células no epiteliales, material no celular, cuerpos extraños y contaminantes y microorganismos.

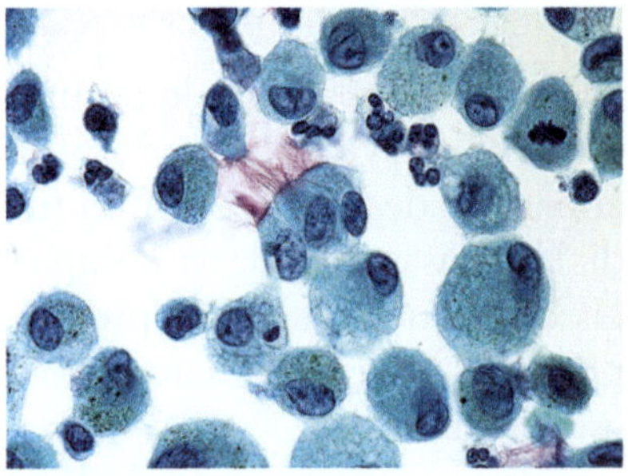

Figura 7.7
Epitelio bronquial y macrófagos alveolares. Muestra obtenida a partir de cepillado bronquial y teñida con PAP a 630 aumentos

A) Células epiteliales

En el esputo, las células más frecuentes son las células escamosas de las vías aéreas y digestivas superiores. Si la secreción bronquial se ha obtenido por métodos invasivos, aspirado, lavado y cepillado bronquial (véase el anterior capítulo), las células epiteliales más abundantes serán células cilíndricas ciliadas y células caliciformes.

Las células escamosas proceden de la descamación del epitelio de la cavidad oral, faringe, laringe superior y cuerdas vocales. La irritación (prótesis dentales) o las infecciones (candidiasis) pueden producir cambios disqueratósicos que, si no van acompañados de alteraciones nucleares, apuntan generalmente hacia procesos benignos.

Las células cilíndricas ciliadas están presentes en las cavidades nasales, senos paranasales, tráquea, bronquios y bronquiolos. Con frecuencia estas células sufren cambios degenerativos y aunque la presencia de cilios es signo de benignidad, su ausencia puede ocurrir por un mal procesamiento o simple degeneración. Su respuesta ante un agente lesivo se traduce en hiperplasia o metaplasia.

TOMA NOTA

En el caso de las células caliciformes, su proporción, en relación con las ciliadas, es de 5:1, pero en caso de irritación crónica, como EPOC, asma o bronquiectasia, su número aumenta considerablemente.

B) Células no epiteliales y elementos no celulares

Otro grupo de células del esputo lo forman los macrófagos y las células inflamatorias. También suelen aparecer en este tipo de muestras elementos no celulares característicos del aparato respiratorio, contaminantes y microorganismos.

CUADRO 7.1
Células no epiteliales y otros elementos del esputo

Macrófagos	Su presencia es una muestra de esputo la hace representativa. Pueden contener diversas partículas fagocitadas, y reciben de acuerdo a ello diferentes denominaciones, las cuales a su vez se relacionan estrechamente con determinadas patologías: hemosiderófagos, que se observan en entidades que se acompañan de hemorragia pulmonar como el síndrome de Goodpasture; macrófagos pardos ("células del polvo"), presentes en el tabaquismo; lipófagos, así denominados los macrófagos cargados con grasa; células cardiacas, que son aquellos macrófagos cargados con pigmento de hemosiderina, como los observadores en la insuficiencia cardiaca; finalmente puede contener pigmento antracótico o sílice como en las neumoconiosis.
Neutrófilos	La presencia de neutrófilos en un esputo no necesariamente indica infección o inflamación ya que en su mayoría proceden de la boca y de la nasofaringe. En general se puede sospechar infección cuando en un campo de 4x se observan más de 25 polimorfonucleares neutrófilos, abundantes bacterias y menos de 10 células escamosas.
Eosinófilos	Numerosos eosinófilos en un esputo deben guiar hacia la sospecha de enfermedades alérgicas, parasitarias o micóticas.
Linfocitos	Un número aumentado de linfocitos se observa en leucemia, linfomas, cáncer, tuberculosis y bronquitis crónica, principalmente.
Cristales de Charcot-Leyden	Se observan en esputo con abundantes eosinófilos y se cree que se forman a partir de fragmentos cristalizados de la membrana de eosinófilos degenerados; se encuentran principalmente en asma.
Espirales de Curschmann	Corresponden a moco espesado en las luces bronquiales más pequeñas, de las cuales adoptan su forma. Se asocia a pacientes con asma y bronquitis crónica, aunque muchos fumadores pueden presentar estas estructuras sin que exista un sustrato patológico específico.
Otros elementos no celulares	Pueden corresponder a colorante precipitado, fibras vegetales, cuerpos amiláceos (condensaciones proteicas frecuentes en pacientes con edema pulmonar) y cuerpos de psamoma, los cuales son formaciones con contenido mineral, principalmente calcio, que pueden observarse en tuberculosis y adenocarcinomas.

7.1.4. Análisis de muestras de esputo

Existen diferentes métodos para analizar una muestra de esputo. En líneas generales y en función del tipo de análisis utilizado, el estudio del esputo puede clasificarse en: examen macroscópico, análisis bioquímico y estudio microscópico, que a su vez engloba el estudio citológico (detección de células precancerosas o cancerosas) y el estudio microbiológico (detección mediante tinciones especiales de microorganismos patógenos).

A) Estudio macroscópico

Se trata de un examen básico, pero importante. Es necesario fijarse en la forma, el color, la consistencia y el aspecto (cuadro 7.2). La información obtenida orienta el diagnóstico, nunca lo establece ni lo confirma.

CUADRO 7.2
Interpretación de hallazgos en un examen macroscópico

Consistencia y aspecto	Puede ser líquido (seroso), mucoide, purulento, sanguinolento, etc. En edema pulmonar se describe como seroso, espumoso y teñido de sangre. La mayoría de esputos normales se describen como acuosos y claros, y cualquier opacidad procede del material celular en suspensión. Pueden observarse espirales de Curschmann, cálculos, tapones de Dittrich, material caseoso, moldes bronquiales o restos de alimentos.
Color	Depende del contenido. Un color amarillo indica que contiene pus y células epiteliales, como pasa en procesos neumónicos. Un color verde puede hacer sospechar la presencia de Pseudomonas aeruginosa. Un esputo de color rojo óxido puede hallarse en neumonía neumocócica o gangrena pulmonar, en cambio un esputo de color rojo brillante hace sospechar de hemorragia reciente causada por insuficiencia cardiaca aguda, infarto pulmonar o una neoplasia que ha invadido un vaso sanguíneo.
Olor	Generalmente no tiene olor, pero si hubiera una descomposición bacteriana pueden presentarse diferentes olores. Las enfermedades supurativas, abscesos pulmonares, tuberculosis cavitarias o gangrena producen olores pútridos.

B) Estudio citológico

El esputo, espontáneo o inducido, es la muestra de citología exfoliativa del aparato respiratorio que con mayor frecuencia se estudia en citología respiratoria. La mayor utilidad de la citología respiratoria es el diagnóstico del carcinoma de pulmón, aunque otros procesos patológicos, como las infecciones, también pueden valorarse, tal y como se indica en la figura 7.8.

El esputo en el diagnóstico de cáncer pulmonar no es un método fiable como método de cribado, ya que su rendimiento está relacionado con la localización del tumor, y es mayor en los tumores centrales (escamocelular y anaplásico de célula pequeña), que fácilmente descaman hacia la luz; y muy bajo en el adenocarcinoma, debido a su localización periférica y a su invasión submucosa inicial, con lo que solo en algunos casos descama hacia la luz.

Es importante recalcar que la citología de esputo es solo una ayuda diagnóstica, sobre la cual no es aconsejable tomar una decisión definitiva, se requiere siempre confirmación histológica, ya que ciertas alteraciones en la mucosa, como aquellas provocadas por un cuerpo extraño, originan marcados cambios celulares que pueden equivocadamente ser interpretados como malignos. Por último, la presencia de un exudado inflamatorio, la sangre excesiva y la inexperiencia del citopatólogo disminuyen marcadamente las probabilidades de detección del tumor.

Por otro lado, la citología del esputo es muy útil en la investigación de otro tipo de enfermedades, incluyendo infecciones oportunistas, tuberculosis, enfermedades profesionales (asbestosis) y el rechazo de trasplante pulmonar.

PROCESOS INFLAMATORIOS E INFECCIOSOS	TUMORES PULMONARES
• Enfermedad intersticial del pulmón • Tuberculosis • Sarcoidosis • Infecciones víricas: – Herpes-varicela-zóster – Citomegalovirus – Adenovirus – Papilomavirus • Micosis pulmonares: – Criptococosis – Histoplasmosis – Candidiasis – Aspergilosis – Mucormicosis • Parasitosis: – Hidatidosis – *Pneumocystis jirovecii* – *Strongyloides stercoralis*	• Carcinoma epidermoide • Adenocarcinoma • Carcinoma de células pequeñas • Carcinoma de células grandes • Otros tipos de tumores: – Carcinoma adenoescamoso – Carcinoma de glándulas bronquiales – Tumor carcinoide – Linfomas – Melanoma – Tumores metastásicos

Figura 7.8
Diagnósticos posibles del estudio citológico de las secreciones bronquiales

FUNDAMENTAL

Respecto a la citología exfoliativa es importante destacar que cada una de las técnicas utilizadas para la obtención de muestras posee limitaciones, ventajas y una precisión diagnóstica asociada y que la precisión diagnóstica puede ser optimizada mediante la selección de la técnica más adecuada para una situación clínica dada.

C) Estudio de microorganismos

Las muestras deben procesarse en una cabina de bioseguridad, ya que los aerosoles producidos durante la siembra pueden ser causa de infecciones respiratorias adquiridas en el laboratorio. Para el cultivo sistemático de bacterias hay que tener en cuenta las siguientes recomendaciones:

- Procesar las muestras lo más rápidamente posible.
- Seleccionar la parte de la muestra más purulenta o con sangre.
- Realizar la tinción de Gram sobre una extensión uniforme de la muestra.

En el diagnóstico de la tuberculosis el esputo es la mejor muestra del aparato respiratorio.

En tuberculosis, con la coloración de Ziehl-Neelsen se visualizan los bacilos. Recordar que *Candida* es un contaminante frecuente del esputo, por lo que ha de excluirse contaminación antes de catalogar esta forma fúngica como agente causal del proceso.

D) Recuento celular

El análisis de la celularidad del esputo tiene múltiples indicaciones en el estudio de la enfermedad inflamatoria de la vía aérea. Probablemente, su utilidad mayor en el campo clínico es la valoración de la respuesta al tratamiento antiinflamatorio, tanto en el asma como en la EPOC y la necesidad de utilización de antibióticos en la exacerbación de estas dos enfermedades.

La muestra se puede examinar colocándola en una placa de Petri, separando la fracción de esputo opaca y densa de la de saliva, lo cual suele disminuir la contaminación con células escamosas a menos de un 5%. Luego, se realiza el recuento celular, se analiza su viabilidad y se separa la fase líquida de la celular. En la fase líquida se pueden medir marcadores inflamatorios como interleucinas, proteína catiónica eosinofílica, etc.

7.2. Heces

Las heces fecales se forman en el intestino grueso. Mediante los movimientos peristálticos y la digestión, los alimentos que han sido digeridos de forma parcial comienzan a adquirir las características de las heces cuando pasan del intestino delgado al intestino grueso. En un aparato digestivo sano, las heces están constituidas por productos alimenticios no digeribles y no digeridos, como secreciones mucosas y celulosa; restos de secreciones procedentes del hígado, del páncreas y de otras glándulas digestivas; enzimas no destruidas; leucocitos; células epiteliales; restos celulares procedentes de las paredes intestinales; glóbulos de grasa; productos nitrogenados procedentes de proteínas; sales minerales; agua y grandes cantidades de bacterias (al día se excretan alrededor de 100 millones de bacterias, de más de 75 tipos diferentes).

El bolo fecal tiene un peso de entre 150-250 gramos, de los que un 90% es agua y el resto sólidos como almidón, ácidos grasos, proteínas, sustancias inorgánicas, restos no digeribles (fibras musculares) y flora bacteriana.

El análisis de heces es una prueba que no supone grandes molestias realizarla, es barata y puede aportar mucha información útil. Sin embargo, la información que aporta se limita al tubo digestivo y glándulas asociadas principalmente, por eso solo se solicita cuando se sospechan alteraciones a estos niveles, que no se pueden estudiar mediante el análisis de sangre o el análisis de orina, que son más cómodos de recoger. Las indicaciones de su análisis aparecen en la figura 7.9.

Cáncer en el tubo digestivo: puede conducirnos hacia ese diagnóstico, aunque suele ser en una fase demasiado tardía

Insuficiencia pancreática: cuando el páncreas no segrega las enzimas necesarias para la digestión

Enfermedad inflamatoria intestinal: colitis ulcerosa o enfermedad de Crohn

Infecciones: como salmonelosis, giardiasis, amebiasis, etc.

Malabsorción intestinal: desde una celiaquía hasta una enfermedad de Whipple. Hay decenas de otras causas

Figura 7.9
Indicaciones análisis de heces

El examen de heces está indicado en las diarreas crónicas, pérdida de peso, desnutrición y malnutrición, procesos inflamatorios intestinales y para demostrar la presencia de formas evolutivas de los enteroparásitos: esporas, trofozoitos, quistes, ooquistes, huevos, larvas y adultos.

La determinación de sangre oculta en heces tiene interés cuando se sospecha hemorragia digestiva subclínica.

7.2.1. Recogida de la muestra

La emisión de las heces se hará en un recipiente limpio que no contenga restos de jabones, detergentes, desinfectantes o lejía. Posteriormente se transferirá una pequeña muestra (no más del tamaño de una nuez si las heces son sólidas, y 5-10 mL si son líquidas) a un recipiente estéril de cierre hermético ayudándose de una espátula, cuchara o similar, asimismo estériles. Conviene no llenar excesivamente el recipiente con las heces pues, una vez cerrado este, los gases que se generan a partir de ellas pueden hacer saltar la tapa del recipiente con cierta violencia.

IMPORTANTE

La recogida puede realizarse en cualquier momento del día y la muestra para análisis se ha de llevar en el recipiente herméticamente cerrado al laboratorio a la mayor brevedad posible (antes de 24 horas). En todo caso, la muestra debe guardarse en el frigorífico si ha de transcurrir algún tiempo entre su recogida y su entrega.

7.2.2. Preparación del paciente

Durante los tres días previos a la recogida de muestra se deben evitar:

1. Medicamentos opacos no absorbibles: compuestos farmacéuticos que contengan carbón vegetal, sales de magnesio, caolín, creta o benzonaftol. Productos opacos radiológicos. Sustancias grasas: aceites, laxantes, supositorios.

   Su presencia en heces hace el examen microscópico inviable, ya que aumenta el volumen del sedimento de centrifugación, o el volumen de películas de flotación, y causa errores de identificación.
2. Alimentos que dejan muchos residuos: cereales, coles, ensaladas, etc. Frutas de cutícula resistente (tomates, melocotones...). Granos de envoltura dura (guisantes, lentejas, alubias...).

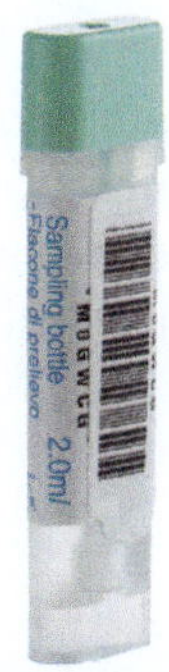

Figura 7.10
Envase de test para analizar si hay sangre oculta en heces

A) *Test de sangre oculta en heces*

Se recomienda recoger tres muestras de días diferentes, en diferentes frascos y conservar en nevera hasta el envío conjunto de las tres muestras al laboratorio.

Durante los tres días anteriores a la toma de muestras, la dieta consistirá en un régimen sin carne, embutidos, pescados, huevos, lentejas, espinacas ni plátanos. Tampoco medicamentos que contengan hierro o hemoglobina y debe evitarse todo tipo de legumbres verdes. Se permitirá: leche, cebollas, arroz, pan, garbanzos. Tres muestras de días diferentes. Enviar juntas las tres muestras.

Se deben conservar refrigeradas hasta su entrega.

B) *Digestión: principios inmediatos*

En los días previos a la prueba debe seguirse la alimentación habitual siempre que contenga grasa, proteínas y almidones. Interrumpir la toma de bismuto, supositorios o parafina y estudios baritados.

C) *Parásitos en heces*

Es aconsejable que en los tres días previos al estudio parasitológico, el enfermo siga una dieta en la que queden restringidos medicamentos, papilla de bario, patatas, verduras, legumbres y frutas.

En ocasiones puede ser necesaria la administración de un purgante salino, como sulfato de sodio o fosfato y carbonato de sodio. No deben usarse aceites minerales o compuestos de bismuto o magnesio, ya que las gotas o cristales procedentes de ellos pueden enmascarar los parásitos o confundirse con trofozoitos.

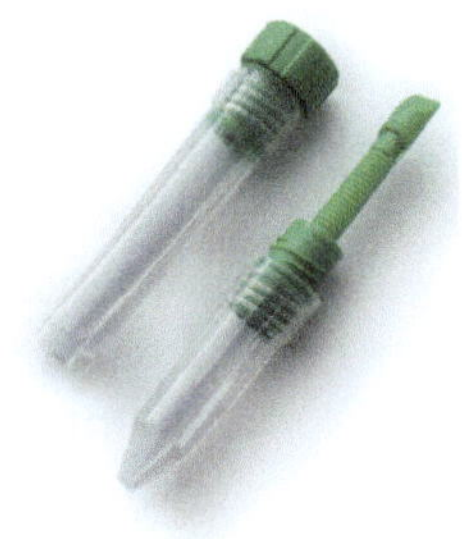

Figura 7.11 Envase para detectar parásitos en heces

Con una cucharilla se recogerá una pequeña cantidad de heces recién emitidas y se enviarán en un recipiente estéril con tapa de rosca.

Cuando macroscópicamente se hayan visto formas compatibles con parásitos en el ano o en las heces, se recogerán en el recipiente y se añadirá una pequeña cantidad de suero fisiológico.

Es suficiente un volumen de heces similar a una cucharada de café (2-4 g).

Un estudio parasitológico completo debe constar de tres muestras recogidas en días sucesivos, ya que la expulsión de parásitos puede ser intermitente.

Si las muestras tardaran mucho en ser examinadas, deberán ser mantenidas a temperatura ambiente o ligeramente frescas y nunca en estufa o nevera, a cuya temperatura se destruyen muchos parásitos. Pero si el retraso va a ser grande, para preservar huevos, larvas o quistes, se debe mezclar las heces con algún conservante que evite su destrucción: se mezcla un volumen de la muestra con tres de formol al 5-10%.

D) *Test de Graham para determinación de* Enterobius vermicularis

Consiste en el empleo de un depresor lingual (madera o plástico) de 7-9 cm de longitud por 1,5 cm de anchura, en uno de cuyos extremos se coloca la cinta de papel adhesivo transparente con la cara engomada hacia fuera, o sea, contraria al depresor. Por la mañana, antes de levantarse, se separan las nalgas y se hace presión hacia ambos márgenes, para que en la cara engomada queden adheridos los huevos. La cinta adhesiva se coloca sobre un portaobjetos con la cara engomada hacia el cristal, y se envía al laboratorio en un sobre o envuelto en varias capas de papel.

7.2.3. Pruebas y análisis

El examen general de heces permite diagnosticar, de entrada, alteraciones fisiopatológicas infecciosas o no (cuadro 7.3) del sistema gastrointestinal inferior.

CUADRO 7.3
Hallazgos y su correspondiente significado

Leucocitos	**Polimorfonucleares**	• Shigelosis • Salmonelosis • Fiebre tifoidea • *Escherichia coli*
	Mononucleares	• Fiebre tifoidea
Eritrocitos	• Hemorragia de colon • Hemorroides • Síndrome disentérico	
Cristales de Charcot-Leyden	• 10 a 30 micras • Desintegración de eosinofilos • Asociado a procesos alérgicos	
Restos de alimentos	• Almidones • Células y fibras vegetales	
Restos de origen animal	• Grasas • Fibras musculares	
Flora bacteriana	• Bacilos cortos	
Elementos no parasitarios	• Gránulos de almidón • Gotas de aceite • Células animales • Células vegetales • Polen • Levaduras	

A) Examen macroscópico

Se analizan las características físicas de la muestra de heces en busca de restos de alimentos acompañados, a veces, de moco u otros hallazgos (figura 7.12).

Consistencia

- Cuatro tipos de acuerdo a la dureza de las heces: sólida, blanda, pastosa y acuosa. Está en relación directa a la cantidad de agua presente en la materia fecal. Este parámetro se relaciona con el tránsito intestinal: cuanto más rápido es, menor agua es absorbida por el intestino grueso y, por lo tanto, la consistencia de las heces es más fluida

Color

- El color normal es el marrón, que viene dado por las sales biliares provenientes del metabolismo de la hemoglobina, en especial del pigmento estercobilina. También está en relación directa con el tipo de alimentación, así los lactantes que consumen mayor cantidad de lácteos tendrán unas heces más amarillas, mientras que los individuos que consuman mayor cantidad de proteínas (carnes) presentarán heces más oscuras. La falta de coloración de las heces se denomina *acolia*, y se denota con heces color grisáceo o arcilloso, relacionada con obstrucción a nivel de los conductos biliares o hepáticos. Las heces negruzcas, llamadas *melenas*, ocurren por la presencia de sangre digerida en la materia fecal o de sustancias ricas en hierro que reaccionan con los diferentes componentes de los jugos pancreáticos. Otros colores pueden aparecer en el caso de ingestión de alimentos coloreados (remolacha, morcillas, etc.) o de medicamentos. Heces de color negro pueden sugerir un exceso de bilis o sangre coagulada. Unas heces de color amarillento indican giardiasis. También puede ser por el síndrome de Gilbert (ictericia e hiperbilirrubinemia)

Olor

- Normal (*sui generis* o fecal). Viene dado por la formación del indol, producto de la degradación del triptófano, en la proteólisis de los alimentos. La aparición de un olor marcadamente necrótico puede indicar procesos malignos intestinales. En el caso de infecciones intestinales, las bacterias aumentan la proteólisis y como consecuencia el olor fecal se acentúa

Moco

- Se observa como una capa gelatinosa, que se encuentra sobre o entre la muestra fecal, que al ser tocada con el aplicador de madera durante el montaje presenta el fenómeno de filancia. Se puede diferenciar, dependiendo de la textura, la procedencia del moco: el moco fluido y brillante, que recubre la materia fecal dando un aspecto espumoso, proviene del intestino delgado; el moco más denso y opaco, que forma grumos entre la materia fecal, casi siempre rico en leucocitos, proviene del intestino grueso. Este tipo de hallazgos permiten sospechar el foco de la alteración

Sangre

- Indica daños en la mucosa del intestino grueso, puesto que si fuera del intestino delgado, la sangre cambiaría de color por acción de las enzimas pancreáticas sobre el grupo hem y daría una coloración negruzca (melena)

Restos alimenticios

- Corresponden a fragmentos generalmente de fibras de celulosa indigeribles u otras sustancias. Se informan ausentes o presentes, y desataca el hecho de que, si son abundantes (lientería), es signo de algunas infecciones intestinales

Figura 7.12
Parámetros del análisis macroscópico de heces

B) Estudio químico

Generalmente forma parte del estudio especial de heces, puesto que algunos de sus parámetros necesitan una dieta previa para evitar interferencias. Los más habituales son pH, sangre, azúcares y grasa (figura 7.13).

pH

- Normalmente es ligeramente ácido (6,5-6,9). Viene dado por la degradación de las proteínas, y se interpreta su disminución como un aumento en la degradación de estas, típico de las infecciones bacterianas, o su alcalinización como producto de la inhibición de la flora bacteriana secundaria a tratamientos antibióticos, lo que predispone al desarrollo de levaduras. El pH disminuye en casos de malabsorción de grasas y azúcares

Azúcares reductores

- Revela la presencia de azúcares del tipo glucosa que son capaces de reducirse en presencia de oxido cúprico. Normalmente las heces son azúcares reductores negativos. Esta prueba es especialmente útil en niños menores de 2 años con cuadros diarreicos, permite establecer el diagnóstico de síndrome de intolerancia a la lactosa

Sangre oculta

- Se basa en revelar la presencia de tetrapirroles del tipo de los grupos hem en la materia fecal. Se denomina sangre *oculta* puesto que la sangre, si proviene de las vías digestivas altas, pasa por una serie de cambios químicos y de pH inducidos por las diferentes sustancias que fisiológicamente actúan a esos niveles, y cambia su coloración a negro. Si el sangrado no es muy abundante el color negro se diluye en la materia fecal marrón y no se verifica macroscópicamente

Grasa

- La bilis y las lipasas digieren la grasa de los alimentos para que la pared intestinal la pueda absorber. Su cantidad normal en las heces es por lo tanto de solo unos 7 gramos o menos por día. Si se excreta más grasa, se detecta esteatorrea. Tiene un aspecto parecido a la arcilla, textura brillante y pegajosa y olor de agrio a picante. Las heces grasas pueden tener diferentes causas: obstrucción biliar, tumores del páncreas, fibrosis quística, diarrea, síndrome de Whipple, esclerodermia, linfoma, úlceras y consumo excesivo de alimentos ricos en lípidos

Figura 7.13
Parámetros del estudio químico de heces

C) Examen microscópico en estudio de la digestión

Consiste en el examen de preparaciones en fresco y teñidas de heces en busca de restos de nutrientes no digeridos y otras sustancias: fibras musculares, grasas neutras, jabones, fibras de tejido conjuntivo, almidón, cristales, celulosa. El procesamiento correspondiente se ilustra en la figura 7.14.

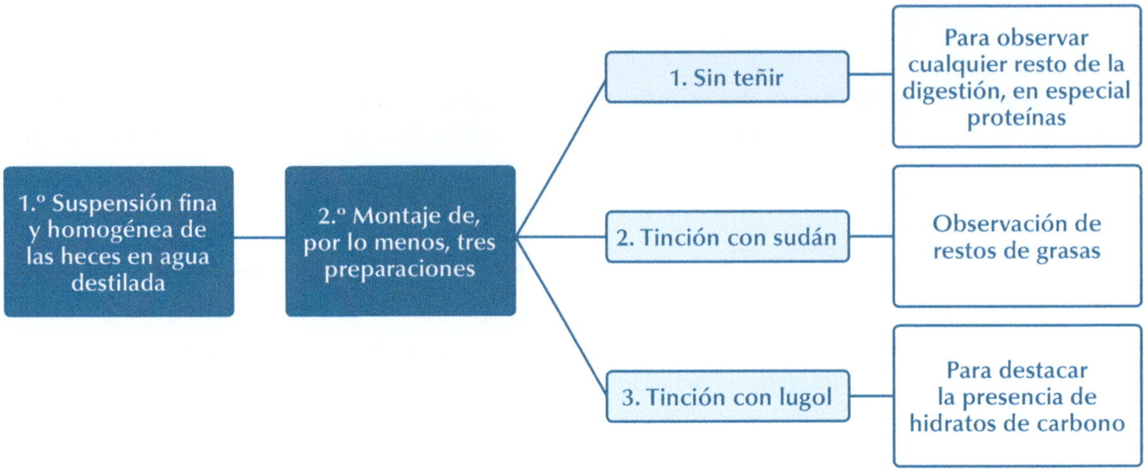

Figura 7.14
Procesamiento del examen microscópico en estudio de la digestión

D) Análisis coprológico parasitario

Se basa en la identificación microscópica de los elementos parasitarios presentes en las heces. Un resultado analítico positivo siempre es indicación de existencia de parasitismo en el paciente. Pero, por el contrario, un resultado analítico negativo no descarta la posibilidad de parasitismo, ya que el propio método analítico y la biología de los parásitos conllevan la obtención, por causas diversas, de falsos resultados negativos:

- Muestra inadecuadamente recogida y conservada.
- Escasez de parásitos en la muestra. La sensibilidad de los métodos coprológicos es relativamente baja.
- Biología del parásito. Existen especies parásitas intestinales humanas que no eliminan normalmente sus elementos de dispersión mezclados con las heces del hospedador; *Enterobius vermicularis* o *Taenia* sp.
- Periodo de invasión parasitaria.

Importante

Medidas para paliar errores ante un análisis coprológico negativo:

1. Emplear técnicas de concentración parasitaria.
2. Realizar toma especial de muestra para parásitos de biología peculiar.
3. Repetir la toma de muestra y su examen microscópico al menos tres veces a intervalos de unos 5-7 días, antes de desechar la posibilidad de parasitismo intestinal.
4. Antes de descartar parasitismo, y ante la posibilidad de un periodo negativo debe recurrirse a la "reactivación", y forzar la eliminación de elementos parásitos mediante la administración de purgantes de tipo salino.

Una vez la muestra llega al laboratorio se ha de proceder al análisis parasitológico. Este examen debe realizarse en dos etapas sucesivas que comprenden examen macroscópico y examen microscópico.

El análisis macroscópico deberá prestar especial atención a los siguientes aspectos:

- Consistencia fecal.
- Presencia de elementos no fecales, como moco o restos de tejido conjuntivo. Deberán separarse pequeñas fracciones para realizar con ellas un examen microscópico.
- Presencia de parásitos y pseudoparásitos. Implica la necesidad de diluir la totalidad de la muestra recibida en suficiente cantidad de agua o solución salina fisiológica. Con este procedimiento se pueden detectar adultos y larvas de nematodos, adultos de trematodos y cestodos y larvas de moscas. Todas estas estructuras susceptibles de ser elementos parásitos deberán ser independientemente recogidas, para su ulterior estudio microscópico.

El estudio microscópico comprende:

1. *Examen directo en fresco.* La preparación con lugol tiene una sola finalidad: confirmar la presencia de quistes de *Iodamoeba.*
2. *Examen tras concentración.* Cualquiera que sea el resultado obtenido tras el examen directo en fresco, más si este resultado ha sido negativo, debe repetirse el estudio fecal al microscopio tras someter la muestra a un procedimiento de concentración parasitaria. Existen muchos métodos de concentración, sedimentación, centrifugación y flotación; cada uno con sus ventajas e inconvenientes.

E) Coprocultivo

Las heces se recogen en un envase de 4 mL sin conservantes. Con ayuda de la cucharilla se recoge la parte más representativa de las heces: moco, sangre.

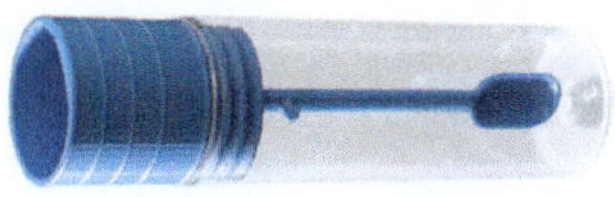

Figura 7.15
Envase coprocultivo

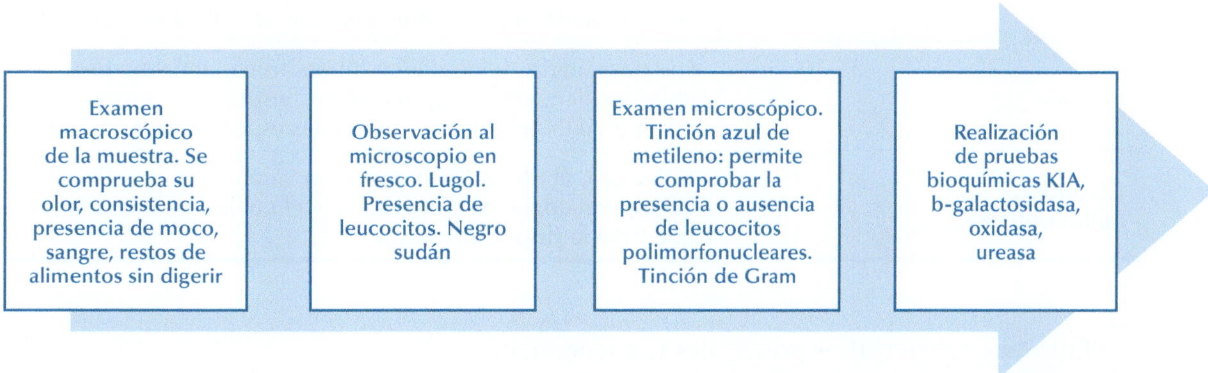

Figura 7.16
Procedimiento técnico coprocultivo

7.3. Semen

El estudio del semen forma parte de la investigación de infertilidad (se considera pareja infértil cuando no se da embarazo tras un año de relaciones sin usar sistemas anticonceptivos), pero solo constituye un aspecto de la misma. Una evaluación andrológica completa del varón infértil comprende historia clínica, exploración física y seminograma. Como pruebas complementarias caben citarse: pruebas de función espermática, determinaciones hormonales, ecografía y USG Doppler escrotal, ecografía transrectal y análisis de orina posorgasmo.

Además de los estudios de infertilidad, puede pedirse al laboratorio, sobre todo si se dedica a estudios médico-legales, el análisis de secreciones vaginales o de manchas en prendas de vestir para casos de sospecha de violación. Otro motivo para estudiar el semen es comprobar la esterilidad en caso de demandas de paternidad. Tras la práctica de una vasectomía (técnica anticonceptiva aplicada al varón), el análisis permite constatar que no hay espermatozoides en el semen y, por tanto, que el procedimiento se ha realizado con éxito. Se utiliza también para diagnosticar el síndrome de Klinefelter, una de cuyas características es la falta de espermatozoides.

7.3.1. Características del semen

El semen es una secreción compuesta formada por los testículos y por los órganos reproductores masculinos accesorios. Su composición se describe en el cuadro 7.4.

CUADRO **7.4**
Composición del semen

Glándula	Porcentaje aproximado	Descripción
Testículos	2-5	De 200 a 500 millones de espermatozoides liberados en la eyaculación.
Vesículas seminales	66-75	Aminoácidos, citrato, enzimas, flavina (responsable de la coloración y de la fluorescencia del semen a la luz ultravioleta), fructosa (principal componente nutritivo de los espermatozoos), proteínas, prostaglandinas (implicadas en la supresión de la respuesta inmune femenina), fosforilcolina y vitamina C.
Próstata	25-30	Fosfatasa ácida, ácido cítrico, fibrinolisina, antígeno prostático específico, enzimas proteolíticas (espermina) y zinc (estabiliza el ADN presente en las células espermáticas).
Glándulas bulbouretrales	<1	Galactosa, ácido siálico y moco: incrementa la movilidad de los espermatozoides en la vagina y el cuello uterino, a la vez que evita la dispersión de estos.

Entre sus características principales se encuentran:

- *Volumen de eyaculado*: 3 mL (1,5-6 mL).
- *pH*: 7,2-9.

- *Dos componentes*: el primero, *celular*: espermatozoides (200-400 millones) 10%; el segundo, *líquido*: plasma seminal 90% (secreciones de vesículas seminales, próstata, epidídimo, conducto deferente y glándulas anexas).

El plasma seminal produce un medio protector y nutritivo para los espermatozoides. El medio vaginal es hostil para los espermatozoides (ácido, viscoso y con presencia de células inmunes). Los componentes del plasma seminal intentan compensar dicha hostilidad. Sus componentes alcalinos contrarrestan el medio ácido del canal vaginal y protegen el ADN del interior de los espermatozoides de su desnaturalización ácida.

El volumen del esperma está representado por:

- Secreción epididimaria 5% (carnitina).
- Secreción prostática 30% (zinc, citrato, fosfatasa ácida). Secreción ácida.
- Secreción vesículas seminales 65% (fructosa). Secreción alcalina.

Durante la eyaculación se mezclan diferentes fracciones (figura 7.17).

1.ª FRACCIÓN		2.ª FRACCIÓN
• Secreción prostática (la más abundante) junto con la mayoría de los espermatozoides • Secreción del epidídimo y de los conductos deferentes (escasa)	→	• Secreción mucoide de las vesículas seminales

Figura 7.17
Fracciones del semen

7.3.2. Recogida y transporte

La información y preparación del paciente (instrucciones) sobre la obtención de la muestra y las condiciones preanalíticas que se han de seguir, transporte y manipulación (cuadro 7.5), serán facilitadas al paciente tanto por el clínico que solicita el análisis como por el laboratorio, mediante hoja informativa supervisada por el facultativo.

CUADRO 7.5
Recomendaciones que se deben seguir en la recogida de semen

Recomendaciones	Comentarios
Abstinencia sexual mínima de 72 horas y máxima de 7 días (3-4 días)	Antes de la recogida de la muestra de semen que se va a analizar, debe guardarse abstinencia sexual durante un periodo entre 3 y 5 días (y no más de 7 días), lo que implica no tener ninguna pérdida de semen por coito, masturbación, polución nocturna o cualquier otra circunstancia durante estos días. Si el periodo de abstinencia es inferior a 72 horas, la muestra se debe considerar como no válida para su estudio. Si va a ser sometida a tratamiento para su uso en técnicas de reproducción asistida, su utilización es inevitable pero conviene que el paciente sea advertido de la posible pérdida de calidad de la muestra entregada. No debe recomendarse una continencia prolongada, ya que la calidad del semen disminuye, sobre todo la movilidad de los espermios.

[.../...]

Cuadro 7.5 (cont.)

Lavarse el pene con jabón y aclararse con agua para evitar restos de jabón	Es importante evitar una posible contaminación de la muestra. No se debe aplicar ningún tipo de pomada.
Masturbación, frasco de vidrio o plástico atemperado	La muestra debe obtenerse por masturbación. La temperatura del recipiente es importante hasta que se complete la licuefacción del coágulo. Recoger la muestra sobre un frasco de plástico de boca ancha estéril, y cerrarlo con su tapa tras la obtención del semen (asegurarse de que queda bien cerrado).
Preservativos libres de espermicidas	Los preservativos no pueden usarse debido a que contienen lubricantes y espermicidas, para no falsear el número y movilidad de los espermatozoides.
Nunca *coitus interruptus* ni muestras incompletas	El *coitus interruptus* es inaceptable debido a que la primera fracción, rica en espermatozoides, se puede perder fácilmente. Es importante recoger el contenido total de la eyaculación. En caso de que se pierda o se vierta alguna cantidad, por pequeña que sea, el paciente deberá comunicarlo al personal de laboratorio ya que para el estudio de fertilidad no sería válida, puesto que no están contenidas en la muestra todas las fracciones del semen.
Trasporte protegido de luz y temperaturas extremas. Debidamente rotulado	La luz y las altas temperaturas alterarían los resultados de las determinaciones analíticas.
Realización del estudio tras una hora de su recogida	Es importante recoger la muestra en una sala anexa o próxima al laboratorio para asegurar el tiempo transcurrido desde la obtención hasta el inicio del estudio y para evitar los cambios de temperatura que se producen en el transporte. Para el transporte de muestras recogidas fuera del laboratorio hay que asegurarse de que la muestra se recibe lo antes posible y en ningún caso después de 2 o 3 horas de su toma.

7.3.3. Recepción de la muestra y anamnesis

El personal del laboratorio debe identificar el frasco para la obtención de semen en el momento de entrega por el paciente junto con el formulario de solicitud y la hoja de trabajo del laboratorio: etiqueta de identificación de la muestra, primer apellido, segundo apellido, nombre, edad, teléfono, número de hijos, motivo del análisis.

La persona que recibe la muestra deberá efectuar una breve entrevista al paciente referente a:

- Hora de recogida de la muestra.
- Días de abstinencia sexual (mínimo 72 horas y máximo 7 días). Si es inferior, la muestra no se deberá aceptar en caso de su uso para estudio diagnóstico. Se citará otro día al paciente.
- Recogida completa del volumen del eyaculado: en caso de pérdida, si se trata de un estudio diagnóstico, la muestra no es válida.

- Posibles procesos febriles en los 3 últimos meses. Las altas temperaturas pueden afectar al espermatozoide en cualquiera de las fases previas a la eyaculación.
- Motivo del análisis de semen y si se ha realizado análisis seminales anteriormente.

RECUERDA

✓ El personal del laboratorio debe saber que las muestras de semen, al igual que cualquier otra muestra en el laboratorio, pueden contener virus patógenos (HIV, virus de hepatitis, herpes) y por consiguiente deben ser manejadas con cuidado.

7.3.4. Pruebas y sustancias analizables a partir de una muestra de semen

Siguiendo las recomendaciones de la OMS, los tipos de estudio de muestras seminales se dividen en pruebas básicas, optativas y avanzadas.

PROCEDIMIENTOS ESTÁNDARES (BÁSICOS)	PRUEBAS OPTATIVAS	PRUEBAS AVANZADAS
• Exámen macroscópico: – Licuefacción – Aspecto – Volumen – Viscosidad – pH • Concentración de espermatozoides y otras células • Movilidad • Vitalidad • Morfología espermática • Presencia de aglutinaciones/agregaciones • Detección de anticuerpos antiespermatozoides unidos a superficie espermática	• Cálculo del índice de teratozoospermia • Test hipoosmótico • Cultivos seminales • Análisis bioquímico del líquido seminal • Análisis automático de la movilidad espermática • Test de hámster	• Test de funcionalidad espermática: – Especies reactivas de oxígeno – Test de unión a zona pelúcida – Evaluación de la reacción acrosómica • Análisis automático de la morfología espermática • Técnica de recuperación de espermatozoides móviles: – *Swim up* – Gradientes de densidad

Figura 7.18
Tipos de estudio en muestras de semen

Las etapas del estudio básico de semen, siguiendo un orden cronológico, se indican en la figura 7.19.

0-5 MIN

- Registrar, pesar y etiquetar el recipiente con la muestra
- Etiquetar los documentos del laboratorio

20-25 MIN

- Comprobar la licuefacción y el aspecto

30 MIN

- Evaluar la viscosidad
- Examinar la preparación en fresco para: movilidad, aglutinación, otras células y detritus
- Realizar pruebas de anticuerpos
- Preparar extensiones teñidas para evaluar movilidad y vitalidad
- Hacer diluciones para determinar concentración espermática
- Separar una alícuota para evaluación de células inflamatorias
- Preparar extensiones para examen citomorfológico
- Separar y centrifugar semen para estudios bioquímicos

MÁS TARDE

- Contar espermatozoides en cámara de Neubauer mejorada
- Determinar células inflamatorias si se cuentan más de un millón de células redondas por mililitro de semen
- Realizar determinaciones bioquímicas relacionadas con la contribución glandular secretora de la próstata (zinc), vesículas seminales (fructosa) y epidídimo (glucosidasa)
- Teñir la extensión para morfología (recuento diferencial)

Figura 7.19
Pasos del análisis básico de semen

A) Examen macroscópico

El semen recién eyaculado es un coágulo muy viscoso, opaco, blanco grisáceo que puede tener un olor mohoso acre. Transcurridos de 10 a 20 minutos, el coágulo se licuará espontáneamente para formar un líquido translúcido, turbio y viscoso ligeramente alcalino (7,7). En sémenes con mucha secreción prostática pueden verse valores de pH menores de 7.

CUADRO 7.6
Valores de referencia en parámetros macroscópicos en semen

Examen macroscópico: valores de referencia	
Tiempo de licuación (licuefacción)	20-25 min a 37 °C. Partículas de gel, filamentos mucosos.
Aspecto	Nacarado o gris opalescente.
pH	1 gota en tira reactiva de 6,1 a 10,0.
Viscosidad	Rapidez con que sale de la pipeta. Normal: gota a gota.
Volumen	2-9 mL.
Filancia	Filamento igual o menor a 1 cm.

B) Movilidad espermática

La movilidad se valora observando varios campos seleccionados al azar con el objetivo seco más potente hasta que se hayan contado por lo menos un total de 200 espermatozoides.

- Define calidad y capacidad fecundante de los espermatozoides.
- Ondulación 10 batidos. Sentido anteroposterior, progresivo.
- Clasificación: tipo A: progresiva rápida; tipo B: progresiva lenta; tipo C: no progresiva; tipo D: inmóvil.
- Normalidad: ≥50% movilidad A + B o bien ≥25% tipo A.

C) Agregación y aglutinación espermática

Se entiende por aglutinación la adherencia de los espermatozoides en sí, sin otras células o detritus, y son espermatozoides móviles. En la agregación los espermatozoides unidos no presentan movimiento, además en los cúmulos hay espermatozoides, células epiteliales, detritus...

Este tipo de pruebas sugieren la presencia de anticuerpos. Se detallan en la figura 7.20.

Visualización de espermatozoides móviles unidos por las cabezas, colas o cabeza-cola (200 espermatozoides)

Diez campos, lejos de los bordes:

1. Aglutinación: se adhieren entre sí, sin otras células o detritus
2. Agregación: hay células, detritus, espermatozoides inmóviles

La presencia de IgA unida a espermatozoides ocasiona una reducción de la capacidad para penetrar el moco cervical:

1. *Prueba SpermMAR*: partículas de látex recubiertas con IgG humana
2. *Inmunobead*: microesferas de plástico con anticuerpos anti-Ig humana unidas

Normalidad: tanto la prueba SpermMAR como la Inmunobead: ≥50% partículas adheridas

Figura 7.20
Pruebas de agregación y aglutinación espermática

D) Concentración espermática

Después de la licuefacción del semen pueden contarse los espermatozoides, siguiendo el procedimiento especificado en la figura 7.21.

Valores de normalidad OMS: 20 millones/mL o por encima de 40 millones (eyaculado)

Observación previa: 6 µL observados a 400 en cámara de Neubauer mejorada y realizar dilución

Otras células: detritus. Glóbulos rojos. Células epiteliales. Células redondas. Microorganismos

Importante catalogar bien las muestras azoospérmicas

Normal: <1 mill/mL de leucocitos y <5 mill/mL de células redondas

Figura 7.21
Concentración espermática

E) Vitalidad espermática

La vitalidad de los espermatozoides es un factor que afecta a su capacidad fecundante y por tanto a la calidad seminal. La prueba de la vitalidad no se realiza obligatoriamente en todos los seminogramas, solo en aquellos casos en los que existe más de un 40% de espermatozoides inmóviles. Se evalúa el porcentaje de espermatozoides vivos, según la figura 7.22.

El estudio de vitalidad espermática se realiza cuando la movilidad espermática es ≤50% (200 espermatozoides)

Estado de la membrana plasmática. Colorantes supravitales (Eosina Y)

Capacidad de la membrana de responder a cambios osmóticos

Normalidad: <75% espermatozoides no teñidos; >60% espermatozoides hinchados

Figura 7.22
Vitalidad espermática

F) Morfología espermática

El semen normal contiene menos del 30% de formas anormales. Este hecho se ha relacionado con la capacidad del espermatozoide de atravesar la barrera vaginal (reacción acrosómica, proceso de capacitación), con alteraciones en el desarrollo embrionario y en casos de teratozoospermia, por alto contenido de radicales libres.

Se recomienda tinción de Papanicolaou y Diff-Quick. Los criterios de normalidad y las recomendaciones para su valoración aparecen en la figura 7.23.

Criterios de normalidad

- Cabeza normal: oval, 4,0 a 5,0 micras de longitud, 2,5 a 3,5 micras de ancho, región acrosómica bien definida (40-70%)
- Pieza intermedia: delgado, ancho <1 micra, longitud 1,5 veces la cabeza, gotas de restos citoplásmicos (1/3)
- Cola normal: recta, uniforme, 45 micras de longitud

Recomendaciones OMS

- Uso de ocular con micrómetro
- Cabezas solas no son tenidas en cuenta (aparte)
- Tasa de fertilización *in vitro* disminuye con los sémenes con un porcentaje de formas normales inferior al 15%
- Técnica de tinción: panóptico rápido
- Realizar dos extensiones

Figura 7.23
Morfología espermática

G) Marcadores bioquímicos

Se utilizan para localizar el origen del trastorno del tracto genital en función de su disminución, tal y como se indica en el cuadro 7.7.

CUADRO 7.7
Marcadores bioquímicos

Epidídimo	Vesículas seminales	Próstata
• L-carnitina • Alfa 1,4 glucosidasa neutra	• Fructosa	• Citrato • Zinc • Fosfatasa ácida

H) Cultivo de semen

Se deben comparar y evaluar conjuntamente los resultados de los cultivos de orina, semen, secreción prostática y frotis uretral.

Se considera positiva la presencia de más de 1.000 UFC de una sola bacteria.

Las indicaciones son:

- Hipospermia o pH <7,0.
- Hemospermia.
- Alteraciones de la licuefacción.
- Leucocitospermia.
- Aglutinaciones espontáneas.
- Asteno/oligo/teratozoospermia.
- Descenso de marcadores prostáticos, vesículas seminales, epididimarios.
- Antecedente de infecciones urogenitales.

El agente o agentes etiológicos de la infección se indican en el cuadro 7.8.

CUADRO **7.8**
Microorganismos causantes de infección

Tipo de muestra	Agente causal
Frotis uretral	*Chlamydia trachomatis*
Semen	• Bacterias: – *Neisseria gonorrhoeae* – *Haemophilus* spp. – Enterobacterias – *Pseudomonas aeruginosa* – *Gardnerella vaginalis* – Estafilococos – Estreptococos – Micoplasma – Anaerobios • Formas fúngicas: *Candida* spp. • Parásitos: *Trichomonas vaginalis*

Resumen

- Una muestra de esputo se obtiene de forma espontánea tras un acceso de tos, o bien mediante el uso de técnicas y dispositivos capaces de inducir el esputo. Otra manera de obtener la muestra consiste en el uso de procedimientos invasivos o quirúrgicos (cepillado y lavado bronquial).
- El estudio del esputo se puede clasificar en: 1. Estudio macroscópico: comprende el análisis de las características generales del esputo como color, consistencia, etc. Se trata del estudio básico. 2. Estudio bioquímico: permite establecer el pH, enzimas, y otros elementos químicos característicos del esputo. 3. Estudio microscópico: que a su vez engloba el estudio citológico (permite la detección de células precancerosas o cancerosas) y el estudio microbiológico (permite la detección de microorganismos patógenos).
- El análisis de las heces permite diagnosticar la presencia de infecciones localizadas en el tracto intestinal como infecciones bacterianas causantes de síndromes diarreicos o infecciones por parásitos; detectar la presencia de sangre propia de procesos inflamatorios, infecciosos o tumorales del tracto digestivo; o sospechar la presencia de síndromes de malabsorción intestinal o de enfermedades inflamatorias intestinales como la colitis ulcerosa o la enfermedad de Crohn. Para ello se requiere de la toma de una muestra de heces por parte del paciente.
- El seminograma es una prueba que se utiliza muy frecuentemente en las consultas de esterilidad porque no supone molestias al realizarla, es muy barata y aporta mucha información útil. Otro fin del análisis de semen es comprobar la ausencia de espermatozoides después de realizar una vasectomía.
- Los datos más importantes que se estudian en el seminograma son: características macroscópicas, pH, concentración, movilidad, morfología, vitalidad y aglutinación.

Ejercicios propuestos

1. ¿Qué técnicas son las más adecuadas para obtener esputo sin riesgo de contaminaciones? ¿Por qué?
2. ¿Qué ventajas ofrece la técnica de Saccomanno en el procesamiento del esputo? ¿Algún inconveniente?
3. Propón un control de calidad de muestras de esputo basado en su observación microscópica.
4. Define los siguientes términos relacionados con la obtención y procesamiento de secreciones bronquiales: *broncoscopio, lavado bronquioalveolar, nebulizador, estudio baciloscópico* y *espirales de Curschmann*.
5. ¿Dónde se forma el esputo? ¿Qué células y glándulas lo producen?
6. Realiza un figura o cuadro en el que consten las ventajas e inconvenientes de los diferentes métodos de obtención de esputo y secreciones bronquiales.
7. Comenta la composición del esputo. ¿Qué técnicas son las más adecuadas para obtener esputo sin riesgo de contaminaciones? ¿Por qué?
8. Elabora una lista en la que consten los microorganismos susceptibles de ser analizados en un cultivo de esputo.
9. Comenta los pasos que se han de realizar en la elaboración de muestras de esputo para examen microscópico.
10. Explica los pasos o etapas del examen de heces.
11. Enumera los estudios, pruebas, análisis y determinaciones que se pueden llevar a cabo en una muestra de heces y añade el significado clínico de cada uno de ellos.
12. Explica los exámenes microbiológicos que se pueden realizar en una muestra de heces y su correlación clínica.
13. Responde a las siguientes preguntas:
    a) ¿Es lo mismo coprocultivo que examen microscópico de heces? Razona tu respuesta.
    b) ¿Qué sustancias se determinan en el análisis bioquímico de muestras de heces?
14. Resume la información, las indicaciones y las recomendaciones al paciente previas a la obtención de semen.
15. Explica la secuencia de pasos que se han de realizar en un estudio básico de semen.
16. Define los siguientes parámetros, que son evaluados en una muestra de semen: *movilidad, concentración, vitalidad, agregación* y *aglutinación*.
17. En la eyaculación se mezclan secreciones distintas que individual y sucesivamente penetran en la uretra. Identifica y describe estas fracciones, indica la composición de cada una de ellas y comenta la función que tienen.

18. Explica el procesamiento de una muestra de semen previo al recuento de espermatozoides.
19. Se realiza un estudio sobre la motilidad de los espermatozoides contenidos en una muestra de semen coagulado y otra de semen licuado. En la primera muestra la motilidad era ligeramente superior a la observada en la segunda. ¿Son lógicos los resultados? ¿Ha habido errores en el procesamiento? ¿Por qué?
20. Comenta los pasos que se han de realizar en la elaboración de muestras de semen para examen microscópico.

Supuestos prácticos

- Ante una muestra de semen y otra de heces prepara las correspondientes alícuotas para estudio microscópico.
- Realiza la técnica de Saccomanno sobre una muestra de esputo.
- Idea un método para concentrar la muestra con el fin de disminuir el tiempo de observación al microscopio. Comprueba su efectividad llevándolo a la práctica en el laboratorio.

Lee y debate en clase

Diagnóstico precoz del cáncer de colon

Una de las pruebas utilizadas es el test de sangre oculta en heces (TSOH). Si el resultado de la prueba es positivo, se completa el estudio con una colonoscopia para visualizar el origen del sangrado. El objetivo del cribado de cáncer de colon es la detección y extirpación de pólipos precancerosos para prevenir el desarrollo de tumores malignos o su detección en estadios precoces.

Consulta el Programa de Prevención de Cáncer Colorrectal dentro del Plan Oncológico de la Comunidad Valenciana (POCV), de la Consellería de Sanitat de la Generalitat Valenciana (disponible en el QR adjunto), y debate sobre los temas que se proponen.

Temas para debatir:

- A la vista de los excelentes resultados del test de sangre oculta en heces como método de cribado poblacional para el cáncer de colon, debatet sobre la conveniencia de incluir el cáncer colorrectal en los programas de diagnóstico precoz.
- ¿Alguna prueba, test o determinación sobre las muestras de este tema pueden ser candidatas a método de cribado?

Test de autoevaluación

1. Los criterios que determinan si una muestra de esputo es adecuada o no son:
   - ☐ *a)* Muestra obtenida mediante expectoración espontánea.
   - ☐ *b)* Muestra obtenida mediante procedimientos invasivos.
   - ☐ *c)* Presencia de macrófagos alveolares y volumen de muestra.
   - ☐ *d)* Las opciones a) y b) son correctas.
2. Para estudio citológico de secreciones bronquiales, ¿qué muestras son las más adecuadas?
   - ☐ *a)* Esputo.
   - ☐ *b)* Cepillado bronquial.
   - ☐ *c)* Lavado broncoalveolar.
   - ☐ *d)* Todas las opciones son correctas.
3. Para estudio baciloscópico, ¿cuántas muestras de esputo han de recogerse?
   - ☐ *a)* Dos.
   - ☐ *b)* Tres.
   - ☐ *c)* Con una muestra en condiciones estériles es suficiente.
   - ☐ *d)* El esputo no es una buena muestra para el estudio de la tuberculosis.
4. ¿Cuál o cuáles de estos componentes no se pueden encontrar en el esputo?
   - ☐ *a)* Neutrófilos.
   - ☐ *b)* Cristales de Charcot-Leyden.
   - ☐ *c)* Células presmáticas ciliadas.
   - ☐ *d)* Todos los elementos citados son susceptibles de hallarse en el esputo.
5. ¿Cuántas muestras de heces se recogerán para análisis parasitológico?
   - ☐ *a)* Una muestra.
   - ☐ *b)* Dos muestras sucesivas en días diferentes.
   - ☐ *c)* Tres muestras sucesivas en días diferentes.
   - ☐ *d)* Ninguna de las opciones anteriores es correcta.
6. ¿Qué prueba o pruebas de entre las siguientes no se realiza sobre muestras de heces?
   - ☐ *a)* Azúcares reductores.
   - ☐ *b)* Grasa.
   - ☐ *c)* pH.
   - ☐ *d)* Citología epitelio intestinal.
7. Para recoger una muestra de semen para su estudio se recomienda abstinencia sexual durante:
   - ☐ *a)* 3 días como mínimo.
   - ☐ *b)* No es una condición necesaria.
   - ☐ *c)* Un día.
   - ☐ *d)* Por lo menos una semana.

8. Unos valores anormalmente bajos de fructosa en semen sugieren lesión en:

- ☐ *a)* Testículos.
- ☐ *b)* Vesícula seminal.
- ☐ *c)* Próstata.
- ☐ *d)* La fructosa no aparece en el semen.

9. Según la OMS, las pruebas de aglutinación espermática pertenecen a:

- ☐ *a)* Estudios avanzados.
- ☐ *b)* Pruebas opcionales.
- ☐ *c)* Estudios básicos.
- ☐ *d)* Ninguna de las opciones anteriores es correcta.

10. El examen de heces está indicado en el caso de:

- ☐ *a)* Diarreas crónicas.
- ☐ *b)* Pérdida de peso.
- ☐ *c)* Síndromes de malabsorción.
- ☐ *d)* Todas las opciones son correctas.

SOLUCIONES:

1. c	2. d	3. b	4. d
5. c	6. d	7. a	8. b
9. c	10. d		

8

Muestras procedentes de líquidos biológicos

Objetivos

- ✓ Conocer la procedencia y composición de los líquidos serosos.
- ✓ Discernir los mecanismos fisiopatológicos por los cuales aparecen los derrames y enumerar las patologías y trastornos que originan los derrames de líquidos biológicos.
- ✓ Analizar los criterios diferenciadores de trasudados y exudados.
- ✓ Describir los métodos de obtención (punción lumbar, paracentesis y artroscopia), sus precauciones y contraindicaciones.
- ✓ Comprender el procesamiento, incluyendo el alicuotado, de las muestras obtenidas.
- ✓ Evaluar la xantocromía de una muestra y diferenciar, ante una muestra hemorrágica, si se trata de una punción traumática o de un verdadero líquido hemorrágico.
- ✓ Clasificar los diferentes tipos de análisis que se han de realizar en una muestra procedente de líquido cefalorraquídeo, líquido seroso y líquido sinovial, y enumerar los parámetros susceptibles de análisis macroscópico, bioquímico y microscópico en este tipo de muestras.
- ✓ Relacionar el recuento diferencial leucocitario, la concentración de glucosa y de proteínas con las patologías correspondientes.
- ✓ Valorar la importancia del gradiente de albúmina en la clasificación de la ascitis.

Mapa conceptual

- LÍQUIDOS BIOLÓGICOS
  - Líquido cefalorraquídeo
    - Obtención, procesamiento y conservación
    - Análisis
      - Macroscópico
      - Recuento celular y microbiología
      - Bioquímico
      - Estudios especiales
  - Líquidos serosos
    - Obtención y procesamiento general
    - Líquido pleural
    - Líquido peritoneal
    - Líquido pericárdico
  - Líquido sinovial
    - Formación y composición
    - Artrocentesis y procesamiento
    - Análisis
      - Macroscópico
      - Bioquímico
      - Citológico
      - Cristales
      - Microbiológico

Glosario

Ascitis. Acumulación de líquido en la cavidad peritoneal.

Bandas oligoclonales. La demostración de la existencia de bandas oligoclonales (IgG) en el líquido cefalorraquídeo (LCR) de pacientes con esclerosis múltiple es la alteración inmunológica más frecuente y el dato de mayor utilidad.

Derrame. Aumento anormal de la cantidad de líquido seroso que se produce como resultado de la alteración de los mecanismos fisiológicos responsables de la formación o absorción del fluido.

Gradiente de albúmina. Diferencia entre la concentración de albúmina en suero y la concentración de albúmina en líquido peritoneal. Sirve para clasificar los derrames peritoneales.

Hipoglucorraquia. Concentración de glucosa en líquido cefalorraquídeo inferior a los valores de referencia.

Mesotelioma. Cáncer poco frecuente originado en las células mesoteliales que recubren los órganos internos del cuerpo como los pulmones, el corazón y el abdomen.

Pleocitosis. Término con que se denomina al aumento del contenido en células.

Trasudado. Líquido no inflamatorio originado por trastornos que afectan a la formación o reabsorción de ese líquido (presión hidrostática o presión oncótica).

Xantocromía. Color rosa pálido, anaranjado o amarillo del sobrenadante del líquido cefalorraquídeo centrifugado.

8.1. Líquido cefalorraquídeo

El líquido cefalorraquídeo (LCR) es un líquido de aspecto claro, transparente, que baña el encéfalo y la médula espinal, que se encuentra en el espacio subaracnoideo, entre la aracnoides y la piamadre, y circula por los ventrículos cerebrales y el canal medular. Se forma en los plexos coroideos de los ventrículos laterales por ultrafiltración desde la sangre a través de la barrera hematoencefálica y por secreción activa. Sus funciones se resumen en:

- *Protección*: amortiguador líquido del encéfalo y la médula espinal contra deformaciones mecánicas.
- *Nutrición*: abastecer de nutrientes al tejido nervioso.
- *Eliminación* de desechos metabólicos.
- *Mantenimiento de la defensa* contra agentes patógenos y de una presión intracraneal constante.

8.1.1. Obtención, procesamiento y conservación de la muestra

El diagnóstico y tratamiento correcto de una enfermedad del SNC puede depender de los resultados del examen del LCR en el laboratorio; debido a esto, este líquido tiene que extraerse y manipularse correctamente.

EL LCR se obtiene habitualmente por punción percutánea lumbar en el espacio intervertebral L3-L4 o L4-L5, tras la firma del consentimiento informado por parte del paciente.

Cuando se estén buscando células tumorales, es importante obtener tanto líquido cefalorraquídeo como se pueda (hasta 30 mL sería un volumen óptimo en adultos). El líquido cefalorraquídeo deberá distribuirse, en condiciones asépticas, en varios tubos de poliestireno transparente con tapón (estériles y sin aditivos), aunque se recomienda el uso de tubos de polipropileno con cierre hermético tipo rosca por el bajo potencial de adhesión de proteínas a sus paredes y por la seguridad a la hora de evitar el derrame de la muestra. Para citología, debe evitarse el uso de aditivos tales como EDTA y fluoruro.

Después de la obtención de la muestra, se debe retirar la aguja y cubrir la herida adecuadamente. Es muy importante, después de tomada la muestra, enviarla al laboratorio lo antes posible por el medio más rápido.

TOMA NOTA

Procedimiento de punción lumbar

Es una técnica estéril realizada por un facultativo ayudado por un enfermero.

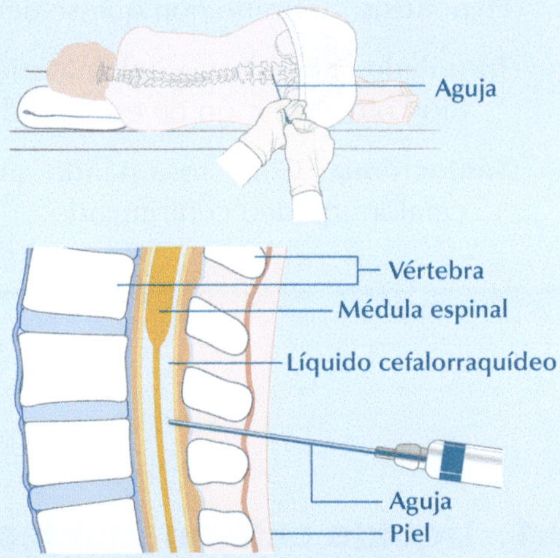

Figura 8.1
Punción lumbar

1. Colocar al paciente en decúbito lateral, con la espalda al borde de la cama, en posición fetal forzada (mentón inclinado hacia el tórax y las rodillas apoyadas sobre el abdomen). El hombro y la cadera deben estar alineados.
2. Identificar al paciente.
3. Higiene de manos.
4. Colocación de guantes no estériles.
5. Preparar el material sobre el campo estéril.
6. Aplicar el antiséptico en espiral, desde el punto de punción hacia el exterior, y llegar a las crestas ilíacas.
7. Proporcionar al facultativo el material que necesite en el desarrollo del procedimiento.
8. En caso de ser necesario medir la presión, facilitar el sistema de medición de la presión de LCR.
9. Proporcionar los tubos para la recogida de muestras.
10. Ayudar a mantener la posición adecuada, sujetar al paciente y tranquilizarlo durante todo el procedimiento.
11. Aplicar el antiséptico al finalizar el procedimiento.
12. Cubrir con apósito estéril la zona de punción.
13. Dejar al paciente acostado.

Tras la obtención, la muestra se puede mantener entre 4 °C en nevera y 22 °C (temperatura ambiente) hasta su procesado y almacenamiento. Mantener el tubo en posición vertical durante el traslado, ya que el cierre del tubo puede no ser hermético.

La muestra perfectamente etiquetada y la petición se transportan al laboratorio junto con el consentimiento informado, manteniendo las pautas de seguridad de transporte de material biológico establecidas por cada centro. Las alícuotas son:

- *Tubo 1*: estudios bioquímicos e inmunológicos.
- *Tubo 2*: examen microbiológico.
- *Tubo 3*: recuento de leucocitos totales y su diferencial.

En el caso de que se vayan a conservar las células o se realicen estudios de citometría, se aconseja que el procesamiento de la muestra se realice en el menor tiempo posible, pues el número de células decrece rápidamente (1 hora).

No es aconsejable el uso de guantes empolvados con talco cuando se está extrayendo líquido cefalorraquídeo, ya que podría alterar el examen citológico del líquido cefalorraquídeo.

El LCR debe ser centrifugado de inmediato. Si la centrifugación se lleva a cabo rápidamente, la sangre proveniente de una punción traumática no generará xantocromía.

8.1.2. Análisis del líquido cefalorraquídeo

La mayor parte de los componentes del LCR existen en la misma o menor concentración que en el plasma sanguíneo. Sin embargo, algunas enfermedades pueden hacer que algunos elementos que normalmente no atraviesan la barrera hematoencefálica penetren en el LCR, por lo que el análisis del LCR tiene interés clínico. El examen del LCR es de utilidad para el diagnóstico de:

- Infecciones del SNC (meningitis).
- Procesos vasculares, por ejemplo, hemorragia subaracnoidea.
- Enfermedades desmielinizantes, como la esclerosis múltiple.
- Tumores del sistema nervioso central.

En la figura 8.2 y el cuadro 8.1 se indican, respectivamente, los tipos de análisis y los valores de referencia.

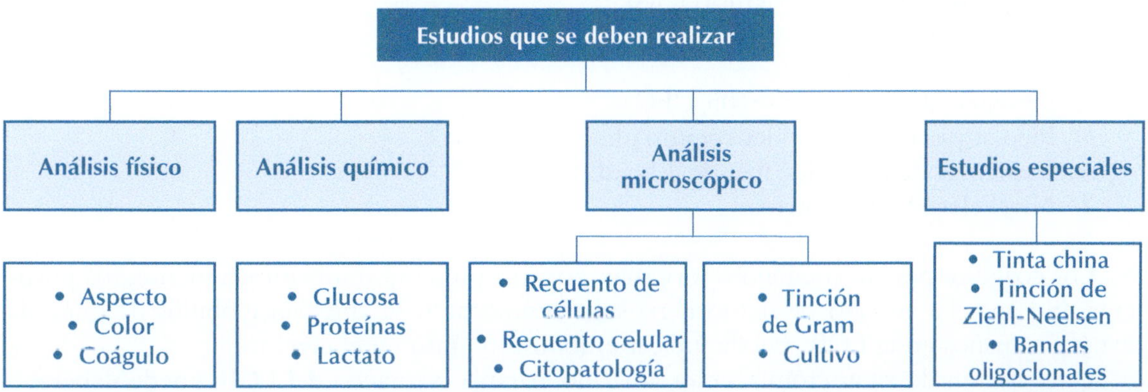

Figura 8.2
Tipos de análisis de LCR

Cuadro 8.1
Valores de referencia en el análisis de LCR

Células	<5/ mm^3 (todas mononucleares)
Cloruro	120-130 mEq/L (20 mEq/L más que en el suero)
Glucosa	50-75 mEq/100 mL (60-80% del valor en suero)
Leucocitos	<4/mL
Linfocitos	60-70%
Neutrófilos	1-3%
Monocitos	30-50%
Osmolaridad	2,92-2,97 miliosmol/kg
pH	7,31-7,34
Presión	70-180 mm de H_2O
Proteína básica de la mielina	<4 μg/L
Proteína total	15-45 mg/100 mL
Albúmina	52%
Alfa1 globulina	5%
Alfa2 globulina	14%
Beta globulina	10%
Gamma globulina	19%
IgG	0,48-5,86 mg/dL

A) Examen macroscópico

El LCR es claro, transparente, incoloro. En presencia de patologías como meningitis tuberculosa, poliomielitis, encefalitis y meningitis purulentas, el líquido puede adquirir diferentes aspectos, y puede ser turbio o hemorrágico.

La turbidez puede deberse a:

a) Presencia de gérmenes: >105 UFC.
b) Pleocitosis: más de 200 leucocitos/μL.
c) Existencia de hematíes: más de 400/μL.
d) Nivel elevado de proteínas.

Los coágulos por fibrinógeno se originan por una punción traumática o meningitis purulenta. No aparece en caso de hemorragia subaracnoidea. Si se aprecian glóbulos de grasa de diversos tamaños en el LCR, puede indicar embolismo graso en el cerebro.

La aparición de xantocromía, color amarillo, naranja o rosáceo del LCR puede deberse a una punción traumática (lisis de hematíes transcurridas de 4 a 6 horas tras la punción) o a una hemorragia subaracnoidea. Secundariamente también puede deberse a ictericia, aumento de proteínas, parto prematuro y melanoma maligno.

IMPORTANTE

Tiene relevancia diagnóstica saber apreciar las diferencias entre un LCR xantocrómico por punción traumática y otro por hemorragia subaracnoidea. Puede hacerse comprobando el progresivo aclaramiento del LCR a medida que se recoge en los tubos (característico de punción traumática). También se puede diferenciar el origen de la xantocromía centrifugando la muestra y observando el color del sobrenadante: si la hemorragia se ha producido por la punción, el sobrenadante será claro.

B) Recuentos celulares y examen microscópico

El intervalo de referencia aceptado para el recuento leucocitario, en cámara de Neubauer, en el LCR de adultos va de 0 a 5 células mononucleares (linfocitos y monocitos) por μL; en neonatos, hasta 20-30 células, y disminuye el número de células según aumenta la edad (cuadro 8.2).

El recuento diferencial se realiza sobre un frotis teñido mediante técnicas de rutina. Otros tipos celulares son muy raros.

CUADRO 8.2
Porcentaje del recuento diferencial

Valores normales	
Linfocitos	60%
Monocitos	30%
Polimorfonucleares	2%

TOMA NOTA

Después de dos horas a temperatura ambiente, transcurridas desde la obtención del LCR, el 40% de los leucocitos se destruyen. La muestra para recuento de células y recuento diferencial debe procesarse inmediatamente o refrigerar.

Un número de células elevado, pleocitosis, sugiere alguna enfermedad del SNC (cuadro 8.3), casi siempre patologías inflamatorias o infecciosas. En función del tipo o tipos de leucocitos y de células tumorales puede orientarse el diagnóstico.

CUADRO 8.3
Aumento de leucocitos y enfermedades asociadas

Neutrófilos	Linfocitos	Eosinófilos	Células tumorales
• Meningitis bacteriana. • Comienzo de meningitis víricas. • Hemorragia cerebral • Fármacos intratecales.	• Meningitis vírica. • Micobacterias. • Neurosífilis. • Meningitis por listeria. • Esclerosis múltiple.	Se observa rara vez con recuentos discretos en procesos inflamatorios sistémicos o asociados a infecciones parasitarias, fúngicas o alergias.	• Tumor primario o metástasis. • Diseminación meníngea de leucemia o linfomas.

En cuanto a la citopatología, la presencia de células malignas en el LCR indica que las meninges han sido infiltradas por un tumor, tanto primario como metastásico. Si el tumor está limitado al cerebro y no está dañada la piamadre, las células malignas no se aprecian en el LCR. El estudio citopatológico es de gran utilidad para el diagnóstico de metástasis de carcinomas, leucemias y linfomas, y para algunos tumores primarios del SNC, principalmente el meduloblastoma. Las metástasis más frecuentes son el melanoma y los carcinomas de mama, pulmón y tubo digestivo.

La indicación más frecuente para estudio de LCR es la meningitis, por lo tanto la tinción de Gram es considerada un estudio de rutina del LCR. Al tratarse de un líquido estéril, en la tinción de Gram de un LCR con un trastorno no infeccioso, no se observan bacterias.

El examen más útil de la meningitis bacteriana consiste en la exploración detallada de una tinción de Gram del LCR. Los microorganismos habitualmente encontrados en meningitis son:

- *Streptococcus pneumoniae*: 50%.
- *Neisseria meningitidis:* casi 25%.
- *Estreptococos del grupo B*: 15%.
- *Listeria monocytogenes:* casi 10%.
- *Haemophilus influenzae:* menos del 10%.

C) *Análisis bioquímico del líquido cefalorraquídeo*

Comprende el estudio de las sustancias químicas presentes en el LCR. Las más importantes determinaciones son las proteínas, el ácido láctico y la glucosa (figura 8.3). Otras medidas que se pueden realizar, en menor medida, son la adenosina desaminasa, las concentraciones de adenosina desaminasa elevadas, superiores a 0,16 µkat/L (>10 UI/L), en el LCR se relacionan con el diagnóstico de meningitis tuberculosa.

Glucosa

- Procede de la glucosa sanguínea por mecanismos de transporte activo y difusión por gradiente de concentración
- Los valores de glucorraquia se sitúan entre el 60-70% de la concentración plasmática
- La hiperglucorraquia se debe a hiperglucemia, diabetes *mellitus*, por ejemplo
- Los valores disminuyen (hipoglucorraquia) por alteraciones en los mecanismos de transporte a través de barrera hematoencefálica (BHE), por aumento de la utilización por células cerebrales y por el consumo por parte de los microorganismos y leucocitos presentes en LCR, es decir, en caso de meningitis bacteriana, tuberculosis, tumores e hipoglucemia

Lactato

- Su valor es independiente de la concentración plasmática. (Valores: 1-3 mM/L)
- Refleja el metabolismo cerebral anaerobio por hipoxia. La destrucción de tejido dentro del SNC por privación de O_2 aumenta el metabolismo anaerobio y, consecuentemente, increementa la producción de ácido láctico
- Valores aumentados en caso de:
  - Infarto cerebral
  - Tumores
  - Edema
  - Trauma
  - Meningitis

Proteínas

- Se originan por difusión desde la sangre (80% origen plasmático) y producción en el interior del SNC (20% de síntesis intratecal)
- La mayor parte de las proteínas séricas se encuentran en el LCR. Las fracciones son similares a las encontradas en suero.
- Los intervalos de referencia son de 0,15 a 0,45 g/L (más elevados en lactantes y ancianos)
- Se miden para:
  1. Evaluar el grado de afectación de la BHE consecutivo a una inflamación
  2. Detección de procesos que impliquen una RI en el SNC
  3. En procesos degenerativos del SNC
- Su concentración puede estar alterada por:
  1. Alteración de la BHE
  2. Obstrucción de la libre circulación del LCR
  3. Aumento de la síntesis o liberación de PR *in situ*

Figura 8.3
Sustancias químicas susceptibles de medición en LCR

D) Estudios especiales

La determinación de inmunoglobulinas, electrolitos, así como los estudios microbiológicos, pueden ser muy útiles en el diagnóstico de enfermedades que afectan a las meninges y al sistema nervioso central.

Dentro de estos análisis, cabe destacar la tinción con tinta china en el caso de *Cryptococcus neoformans*, meningitis frecuente en pacientes inmunodeprimidos; la tinción de Ziehl-Neelsen, ante la sospecha de una meningitis tuberculosa, y el fraccionamiento de las proteínas del LCR en búsqueda de bandas oligoclonales.

La demostración de síntesis intratecal de IgG, proceso característico de esclerosis múltiple (EM), así como la exclusión de otros diagnósticos, son de gran valor para el diagnóstico. En primer lugar, es preciso realizar una determinación citobioquímica del LCR: el recuento celular debe ser normal o solo discretamente elevado (<50 células), de predominio linfocitario. La proteinorraquia suele ser normal.

PARA SABER MÁS

La determinación cuantitativa de síntesis intratecal de IgG se calcula mediante el índice de IgG: IgG LCR/IgG en suero, cuyo valor normal es <0,77. Valores superiores sugieren EM. La determinación cualitativa se realiza mediante las bandas oligoclonales obtenidas por técnicas de isoelectroenfoque e inmunodetección con anticuerpos anti-IgG. Estas bandas, presentes en LCR y no en el suero, son muy sensibles y específicas para el diagnóstico de EM.

8.2. Líquidos serosos

Los líquidos serosos son líquidos corporales que derivan del plasma y se encuentran en la cavidad pleural, pericárdica y peritoneal. Estas cavidades corporales están delimitadas por una membrana serosa parietal y una visceral, que están constituidas por una capa de tejido conjuntivo con numerosos capilares y vasos linfáticos, y una capa superficial de células mesoteliales.

Los líquidos serosos son ultrafiltrados del plasma que derivan de la abundante red capilar de la membrana serosa. Su formación es similar a la del líquido extravascular en cualquier otra parte del organismo, y en ella intervienen la presión hidrostática, la presión coloidosmótica y la permeabilidad capilar. En condiciones fisiológicas, hay una pequeña cantidad de líquido en cada una de estas cavidades corporales que permite el movimiento de las vísceras en cada uno de estos espacios potenciales.

Un sistema complejo de dinámica de fluidos regula el volumen de líquido. Cuando se alteran los mecanismos fisiológicos responsables de la formación o absorción del líquido seroso, se produce un aumento excesivo del mismo; de este modo el líquido se acumula (derrame) cuando aumenta la permeabilidad capilar, cuando aumenta la presión hidrostática, cuando disminuye la presión coloidosmótica o cuando se obstruye el drenaje linfático (figura 8.4).

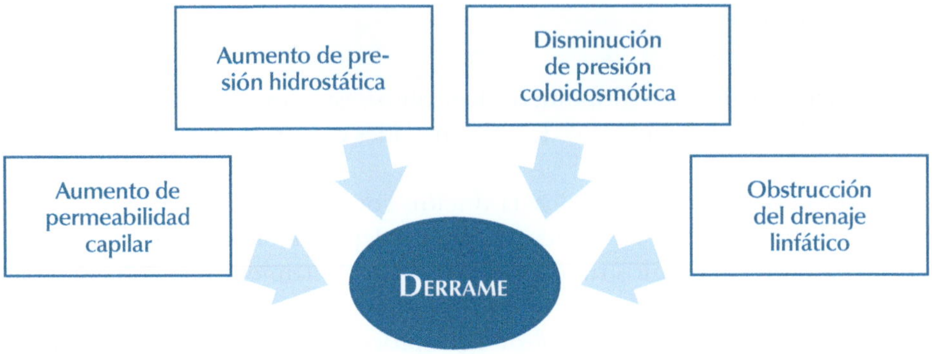

Figura 8.4
Mecanismos implicados en la formación de un derrame

La presión hidrostática impulsa la salida de líquido de los capilares hacia el interior de las cavidades orgánicas. Las moléculas proteicas plasmáticas producen la presión osmótica o coloidosmótica u oncótica y contrarrestan la presión hidrostática manteniendo el líquido en el capilar; la diferencia de presión osmótica entre el plasma y el líquido intersticial es proporcional a la concentración de proteína, fundamentalmente la albúmina. Los vasos linfáticos también desempeñan un papel importante en la absorción de agua, proteínas y otros solutos desde el espacio extravascular.

FUNDAMENTAL

Clásicamente, según su contenido proteico, los líquidos serosos se diferencian en trasudados (menos de 3 g/dL) y exudados (más de 3 g/dL).

Los trasudados son líquidos no inflamatorios que se originan por alteración de factores sistémicos que afectan a la formación o reabsorción del líquido (presión hidrostática o coloidosmótica), sin alterar a la membrana serosa como insuficiencia cardiaca congestiva, hipoproteinemia, obstrucción de la vena cava inferior y cirrosis hepática. Los exudados son líquidos inflamatorios cuya formación depende de un aumento de la permeabilidad capilar debido a alteraciones que implican directamente a estructuras de la superficie de determinadas cavidades corporales (mesotelio, vasos linfáticos y capilares), como en el caso de neoplasias, traumatismos, pancreatitis, reuma, infarto agudo de miocardio o infecciones. Las diferencias entre ambos tipos se muestran en el cuadro 8.4.

CUADRO 8.4
Diferencias entre trasudados y exudados

	Trasudado	Exudado
Aspecto	Claro	Turbio
Fibrinógeno	No coagula	Coagula
Proteínas	<20 g/L	>20 g/L
Glucosa	Parecida al plasma	Menor que la del plasma

8.2.1. Obtención y procesamiento general

Se denomina paracentesis la extracción de líquido de una cavidad serosa del organismo mediante aspiración percutánea (introduciendo una aguja a través de la piel). Los términos específicos de *toracocentesis, pericardiocentesis* y *peritoneocentesis* se refieren a las cavidades pleural, pericárdica y peritoneal, respectivamente. El líquido de la cavidad peritoneal se denomina normalmente *líquido ascítico.* De manera similar los términos *hemotórax, hemopericardio* y *hemoperitoneo* se refieren a la presencia de sangre (normalmente, como resultado de una hemorragia visible) dentro de las respectivas cavidades corporales. Aunque el término empiema se usa a menudo para indicar la existencia de pus en la cavidad pleural (piotórax), literalmente significa "pus dentro de una cavidad corporal".

PARA SABER MÁS

Además de su valor diagnóstico, la paracentesis, que debe ser hecha con una técnica aséptica por un médico con experiencia en el procedimiento y al corriente de sus indicaciones y complicaciones potenciales, puede contribuir a mejorar los síntomas del derrame, facilitar una descompresión de un órgano que suponía un peligro para la vida del paciente, o permitir la instilación de fármacos en una de las cavidades corporales.

Debido a que la mayoría de los derrames son abundantes (generalmente más de 100 mL), es fácil obtener suficiente líquido para realizar todas las pruebas diagnósticas de laboratorio necesarias con una sola muestra, y evitar tener que repetir el procedimiento.

A menos que se prevean pruebas bioquímicas especiales o un estudio microbiológico o citológico extenso, debe bastar una muestra de 50 mL para realizar un examen completo de laboratorio. El líquido debe transportarse rápidamente al laboratorio (en la hora que sigue a su recogida) o, si el retraso es inevitable, debe estar refrigerado a 4 °C para evitar el crecimiento bacteriano y la alteración de los componentes celulares, o de la composición química.

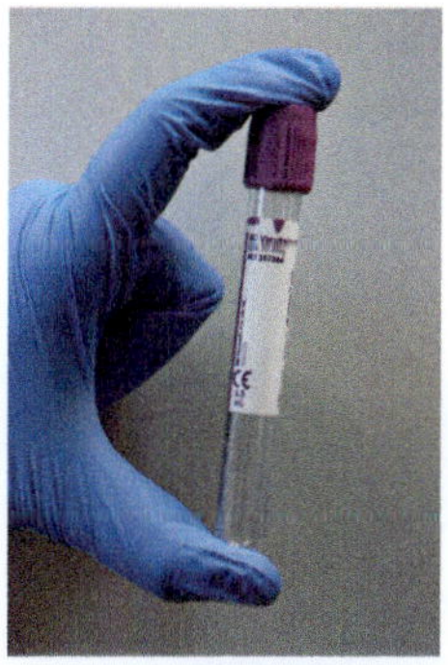

Figura 8.5
Tubo EDTA-K_3

Para los estudios de bioquímica, el líquido debe recogerse sobre un recipiente estéril y tapón de rosca (8-10 mL), dejar que coagulen las muestras y eliminar el coágulo o cualquier otro material en suspensión mediante centrifugación. Se aconseja procesar paralelamente sangre del paciente.

Para recuento celular se procederá igual, pero utilizando el tubo con EDTA, 1 mg/mL (figura 8.5), como anticoagulante.

En la citología de los derrames en búsqueda de mesoteliomas, linfomas, carcinomas metastásicos, la recogida se realizará en tubos de ensayo heparinizados (figura 8.6). Previamente a la extracción del líquido debe moverse al paciente para que las células floten en el líquido, ya que las células quedan sedimentadas en las zonas bajas del cuerpo si el paciente está sentado o tumbado mucho tiempo; con lo cual no habrá suficientes células en el líquido extraído para realizar el estudio.

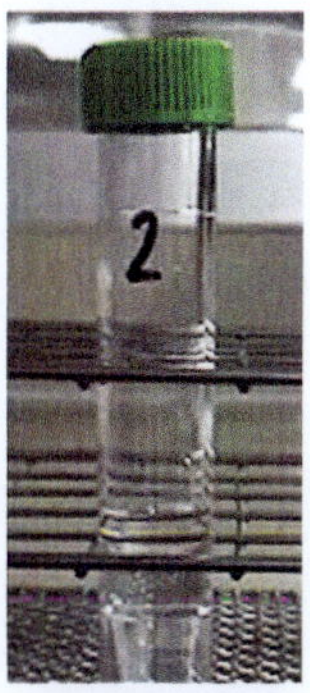

Figura 8.6
Tubo heparina

La entrega de las muestras al laboratorio de citología debe hacerse lo antes posible. Si no, se guardarán en nevera, no en el congelador. En cuanto al procesamiento, se montan dos muestras fijadas con Cytospin® y se tiñen con Giemsa y Papanicolaou.

Las células se conservan relativamente bien entre 24 y 48 horas si las muestras se mantienen refrigeradas.

TOMA NOTA

Para la observación citológica de los líquidos serosos al microscopio tendremos en cuenta que deben ser procesados rápidamente, a ser posible antes de que transcurra una hora de su extracción, ya que las células pueden deteriorarse, especialmente en aquellas muestras con poco contenido proteico. Después de cuatro horas desde su extracción, el informe citológico debe especificar que el recuento diferencial puede ser inexacto debido a la degeneración celular.

Si la muestra contiene algún coágulo, tanto el recuento celular como el diferencial pueden ser inexactos. Sin embargo, es preferible realizar igualmente el análisis citológico para determinar la presencia o no de células atípicas. Si el recuento celular es muy elevado, se utilizará una cantidad de muestra menor, o bien se realizará una dilución de la misma con suero fisiológico.

Para el estudio bacteriano rutinario es suficiente de 1 mL a 10 mL. Cuando se requiera la investigación de *Mycobacterium* spp. u hongos se enviará un volumen superior a 10 mL. Si es necesario evitar la coagulación de algunos de estos líquidos, se usará heparina sin conservantes; otros anticoagulantes pueden tener acción bacteriana. Los recipientes idóneos son tubos estériles de tapón de rosca o de presión negativa sin conservantes. Se llenarán hasta cerca del tapón, de esta forma pueden ser útiles para el estudio de anaerobios, especialmente si la muestra es purulenta. Es aconsejable para este tipo de muestras inocular paralelamente, en el lugar de la extracción, dos frascos de hemocultivo, uno para aerobios y otro para anaerobios. Las muestras deben ser enviadas inmediatamente al laboratorio y hasta su procesamiento se mantendrán a temperatura ambiente. Cuando las muestras se destinen a la investigación de micobacterias y hongos, deberán mantenerse en nevera. Los hemocultivos se mantendrán entre 35 °C y 37 °C, o en su defecto a temperatura ambiente.

FUNDAMENTAL

Cuando se utilice un anestésico de acción local, hay que cambiar de jeringuilla y aguja para hacer la extracción de la muestra, ya que los anestésicos pueden inhibir el crecimiento bacteriano.

8.2.2. Líquido pleural

En condiciones fisiológicas, el espacio pleural contiene de 1 mL a 10 mL de fluido. Se considera patológico un volumen de líquido pleural que pueda ser detectado radiológicamente. La causa más frecuente de su aparición es la insuficiencia cardiaca congestiva.

La obtención del espécimen para su estudio se realiza por toracocentesis con aspiración del líquido mediante una jeringa heparinizada (figura 8.7) y separación inmediata en diferentes tubos para: recuento celular, estudio bioquímico, microbiológico y anatomopatológico, y es obligado que la alícuota destinada al estudio microbiológico se recoja en un recipiente estéril.

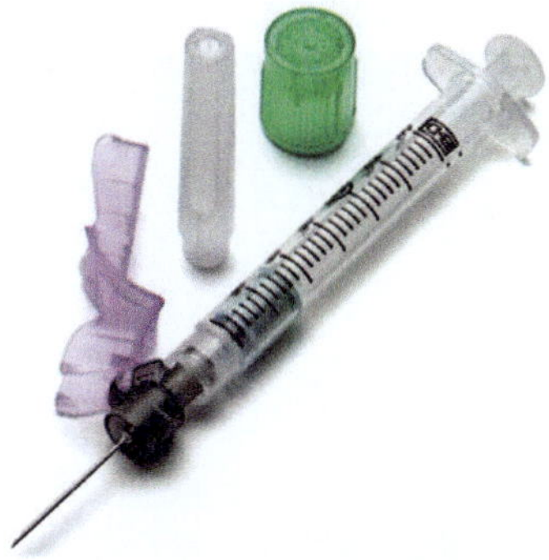

Figura 8.7
Jeringa heparinizada

Para la medición del pH, la muestra debe ser mantenida en condiciones anaeróbicas y llegar al laboratorio en la misma jeringa de extracción, preferentemente mantenida a 4 °C mediante un baño de hielo. El estudio del líquido debe realizarse lo antes posible, es recomendable analizarlo dentro de las primeras horas después de su obtención. Pasado este tiempo tienen lugar procesos de lisis celular que pueden influir en los resultados de las magnitudes estudiadas. En circunstancias excepcionales es posible demorar el recuento celular hasta 24 horas, conservando la muestra a 4 °C.

El primer objetivo en el estudio del líquido pleural es diferenciar entre trasudado y exudado. Si el derrame pleural es un trasudado, no son necesarios otros estudios bioquímicos. Si, por el contrario, el derrame pleural es un exudado, se debe investigar su etiología. Algunas indicaciones sobre la misma aparecen en el cuadro 8.5.

Cuadro 8.5
Diagnóstico etiológico de los derrames pleurales

Aspecto del líquido	Si el líquido es hemorrágico, se debe realizar un hematocrito para descartar la existencia de un hemotórax. Si la presencia de sangre es debida a la toracocentesis, el grado de coloración durante la aspiración no será uniforme, y se observará un aclaramiento progresivo durante la obtención del líquido. La turbidez puede ser debida a un aumento de la concentración celular o lipídica. El examen del sobrenadante tras la centrifugación permite su diferenciación.
Concentración de eritrocitos	Si el líquido es hemorrágico se debe medir su hematocrito. Si este es superior al 50% del hematocrito de sangre periférica, es diagnóstico de hemotórax. Un líquido hemorrágico sugiere la presencia de una neoplasia, un traumatismo o una embolización pulmonar.
Concentración de leucocitos	Su utilidad diagnóstica es limitada. La mayoría de trasudados tienen una concentración inferior a 10^9 leucocitos/L mientras que en la mayoría de los exudados es superior a 10^9 leucocitos/L.
Porcentaje diferencial de leucocitos	Debe realizarse cuando la concentración es superior a 0,25 x 10^9 leucocitos/L mediante examen microscópico de las extensiones celulares teñidas por los métodos de May Grunwald-Giemsa o Wright. En líquidos con menos de 2 x 10^9 leucocitos/L es útil concentrar las células antes de la tinción por medio de centrifugación, decantación del sobrenadante y posterior resuspensión del botón celular, o por citocentrifugación. Se observa predominio de polimorfonucleares neutrófilos en casos de inflamación aguda como neumonía, pancreatitis y tromboembolismo pulmonar. Porcentajes superiores al 10% de eosinófilos pueden ser debidos a la presencia de aire o sangre en el espacio

[.../...]

CUADRO 8.5 (CONT.)

	pleural; otras causas menos frecuentes son la asbestosis, las reacciones a fármacos, las enfermedades parasitarias (hidatidosis, amebiasis o ascaridiasis). Se observa un predominio de linfocitos en la tuberculosis, el quilotórax, la artritis reumatoidea y el lupus eritematoso sistémico. La presencia de más de un 50% de linfocitos de tamaño pequeño sugiere, con gran probabilidad, que la etiología sea neoplásica o tuberculosa.
Concentración de glucosa	Una concentración de glucosa inferior a 3,3 mmol/L orienta hacia una de las siguientes etiologías: tuberculosis, neoplasia, artritis reumatoidea o derrame paraneumónico.
α-amilasa	Cuando es mayor que el límite superior del intervalo de referencia en suero sugiere enfermedad pancreática, neoplasia o rotura esofágica.
pH	El pH del líquido pleural de un individuo adulto sano es de 7,6. Si el pH es <7,2, es indicativo de alguna de las siguientes patologías: derrame, rotura esofágica, artritis reumatoide, tuberculosis pleural, neoplasia pleural, hemotórax, acidosis sistémica y lupus eritematoso sistémico.

Para completar el diagnóstico etiológico de los derrames pleurales, puede realizarse tinción de Gram, cultivo microbiológico y estudio anatomopatológico. Este último es especialmente útil para el diagnóstico de adenocarcinoma metastásico. La sensibilidad disminuye para linfoma, sarcoma, carcinoma de células escamosas y mesotelioma. La tinción identifica bacterias y hongos, pero solo detecta micobacterias cuando hay empiema tuberculoso o sida. El cultivo por bacterias aerobias y anaerobias, y por hongos o micobacterias, se realizará cuando el cuadro clínico sugiera este tipo de etiología del derrame.

8.2.3. Líquido peritoneal

El líquido peritoneal se produce por ultrafiltración del plasma hacia la cavidad peritoneal. Cuando excede de 25 mL y además aumenta progresivamente se denomina ascitis. Este ultrafiltrado tiene la misma composición que el plasma en cuanto a moléculas de pequeña masa molar, pero contiene una menor concentración de proteína y de moléculas unidas a proteína. La concentración de proteína en líquido peritoneal depende del grado de hipertensión portal, de la composición de las proteínas séricas y del consumo o producción de proteínas específicas en la cavidad peritoneal.

IMPORTANTE

Aunque hace años el líquido ascítico se clasificaba como exudado si la concentración de proteína era superior a 25 g/L, numerosos estudios han demostrado que el concepto trasudado versus exudado tiene poca utilidad.

La relación entre la concentración de albúmina en suero y la de albúmina en líquido ascítico, gradiente de albúmina, proporciona una mejor clasificación diagnóstica de la ascitis que la concentración de proteína.

La obtención del espécimen para su estudio se realiza por paracentesis abdominal, y las condiciones de recogida y transporte son las anteriormente citadas para el líquido pleural.

El estudio inicial debe incluir:

a) Aspecto.
b) Concentración de eritrocitos.
c) Concentración y porcentaje diferencial de leucocitos.
d) Concentración de albúmina en líquido ascítico y en suero.
e) Cultivo.

En función de los resultados obtenidos o la orientación diagnóstica este estudio inicial puede incluir además:

f) Concentración de proteína.
g) Concentración de glucosa en líquido ascítico y suero.
h) Actividad catalítica de lactatodeshidrogenasa en líquido ascítico y suero.
i) Actividad catalítica de α-amilasa en líquido ascítico y suero.
j) Tinción de Gram.

Un resumen de los análisis que pueden realizarse sobre líquido peritoneal se expone en el cuadro 8.6.

CUADRO 8.6
Estudio inicial del líquido ascítico

Aspecto del líquido	El aspecto debe ser transparente, de color amarillo claro. Un aspecto turbio o purulento indica la presencia de abundantes leucocitos. Una concentración de triglicérido superior a 1,14 mmol/L da al líquido un aspecto opalescente, mientras que concentraciones superiores a 2,28 mmol/L le confieren un aspecto lechoso. Un aspecto hemorrágico puede ser debido a punción traumática, carcinoma hepatocelular o carcinomatosis peritoneal. Una coloración verdosa puede observarse en los casos de patologías que impliquen contaminación biliar del líquido.
Concentración de eritrocitos	Una concentración de eritrocitos superior a $20 \cdot 10^9$/L confiere al líquido un aspecto hemorrágico. En la ascitis de origen cardiaco y en la ascitis quilosa puede estar aumentada la concentración de eritrocitos debido al paso de estos a través del hígado o la linfa respectivamente.
Concentración y porcentaje diferencial de leucocitos	En la ascitis cirrótica no complicada la concentración de leucocitos es inferior a $0,25 \cdot 10^9$ leucocitos/L. Cuando la concentración sea superior, debe realizarse la diferenciación celular mediante examen microscópico. La causa más frecuente de aumento del número absoluto de neutrófilos es la peritonitis bacteriana. En la peritonitis crónica, la peritonitis tuberculosa y la carcinomatosis peritoneal hallamos una concentración aumentada de linfocitos.
Gradiente de albúmina	La diferencia entre la albúmina en suero y el líquido ascítico es muy grande en pacientes con hipertensión portal. Las causas más frecuentes de ascitis con hipertensión portal son hepatopatía crónica, cardiopatía y mixedema. La ascitis sin hipertensión portal se observa con mayor

[.../...]

CUADRO 8.6 (CONT.)

	frecuencia en carcinomatosis peritoneal, TBC, ascitis pancreática, ascitis quilosa, síndrome nefrótico y ascitis biliar. La cirrosis es la causa más frecuente de gradiente de albúmina elevado y la carcinomatosis peritoneal es la etiología más frecuente de un gradiente de albúmina bajo.
Cultivo	Los métodos de cultivo convencionales detectan el 40% de los casos, mientras que la inoculación de 10-20 mL de líquido en contenedores de hemocultivo a la cabecera del enfermo permite detectar el 91-93% de los agentes causales.

8.2.4. Líquido pericárdico

La obtención del espécimen para su estudio se realiza por pericardiocentesis con aspiración del líquido mediante una jeringa heparinizada y separación inmediata en diferentes tubos, tal como se ha descrito previamente para el líquido pleural, siempre que el volumen del derrame lo permita.

El aumento de líquido en la cavidad pericárdica puede estar provocado por procesos inflamatorios, neoplásicos o hemorrágicos. La diferenciación entre trasudados y exudados aporta información útil en el estudio de los derrames pericárdicos, ya que la mayoría de estos derrames que presentan importancia clínica son exudados.

El estudio de los líquidos pericárdicos (cuadro 8.7) se limita a la observación del aspecto, medición de la concentración de leucocitos y porcentaje diferencial leucocitario y concentración de glucosa.

CUADRO 8.7
Análisis del líquido pericárdico

Aspecto	El líquido pericárdico es transparente y de color amarillo claro. Un aspecto hemorrágico sugiere cualquiera de las siguientes etiologías: pericarditis hemorrágica idiopática, pericarditis tuberculosa, artritis reumatoide, lupus eritematoso sistémico, carcinoma metastásico y pericarditis bacteriana.
Concentración de leucocitos	Si el líquido contiene más de $10 \cdot 10^9$ leucocitos/L, se asocia a pericarditis bacteriana, tuberculosa o neoplasia, aunque también se han descrito concentraciones leucocitarias bajas en estas enfermedades.
Diferenciación de leucocitos	Debe realizarse cuando la concentración sea superior a $0{,}25 \cdot 10^9$ leucocitos/L. El predominio de polimorfonucleares neutrófilos orienta hacia una etiología infecciosa bacteriana.
Glucosa	La concentración de glucosa inferior a 2,2 mmol/L suele asociarse a pericarditis bacteriana, tuberculosa, artritis reumatoide y neoplasia.

8.3. Líquido sinovial

Los trastornos de la membrana sinovial, la alteración en los elementos de sostén articular y la presencia de cuerpos extraños pueden producir la acumulación de grandes cantidades de líquido sinovial (LISI) en las articulaciones. Su posterior análisis en el laboratorio puede ser decisivo para el diagnóstico de la patología subyacente.

El análisis del líquido sinovial es básico para el diagnóstico de las enfermedades articulares, especialmente en las artritis infecciosas y en las artropatías por depósito de cristales. La inflamación de estas articulaciones se produce por distintas causas como pueden ser:

- Agente físico o mecánico (traumatismos, gota).
- Agentes químicos (hemofilia).
- Artritis supurales o sépticas.
- Artritis por reacciones inmunológicas o autoinmunes.
- Artritis reumatoide y fiebre reumática.

8.3.1. Membrana sinovial y formación del líquido sinovial

Según su estructura, un tipo de articulaciones (conexiones existentes entre los componentes rígidos del esqueleto) son las sinoviales. Conforman la mayoría de las articulaciones del cuerpo y son las más móviles. Debido a su movilidad también se les denomina *diartrosis*. Las articulaciones móviles están compuestas por un cartílago articular hialino y una cápsula fibrosa revestida por una membrana en su superficie interna. El líquido sinovial se sitúa en la cavidad articular.

Se trata, en definitiva, de un dializado del plasma mezclado con ácido hialurónico. Se produce por ultrafiltración de la rica red vascular en el tejido sinovial a través de la membrana sinovial, mientras que el ácido hialurónico, una mucoproteína, se segrega en el dializado por las células sinoviales.

Las funciones del líquido sinovial (LISI) consisten básicamente en llenar la cavidad articular y actuar como lubricante, manteniendo al mínimo la fricción entre los huesos durante el movimiento o mientras se soportan pesos, y suministrar un medio nutricional para el cartílago.

8.3.2. Composición

El líquido sinovial normal se caracteriza por ser un líquido viscoso (por la presencia de ácido hialurónico), claro y transparente –el término *sinovial* deriva del griego *syn* ("con") y del latín *ovum* ("huevo"), lo que sugiere que el líquido se asemeja a la clara de huevo cruda–, de color amarillo o amarillo claro, con una densidad similar a la del plasma. El volumen existente en una articulación, en condiciones normales, es escaso, de 1 mL a 4 mL, dependiendo del tamaño de la articulación.

INTERESANTE

El *ácido hialurónico* representa el 99% de las mucoproteínas presentes en el líquido. Se trata de un polímero de cadena larga y elevado peso molecular: unidades repetitivas de acetilglucosamina y ácido glucurónico. Se destruye en situaciones inflamatorias por la hialuronidasa de los neutrófilos, con lo que disminuye la viscosidad del LISI. Esta situación proporciona un método sencillo para detectar la presencia de un líquido inflamatorio.

El pH es similar al del suero, así como la concentración de sustancias tales como la glucosa, el ácido úrico y la bilirrubina. Por el contrario, la concentración de proteínas es mucho menor, entre 1,8 y 2 g/dL, con una proporción de albúmina (60%) mayor que de globulinas. En condiciones normales, el LISI no coagula, puesto que carece de fibrinógeno.

La celularidad es muy baja; no aparecen eritrocitos y la cantidad de leucocitos no supera los 200 por µL, y predominan linfocitos y monocitos sobre polimorfonucleares.

8.3.3. Obtención y procesamiento

No existen contraindicaciones para la aspiración articular. La incidencia de complicaciones sépticas es muy baja. La obtención del líquido (artocentesis) debe realizarse con una jeringa sin anticoagulante. Para exámenes habituales la jeringa se humedece con heparina sódica. El oxalato, EDTA en polvo y la heparina de litio no se utilizan ya que pueden producir cristales y artefactos que generarían interferencias en el examen microscópico.

Una vez recogida la muestra, en función del volumen obtenido, el LISI debe distribuirse en tres alícuotas, tal y como se indica en la figura 8.9.

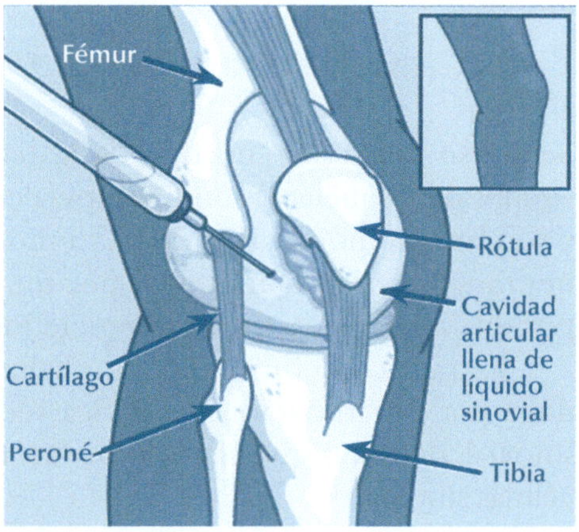

Figura 8.8
Artrocentesis

De 5-10 mL se recogen en un tubo estéril para examen microbiológico	→	5 mL se recogen en un tubo con anticoagulante (heparina o EDTA líquido) para examen microscópico (recuento celular) y bioquímico	→	El resto se coloca en un tubo claro (sin anticoagulante) y se permite la coagulación (el líquido normal no coagula): estudio de cristales

Figura 8.9
Alicuotado del líquido sinovial

Cuando el LISI es muy viscoso, se puede dificultar la realización de varios ensayos, como los bioquímicos. Se debe digerir con hialuronidasa durante varias horas antes del análisis.

La muestra obtenida debe ser transportada al laboratorio a la mayor brevedad posible, para evitar la degeneración celular. La preparación en fresco y el recuento celular deben hacerse de inmediato o en las primeras 4 horas. Si existe demora en el transporte, es necesario conservar la muestra a temperatura entre 2 °C y 8 °C para reducir el metabolismo celular, a excepción de la muestra para cultivo, que ha de transportarse a temperatura ambiente. La observación microscópica de los cristales debe realizarse en el menor tiempo posible tras la artrocentesis y siempre sin anticoagulante para evitar la aparición de artefactos.

La muestra destinada al estudio bioquímico debe ser centrifugada de inmediato para separarla del contenido celular: las células en el LISI pueden alterar la composición química del líquido. El sobrenadante puede utilizarse para realizar ensayos de factor reumatoide, anticuerpos antinucleares, niveles de complemento y diversos procedimientos bioquímicos.

8.3.4. Análisis del líquido sinovial

El análisis del líquido sinovial es una herramienta que ayuda en el diagnóstico y tratamiento de las artropatías. La gama de estudios que se pueden realizar es muy amplia. Es necesario definir las características macroscópicas y el recuento de células antes de proceder con la búsqueda de cristales y si es necesario con el cultivo. En función de una serie de parámetros (cuadro 8.8) se clasifica el líquido sinovial en normal, no inflamatorio, inflamatorio y séptico.

CUADRO 8.8
Clasificación del líquido sinovial

	Normal	No inflamatorio	Inflamatorio	Séptico
Volumen (mL)	<3,5	>3,5	>3,5	>3,5
Viscosidad (cm) (filancia)	3 a 6	3 a 6	<3	<3
Color	Amarillo claro	Xantocrómico	Xantocrómico a blanco	Amarillo lechoso. Blanco
Leucocitos/mL	<200	200-2.000	2.000-50.000	>50.000
Aspecto	Transparente	Transparente	Traslúcido a opaco	Opaco
PMN (%)	<10	<10	Variable. Cristales >90	>90
Patología		Artrosis. Trauma	Artritis reumatoide, artritis por cristales (gota, pseudogota)	Artritis séptica

A) Estudio macroscópico

En condiciones normales es siempre un líquido claro que puede poseer tono amarillento, fuera de este color se pueden encontrar diferencias. Coloración clara y aspecto turbio: se asocia a aumento de células; turbio y purulento: asociado a artritis sépticas bacterianas; y turbio y aspecto lechoso: asociado a artritis gotosas. El color rojizo puede estar asociado a que al aspirar o pinchar se ha roto un vaso y en un primer momento aparece rojizo y luego aparece normal, o bien que haya una hemorragia que ocupe la cavidad articular, lo que se denomina hemartrosis (suele ser característica de los hemofílicos). Otra posibilidad es que la hemorragia esté ocasionada por procesos traumáticos.

> **FUNDAMENTAL**
>
> Para determinar si el tono rojizo de una muestra de líquido sinovial es o no consecuencia de una punción traumática, hay que centrifugar el líquido, y queda el sobrenadante xantocrómico cuando es verdaderamente hemorrágico. En el caso de un sobrenadante claro, se asocia a una punción traumática.

Se puede realizar una medida de la viscosidad en el momento de la aspiración. Se coloca un dedo en la punta de la jeringa y se hace fluir el líquido: los líquidos no inflamatorios fluyen más de 4 cm. También se puede dejar gotear el líquido desde la jeringa: si fluye, es no inflamatorio; si gotea, es inflamatorio. La despolimerización del ácido hialurónico por la hialuronidasa neutrófila disminuye la viscosidad en la enfermedad inflamatoria.

B) Análisis bioquímico

La elevada viscosidad del líquido sinovial puede ser un factor limitante para el estudio de las magnitudes bioquímicas de mayor interés. En determinadas ocasiones puede ser necesaria la digestión previa del líquido con hialuronidasa para disminuir su viscosidad.

La mayoría de las magnitudes bioquímicas que se han estudiado en el líquido sinovial son de escaso interés clínico. Algunas se comentan en el cuadro 8.9.

CUADRO 8.9
Parámetros bioquímicos en líquido sinovial

Glucosa	Semejante a la glucemia. Se encuentra alterada en diversas patologías. La interpretación de su concentración en líquido sinovial requiere el conocimiento simultáneo de la glucosa sérica del paciente. Debe realizarse en ayunas: después de 8 horas de ayuno se halla la diferencia entre la concentración de glucosa en suero y la concentración de glucosa en líquido sinovial. Situación ideal: <100 mg/L; inflamación: ≥250 mg/L; sepsis: >400 mg/L. Si no se está en ayunas, los niveles de glucosa en el líquido sinovial son menos de la mitad de los niveles séricos, lo cual permite sospechar de forma definitiva un proceso séptico.
Proteínas	La concentración de proteínas totales no se usa para diferenciar líquidos no inflamatorios de inflamatorios. El intervalo de referencia es de 15-30 g/L. Hay aumento en la concentración de proteínas en todos aquellos procesos en los que se encuentra alterada la membrana sinovial: artritis reumatoide, gota, artritis séptica y artritis tuberculosa.
Fibrinógeno	El LISI normal no posee fibrinógeno. La "sinovitis inflamatoria" permite el paso de proteínas de elevado peso molecular al fluido, con lo que el fibrinógeno puede presentarse y la coagulación ocurrirá espontáneamente. Por esta razón es necesario el uso de anticoagulantes cuando se recogen muestras para examen microscópico y bacteriológico.
Complemento	La medida de las proteínas totales puede ser útil para interpretar los niveles de las proteínas que componen el sistema del complemento. En relación con el suero, las proteínas del complemento del LISI presentan valores bajos. En situaciones inflamatorias sistémicas, el complemento se comporta como reactante de fase aguda. Es controvertida la interpretación de los niveles del C´ en el LISI. Comparando los niveles de complemento del suero y del LISI, se consideran disminuidos los niveles en el líquido si son <30% de los del suero, aunque hay excepciones, como es el caso de enfermedades mediadas por formación de complejos inmunes.
Otras determinaciones bioquímicas	ß2-microglobulina. Aparece considerablemente aumentado en el LISI de pacientes con artritis reumatoide o con síndrome de Sjögren. El hierro, la ferritina y el zinc tienen niveles elevados en LISI de pacientes con artritis reumatoide. Aunque estos hallazgos pueden ser interesantes, tienen poca utilidad clínica. La medición de los niveles de ciertas enzimas (LDH, GOT) en líquido sinovial no aporta ninguna información clínicamente útil que no se obtenga a partir de exámenes de muestras sanguíneas.

C) Estudio citológico

El recuento celular es un valor orientativo, nunca definitivo. La medición de la concentración de células debe ser realizada de inmediato debido a su elevada labilidad en este tipo de muestra. En los casos de elevada celularidad, se debe diluir el líquido con suero fisiológico. Si el líquido es hemorrágico puede ser necesaria la lisis de hematíes para el recuento de leucocitos, para ello se diluirá la muestra con suero salino hipotónico (0,3 mol/L). No debe usarse ácido acético como agente lisante porque precipita el ácido hialurónico y dificulta la medición de la concentración de leucocitos. Otra clasificación se muestra en el cuadro 8.10.

CUADRO 8.10
Clasificación del líquido sinovial

	No patológico	Mecánico	Inflamatorio	Séptico	Hemorrágico
Aspecto	Transparente	Transparente	Turbio	Purulento	Turbio
Color	Amarillo claro	Amarillo claro	Amarillo	Amarillo verdoso	Pardo oscuro
Viscosidad	Alta	Alta	Baja	Baja	–
Leucocitos × × 10^9 L	<0,2	0,2-2	5-50	50-100	–
Neutrófilos (%)	–	<25	50-90	>90	–
Cultivo	Negativo	Negativo	Negativo	Positivo	Negativo
Glucosa (% respecto al suero)	100%	100%	50-100%	<50%	100%

En líquidos con escasa celularidad, la concentración de células mediante citocentrifugación permite la obtención de extensiones de buena calidad para su tinción y posterior interpretación. La tinción de Papanicolaou ofrece una buena preservación de la morfología, aunque en los exámenes rutinarios se suele preferir la tinción May Grünwald-Giemsa por su practicabilidad y amplia utilización en los laboratorios clínicos.

El líquido sinovial contiene alrededor de un 20% de neutrófilos, el resto de las células son linfocitos y fagocitos mononucleares (monocitos e histiocitos). En los líquidos moderadamente inflamatorios predominan las células mononucleadas, como en las fases iniciales de la artritis reumatoide y la artritis del lupus eritematoso sistémico. En las fases más evolucionadas se observa un predominio claro de neutrófilos, al igual que sucede en la artritis bacteriana y en las producidas por microcristales (urato monosódico o pirofosfato cálcico). La eosinofilia en el líquido sinovial es infrecuente, aunque puede observarse en una variada gama de artropatías, especialmente en aquellas asociadas a reacciones alérgicas en individuos atópicos, en enfermedades parasitarias y carcinomas metastásicos.

Otras células que se pueden encontrar son los ragocitos o células de la artritis reumatoide, células de lupus eritematoso y células gigantes multinucleadas (artrosis).

D) Estudio de cristales

El microscopio de luz polarizada es una herramienta fundamental para el estudio del LISI y la diferenciación de los cristales, la cual no solo depende de la forma, sino también de la birrefringencia. Es importante mencionar que en el análisis microscópico los artefactos pueden confundir al observador inexperto. Una adecuada interpretación del análisis requiere de la observación de por lo menos dos observadores capacitados.

La muestra puede ser observada directamente al microscopio poniendo una gota de líquido entre un porta y un cubreobjetos, aunque la observación del sedimento, tras centrifugación, puede mejorar el rendimiento del estudio. Los tipos de cristales y sus patologías asociadas se exponen en el cuadro 8.11.

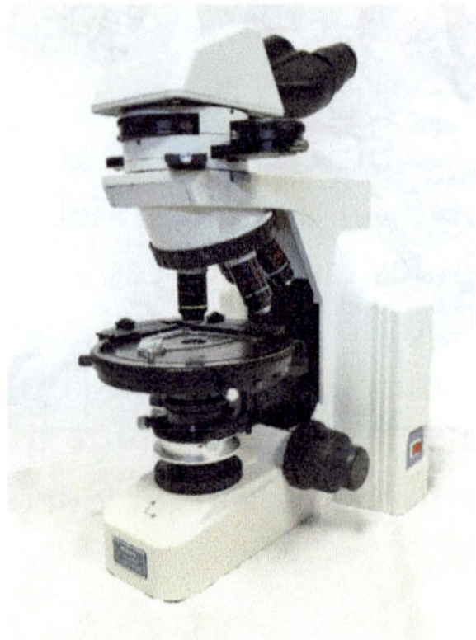

Figura 8.10
Microscopio de luz polarizada
Fuente: http://microscopecentral.com

Cuadro 8.11
Tipos de cristales

Urato monosódico	Se detectan en el 90% de los pacientes afectados de crisis de gota por este tipo de cristales y en el 70% entre episodios agudos.
Pirofosfato cálcico	Responsables de los episodios agudos de la artritis por condrocalcinosis.
Hidroxiapatita	Se observan en artropatías degenerativas. Muy difíciles de observar.
Lípidos	Pueden ser observados en episodios de artritis aguda. Los cristales de colesterol se encuentran en derrames de larga evolución y son indicativos de cronicidad.

E) Análisis microbiológico

El diagnóstico de la artritis infecciosa se realiza mediante la tinción de Gram y el cultivo del líquido sinovial obtenido mediante artrocentesis.

El cultivo convencional del líquido sinovial se realiza en medios sólidos (agar sangre, agar chocolate, agar MacConkey) y medios líquidos (tioglicolato), tras la centrifugación del mismo.

Hay que tener en cuenta que algunos microorganismos son especialmente exigentes en su crecimiento y necesitan medios de cultivo específicos (gonococos) o tiempos de incubación más prolongados (*Brucella* spp.). En el caso de las artritis tuberculosas debe realizarse un estudio de micobacterias que incluirá un examen microscópico, habitualmente mediante la tinción de Ziehl Neelsen, y un cultivo en medios sólidos o líquidos adecuados.

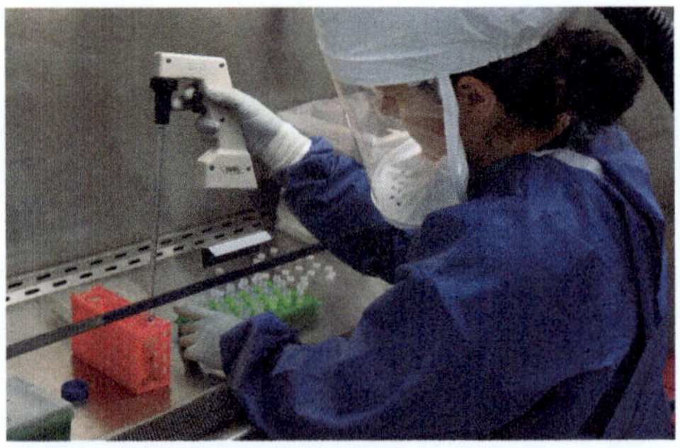

Figura 8.11
Análisis microbiológico de líquido sinovial

Resumen

- El líquido cefalorraquídeo (LCR) es un líquido transparente que rodea el encéfalo y la médula espinal. Desempeña tres funciones: *a)* actuar como amortiguador del encéfalo, protegiéndolo frente a posibles traumatismos; *b)* llevar los nutrientes al cerebro y eliminar los desechos; y *c)* mantener la presión intracraneal constante. El método de obtención de muestra de líquido cefalorraquídeo más frecuentemente utilizado es la punción lumbar.
- El análisis del LCR permite diagnosticar diferentes trastornos o enfermedades neurológicas, infecciosas o tumorales: cáncer (cerebral o de médula espinal), infección (meningitis bacterianas, por hongos o virus), inflamación (encefalitis, sinusitis), hemorragias (espinal, traumática, intracraneal) y síndrome de Reye (daño cerebral súbito en niños tras la toma de aspirina).
- Los estudios que se realizan son 1. Análisis físico: aspecto, color, coágulo. 2. Análisis químico: glucosa, proteínas, cloruro, LDH, lactato. 3. Recuento celular y diferencial. 4. Tinción de Gram. 5. Cultivo. 6. Estudios especiales: tinta china (criptococosis), tinción ZN: Tb meníngeo, coaglutinación (meningitis) y bandas oligoclonales (esclerosis múltiple).
- Los líquidos serosos son líquidos corporales que derivan del plasma y se encuentran en la cavidad pleural, pericárdica y peritoneal. Estas cavidades corporales están delimitadas por una membrana serosa parietal y una visceral. Los líquidos serosos son ultrafiltrados del plasma que derivan de la abundante red capilar de la membrana serosa. Su formación es similar a la del líquido extravascular en cualquier otra parte del organismo, y en ella intervienen la presión hidrostática, la presión coloidosmótica y la permeabilidad capilar.
- Los líquidos serosos se diferencian en trasudados y exudados. Esta distinción es fundamental para su clasificación etiopatogénica. Los trasudados son líquidos no inflamatorios que se originan por alteración de factores sistémicos que afectan a la formación o reabsorción del líquido (presión hidrostática o coloidosmótica). Los exudados son líquidos inflamatorios cuya formación depende de un aumento de la permeabilidad capilar debido a alteraciones que implican directamente a estructuras de la superficie de determinadas cavidades corporales (mesotelio, vasos linfáticos y capilares). Entre las causas patológicas de los derrames se encuentran: insuficiencia cardiaca, hipertensión arterial, infecciones, tumores primarios (mesoteliomas) y metastásicos, síndrome nefrótico, cirrosis hepática, cirrosis, linfoma, desnutrición, etc.
- La obtención de la muestra se realiza mediante paracentesis, que es la extracción de líquido de una cavidad serosa del organismo mediante aspiración. Los términos específicos de toracocentesis, pericardiocentesis y peritoneocentesis se refieren a las cavidades pleural, pericárdica y peritoneal, respectivamente. El líquido de la cavidad peritoneal se denomina normalmente líquido ascítico. Tras la aspiración del líquido mediante una jeringa heparinizada se divide la muestra en diferentes tubos para estudio: macroscópico, microscópico, recuento celular, bioquímico y citopatológico.
- El estudio del líquido sinovial (LS) es una herramienta que permite establecer el diagnóstico de artropatías por cristales, apoya el diagnóstico de las artritis sépticas y ayuda a establecer otros diagnósticos reumatológicos como la monoartritis o los derrames articulares. El estudio completo del LS incluye los siguientes análisis: a) macroscópico; b) microscópico; y c) uso de tinciones específicas. Cada uno de los estudios proporciona información del estado de la articulación y ayuda a establecer el diagnóstico y tratamiento. Es necesario definir las características macroscópicas y el recuento celular antes de proceder con la búsqueda de cristales y, si es necesario, con el cultivo.

- Las características que se deben describir en el análisis macroscópico son color, volumen y viscosidad. El estudio microscópico confirma la existencia de un proceso inflamatorio o infeccioso y la presencia de cristales.

Ejercicios propuestos

1. Los líquidos serosos, ¿de dónde proceden? ¿Qué factores intervienen en el equilibrio de filtración? ¿Qué condiciones patológicas provocan variaciones en los diferentes tipos de presiones que intervienen?
2. Define *derrame, trasudado, exudado, presión oncótica* y *presión hidrostática.*
3. Enumera las causas y los tipos de derrames. Describe como diferenciarías en el laboratorio una muestra procedente de un trasudado de un exudado. ¿Se pueden distinguir a simple vista? ¿Qué pruebas pueden realizarse para confirmar las diferencias? ¿Cuáles son los criterios de diferenciación de exudado y trasudado?
4. Enumera las contraindicaciones de la punción lumbar.
5. ¿Cómo se realiza la recolección del LCR? ¿Quién la lleva a cabo? ¿Qué precauciones hay que tener en cuenta al llevar a cabo este proceso?
6. ¿Qué criterios se utilizan para diferenciar punciones traumáticas de verdaderos líquidos hemorrágicos?
7. ¿Por qué es tan importante el orden de llenado de los tubos de muestra de LCR? ¿Qué explicación tiene el orden del alicuotado del material obtenido tras la punción lumbar?
8. Describe el análisis microbiológico del LCR teniendo en consideración la obtención, el procesamiento, las precauciones y toda la información previamente obtenida.
9. ¿Qué diferencia de aspecto habrá entre dos muestras de LCR con sangre, una causada por hemorragia cerebral y otra debida a una punción traumática? ¿Puede haber xantocromía sin necesidad de haber una hemorragia? En caso afirmativo, ¿qué sustancias serían las responsables?
10. ¿En qué consiste el gradiente de albúmina? ¿Para qué se utiliza? ¿Por qué?
11. ¿Qué criterios se utilizan para clasificar los líquidos sinoviales? ¿Todos son de origen inflamatorio y a partir de aquí se clasifican? ¿Algún tipo de líquido sinovial puede no ser inflamatorio?
12. ¿En qué se diferencia el análisis del líquido sinovial del estudio del LCR?

13. Al laboratorio llega un líquido procedente de un derrame pleural, y se solicitan recuento de células, recuento diferencial, proteínas y glucosa. Si solo hay una muestra, ¿cómo la procesarías?
14. Elabora un estudio comparativo entre los distintos componentes de los líquidos serosos prestando especial atención a las sustancias disueltas en ellos y a los tipos celulares presentes.
15. Completa las siguientes frases:

a) El aspecto de un líquido sinovial normal es_______________.

b) Los cristales presentes en el líquido sinovial durante los ataques de gota son de _______________.

c) La determinación de proteínas en el LCR sirve para_______________.

d) El líquido sinovial, para hacer un recuento de leucocitos, debe diluirse con _______________.

e) Un aumento en las proteínas del líquido sinovial indica que_______________.

f) Según el recuento celular los líquidos sinoviales se clasifican en_______________.

Lee y debate en clase

La tendencia futura en el diagnóstico de las enfermedades más frecuentes tiende a la sustitución de análisis, pruebas y determinaciones en muestras de difícil obtención y con riesgos para el paciente, por métodos de diagnóstico menos o nada invasivos y de fácil obtención.

Otra perspectiva futura inmediata es la basada en el diagnóstico precoz de enfermedades que, hasta hace poco tiempo, eran imposibles de detectar en etapas tan tempranas de la historia natural de la enfermedad.

- *Diagnóstico precoz de la enfermedad de Alzheimer*. Revista digital TiTi. Septiembre 2015.

  La tomografía por emisión de positrones (PET) se usa en el diagnóstico de Alzheimer de dos formas: para medir el metabolismo de la glucosa y de ahí deducir cómo están funcionando las neuronas o para detectar los depósitos de placas amiloides (PET amiloide), el cual consiste en inyectar un radiofármaco, que se une a las placas amiloides, y facilita que se puedan ver mediante la PET. Accede al artículo con este código QR:

Temas para debatir:

- ¿Los métodos invasivos tienen los días contados?
- ¿Hasta dónde puede llegar la sensibilidad y la especificidad de nuevos biomarcadores de enfermedades? ¿Llegará un momento en que se predigan las patologías?

Temas para debatir:

- ¿Qué evolución tendrá la capacitación profesional, dentro de unos años, del personal técnico encargado del diagnóstico de las enfermedades? ¿Se requerirá más o menos personal? ¿Cambiarán radicalmente las competencias y las cualificaciones?

- *Un posible biomarcador para el diagnóstico precoz del Alzheimer*. CIBERNED. Julio 2013.

  Un equipo de investigadores ha identificado otro posible biomarcador en el líquido cefalorraquídeo: una disminución de los niveles de ADN mitocondrial circulante.

  Accede a este artículo con el siguiente código QR:

A partir de la introducción y de la información aportada en las noticias enlazadas en los códigos QR, debate sobre los temas que se proponen.

TEST DE AUTOEVALUACIÓN

1. La formación y reabsorción de los líquidos serosos está regulada por:

   ☐ *a)* Presión oncótica.
   ☐ *b)* Presión hidrostática.
   ☐ *c)* Permeabilidad capilar.
   ☐ *d)* Todas las opciones son correctas.

2. El método de obtención de líquido pleural se denomina:

   ☐ *a)* Pericardiocentesis.
   ☐ *b)* Pleurocentesis.
   ☐ *c)* Pleuresía.
   ☐ *d)* Toracocentesis.

3. Para determinar si un líquido ascítico es trasudado o exudado se utiliza el parámetro:

- ☐ *a)* Proteínas.
- ☐ *b)* Glucosa.
- ☐ *c)* Gradiente de albúmina.
- ☐ *d)* Ninguna de las opciones anteriores es correcta.

4. El líquido sinovial normal tiene una apariencia parecida a:

- ☐ *a)* Plasma sanguíneo.
- ☐ *b)* Clara de huevo.
- ☐ *c)* Suero ictérico.
- ☐ *d)* Líquido pleural.

5. La prueba química realizada con mayor frecuencia en líquido sinovial es:

- ☐ *a)* Glucosa.
- ☐ *b)* Proteínas.
- ☐ *c)* Lactato deshidrogenasa.
- ☐ *d)* Todas las opciones son correctas.

6. En los tubos de recogida de líquido sinovial no deben usarse anticoagulantes en polvo debido a que interfieren en:

- ☐ *a)* Determinación de factor reumatoide.
- ☐ *b)* Recuento diferencial.
- ☐ *c)* Examen de cristales.
- ☐ *d)* Todas las opciones son correctas.

7. ¿Qué enfermedades se pueden diagnosticar con el análisis del LCR?

- ☐ *a)* Esclerosis múltiple.
- ☐ *b)* Enfermedad de Alzheimer.
- ☐ *c)* Meningitis.
- ☐ *d)* Todas las opciones son correctas.

8. ¿Qué sustancia no se determina en el análisis bioquímico del LCR?

- ☐ *a)* Proteínas.
- ☐ *b)* LDL-colesterol.
- ☐ *c)* Lactato.
- ☐ *d)* Glucosa.

9. La xantocromía del LCR puede deberse a:

- ☐ *a)* Punción traumática.
- ☐ *b)* Hemorragia
- ☐ *c)* Glioblastoma.
- ☐ *d)* Las opciones a) y b) son correctas.

10. Para recuento celular en muestras de líquidos serosos se utiliza:

- ☐ a) Tubo con EDTA.
- ☐ b) Tubo con heparina.
- ☐ c) Tubo estéril sin anticoagulante.
- ☐ *d)* Ninguna de las opciones anteriores es correcta.

SOLUCIONES:

1.	a	b	c	**d**
2.	a	b	c	**d**
3.	a	b	**c**	d
4.	a	**b**	c	d
5.	**a**	b	c	d
6.	a	b	**c**	d
7.	a	b	c	**d**
8.	a	**b**	c	d
9.	a	b	c	**d**
10.	**a**	b	c	d

9

Exudados y muestras especiales

Objetivos

- ✓ Describir las características de los exudados y su correlación clínica.
- ✓ Clasificar los tipos de muestras procedentes de exudados.
- ✓ Caracterizar la obtención y el procesamiento de los diferentes tipos de exudados.
- ✓ Aprender los medios de transporte utilizados en muestras procedentes de exudados.
- ✓ Enumerar los tipos de muestras para estudio de micosis cutáneas.
- ✓ Conocer las características generales de recogida y transporte de muestras de micosis superficiales.
- ✓ Valorar las ventajas e inconvenientes de la amniocentesis.
- ✓ Justificar el análisis de líquido amniótico.
- ✓ Diferenciar los tipos de muestras del aparato digestivo.
- ✓ Estudiar la técnica de cepillado con visión directa.
- ✓ Analizar el procesamiento convencional de muestras del aparato digestivo frente al procesamiento mediante citología líquida.

Mapa conceptual

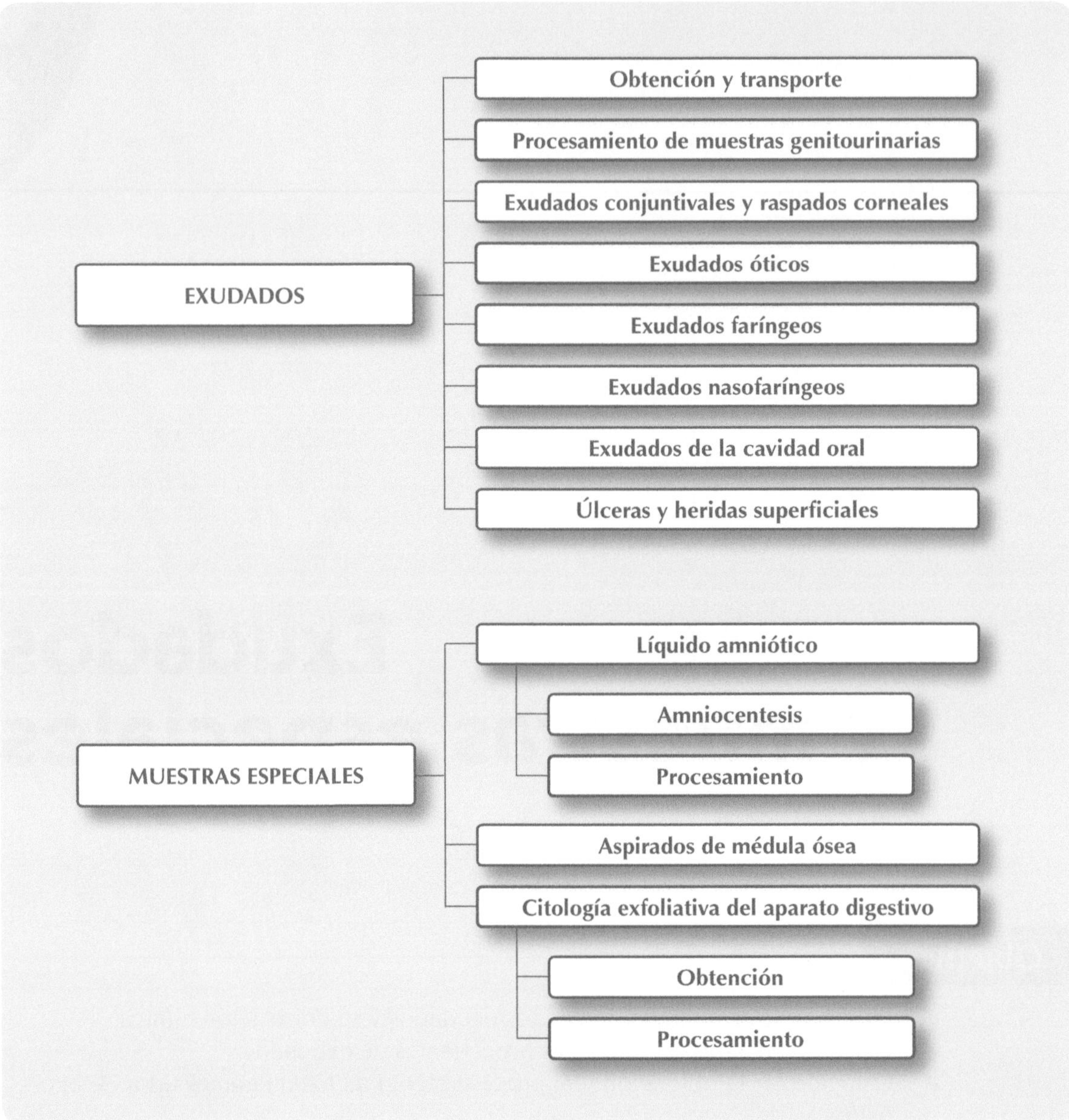

Glosario

Adenocarcinoma. Tumor maligno epitelial (carcinoma) glandular (adeno) que se desarrolla en las células de la mucosa glandular (estómago, colon, pulmones, etc.) o de una glándula (próstata, ovario, mama, tiroides, etc.).

Amniocentesis. Procedimiento prenatal en el que se extrae líquido amniótico del saco vitelino para analizar este líquido y sus células.

Cepillado con visión directa. Las muestras para citología se toman, bajo visión directa, con un cepillo, que se introduce por el canal de instrumentación del endoscopio. El cepillado aprovecha la poca adhesividad de las células neoplásicas epiteliales y su fácil desprendimiento.

Citología líquida. Método de procesamiento del material citológico basado en la conservación de la muestra en un medio líquido, eliminación de contaminantes, y obtención de un extensión muy delgada (en monocapa).

Exudado. Líquido que se filtra desde los vasos sanguíneos hacia los tejidos cercanos o cavidades del organismo cuando hay una inflamación. Está compuesto de células inflamatorias, proteínas y materiales sólidos.

Medio Stuart. Medio destinado a la recolección, transporte y preservación de muestras clínicas aptas para exámenes bacteriológicos. Es útil para mantener la viabilidad de algunos microorganismos de difícil desarrollo.

Micosis cutáneas. Enfermedades infecciosas de la piel por hongos. Las hay por hongos del tipo levadura (*Candida*), que causan las candidiasis, y por hongos del tipo moho (dermatofitos), que causan las dermatofitosis o tiñas.

Rayón. Junto con el dacrón, es el material recomendado con el que están confeccionados los hisopos o escobillones.

9.1. Muestras procedentes de exudados

El exudado es el conjunto de elementos extravasados en el proceso inflamatorio, que se depositan en el intersticio de los tejidos o cavidades del organismo. Se trata de líquidos más o menos densos que salen de los capilares y pequeños vasos hacia los tejidos periféricos o cavidades, especialmente durante los procesos inflamatorios. Provoca edema, y se diferencia del trasudado por su mayor riqueza en proteínas y células.

Su composición es similar a la del plasma sanguíneo (agua, proteínas, leucocitos, linfocitos, eritrocitos, histiocitos, etc.) y se clasifica según la proporción dominante de los elementos que lo constituyen (cuadro 9.1).

Cuadro 9.1
Tipos de exudados

Seroso	Fluido denso, rico en proteínas, en su mayoría suero y sin apenas elementos sanguíneos. Se caracteriza por la ausencia de respuesta celular importante y tiene un color amarillo o pajizo.
Fibrinoso	De consistencia fibrilar por la polimerización de la fibrina, típico de la inflamación de las serosas. Contiene grandes cantidades de fibrina, como consecuencia de la activación del sistema de coagulación.
Hemorrágico	Implica un daño vascular, con salida de elementos sanguíneos hacia el intersticio, propio de traumatismos e infecciones graves.
Purulento	Contiene abundantes componentes celulares. Los derrames purulentos suelen asociarse a cuadros patológicos tales como infecciones bacterianas piógenas. Dependiendo del tipo de bacteria, este exudado puede ser de poca consistencia, de color blanco, o más bien viscoso, como el que se observa en las infecciones estafilocócicas.

9.1.1. Obtención y transporte

Con el fin de determinar el microorganismo causante de la infección y de la aparición del consiguiente exudado, se recogen muestras de exudados de diferentes localizaciones anatómicas (figura 9.1) para llevar al laboratorio de microbiología.

Acudir al laboratorio sin haber lavado la zona donde se va realizar la toma desde la mañana de ese mismo día

- *Exudado faríngeoamigdalar*: no lavar los dientes la mañana de la toma
- *Exudado conjuntival*: no poner colirios y no lavar la cara la mañana de la toma
- *Exudado uretral*: imprescindible acudir sin orinar para la toma
- *Exudado vaginal*: acudir al laboratorio sin lavarse la zona la mañana de la toma
- *Exudado nasal*: no utilizar inhaladores nasales la mañana previa a la toma

Obtener el sitio exacto de la lesión. Recogida con las máximas condiciones de asepsia para evitar la contaminación

Nunca poner en contacto la muestra con antisépticos o desinfectantes. Obtención preferente por aspiración, en lugar de utilización de hisopos

Tomar la cantidad adecuada para facilitar el estudio

Recoger antes de la instauración del tratamiento antibiótico. Cuando no sea posible, se obtendrá justo antes de la administración del antimicrobiano. Si se está tratando o ha sido tratado con antibióticos, deben transcurrir 4 días como mínimo hasta poder realizar la toma, y se indicará en el volante de petición

Identificar con las etiquetas correspondientes, o en su defecto, debe ser correctamente rotulada, con los datos del paciente, el lugar anatómico de procedencia de la muestra, la fecha y el servicio solicitante. La identificación debe ser adherida al frasco y no a los tapones

Figura 9.1
Recomendaciones generales para la obtención exudados

Cada tipo de muestra requiere un material estéril para su recogida y transporte: envases, contenedores, hisopos, tubos, etc. Todas las muestras deberán ser enviadas lo más rápidamente posible al laboratorio, preferentemente antes de dos horas.

En todos los casos, la forma de envío de la muestra debe evitar el vertido (y posible contaminación) del contenido, por lo que el recipiente debe cerrarse con seguridad. Es obligatorio que las muestras sean transportadas en recipientes homologados de contención biológica. En caso de envíos múltiples, el vertido de una de las muestras implicará el rechazo de todas ellas.

Cuando la viabilidad de los microorganismos es muy escasa o la posibilidad de desecación de la muestra es grande (favoreciéndose la destrucción bacteriana), se usarán medios de transporte específicos. Se trata de medios, tales como los de Stuart o Amies o Cary-Blair, que no son nutritivos, sino que preservan las bacterias existentes, sobre todo si son escasas, a la vez que impiden el crecimiento exagerado de otra flora bacteriana no deseada. Estos medios existentes en el comercio pueden ser para bacterias aerobias o anaerobias, y aunque pueden conseguir supervivencias de hasta 24 horas a temperatura ambiente, deberán enviarse también lo más rápidamente posible al laboratorio.

9.1.2. Procesamiento de muestras genitourinarias

Las muestras genitales se obtienen de zonas altamente colonizadas por flora comensal por lo que la selección de las muestras y los métodos de obtención son críticos.

El estudio de anaerobios debe limitarse a ciertas muestras, las muestras habituales (exudados vaginales, cervicales, etc.) no son válidas.

A) Recogida de muestras

Las técnicas de recogida de muestras genitourinarias varían según la localización de las mismas, tal y como se indica en el cuadro 9.2.

Cuadro 9.2
Recomendaciones para la recogida adecuada de muestras genitourinarias

Muestra	Procedimiento de recogida
Exudado vaginal	Espéculo + escobillón estéril
Exudado cervical	Espéculo + escobillón estéril
Exudado vulvar	Escobillón estéril (previo lavado con solución salina)
Exudado anal	Escobillón estéril (previo lavado con solución salina)
Exudado balanoprepucial	Escobillón estéril
Exudado uretral	Escobillón fino estéril (1-3 horas antes de la micción)

Para la recogida del *exudado vaginal*, no debe practicarse higiene genital previa que pueda alterar las características de la flora. Los principales microorganismos productores de infecciones vaginales en la mujer son *Candida* spp., *Trichomonas vaginalis* e infecciones polimicrobianas (vaginosis bacteriana, *Gardnerella vaginalis*). La toma de muestras vaginales debe hacerse ayudándose de un espéculo bivalvo estéril, sin utilizar lubricantes. Se toma la secreción de la mucosa de la pared posterior del canal vaginal, mediante escobillón o torunda, y se hace rotar el mismo por la zona de secreción más abundante. Es aconsejable obtener simultáneamente exudado de cérvix, así como tomar las muestras por duplicado o triplicado si se quieren investigar distintos patógenos; una de las muestras se introduce en solución salina para observación en fresco de *Trichomonas*.

TOMA NOTA

Los exudados vaginales no son muestras adecuadas para la investigación de *Neisseria gonorrhoeae*. Si se sospecha infección por *Neisseria gonorrhoeae, Chlamydia trachomatis, Mycoplasma hominis* o *Ureaplasma urealtycum*, las muestras más adecuadas son las procedentes de exudado endocervical.

Para la recogida del *exudado vulvar*, es conveniente lavar la superficie cutánea con solución salina estéril, antes de arrastrar el exudado con un escobillón o torunda. La obtención del *exudado anal* se efectúa de la misma manera que el vulvar.

En el caso de balanitis, las muestras se toman de los bordes de las lesiones y del surco balanoprepucial mediante escobillón estéril y sin limpieza previa.

El *exudado uretral* se recoge por la mañana, o al menos después de 1 a 3 horas sin vaciar la vejiga. Debe limpiarse la zona externa para evitar una posible contaminación, sobre todo en hombres no circuncidados, utilizando jabón neutro o solución salina. Si existe secreción abundante, se exprime la uretra, se desecha la primera gota que contiene flora saprofita y se toma el resto con escobillón fino, introducido 2 centímetros en el meato urinario; en caso de no existir secreción, se introduce el escobillón en la uretra después de realizar un masaje uretral.

Los *exudados cervicales* son las muestras más adecuadas cuando se sospecha infección por *N. gonorrhoeae* y *C. trachomatis.* Con la paciente en posición ginecológica se introduce suavemente el espéculo sin lubricar (o lubricado con agua templada). Limpiar el exocérvix de secreciones vaginales, con una torunda seca. Comprimir cuidadosamente el cérvix con las palas del espéculo e introducir una torunda en el canal endocervical con un suave movimiento de rotación. Deberán recogerse dos torundas, una destinada a examen microscópico y otra a cultivo. Para investigación de *Mycoplasma* y *Chlamydia* se recogerá con las torundas correspondientes, con medio de transporte específico.

B) Transporte y conservación de muestras

En general, las muestras genitourinarias deben procesarse lo más rápidamente posible después de su recogida, pues el rápido crecimiento de microorganismos a temperatura ambiente puede dar lugar a una falsa interpretación en cuanto a su concentración en la muestra. Cada muestra exige unas condiciones diferentes (cuadro 9.3), de acuerdo con su procedencia.

Cuadro 9.3
Transporte y conservación de muestras genitourinarias

Muestra	Transporte y conservación
Exudado vaginal	Medio de Amies o medio de Stuart (siembra inmediata)
Exudado cervical	Medio de Amies o medio de Stuart (siembra inmediata)
Exudado vulvar	No precisa condiciones de transporte (siembra rápida)
Exudado anal	No precisa condiciones de transporte (siembra rápida)
Exudado balanoprepucial	No precisa condiciones de transporte (siembra rápida)
Exudado uretral	Medio de Amies o medio de Stuart (siembra inmediata)

Si el cultivo va a retrasarse, las muestras vaginales y uretrales deben preservarse en un medio de transporte, pero no debe dilatarse su procesamiento.

Recuerda

✓ Los medios de transporte son utilizados para asegurar la viabilidad de la bacteria sin multiplicación significativa de los microorganismos desde el momento de su extracción hasta su posterior estudio. Se utilizan generalmente cuando las muestras deben ser enviadas de un laboratorio a otro. Se recomienda un límite de 2 horas desde la recolección de las muestras y su estudio en el laboratorio, pero cuando este límite de tiempo es superado (frecuentemente cuando se trata de muestras tomadas en un consultorio) es necesario el uso de medios de transporte adecuados. Los medios de transporte más frecuentemente utilizados son los de Stuart, Amies y Cary-Blair.

La utilización de medios de transporte, como el de Stuart o el de Amies, es fundamental para conservar viables algunos microorganismos patógenos en estas localizaciones, pero no tanto en el caso de las levaduras. Cuando la muestra no pueda procesarse antes de 15 minutos, deberán emplearse torundas con medio de transporte tipo Stuart-Amies, que se mantendrán a temperatura ambiente, o preferentemente, en estufa a 35-37 °C hasta su procesamiento. En todo caso la siembra se realizará antes de 3-6 horas. No puede garantizarse la viabilidad de *Neisseria gonorrhoeae* transcurridas 6-8 horas.

9.1.3. Exudados conjuntivales y raspados corneales

Las muestras conjuntivales están indicadas para filiar la etiología de las conjuntivitis infecciosas en las que mayoritariamente se observan signos inflamatorios a este nivel. La etiología más habitual es bacteriana o vírica.

Los raspados corneales están indicados en las queratitis y úlceras corneales. Su toma la debe realizar el especialista de oftalmología.

A) Obtención

Debe obtenerse la muestra antes de la instilación de los analgésicos locales, colirios o antibióticos. Con una torunda mojada en un suero fisiológico frotar sobre la conjuntiva tarsal inferior y el fórnix. Para la investigación de *Chlamydia trachomatis*, evertir el párpado y frotar con una torunda especial la superficie conjuntival. Deberá utilizarse una torunda para cada ojo y realizarse el raspado de múltiples áreas de ulceración. Es importante que cada raspado se inocule directamente en el medio de cultivo, por lo que se avisará previamente al Servicio de Microbiología Clínica, que desplazará al personal y el material necesarios para ello.

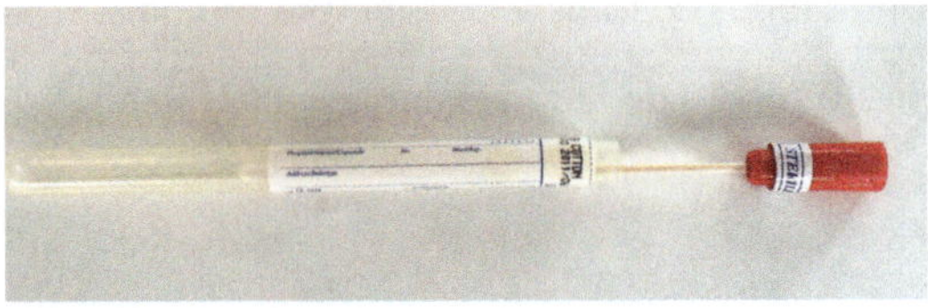

Figura 9.2
Hisopo con mango de plástico y punta de rayón con medio de transporte Stuart

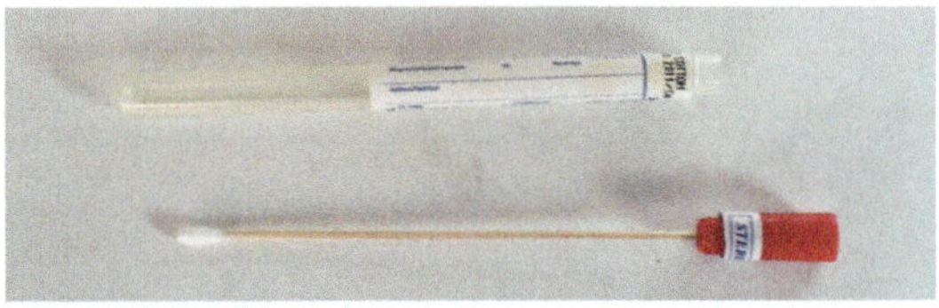

Figura 9.3
Hisopo con mango de plástico y punta de rayón con medio de transporte Amies con carbón

B) Conservación y transporte

El transporte deberá ser inmediato. Cuando no sea posible, se utilizarán hisopos con medio de transporte tipo Stuart-Amies, que se mantendrá a temperatura ambiente. Para *Chlamydia* o virus se utilizará medio de transporte específico.

Los medios de cultivo inoculados con material corneal serán transportados inmediatamente al laboratorio de microbiología.

Recuerda

✓ Los raspados corneales deben sembrase directamente en el medio de cultivo adecuado. Si esto no fuera posible, se usarán medios de transporte adecuados o se conservarán a 4 °C.

9.1.4. Exudados óticos

Los exudados óticos están indicados en las otitis externas. Los principales agentes causales son bacterias y hongos.

Previamente a la obtención de las muestras se limpiará el oído externo con un antiséptico suave. Se tomará la muestra mediante frotis con torunda, raspado o aspiración del fluido en caso de abscesos; una torunda para cada oído. Se obtendrá la muestra del borde activo y el exudado o las secreciones de las zonas profundas.

Si las muestras no pueden enviarse inmediatamente, se emplearán medios de transporte para bacterias tipo Stuart-Amies, que se mantendrán a temperatura ambiente.

No se aceptarán estas muestras para el diagnóstico de la otitis media. Suele tratarse de muestras de mala calidad y en ningún caso resultan representativas de los microorganismos existentes en el oído medio. La muestra más adecuada en este caso es el aspirado del oído medio, obtenida por timpanocentesis. No conviene usar escobillón, pues habitualmente se contamina con la flora normal del oído externo, lo que hace la interpretación de resultados difícil y confusa.

Para obtener la muestra se requiere un especialista en otorrinolaringología (ORL) o personal entrenado para ello.

9.1.5. Exudados de úlceras y heridas superficiales

La pérdida de continuidad de la piel determina que su flora microbiana la colonice y posteriormente infecte los tejidos normalmente estériles. Los microorganismos más frecuentes son estafilococos coagulasa negativos, enterobacterias y microorganismos nosocomiales.

IMPORTANTE

> Las muestras de heridas y úlceras recibidas con torunda son de escasa rentabilidad y deben obtenerse solo en circunstancias muy excepcionales, ya que es un método poco deseable por recoger menor volumen de muestra y tener mayor riesgo de contaminación.

Para obtener la muestra se lava cuidadosamente la superficie de la herida y se recoge el fluido exudativo mediante jeringa y aguja, se aspiran preferentemente zonas profundas. Cuando la muestra sea insuficiente, instilar suero o solución de Ringer lactato y aspirarlo nuevamente en la jeringa. Solo si el exudado es muy escaso, se efectuará un frotis con torunda con medio de transporte de la parte más profunda y evitando los bordes de la lesión.

Para muestras líquidas se intentará obtener de 1 mL a 10 mL. En el resto de las ocasiones la muestra debe ser de suficiente volumen como para poder procesarla en aerobiosis y anaerobiosis. En el caso de remitir torunda, es aconsejable enviar dos escobillones.

El transporte de la muestra es determinante en el resultado final. El envío al laboratorio debe ser inmediato, o antes de las dos horas de su obtención. Se remite en la misma jeringa de la extracción, pero si no puede enviarse de inmediato, se utilizará un vial con medio de transporte anaerobio. Remitir la muestra más tardíamente enmascara el verdadero agente causal por la proliferación más rápida de la flora exógena contaminante.

9.1.6. Exudados faríngeos, nasofaríngeos y de la cavidad oral

El exudado faríngeo es la muestra adecuada en caso de faringoamigdalitis. Se investigará principalmente la presencia de estreptococos ß hemolíticos.

Con la ayuda de un depresor lingual, bajo visión directa, se tocará con la torunda en todas las partes con exudado, membranas o inflamación. Se deben frotar las criptas tonsilares y la faringe posterior. No tocar nunca la mucosa oral, lengua o úvula.

No requiere medidas especiales para su transporte y conservación (temperatura ambiente).

La muestra indicada para la investigación de *Bordetella pertussis, Mycoplasma pneumoniae, Corynebacterium diphtheriae* y virus respiratorios o para la detección de portadores de *Staphylococcus aureus* o *Neisseria meningitidis* es la proveniente de exudados nasofaríngeos.

Se pasa la torunda a través de la nariz suavemente, hasta llegar a la nasofaringe. Hay que mantener la torunda cerca del septum y suelo de la fosa. Rotar la torunda y extraerla. En el caso de que se pretenda obtener un aspirado, se aspira el moco, pasando el tubo de teflón o un catéter conectado a una jeringa por vía pernasal, de igual forma que la torunda.

Toma nota

Los microorganismos encontrados en fosa nasal no tienen por qué ser los mismos que los que se aíslan en el seno en caso de sinusitis, por lo que los cultivos de exudados nasales no sirven para el diagnóstico etiológico de las sinusitis y no pueden sustituir nunca a la punción del seno.

Las muestras de exudados de senos paranasales se obtendrán por punción aspiración, y la realizará el especialista en ORL o personal especializado en dicha técnica.

Para el diagnóstico de candidiasis se emplean habitualmente muestras exudativas procedentes de la cavidad oral. Se pedirá al paciente que se enjuague la boca con agua. Tras ello, frotar o raspar las lesiones con una espátula o con una torunda y hacer una extensión sobre un porta. Se repetirá la toma con una segunda torunda para cultivo (solo para la investigación de *Candida albicans*).

9.2. Micosis cutáneas

El aumento en la prevalencia de las infecciones fúngicas ha sido constante, debido al incremento de pacientes inmunocomprometidos y al uso generalizado de antimicrobianos, a la utilización de inmunosupresores y maniobras diagnósticas invasoras y a la implantación de alimentación parenteral.

Junto a estas micosis invasoras, oportunistas, coexisten otras micosis causadas por hongos muy adaptados para la supervivencia en los tejidos infectados. Otras se caracterizan por afectar a piel y mucosas: se trata de las dermatomicosis y candidiasis de las mucosas. Con menos frecuencia, se encuentran las micosis subcutáneas, caracterizadas por la agresividad local y poca tendencia a la diseminación a distancia, y que suelen contar con antecedentes traumáticos que justifican la inoculación del hongo.

El tipo y calidad de la muestra son primordiales para el subsiguiente aislamiento e identificación del agente etiológico. La muestra se recogerá antes de instaurar el tratamiento y siempre de la parte activa de la lesión, siguiendo las recomendaciones indicadas en la figura 9.4.

Transporte rápido al laboratorio (en menos de 2 horas) en recipiente estéril. Otra opción es la recogida de la muestra en el laboratorio de microbiología	Es importante evitar las contaminaciones
Recogida adecuada y aséptica	
Antes de la toma es necesario asegurar que no haya sido aplicado ningún producto antifúngico por vía local o general, al menos en los cuatro días precedentes	Se limpiará la piel con alcohol etílico al 70%

Figura 9.4
Requisitos para la recogida de micosis superficiales

9.2.1. Obtención de muestras

Según la zona afectada y el diagnóstico clínico el tipo de muestra será: escamas, pelos, fragmentos de uña y tejido periungueal, mucosas, úlceras y biopsias cutáneas. Las especificaciones para cada una de ellas aparecen en la figura 9.5.

Escamas

- Raspar con ayuda de una lanceta, portaobjetos, bisturí, sobre todo en la periferia de la lesión, por el desarrollo centrífugo del hongo a partir del punto de inoculación. Si la lesión es pequeña, se raspa en su totalidad. Las escamas se hacen caer en una placa de Petri
- En el caso de pitiriasis versicolor, se aplica sobre la lesión un fragmento de celofán transparente que se fija sobre un portaobjetos
- En caso de lesiones cutáneas rezumantes, se hace la toma con un escobillón estéril humedecido con solución salina fisiológica

Pelos

- Elegir los pelos parasitados. Los cabellos o pelos rotos o contorneados deben ser arrancados del folículo piloso
- Recoger el material en una placa de Petri estéril

Fragmentos de uña y tejido periungueal

- La toma se realiza en la base de la uña o el surco periungueal (en onixis por *Candida*), o en la extremidad de la misma (en onicomicosis por dermatofitos)
- Hay que coger las escamas por debajo de las uñas introduciendo un bisturí o lanceta en el lecho subungueal anterior, que suele estar despegado, raspando pacientemente hasta llegar a la zona dolorosa, de donde extraeremos el material de mejor calidad. Posteriormente se cortan con una tijera fina y curva fragmentos de la uña afectada. El material obtenido se recoge en una placa de Petri o frasco estéril

Exudados de mucosas

- La toma a nivel de mucosas se realiza por raspado con el borde romo del bisturí, portaobjetos o escobillón estéril

Exudados de úlceras

- En las úlceras de piel y mucosas, la toma se realiza raspando con bisturí los bordes y fondo de las mismas, poniendo especial interés en los bordes, para obtener escamas dérmicas, así como las costras o porciones vegetantes si las hubiera, ayudándose con las pinzas
- En todas las lesiones ulcerosas o vegetantes es muy útil la biopsia, que debe tratarse como se señala posteriormente

Biopsias cutáneas

- La biopsia es uno de los procedimientos más seguros para el diagnóstico de una micosis. La pieza de biopsia se introduce en un tubo estéril con suero fisiológico estéril o agua glicerinada al 25% estéril

Figura 9.5
Procedimientos de recogida de muestras dermatológicas

9.2.2. Conservación y transporte de muestras

Todas las muestras deben enviarse al laboratorio rápidamente, sin conservantes. Las muestras deben transportarse en un recipiente estéril, humidificado y a prueba de vertidos; sin embargo, las muestras dermatológicas pueden transportarse en un recipiente seco (placa de Petri, papel de fotografía negro, entre dos portas). En general, no deben introducirse en medios de transporte, a no ser que sea fácil retirar la muestra del medio. Las muestras en que se sospeche la presencia de dermatofitos u hongos dimórficos se conservarán a temperatura ambiente, nunca refrigerados.

Toma nota

Las muestras procedentes de escamas, pelos y uñas (sospecha de pitiriasis versicolor y dermatofitosis) deben ser transportadas entre dos portaobjetos estériles envueltos en papel o en contenedor seco estéril. Se pueden almacenar a temperatura ambiente.

El almacenamiento prolongado puede afectar a la viabilidad del hongo. Se transporta en contenedor seco, y se evitan contenedores con medio de transporte. Las muestras dermatológicas se guardarán a 15-30 °C. Las biopsias se remiten de inmediato al laboratorio de microbiología. Si el procesamiento se retrasa más de dos horas, refrigerar la muestra a 4 °C.

Fundamental

Todas las muestras deben manejarse como si tuvieran microorganismos potencialmente peligrosos. Cuando una muestra se recibe en el laboratorio, antes de procesarse, debe someterse a una inspección previa para asegurarse que ha sido bien seleccionada, recogida y transportada. Se rechazará en los siguientes casos:

- Muestra no identificada.
- Transporte inadecuado o demasiado prolongado.
- Muestra derramada.
- Cantidad insuficiente o inadecuada.

9.3. Muestras especiales

En este apartado se consideran otras muestras que, al ser menos habituales, pueden ser objeto de consultas frecuentes al laboratorio. Se trata de líquido amniótico, aspirados de médula ósea y muestras del aparato digestivo.

9.3.1. Líquido amniótico

El líquido amniótico es el fluido claro y amarillento que rodea y protege al feto en el útero. Otras funciones de este líquido son permitir el movimiento del feto, proteger al feto de agresiones externas y de las contracciones, mantener una temperatura fetal uniforme, crear un ambiente óptimo para el crecimiento y desarrollo y favorecer la dilatación cervical.

El estrecho contacto entre el feto y el líquido amniótico (LA) hace de este un medio útil para valorar la salud y la madurez fetal. El LA es un medio dinámico cuyo volumen y composición bioquímica están controlados en unos estrechos límites. Desde la semana 9 hasta la 20, la participación materna es fundamental en la formación del LA, existe una gran similitud entre el LA y el plasma materno; de hecho, la formación del LA se considera una diálisis materna. A partir de la semana 20 comienza el feto a participar en la formación del LA, a través de los riñones y los pulmones.

Las indicaciones de la amniocentesis dependen de la semana de gestación. Entre ellas cabe citar: sospecha de anomalía cromosómica, alteración metabólica y defecto del tubo neural como anencefalia, espina bífida o meningocele (semana 16), isoinmunización (semanas 20 a 28) y sospecha de inmadurez fetal o pulmonar (semanas 34-42).

A) Amniocentesis

La obtención de líquido amniótico debe realizarse por personal facultativo experimentado con amplios conocimientos de ecografía precoz. Es necesario obtener el consentimiento informado de la paciente.

La amniocentesis es una técnica que se realiza bajo control ecográfico y que generalmente se realiza alrededor de la semana 13-16 de gestación, con un riesgo de aborto de 0,5-1%.

Previamente a la amniocentesis, se realiza una ecografía para determinar la edad gestacional fetal, localización de la placenta, volumen de líquido amniótico, actividad cardiaca fetal, número de fetos y cualquier otro tipo de hallazgo que pueda influir sobre la extracción de líquido amniótico.

El punto de inserción de la aguja viene determinado por la información proporcionada por la ecografía respecto a la posición fetal, volumen de líquido amniótico y localización de la placenta. Se recomienda evitar la placenta.

En todo momento deben observarse todas las medidas de esterilidad, incluyendo guantes estériles, lavado con solución antiséptica, gasas y campos estériles. El punto de inserción de la aguja en la piel debe limpiarse con una solución antiséptica. No es necesario, en la mayoría de los casos, la utilización de anestesia local. Para la aspiración del líquido amniótico se utiliza una jeringa de 20 mL. La cantidad de líquido amniótico extraída varía entre 15 mL y 30 mL según la indicación del diagnóstico prenatal.

WWW **Recursos web**

Puedes consultar información de la Fundación Ginemed sobre diagnóstico prenatal de cromosomopatías y retraso mental en estos códigos QR:

La obtención del líquido amniótico generalmente conlleva poco tiempo. La paciente puede experimentar suaves calambres uterinos y sensación de presión. No debe realizarse más de tres intentos de punción. Si no se puede obtener muestra, tras tres intentos, puede intentar repetirse al menos transcurridas 24 horas.

B) Procesamiento

Del líquido extraído, 10-20 mL de LA alrededor de la semana 14, debe observarse su aspecto antes de centrifugarlo, ya que su apariencia macroscópica y su color pueden ser indicativos de bienestar fetal.

Tras la centrifugación, el sobrenadante se utiliza para análisis bioquímico (conservar en oscuridad 2-8 °C hasta 24 horas) y el precipitado se resuspende en medio de cultivo con suero fetal de carnero (favorece el crecimiento) y se hace un cultivo de amniocitos para su posterior estudio genético: obtención de cariotipos y estudios citomoleculares.

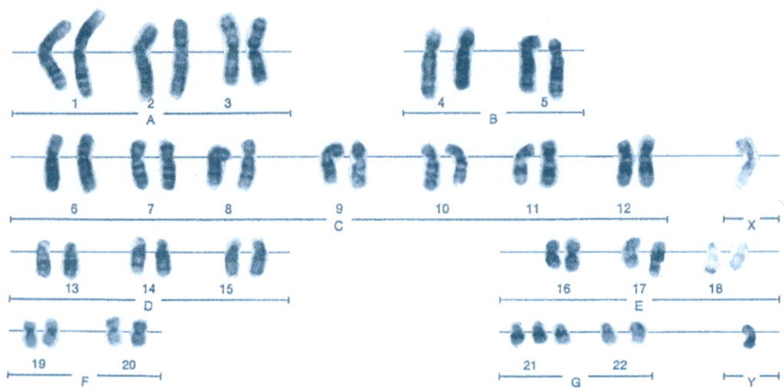

Figura 9.6
Cariotipo de varón con trisomía del 21

El estudio bioquímico comprende determinación de α-fetoproteína y acetilcolinesterasa.

9.3.2. Médula ósea

La extracción de médula ósea deberá ser realizada únicamente por personal facultativo debidamente entrenado. Antes de proceder a realizar una punción y aspirado de médula ósea, se ha de informar al paciente sobre la exploración que se le va a realizar, y debe firmar a continuación el documento de consentimiento informado. No se requiere que el paciente esté en ayunas. Como se practica con anestesia local, es importante preguntar al paciente sobre antecedentes de alergia a los anestésicos (es útil interrogarle sobre extracciones dentarias previas). La punción se suele realizar en el esternón a nivel del segundo espacio intercostal o en la cresta ilíaca posterior si se acompaña de la realización de una biopsia ósea.

Tras desinfectar la piel y anestesiar la zona, se penetra la tabla externa ósea con un trócar apropiado provisto de mandril, y se introduce unos milímetros en la zona medular. Se extrae el mandril, se adapta una jeringa al trócar y se aspira, y se extraen unas gotas de líquido medular de consistencia espesa.

La cantidad de médula que se extraiga dependerá de las pruebas que estén previstas realizar (citología, citometría de flujo, biología molecular, citogenética, cultivos, etc.). Inmediatamente después de realizada la extracción, una pequeña parte de la médula se deposita en un porta para realizar las extensiones medulares destinadas al estudio citológico. Según las peticiones solicitadas, el resto de la médula se distribuirá en distintos tubos: heparina para estudio citogenético, EDTA para biología molecular o citometría, contenedor especial con heparina libre de conservantes y medio de Hank's para cultivos celulares, etc. Cada uno de estos especímenes se enviará directamente al laboratorio que corresponda.

SABÍAS QUE...

El aspirado de médula ósea, por punción esternal o de cresta ilíaca, es una de las mejores muestras para el diagnóstico de histoplasmosis diseminada. El estadio levaduriforme de este microorganismo es eminentemente intracelular, por lo que la utilización del sistema de lisis-centrifugación facilita la liberación de las levaduras fagocitadas, y aumenta su recuperación en el medio de cultivo. Los tubos de lisis-centrifugación tienen incorporado un anticoagulante y saponina 5%.

9.3.3. Citología exfoliativa del aparato digestivo

Pueden obtenerse muestras del duodeno, de los conductos biliares y del páncreas; pero donde esta técnica diagnóstica muestra su máxima eficacia es en muestras de esófago, estómago e intestino grueso (figura 9.7). El análisis de estas muestras permite la valoración de procesos inflamatorios, tumores benignos y tumores malignos.

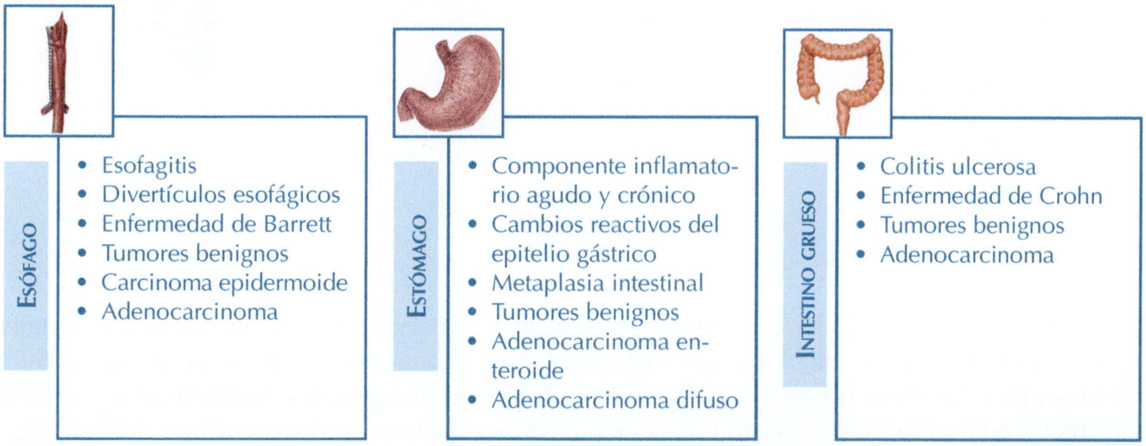

Figura 9.7
Citodiagnóstico en muestras del aparato digestivo

A) Obtención

Las muestras citológicas se pueden obtener mediante múltiples sistemas de recogida: lavados gástricos, balones abrasivos, cepillados de la mucosa o punción y aspiración con aguja fina (PAAF). El uso de cada uno de estos sistemas de obtención de las diferentes muestras dependerá de la técnica de imagen utilizada: endoscopia, ecoendoscopia o TAC. Sin embargo, la localización de la lesión en los diferentes niveles del grosor de la pared de tracto gastrointestinal (GI) condiciona la posibilidad diagnóstica de cada una de las diversas muestras citológicas que pueden obtenerse.

Son numerosos los beneficios de cada técnica de obtención, y se comprueban la utilidad y estandarización del cepillado y la biopsia excisional en lesiones mucosas o la de la PAAF guiada por ecoendoscopia para las lesiones que se asientan en la submucosa. La PAAF endoscópica implica la introducción de la aguja a través de un endoscopio de fibra óptica. Una vez localizada la lesión, se aplica presión negativa a la aguja y esta se mueve adelante y atrás por la lesión. Se libera la presión, se saca la aguja y se recoge la muestra en una solución conservante.

La técnica de elección en el diagnóstico citológico de la patología digestiva es el cepillado con visión directa. En el cepillado de las lesiones mucosas gastrointestinales (GI) hay que tener en cuenta que, a pesar de ser una metodología diagnóstica que lleva utilizándose desde hace tiempo, no ha perdido su vigencia en el manejo o tratamiento, sobre todo de los tumores GI. Se utilizó primero para la detección de lesiones esofagastroduodenales y con posterioridad con la introducción del colonoscopio para la detección del cáncer colorrectal. Las ventajas del cepillado con visión directa como método de obtención de muestras del aparato digestivo son:

- Rapidez y facilidad de obtención por parte del especialista.
- Posibilidad de muestreo de zonas amplias.
- Mayor rapidez de interpretación.
- Ausencia de invasión si se compara con la biopsia.
- Menor coste-efectividad si se compara con otros métodos de obtención.

El cepillado y biopsias de las lesiones del tracto GI se realizan en el transcurso de exámenes endoscópicos de rutina, y se procede, tras la visión directa de la lesión, en primer lugar a hacer la toma citológica seguida de la bióspica, para evitar que el sangrado que produce la biopsia dificulte el diagnóstico citológico.

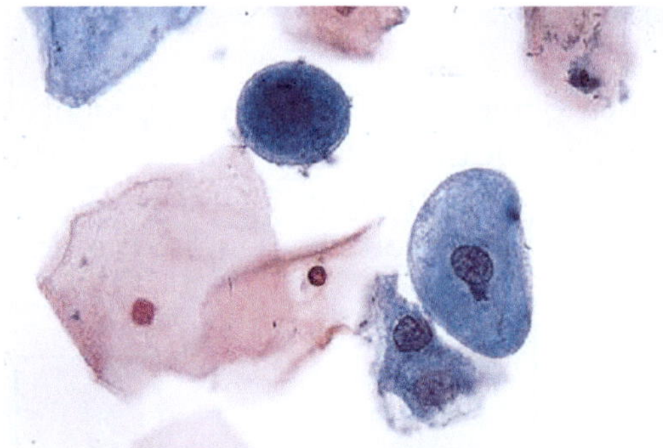

Figura 9.8
Metaplasia escamosa. Citología líquida

B) Procesamiento

El procesamiento de las extensiones es esencial, como en cualquier otra técnica citológica, para la obtención de resultados y material adecuados para diagnóstico. En general, tras la visión endoscópica directa de la lesión se realizan múltiples pases del cepillo por la superficie de la lesión. Con el cepillo se hacen dos extensiones, que pueden ser fijadas inmediatamente en alcohol etílico de 95° o bien pueden dejarse secar al aire, se tienen que rehidratar antes de ser teñidas con el método de Papanicolaou. Para no desechar material que pueda adherirse al cepillo, un procedimiento útil es realizar en un tubo con suero fisiológico el lavado del mismo, y centrifugarlo a continuación, con lo que no solo se facilita la lectura al microscopio, sino que mejora (por la ausencia de manipulación de extensión) el detalle celular y nuclear, se elimina el efecto de estiramiento y en aquellos casos en que hay necrosis esta se hace más evidente. Este último paso permite obtener también, de manera ocasional, bloques celulares y fijarlos en formaldehído al 10%.

SABÍAS QUE...

Algunos autores utilizan ThinPrep® (citología líquida) para el procesamiento de estas muestras. En lugar de extender la muestra directamente sobre el porta, esta se introduce en un vial que contiene un líquido conservante (CytoLyt®). La muestra se transporta al laboratorio, donde es procesada utilizando un procesador comercial (ThinPrep®) para extraer el material celular (homogeneización, dispersión, filtración y transferencia de las células al portaobjetos), y se obtiene una lámina delgada (monocapa celular representativa) de la suspensión celular que se deposita en un porta, el cual se tiñe.

Esta preparación se examina normalmente. Queda material celular en el vial para, eventualmente, repetir el extendido, o aplicarle técnicas de inmunocitoquímica o de biología molecular.

Los elementos celulares no sufren distorsión por la presión a que se someten en las extensiones convencionales, y se eliminan las células inflamatorias y el moco.

Comparando sus resultados con el del uso de los métodos habituales (extensiones directas), puede afirmarse que las extensiones por ThinPrep® superan en cantidad de celularidad valorable y diagnóstica, y optimizan el detalle nuclear con lo cual mejoran y facilitan la detección de células anómalas en la extensión.

Resumen

- Los exudados son líquidos más o menos densos ricos en material celular y proteínas que salen de los capilares y pequeños vasos hacia los tejidos o cavidades, especialmente durante los procesos inflamatorios. Según la proporción dominante de los elementos que los constituyen, se clasifican en serosos, purulentos, fibrinosos y hemorrágicos.
- Con el fin de determinar el microorganismo causante de la infección y de la aparición del consiguiente exudado, se recogen muestras de exudados de diferentes localizaciones anatómicas (oído, aparato genital, nariz, faringe, úlceras, heridas, amígdalas y ojo) para estudiar en el laboratorio de microbiología.
- El método de obtención general consiste en la impregnación de una torunda, hisopo o escobillón estéril con el material exudativo. La mayoría de estos dispositivos de recogida ya contienen un medio de transporte adecuado (Stuart y Aimes son los más utilizados) para asegurar la viabilidad de los microorganismos presentes en la muestra antes de su análisis.
- El estudio de agente patógeno causante de las micosis cutáneas superficiales requiere previamente la recogida adecuada y aséptica de la muestra (piel, pelo, escamas, etc.), con una serie de requerimientos, así como su conservación y transporte hasta el laboratorio.
- Otros tipos de muestras menos frecuentes que pueden llegar al laboratorio de diagnóstico son las procedentes de amniocentesis y de aspirados de médula ósea para realizar fundamentalmente estudios citogenéticos.

- La citología exfoliativa del aparato digestivo, principalmente muestras de esófago, estómago e intestino grueso, permite la valoración de procesos inflamatorios, tumores benignos y tumores malignos. La técnica de elección para obtener este tipo de muestras es el cepillado con visión directa.

Ejercicios propuestos

1. ¿Cuántos tipos de exudados conoces? Comenta las características de cada uno de ellos.
2. ¿De qué zonas anatómicas pueden provenir las muestras de exudados?
3. Relaciona los diferentes métodos de obtención de exudado con la zona anatómica donde se asientan los exudados más frecuentemente analizados en el laboratorio.
4. Comenta las precauciones que hay que tener en cuenta antes de proceder a la recogida de muestras de exudado y de micosis superficiales.
5. Si el análisis de las muestras exudativas no va a ser inmediato tras la toma de la muestra:
   a) ¿Qué se debe hacer?
   b) ¿Qué medios de transporte se utilizan?
   c) ¿Se verá alterada la muestra?
   d) ¿Por qué no se refrigera desde el principio?
6. ¿Cuántos tipos de muestra son susceptibles de estudio de micosis superficiales? ¿Qué requisitos generales se han de tener en cuenta en la obtención de estos tipos de muestras?
7. Elabora un cuadro en el que consten las diferencias más significativas en cuanto a transporte y conservación de muestras obtenidas a partir de exudados y muestras de micosis.
8. ¿Qué tipos de estudios pueden realizarse en una muestra de líquido amniótico? ¿Y en un aspirado de médula ósea?
9. Contesta a estas preguntas sobre citología exfoliativa del aparato digestivo:
   a) ¿Cuál es la principal indicación de la citología del aparato digestivo?
   b) ¿De qué parte del mismo se obtienen muestras con mayor frecuencia?
   c) ¿Cómo se obtienen esas muestras?
10. Compara el procesamiento convencional de muestras citológicas del aparato digestivo con el procesamiento mediante citología líquida.
11. Define los siguientes términos: *exudado purulento, medio de transporte Amies,* Neisseria gonorrhoeae, Trichomonas vaginalis, *raspado corneal, tejido periungueal, amniocitos, α-fetoproteína, cepillado bajo visión directa* y *citología líquida.*

Supuesto práctico 9.1

➲ Los medios de transporte líquidos Stuart y Amies están diseñados para albergar una amplia variedad de bacterias.

El medio Stuart se recomienda para exudados faríngeos, vaginales y muestras de heridas. En este medio el cloruro de calcio proporciona iones esenciales para mantener el balance osmótico. El tioglicolato de sodio evita los cambios oxidativos y provee una atmósfera reducida. El glicerofosfato de sodio actúa como *buffer*. El azul de metileno es un colorante indicador del estado de óxidoreducción. Se trata de un medio muy reducido debido a la presencia de tioglicolato que dificulta las reacciones enzimáticas de autolisado. A su vez, la ausencia de una fuente de nitrógeno evita la proliferación de la flora acompañante.

Permite la conservación y el transporte de un gran número de microorganismos patógenos, como *Neisseria gonorrhoeae, Heamophilus influenzae, Corynebacterium diphtheriae, Trichomonas vaginalis, Streptococcus* sp., *Salmonella* sp., *Shigellas* sp., etc. Se utiliza también para el transporte de muestras de secreciones oculares, óticas, faríngeas, vaginales, uretrales, heridas y abscesos. Los microorganismos permanecen viables de 6 días a 8 semanas.

Medio de transporte Stuart	Medio de transporte Amies
• Glicerofosfato sódico 10 g • Tioglicolato sódico 1 g • Cloruro cálcico 0,1 g • Azul de metileno 0,002 g • Agar-agar bacteriológico 3 g • Agua destilada 1 L	• Cloruro de sodio 3 g • Cloruro de potasio 0,2 g • Cloruro de calcio 0,1 g • Cloruro de magnesio 0,1 g • Fosfato monopotásico 0,2 g • Fosfato disódico 1,15 g • Tioglicolato sódico 1 g • Agua destilada 1 L

El medio de transporte Amies con o sin carbón activado se obtuvo de una modificación del medio Stuart al cual se le reemplazó el glicerofosfato por un *buffer* inorgánico, la adición de carbón permitió el crecimiento de patógenos tratados con antibioterapia y mejorar el desarrollo en comparación con el Stuart. Se le omitió el azul de metileno. La temperatura ambiente elevada y tiempos prolongados en el transporte favorecen el crecimiento de coliformes presentes en las muestras de exudados transportadas en medio Stuart. El glicerofosfato presente en la fórmula original de Stuart es metabolizado. por bacterias coliformes y Gram negativas, y ocasiona la proliferación de esos microorganismos en las muestras tomadas de garganta, heridas, materia fecal y de autopsias, etc. Este medio así modificado permitió recuperar un número mayor de patógenos que en el medio de Stuart. Básicamente, cambia el glicerofosfato por un fosfato inorgánico y el azul de metileno por carbón vegetal neutro farmacéutico

Además, añade iones calcio y magnesio, que ayudan a conservar la permeabilidad de las células bacterianas, lo que permite que sobrevivan por más tiempo. La presencia de carbón hace que, como este tiene afinidad por compuestos orgánicos, descomponga las formas reducidas de oxígeno y secuestre los radicales libres.

El medio Amies es recomendado para secreciones de garganta, vagina, heridas y urogenital como son *Neisseria* spp., *Streptococcus* spp., *Haemophilus* spp., *Listeria* spp.; y las mantiene en óptimas condiciones para el cultivo hasta después de 48 horas.

- Elabora un cuadro en el que consten las diferencias entre los dos tipos de medio de transporte, tomando como criterios la composición química, el tipo de muestra recomendado y las bacterias más apropiadas para cada uno de ellos.
- ¿Cuál es, a tu juicio, la diferencia más importante? ¿Por qué?
- Prepara los dos medios a partir de las fórmulas proporcionadas.

Lee y debate en clase

Un nuevo test diagnóstico prenatal no invasivo permite reducir las amniocentesis innecesarias

"Se acaba de presentar en nuestro país un test de diagnóstico prenatal no invasivo, desarrollado por LABCO Quality Diagnostics, que permite, mediante el análisis de una muestra de sangre de la madre, detectar el riesgo de las trisomías responsables de hasta el 90% de las anomalías cromosómicas fetales.

'Gracias a la aplicación de las nuevas técnicas de secuenciación de última generación este test permite analizar el ADN fetal que circula por la sangre materna y determinar con una precisión muy elevada las dosis de los cromosomas responsables de las anomalías fetales, concretamente del par 13, 18 y 21, comparadas con las dosis maternas', explicó Vincenzo Cirigliano, especialista en genética molecular.

El test, que está indicado a partir de las 10 semanas de gestación, ha demostrado unos índices de detección de hasta el 99% con niveles de falsos positivos tan bajos como 0,1%. Los resultados, que según señaló Cirigliano, resultan muy sencillos de interpretar por parte de los profesionales, están disponibles en un periodo de entre una semana y 10 días.

Tal y como explicó Luis Izquierdo, jefe de Genética de LABCO, este test está especialmente indicado para aquellas gestaciones en las que haya sospecha de síndrome de Down y en pacientes que se han sometido a una fecundación *in vitro*."

Puedes leer el artículo completo consultando el QR adjunto.

Temas para debatir:

- Aunque el riesgo de aborto debido a una amniocentesis es bajo, ¿compensa su valoración en el laboratorio?
- ¿Todo son ventajas en estas técnicas o también tienen algunos inconvenientes? ¿Cuáles?
- ¿Existen métodos alternativos de diagnóstico prenatal que no contemplan la obtención invasiva de la muestra?

TEST DE AUTOEVALUACIÓN

1. Los microorganismos que con mayor frecuencia se estudian en muestras de exudados vaginales son:

   - ☐ *a)* *Candida* spp.
   - ☐ *b)* *Trichomonas vaginalis*.
   - ☐ *c)* *Gardnerella vaginalis*.
   - ☐ *d)* Todas las opciones son correctas.

2. Como medios de transporte en muestras de exudados se usan:

   - ☐ *a)* Stuart.
   - ☐ *b)* Amies.
   - ☐ *c)* Cary-Blair.
   - ☐ *d)* Todas las opciones son correctas.

3. El término *micosis* hace referencia a:

   - ☐ *a)* Infección bacteriana.
   - ☐ *b)* Infecciones fúngicas.
   - ☐ *c)* Infecciones por micobacterias.
   - ☐ *d)* Las opciones b) y c) son correctas.

4. El estudio del líquido amniótico incluye:

   - ☐ *a)* Determinación de glucosa.
   - ☐ *b)* Cariotipo.
   - ☐ *c)* Ecografía.
   - ☐ *d)* Las opciones b) y c) son correctas.

5. El cepillado bajo visión directa de la mucosa gástrica obtiene muestras susceptibles de ser diagnosticadas de:

   - ☐ *a)* Enfermedad de Crohn.
   - ☐ *b)* Carcinoma epidermoide.
   - ☐ *c)* Adenocarcinoma.
   - ☐ *d)* Ninguna de las opciones anteriores es correcta.

6. La extracción de médula ósea se realiza mediante punción de:

   - ☐ *a)* Cresta ilíaca.
   - ☐ *b)* Fémur.
   - ☐ *c)* Clavícula.
   - ☐ *d)* Cualquier hueso largo.

7. En la toma de muestras del aparato digestivo, primero se extrae muestra para estudio citológico y después se realiza la biopsia. ¿A qué se debe este orden en la recogida de la muestra?

- ☐ *a)* Porque es más sencillo el estudio citopatológico que el histológico.
- ☐ *b)* Porque si se realizase primero la biopsia, el sangrado posterior haría muy difícil la observación microscópica de la muestra citológica.
- ☐ *c)* El orden en la toma de la muestra digestiva es justo el contrario.
- ☐ *d)* Lo que interfiere el estudio citopatológico es la presencia de moco y detritus, no la sangre; con lo que es indiferente el orden de las muestras.

8. De las siguientes afirmaciones respecto de los medios de transporte, señala la correcta:

- ☐ *a)* El medio Stuart se recomienda para exudados faríngeos, vaginales y muestras de heridas.
- ☐ *b)* El medio Amies añade iones de calcio y magnesio, lo cual permite un mejor balance osmótico de las células bacterianas.
- ☐ *c)* Tanto el medio Stuart como el Amies permiten la conservación y el transporte de *Neisseria gonorrhoeae.*
- ☐ *d)* Todas las opciones son correctas.

9. En el transporte de muestras para estudio de micosis:

- ☐ *a)* Los medios de transporte no deben usarse.
- ☐ *b)* Siempre deben obtenerse las muestras en el laboratorio de microbiología.
- ☐ *c)* Se desaconseja refrigerar la muestra.
- ☐ *d)* No deben emplearse antisépticos en la obtención de la muestra, ya que alterarían el análisis posterior.

10. En el procesamiento de muestras del aparto digestivo, el lavado del cepillo con suero fisiológico y posterior citocentrifugación de este líquido, ¿qué ventajas proporciona respecto de una extensión convencional?

- ☐ *a)* Al romperse las células, aparecen núcleos desnudos en los que es más sencillo apreciar las posibles atipias.
- ☐ *b)* Elimina los restos de sangre.
- ☐ *c)* Se aprecian mejor los detalles nucleares y citoplámicos de las células.
- ☐ *d)* Todas las opciones son correctas.

SOLUCIONES:

1.	d
2.	d
3.	d
4.	b
5.	c
6.	a
7.	b
8.	d
9.	a
10.	c

10

Muestras de anatomía patológica y citodiagnóstico

Objetivos

- ✓ Clasificar las muestras susceptibles de análisis en un laboratorio de anatomía patológica y citodiagnóstico.
- ✓ Enumerar los tipos de biopsias.
- ✓ Ordenar y caracterizar los pasos del procesado histológico.
- ✓ Diferenciar los tipos de material citológico: citología exfoliativa, impronta y PAAF.
- ✓ Describir la obtención de muestras para citología ginecológica.
- ✓ Analizar las etapas del procesamiento citológico: fijación, inclusión y tinción.

Mapa conceptual

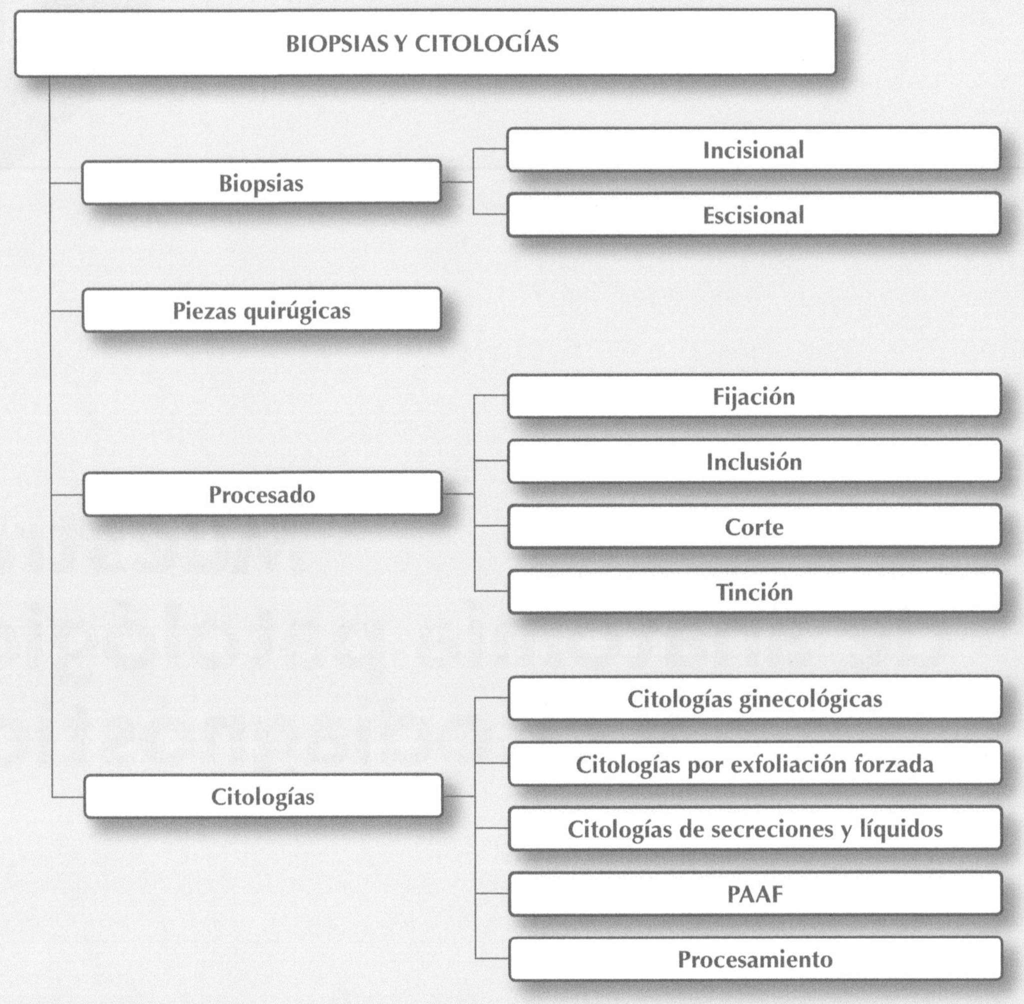

Glosario

Biopsia. Procedimiento realizado con el propósito de obtener tejido del cuerpo para examinarlo con el microscopio y obtención de un diagnóstico.

Fijación. Primer paso en el procesamiento de las muestras que tiene como objetivo preservar el tejido y las células de la autólisis y la putrefacción mediante métodos físicos, como el frío, o agentes fijadores.

PAAF. Siglas de *punción aspiración con aguja fina*, una prueba con la que se obtiene una muestra de tejido puncionándolo con una aguja muy fina, pero lo suficientemente ancha como para que se aspiren células, o incluso trozos pequeños de material de órganos. Se obtiene material celular de masas y nódulos superficiales o profundos cuyo estudio permite el diagnóstico de procesos inflamatorios y tumorales, benignos o malignos.

Tinción de Papanicolaou. Método de tinción más usado en citología ginecológica y exfoliativa por su gran cromaticidad y transparencia, debido a la utilización de hematoxilina como colorante nuclear y a una mezcla de colorantes citoplásmicos, lo cual permite diferenciar los detalles citológicos en los que se basa el citodiagnóstico.

Triple toma. Recogida y estudio de células procedentes de la superficie del epitelio que recubre el exocérvix y el endocérvix y del fondo del saco vaginal.

10.1. Muestras en histo- y citopatología

La procedencia de los tejidos y la finalidad de su estudio permiten distinguir entre material histológico y material anatomopatológico. Se considera material histológico toda muestra de tejidos obtenida de un individuo sano con la finalidad de investigar su estructura y composición normales. Reciben el nombre de material anatomopatológico las muestras procedentes de individuos enfermos utilizadas para el diagnóstico o investigación etiológica de la enfermedad.

La citopatología es la parte de la anatomía patológica que, mediante diversos procedimientos, estudia las alteraciones morfológicas de las células desprendidas libremente de los epitelios de revestimiento o extraídas de distintas zonas del cuerpo humano.

Los especímenes que se remiten se pueden clasificar, así, en biopsias, piezas quirúrgicas y material citológico de diversa índole.

10.2. Biopsias

Las biopsias son muestras tisulares que se obtienen con un único propósito: lograr información diagnóstica a partir de la cual se planifica la mejor opción terapéutica posible.

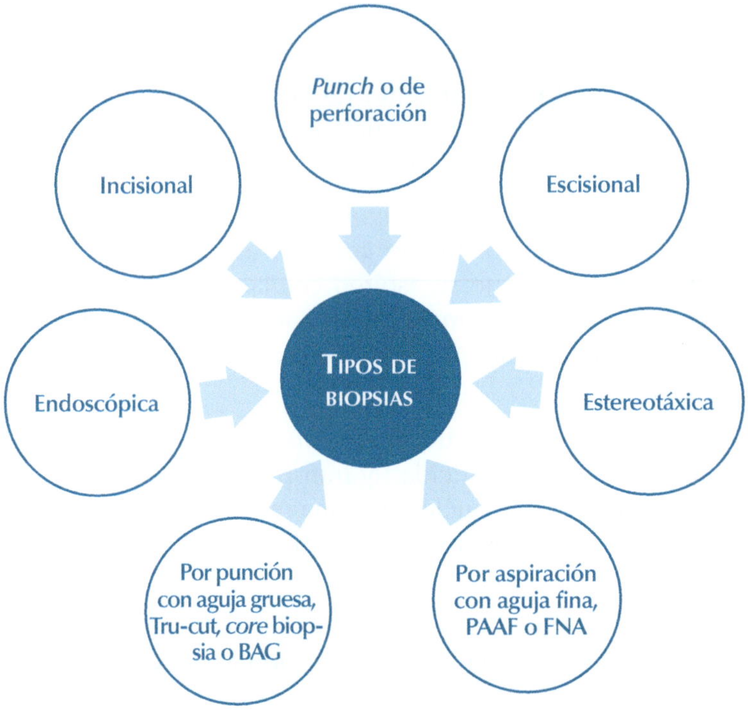

Figura 10.1
Tipos de biopsias

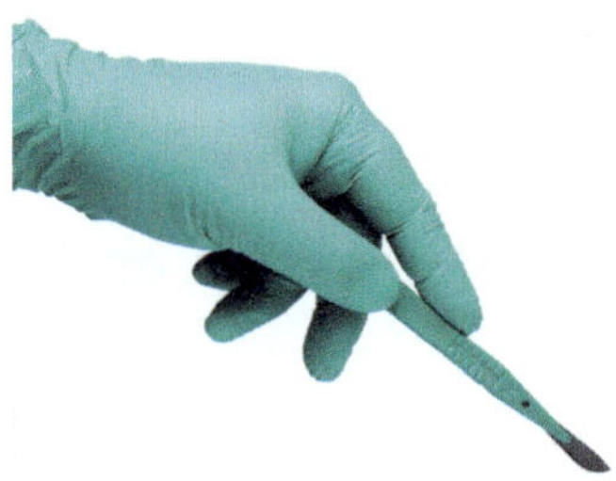

Figura 10.2
Bisturí para biopsias

Existen diferentes formas de obtener biopsias de un paciente (figura 10.1). Si la lesión es claramente visible en alguna superficie cutánea o mucosa se puede obtener una muestra a través de una incisión con bisturí (figura 10.2) previa infiltración de un anestésico local. Este tipo de biopsia se denomina biopsia incisional. También se pueden obtener con un instrumento cilíndrico hueco y cortante como un sacabocado. Dicho instrumento es ampliamente usado en dermatología y se denomina biopsia *punch*. Se pueden obtener biopsias del cuello uterino y de la mucosa vaginal con una pinza en cuyos extremos hay una pequeña copa cortante denominada biotomo. De lesiones elevadas de la superficie cutánea se pueden obtener biopsias por "afeitado" o rebanado también denominadas con el anglicismo *shave*.

De las superficies mucosas interiores es posible obtener biopsias de lesiones con la visualización directa de la lesión con endoscopios provistos de canales especiales para tomar las muestras. De esta manera se pueden obtener biopsias de la mucosa de esófago, estómago o duodeno, mediante endoscopia digestiva alta. Por rectocolonoscopia se pueden obtener biopsias mucosas de recto y de colon en sus diferentes segmentos e íleon terminal. La endoscopia respiratoria permite obtener muestras de fosas nasales, faringe, laringe, tráquea, mucosa bronquial y parénquima pulmonar. La endoscopia urológica permite tomar biopsias dirigidas de vejiga. Por laparoscopia se pueden tomar muestras de las superficies peritoneales y por mediastinoscopia y pleuroscopia, de los órganos torácicos.

RECUERDA

✓ La biopsia endoscópica es un tipo de biopsia que se realiza por medio de un endoscopio de fibra óptica (un tubo delgado y largo que tiene un telescopio de enfoque cercano en su punta para poder observar) insertado a través de un orificio natural (recto, boca, fosas nasales) o una incisión pequeña (por ejemplo, la artroscopia). El endoscopio se usa para observar el órgano en cuestión, para buscar áreas anormales o sospechosas, o bien para poder obtener una pequeña cantidad de tejido para estudiarlo.

De los órganos sólidos se pueden obtener biopsias con agujas cortantes (como la denominada aguja Tru-cut). La aguja obtiene un cilindro tisular correspondiente al molde interior de ella. Por medio de este instrumento u otros similares se pueden obtener biopsias percutáneas de hígado, tumores de la glándula mamaria, próstata por vía transrectal, masas de la glándula tiroides, tumores de tejidos blandos, riñón y de hueso plano (ilíaco) para estudio de enfermedades hematológicas y lesiones de glándulas salivares mayores.

El término *biopsia quirúrgica* se refiere a las muestras obtenidas por los cirujanos en distintas intervenciones. Estas muestras consisten en fragmentos tisulares obtenidos por incisión del órgano afectado o sospechoso de tener algún cambio susceptible de ser corroborado por el estudio morfológico.

En ginecología se pueden obtener biopsias por curetaje (raspado o legrado) de un canal o una cavidad con instrumentos conocidos como curetas o legras, que tienen forma de cucharilla, con las cuales literalmente se efectúa un "raspado" del canal o cavidad y se obtienen fragmentos tisulares mezclados con coágulos y material mucoide. Las principales biopsias por curetaje son las de endocérvix y las de endometrio. En ortopedia y cirugía maxilofacial se pueden obtener biopsias por curetaje de cavidades óseas y peridentarias en los maxilares.

10.2.1. Biopsia incisional y escisional

En la biopsia incisional se corta o se extirpa quirúrgicamente solo un trozo de tejido, masa o tumor. Este tipo de biopsia se utiliza más a menudo en los tumores de tejidos blandos como el cerebro, hígado, pulmón, riñón, para distinguir patología benigna de la maligna, porque estos órganos no se pueden extirpar, o porque la lesión es muy grande o difusa. Asimismo se aplica a lesiones en las cuales el diagnóstico determinará si el tratamiento debe ser conservador o radical. Los dos conceptos de estos dos tipos de biopsias se ilustran en la figura 10.3.

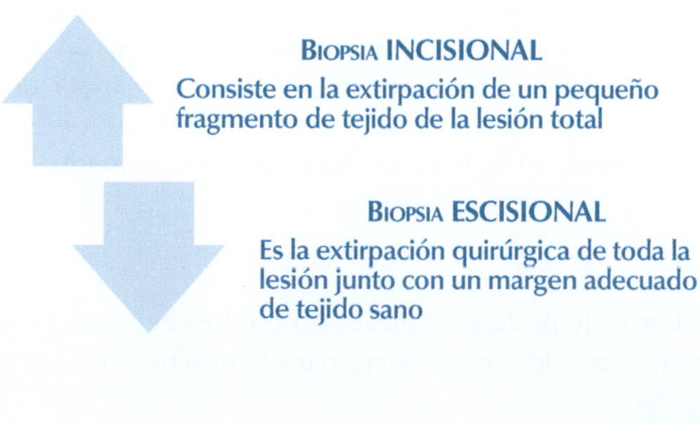

Figura 10.3
Biopsia incisional y escisional

La biopsia escisional, también llamada *exéresis*, se refiere a los procedimientos quirúrgicos en los cuales una lesión es resecada con intención terapéutica (se elimina la lesión), pero también con intención diagnóstica (se obtiene diagnóstico histopatológico definitivo). Estas lesiones son pequeñas por lo general o de aspecto benigno por la clínica y las imágenes diagnósticas. Las diferencias entre una y otra aparecen en el cuadro 10.1.

CUADRO **10.1**
Diferencias entre biopsia incisional y escisional

Biopsia incisional	Biopsia escisional
Extirpación de uno o varios fragmentos "representativos" de la lesión.	Eliminación completa de la lesión.
Lesiones de gran tamaño, difusas y de aspecto amenazador (lesiones malignas o premalignas).	Lesiones de pequeño tamaño (<1 cm) y presumiblemente benignas.
Finalidad diagnóstica.	Combinación de tratamiento definitivo y toma de muestra para confirmación del diagnóstico.
Localización superficial o profunda.	Localización superficial o poco profunda.

10.2.2. Biopsia con aguja gruesa

En la biopsia con aguja gruesa (BAG, CNB) se usa una aguja hueca de calibre 18 para extraer pequeños cilindros (núcleos, *cores*) de tejido del área sospechosa. Se inserta la aguja de tres a seis veces para obtener las muestras o núcleos. La CNB puede causar moretones, pero por lo general no deja cicatrices internas ni externas.

Normalmente se coloca la aguja (figura 10.4) en el área anormal y se usa una ecografía o rayos X para guiar la aguja hacia el lugar correcto. Si el área se puede palpar fácilmente, la aguja de la biopsia puede ser guiada hacia el tumor mientras el médico está sintiendo (palpando) la masa o protuberancia.

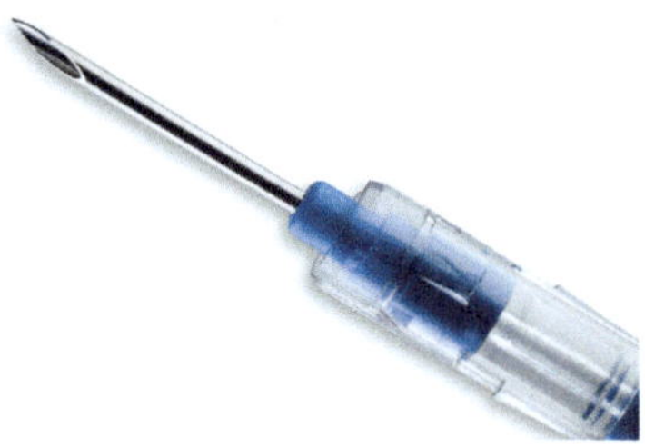

Figura 10.4
Aguja gruesa para biopsia

IMPORTANTE

La diferencia entre la BAG y la PAAF consiste en que en esta última se aspiran células aisladas o como mucho formando pequeñas agrupaciones, con lo que el estudio es citológico. En cambio, en la BAG se extrae un fragmento de tejido que permite al patólogo realizar un estudio histológico que puede llegar a ser un diagnóstico definitivo. Con la PAAF el diagnóstico citológico ha de ser confirmado siempre por histología.

Además de poderse realizar con control ecográfico (en el caso de lesiones visibles ecográficamente), puede ser necesario para la obtención de la muestra control estereotáxico o estereotáctico, sobre todo para el estudio de microcalcificaciones o cuando un tumor no se puede palpar ni observar en una ecografía. Una biopsia estereotáctica por punción con aguja gruesa utiliza equipo de captación de imágenes y una computadora para analizar las imágenes del órgano, por ejemplo, la mama. Luego, la computadora identifica exactamente en qué lugar del área de la lesión se debe colocar la punta de la aguja.

En la actualidad es el procedimiento más recomendable para acceder a lesiones profundas o bien cuando se pretenda realizar cirugía conservadora; además, al presentar menos complicaciones que la biopsia incisional se puede realizar de modo ambulatorio.

10.3. Piezas quirúrgicas

Las piezas quirúrgicas tienen mayor tamaño que las biopsias; y a menudo comprenden órganos enteros e incluyen toda la lesión. Se obtienen mediante la resección de un órgano, por ejemplo, el apéndice cecal o la vesícula biliar o el útero, o parte de un órgano (un segmento de yeyuno o de colón o un lóbulo pulmonar) o de varios órganos, como útero, trompas, ovarios, ganglios linfáticos; o la amputación de un miembro.

Habitualmente son obtenidas por el cirujano para realizar el tratamiento de una enfermedad, si bien como complemento imprescindible debe realizarse el estudio anatomopatológico con la finalidad de confirmar el diagnóstico, establecer un pronóstico y contribuir a la planificación del posterior tratamiento. La biopsia intraoperatoria es el examen que se realiza durante la cirugía, en un corte de congelación de tejido fresco con tinción de hematoxilina-eosina. Las utilidades de la biopsia intraoperatoria se resumen en el figura 10.5.

1. Permitir el diagnóstico intraoperatorio de la presencia, naturaleza (neoplásica o no neoplásica) y carácter (benigno, maligno o incierto) de una lesión determinada
2. Determinar la presencia de lesión en los bordes quirúrgicos
3. Asegurar la obtención de material adecuado para su posterior estudio

Figura 10.5
Finalidades de la biopsia intraoperatoria

En los especímenes quirúrgicos hay intención diagnóstica (estudio histopatológico) y también intención terapéutica (alterar el curso natural de la enfermedad para beneficio del paciente).

10.4. Procesamiento

Después de ser obtenidas, las muestras biópsicas han de ser procesadas antes de su análisis microscópico.

Antes de comentar el procesamiento de las muestras histológicas, es preciso diferenciar claramente (figura 10.6) una preparación histológica, una extensión citológica y una preparación por impronta.

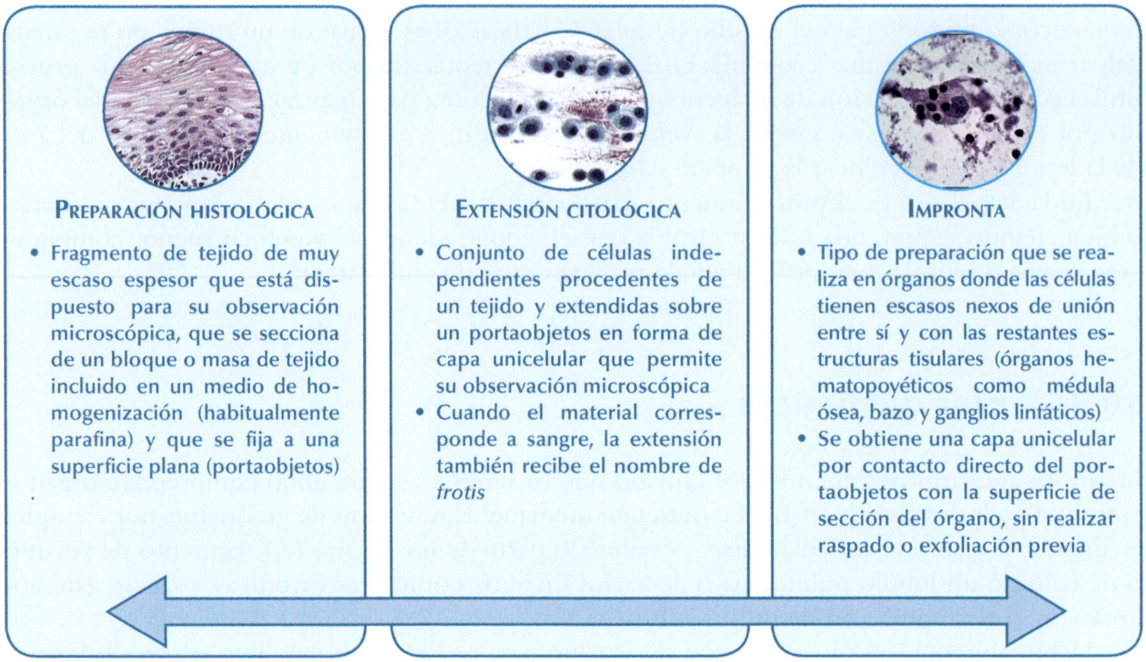

Figura 10.6
Diferencias entre preparación histológica, citológica e impronta

El conjunto de manipulaciones y métodos que tienen por objeto la confección de preparaciones histológicas recibe el nombre de *procesamiento histológico de los tejidos* y comprende los pasos de fijación, inclusión, corte y coloración. La secuencia de pasos se indica en la figura 10.7.

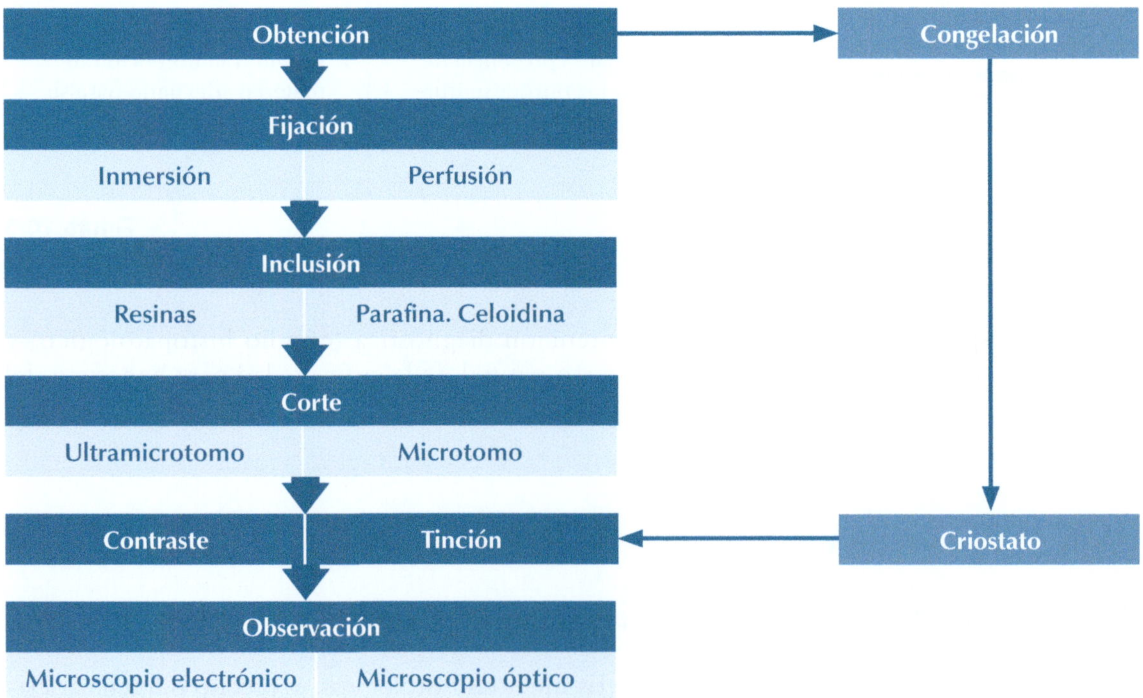

Figura 10.7
Procesamiento histológico

10.4.1. Fijación

Existen diferentes formas de fijar los tejidos dependiendo del tipo de fijador, de la estructura a fijar y de lo que se pretenda observar. Los métodos de fijación se pueden clasificar en dos tipos: físicos y químicos.

Los fijadores físicos se basan en una congelación muy rápida del tejido. Se utilizan cuando los fijadores químicos alteran las estructuras que se quieren observar, cuando se requiere una fijación muy rápida, o cuando el tipo de tejido y la técnica que se utilicen lo requieran, por ejemplo, una molécula sensible a dichos tratamientos.

La congelación rápida es un buen método de preservación de las características moleculares, puesto que no se verán alteradas por ninguna sustancia química. La congelación es conveniente que sea rápida puesto que así se impide la formación de grandes cristales de hielo que distorsionarían la estructura del tejido. Por ello es conveniente no usar piezas mayores a 2 mm para que no se retrase la congelación de las zonas centrales de la pieza. Asimismo, cuando sea posible, es conveniente embeber la muestra en anticongelantes, también llamados crioprotectores.

Una congelación rápida se consigue sumergiendo la pieza en isopentano (–170 °C) enfriado con nitrógeno líquido, o colocando la muestra sobre un metal, el cual se sumerge parcialmente en nitrógeno líquido (–196 °C), en mezclas de hielo seco y acetona (–70 °C) o incluso en helio líquido (–268 °C). La crioprotección es siempre recomendable, aunque no siempre es posible. Normalmente se emplean como agentes crioprotectores al dimetilsulfóxido, el glicerol y la sacarosa, bien solos o mezclados en diferentes concentraciones.

PARA SABER MÁS

Existen variantes a la técnica de congelación como son la criodesecación o liofilización y la criosustitución. La criodesecación parte de tejido previamente congelado al que posteriormente se le sublima el hielo, es decir, el agua pasa de estado sólido a gaseoso sin pasar por estado líquido. Al eliminar el agua se impide que se den reacciones químicas, por lo que, además de la fijación, este método preserva el tejido en el tiempo. La criosustitución también parte de tejido congelado, pero en este caso se produce una sustitución lenta del hielo por una solución fijadora. Con ello se posibilita una fijación química sobre un material que no ha sufrido deterioro puesto que está congelado.

Los métodos químicos utilizan soluciones acuosas compuestas por moléculas fijadoras que establecen puentes entre las moléculas del tejido, las mantienen en sus lugares originales e impiden su degradación. Hay que considerar que los fijadores químicos afectan al tejido tanto física como químicamente. Los efectos físicos suelen ser retracciones o distensiones, y la mayoría endurecen el tejido.

Las muestras son habitualmente fijadas con unas soluciones líquidas denominadas *fijadores*, las cuales se usan para mantener las estructuras celulares y moleculares inalterables durante el procesamiento posterior y con una organización lo más parecida posible a como se encontraban en la muestra viva. Así, los fijadores deben evitar la autolisis, proteger frente a ataques bacterianos, insolubilizar elementos solubles que se quieren estudiar, evitar distorsiones y retracciones tisulares y penetrar y preparar el tejido para poder llevar a cabo tinciones específicas posteriores si es necesario. Para llevar a cabo su función los fijadores emplean diferentes mecanismos de actuación, como son:

1. *Fijadores por deshidratación tisular*: etanol y acetona.
2. *Fijadores por cambios en el estado coloidal de las proteínas*: ácido acético, ácido tricloroacético y ácido crómico.
3. *Fijadores que actúan por formación de sales con los tejidos*: cloruro mercúrico o sublimado, dicromato potásico y ácido pícrico.
4. *Fijadores que actúan por reticularización de las proteínas*: formaldehído o formol, glutaraldehído y tetróxido de osmio.

La mayor parte de los procesos de fijación usan varias sustancias fijadoras (figura 10.8), bien mezcladas en la solución acuosa inicial o utilizadas sucesivamente en el tiempo:

1. Líquido de Bouin. Está formado por ácido pícrico, formaldehído y ácido acético glacial. Es una solución muy utilizada para el procesamiento de tejidos que se incluirán en parafina y a cuyas secciones se le pueden aplicar un amplio espectro de tinciones	2. Mezclas con formaldehído. El formaldehído es quizá el fijador más usado hoy en día, tanto para técnicas histológicas rutinarias como para otras como la inmunocitoquímica o la hibridación de ácidos nucleicos. Lo más frecuente es utilizarlo en solución al 4% junto con otros fijadores	3. Líquido de Carnoy. Mezcla de etanol, cloroformo y ácido acético glacial. Fijador excelente para hidratos de carbono y proteínas fibrilares

Figura 10.8
Principales líquidos fijadores

10.4.2. Inclusión

Una vez fijado el tejido se tiene que procesar para su observación con el microscopio. Ello implica hacer secciones para teñirlas primero y posteriormente observarlas. Como regla general se procede al endurecimiento de la muestra para poder obtener dichas secciones ya que lo normal es que cuanto más delgada queramos una sección más consistente debe ser la muestra de la que se obtiene. Los tejidos se endurecen a consecuencia de la fijación, pero esta dureza no es muy alta e impide la obtención de cortes generalmente más delgados que 20 o 30 μm. Solo en el caso de que se desee trabajar con secciones relativamente gruesas (entre 30 y 200 μm) se puede aprovechar el endurecimiento provocado por el fijador y obtener dichas secciones con el vibratomo. Este tipo de aparato se utiliza en ciertas técnicas donde es necesaria una buena preservación molecular. Sin embargo, en muchos casos necesitamos endurecer más el tejido para obtener secciones más finas, lo cual se puede hacer de dos formas: por congelación o por inclusión.

FUNDAMENTAL

Tras la fijación, se debe lavar el tejido para quitar el exceso de solución fijadora, luego se deshidrata con baños sucesivos en soluciones crecientes de etanol y, por último, se pasa por un líquido intermediario (xileno), que es miscible con la parafina.

La congelación de los tejidos previamente fijados permite la obtención de secciones que pueden ir desde unas 50 µm hasta nm de grosor, para lo que se utilizan diferentes aparatos: microtomo de congelación para secciones de decenas de µm, criostato para secciones de entre 5 µm y 20 µm y ultracriotomo para secciones ultrafinas del orden de nm.

La inclusión es el método más común de endurecer el tejido. Los pasos del proceso de inclusión se muestran en el figura 10.9. Consiste en infiltrar la muestra con sustancias líquidas que tras un proceso de polimerización o enfriamiento se solidifican, sin afectar a las características del tejido. Con ello se consigue obtener cortes del orden de µm a nm, según el medio de inclusión, sin que el tejido se rompa o se deteriore. Cuando se quieren hacer secciones para su observación con el microscopio óptico, los medios de inclusión más frecuentemente usados son la parafina o la celoidina, mientras que si vamos a realizar observaciones con el microscopio electrónico, la inclusión se realiza con resinas, principalmente de tipo acrílico o epoxi.

Deshidratación por agentes químicos	→	Aclaramiento o desalcoholización	→	Infiltración o impregnación
• Etanol • Metanol • Acetona • Alcohol isopropílico • Dioxano		• Xileno • Tolueno • Benceno • Cloroformo • Tetracloruro de carbono		• Infiltración en parafina • Inclusión en celoidina • Inclusión en plástico (resinas acrílicas o de tipo epoxi)

Figura 10.9
Pasos en la etapa de inclusión

La mayoría de estas sustancias no son hidrosolubles, es decir, no son miscibles con el agua, luego si se quiere que la sustancia que vamos a incluir ocupe todo el tejido, tenemos que eliminar el agua y sustituirla por un líquido miscible con dicha sustancia. Si una muestra no está completamente embebida en el medio de inclusión, se deteriorará y la obtención de secciones homogéneas será imposible.

En la infiltración la muestra se coloca en parafina liquida, de manera que se impregne con ella. En la inclusión se forman bloques de parafina y dentro de estos bloques están las muestras que se van a estudiar. Se deja enfriar para que adquiera dureza.

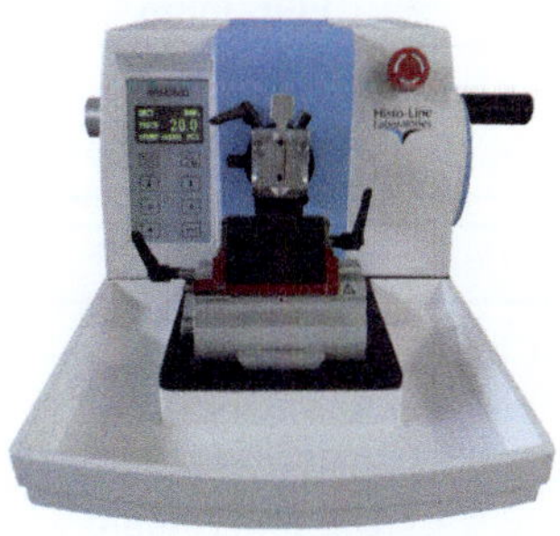

Figura 10.10
Microtomo

En resumen, las biopsias corrientes fijadas en solución de formol neutro al 10%, después de registradas en el SIAP y descritas en su aspecto macroscópico, son procesadas, lo cual significa que el agua, que constituye un elevado porcentaje de la composición celular y extracelular, debe ser retirada gradualmente (con el uso de alcoholes de pureza creciente) y después el tejido debe ser infiltrado por parafina líquida (con temperatura entre 55 °C y 65 °C), que al solidificarse por el frío puede cortarse en el microtomo (figura 10.10) en secciones muy delgadas, de 3 a 5 micras de espesor.

Importante

Para completar este proceso, el tejido debe estar en promedio 1 hora en cada uno de los pasos por alcoholes y acetonas (entre 6 y 8 pasos), xiloles (2 a 3 pasos) y parafinas (2 pasos).

Por lo tanto, el procesado de un tejido desde la inmersión en la disolución fijadora hasta quedar incluido en un bloque de parafina tarda en promedio 12 horas.

10.4.3. Corte

Las características tisulares y celulares finas se observan con los microscopios. Sin embargo, con estos aparatos solo se pueden observar muestras de tejido que tengan un grosor muy pequeño, ya que si no, hay problemas de difusión y penetración de la luz en el caso de los microscopios ópticos y de penetración de los electrones en el caso del microscopio electrónico de transmisión. Por tanto, es necesario hacer secciones de los tejidos que se quieren estudiar, las cuales pueden ir desde un grosor de unos cuantos nanómetros hasta centenares de micras.

Los aparatos mecánicos para hacer secciones de un grosor de micrómetros se denominan *microtomos* y existen diferentes tipos según el grosor que queramos conseguir en nuestras secciones, según el medio de inclusión en el que se encuentre el tejido o según el proceso de endurecimiento de la muestra: por congelación o por inclusión. Los microtomos más usados se caracterizan en la figura 10.11.

Microtomo para parafina

- Se utiliza principalmente para material incluido en parafina y se obtienen secciones de 5 a 20 µm de grosor. Estas secciones se observan con el microscopio óptico

Vibratomo

- Corta material no incluido, aunque sí fijado o duro, en secciones que pueden ir desde 30 hasta centenares de µm de grosor. Estas secciones se observan con el microscopio óptico

Criostato

- Consigue secciones a partir de material congelado y se obtienen grosores de 10 a 40 µm, para observar con el microscopio óptico

Ultramicrotomo

- Con él se corta material incluido en resinas y se obtienen secciones de 1 a decenas de nanómetros de grosor. Las secciones de 0,5 µm o más se observan con el microscopio óptico, mientras que las de un grosor de decenas de nanómetros van destinadas a ser observadas con el microscopio electrónico de transmisión

Ultramicrotomo

- Su uso no está muy extendido pero se suele emplear cuando se necesitan secciones del orden de nanómetros de material que no se debe incluir. Estas secciones van destinadas a su observación con el microscopio electrónico de transmisión

Figura 10.11
Tipos de microtomos

Previamente al corte, se debe tallar el bloque para obtener secciones adecuadas en el microtomo. Los cortes se obtienen seriados, uno tras otro, obteniendo una cinta. Luego se echan a un baño de flotación para que se estiren y se rescatan con un portaobjetos, que luego se calienta para evaporar el agua y que los cortes queden adheridos.

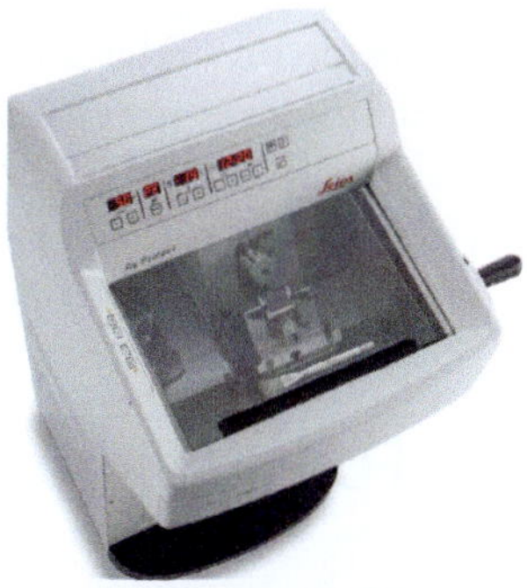

Figura 10.12
Criostato Leika®
Fuente: Medical Expo

10.4.4. Tinción

Los tejidos son en su gran mayoría incoloros, excepto aquellos que poseen algún tipo de pigmento como la hemoglobina de la sangre o la melanina de la epidermis. Por esta razón una etapa clave del procesamientos de las muestras histológicas es la tinción.

Las tinciones más comunes, las que se suelen emplear en un laboratorio para el estudio general de los tejidos, se pueden dividir en las categorías que se muestran en la figura 10.13.

Tinciones generales
- Aquellas que usan sustancias coloreadas que se unen a componentes tisulares por afinidad química

Histoquímica
- Implican la modificación química de algunas moléculas tisulares para posteriormente ponerlas de manifiesto con colorantes
- En este apartado se incluyen también los métodos de tinción basados en la capacidad catalítica de algunas enzimas presentes en los tejidos que queremos estudiar

Lectinas
- Son dominios de proteínas, como las selectinas, que son capaces de reconocer glúcidos que forman parte de polisacáridos
- Tienen una gran especificidad y se usan para determinar el tipo de glúcido que aparece en las glucoproteínas de las células o de la matriz extracelular de los diferentes tejidos

Inmunocitoquímica
- Basadas en la alta especificidad de unión de los anticuerpos a los antígenos contra los que se produjeron.
- Estos antígenos pueden ser cualquier molécula tisular que, purificada e inyectada en un animal, sea capaz de desarrollar una respuesta inmune
- Estos anticuerpos añadidos a una sección de tejido reconocerán y se unirán específicamente dicha molécula

Hibridación
- Son técnicas basadas en la unión complementaria de las bases de ácidos nucleicos. Esto hace que dos cadenas complementarias de ácidos nucleicos se unan entre sí de forma muy específica, es decir, hibriden
- Se pueden sintetizar sondas marcadas, cadenas de ADN o ARN con una secuencia de bases determinada que llevan una molécula unida para poder detectarlas
- La secuencia de bases de la sonda es complementaria a otra que está presente en la célula, normalmente en forma de ARNm. Con ello podemos observar qué células expresan un determinado gen

Figura 10.13
Clasificación de las tinciones

Antes de proceder a la tinción, si se parte de cortes de parafina, se tienen que llevar a cabo unos tratamientos previos sobre las secciones como es el desaparafinado y la hidratación, puesto que la mayoría de las tinciones generales utilizan colorantes hidrosolubles. Si se parte de cortes de criostato esto no se lleva a cabo. La muestra, por tanto, debe desparafinarse y pasar por una serie de soluciones. Al final, las muestras se deshidratan y se montan para ser vistas al microscopio.

FUNDAMENTAL

Una de las tinciones más comúnmente usada en histología es la hematoxilina-eosina sobre cortes de parafina (figura 10.14). Se usa un colorante básico (hematoxilina) y otro ácido (eosina) para teñir de diferente color las estructuras ácidas y básicas de la célula. La razón de su uso tan habitual radica en la enorme riqueza de matices rosados y rojos que provoca la coloración con eosina, a lo que se una la excelente definición nuclear originada por la hematoxilina..

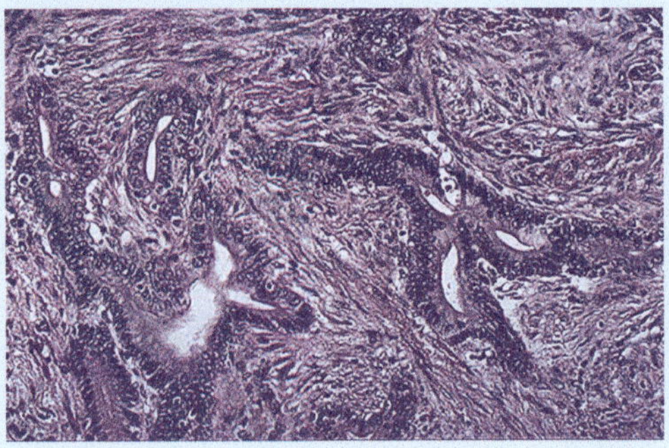

Figura 10.14
Adenocarcinoma de colon teñido con hematoxilina-eosina
Fuente: WebPath

PARA SABER MÁS

La necesidad de evaluar una muestra tisular al microscopio en cuestión de minutos para prever una aproximación diagnóstica que le permita al grupo quirúrgico tomar una decisión en el acto operatorio, mientras el paciente está bajo anestesia, originó el procedimiento conocido como *biopsia por congelación* o simplemente *congelación*.

Los tejidos (excepto el hueso y los dientes) son blandos e imposibles de cortar en secciones de micras en su estado natural, pero al congelarlos se endurecen y es factible obtener cortes delgados que pueden ser coloreados y evaluados al microscopio como si hubieran sido procesados en parafina.

Hay diversas formas de congelar rápidamente el tejido. La más utilizada es embebiendo el tejido fresco en un medio gelatinoso (disponible comercialmente) que se endurece al congelarse. La obtención de secciones histológicas se realiza mediante un criostato que tiene un microtomo en un compartimiento que permanece a una temperatura menor al punto de congelación (entre –10 y –20 °C). De esta manera, se pueden obtener cortes de alta calidad diagnóstica en 10 a 15 minutos, coloreados en un tiempo de 3 a 4 minutos, y entregarlos a evaluación diagnóstica. El patólogo o el grupo de patólogos le informan al cirujano de su opinión y así se toma una decisión quirúrgica racional basada en una mayor certeza diagnóstica.

Es importante que el tejido que se remita para diagnóstico por congelación no haya sido fijado. Se debe remitir en fresco o humedecido en una gasa o una compresa impregnada con solución salina fisiológica.

Los cortes por congelación se usan para aplicar técnicas especiales, inmunológicas, que no funcionan bien en tejidos fijados en formol e incluidos en parafina. Esto se debe a la desnaturalización de los determinantes antigénicos por la temperatura de la parafina líquida o por los enlaces cruzados entre proteínas que producen la fijación en formol y que "enmascaran" los antígenos.

La demostración de lípidos en los tejidos, con tinciones como el negro sudán o el *red oil*, necesita de cortes congelados, porque el proceso para inclusión en parafina ¬usando alcoholes, acetonas y xiloles extrae o disuelve el componente lipídico libre en el tejido.

10.5. Muestras citológicas

Se utilizan células desprendidas espontáneamente de la superficie de los órganos u obtenidas artificialmente mediante aspiración del interior del órgano. Es decir, consiste en realizar el diagnóstico de la enfermedad mediante el estudio de células aisladas.

Este diagnóstico citológico tiene ciertas limitaciones, pues solo permite valorar criterios morfológicos de las propias células y en muchas ocasiones el diagnóstico citológico es solo orientativo y no definitivo, y es necesario recurrir a la biopsia para valorar también criterios topográficos o estructurales.

La citología exfoliativa tiene como objetivo identificar aquellas células del cuerpo humano desprendidas de la epidermis, los epitelios que revisten estructuras abiertas al exterior, y el mesotelio que tapiza las cavidades corporales. Las células pueden obtenerse de alguna de las siguientes formas: citología descamativa o aspirativa (figura 10.15).

CITOLOGÍA EXFOLIATIVA

Citología descamativa

Es el estudio de células desprendidas espontáneamente desde el órgano a un líquido corporal (esputo, orinal, etc). Otra manera de obtener células es mediante exfoliación forzada, mediante raspado o abrasión con diferentes instrumentos

Citología aspirativa

Es el estudio de células de órganos o tejidos obtenidas mediante punción y aspiración con presión negativa para desprenderlas de los anclajes, mediante la utilización de una aguja fina (0,6 mm), jeringuilla y un dispositivo de tracción. Cualquier órgano es susceptible de ser pinchado para observación citológica. En el caso de órganos internos se recurre al apoyo de la radiología para la localización precisa del nódulo o área que se vaya a pinchar

Figura 10.15
Variantes de la citología exfoliativa

10.5.1. Citologías cervicovaginales de *screening*

La citología ginecológica es un método rutinario y muy eficaz para la prevención y el diagnóstico precoz del cáncer cervical uterino. En la citología de despistaje o de *screening* las células son obtenidas raspando las mucosas mediante la denominada triple toma de Wied, que consiste en depositar sobre un portaobjetos muestras obtenidas del fondo del saco vaginal posterior, porción del ectocérvix y endocérvix. Para ello se utiliza una espátula de Ayre (toma vaginal y exocervical) y una torunda de algodón o cepillo apropiado para la toma endocervical (figura 10.16). La toma vaginal se deposita en la zona más próxima a la parte esmerilada del portaobjetos, a continuación se deposita la toma exocervical y en el extremo opuesto, la toma endocervical.

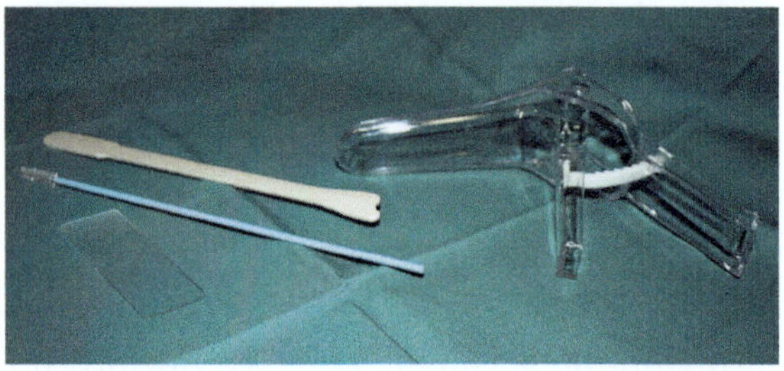

Figura 10.16
Material para la triple toma: espátula, cepillo y espéculo

Se coloca el espéculo seco, sin lubricantes. Como la mayor parte de las lesiones preneoplásicas se desarrollan en el cérvix, se debe tomar muestras del *exocérvix* y *endocérvix*.

El examen citológico ginecológico completo comprende:

- Muestra de la cara lateral de la vagina, colocada en un porta, para realizar el estudio hormonal.
- Triple toma (en un porta) para realizar el estudio bacteriológico y de despistaje de lesiones preneoplásicas y cánceres.

WWW

Recurso web

La citoespátula de Szalay es otro instrumento utilizado para obtener muestras de exo y endocérvix que evita el uso del cepillo. Sirve para obtener células de manera más rápida, más segura y económica. Se utiliza como único instrumento en los exámenes de prevención de cáncer del orificio uterino. Puedes ampliar información sobre esto mediante la consulta del QR adjunto.

10.5.2. Citologías por raspado o cepillado de una superficie corporal

Por descamación de la superficie de un tejido mediante un instrumento o espátula se realiza un raspado de la epidermis o epitelios (por ejemplo, epitelio vaginal). A este procedimiento se le denomina *exfoliación*. Como ejemplos de muestras de este tipo pueden citarse: citología de cepillado, bronquialcitología de fosas nasales, citología de endometrio, citologías de esófago y de estómago, citología por balón de abrasión de esófago y estómago, citología de la vía biliar por cepillado, citología por cepillado de los diferentes segmentos del tubo digestivo, citologías por raspado conjuntival y citología por raspado de lesiones cutáneas.

En el figura 10.17 se muestran los tipos de citología exfoliativa susceptibles de realizar la obtención de la muestra mediante cepillado.

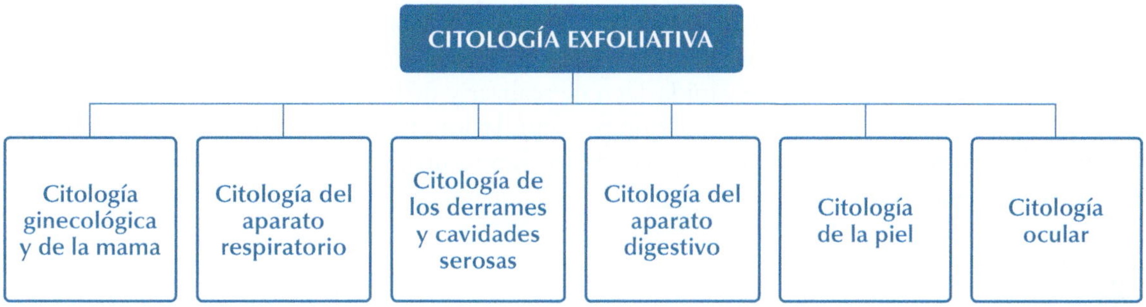

Figura 10.17
Tipos de citología exfoliativa susceptibles de realizar la obtención de la muestra mediante cepillado

En la citología del aparato urinario y del sistema nervioso no se usan técnicas de raspado o cepillado.

10.5.3. Citología de secreciones y líquidos

Pueden ser obtenidas las células aprovechando la eliminación de líquidos que transportan estas células descamadas de forma espontánea, por ejemplo, esputo y orina; o bien obtener esas células mediante instrumentos de exploración: líquido peritoneal o ascítico, líquido pleural, líquido pericárdico, líquido cefalorraquídeo, líquido de quistes mamarios, tiroideos y ováricos y líquidos de lavado bronquial.

Para el estudio citológico de líquidos se debe centrifugar la muestra, descartar el sobrenadante y extender el material del precipitado en el fondo del tubo sobre portaobjetos para evaluarlas.

Cuando hay abundante precipitado, después de centrifugar el líquido, es posible recolectarlo sobre un papel de filtro y enviarlo a proceso histológico con inclusión en bloque de parafina y corte. Cuando se realiza la técnica anterior se habla de "bloque celular".

En el mercado existen centrífugas, con un rotor especial, en donde se instala el portaobjetos y el líquido, y se obtiene así, en un solo paso, extendidos de alta calidad. Estas preparaciones tienen una elevada concentración de las células sobre una porción muy definida de la placa portaobjetos, con lo que se facilita la observación y la interpretación. Dicho equipo se denomina citocentrífuga o Cytospin®.

RECUERDA

- ✓ Las citologías de líquidos se solicitan como método de aproximación diagnóstica para confirmar o descartar procesos tumorales, inflamatorios y degenerativos. Otra indicación son los recuentos celulares que orienten hacia una enfermedad específica.

10.6. Impronta citológica

La citología por impronta es un método de diagnóstico utilizado como complemento de la congelación y, en situaciones especiales, como método alternativo. El valor de la citología intraoperatoria, en el diagnóstico de los tumores de mama y de otros órganos, ha sido destacado repetidamente por muchos autores. Cuando se realizan por personal experimentado, ofrecen diagnósticos que se aproximan mucho a los alcanzados por los exámenes histológicos, con porcentajes de sensibilidad y especificidad que alcanzan el 97% y el 99%, respectivamente. Utilizada conjuntamente con los cortes por congelación, es de gran valor.

La citología transoperatoria es rápida, fácil de realizar y de bajo costo; aporta detalles morfológicos sobre células intactas y sin los artificios secundarios al enfriamiento. Además, constituye un método alternativo fiable en la mayoría de los carcinomas comunes, primarios o secundarios, macroscópicamente evidentes.

TOMA NOTA

Los cortes histológicos por congelación dan información arquitectural y los extendidos citológicos permiten evaluar la morfología sobre células bien preservadas y sin las modificaciones producidas por la congelación, por lo que ambos métodos son complementarios entre sí.

En situaciones especiales es posible utilizar únicamente la técnica citológica, como en los procesos infecciosos por el virus de la inmunodeficiencia humana, para evitar contaminación del criostato; en especímenes muy pequeños, como los obtenidos por biopsia estereotáxica en neurocirugía; en especímenes muy firmes, como los tumores óseos, en los que no es posible disponer de cortes, pero sí de raspados citológicos; y en situaciones de urgencia, como fallos de técnicas del criostato.

Existen diferentes técnicas para la realización de las improntas, dentro de las que se encuentran las que aparecen en la figura 10.18.

1. POR CONTACTO

Recomendada en ganglios linfáticos y biopsias con aguja Tru-cut. Es útil en la mayor parte de los tumores de consistencia blanda; la muestra se obtiene por aposición de la superficie del tejido contra el portaobjeto, o rodándolo sobre la laminilla en los especímenes pequeños

2. POR APLASTAMIENTO ENTRE DOS PORTAOBJETOS

Técnica muy útil para fragmentos de tejido pequeño y blando, como el proveniente de tumores cerebrales

3. POR RASPADO DE LA SUPERFICIE DE CORTE DEL ESPÉCIMEN

Se emplea el borde de un portaobjeto u hoja de bisturí y se extiende el material colectado. Es el método más utilizado, puede realizarse en todos los tumores y es el de elección para tejidos firmes o duros (carcinomas mamarios escirrosos, tejido óseo, etc.)

Figura 10.18
Técnicas de impronta

Para la tinción de las muestras puede recurrirse a la hematoxilina-eosina y a las tinciones de Papanicolaou y de Diff-Quick. La mejor alternativa será aquella con la que el patólogo esté más habituado.

IMPORTANTE

Una de las principales indicaciones de la citopatología por impronta es la impronta citológica intraoperatoria de ganglio centinela.

Las preparaciones citológicas por impronta de las superficies de corte del ganglio centinela son otro procedimiento para valorar la presencia de células malignas. No se pierde tejido ni se produce artefacto por congelación, y es más fácil y rápido que los cortes por congelación, aunque la evaluación de la muestra no es siempre fácil y el diagnóstico puede no ser concluyente. Esta técnica puede suponer una alternativa a los cortes por congelación o en combinación con los mismos. Los resultados ofrecidos en cuanto a la exactitud, sensibilidad y especificidad son excelentes, si bien es de resaltar que es preciso un entrenamiento adecuado. Se puede facilitar un informe citológico a los 15 minutos, en el que se valoran cuatro extensiones citológicas, correspondientes a las cuatro superficies de dos secciones del ganglio centinela. Para aumentar la exactitud diagnóstica se pueden emplear técnicas de inmunocitoquímica, generalmente la detección de citoqueratinas, tanto intra- como posoperatoriamente.

10.7. Punción aspiración con aguja fina

En principio la PAAF fue empleada para lesiones de fácil acceso para el diagnóstico de benignidad o malignidad en tumores superficiales. Después, con el desarrollo de las técnicas de imagen, también se empleó para masas profundas. Hoy en día, la PAAF incluye, por lo tanto, dos grandes apartados: la punción de órganos superficiales y la de órganos profundos:

PUNCIÓN DE ÓRGANOS SUPERFICIALES. LESIONES PALPABLES	PUNCIÓN DE ÓRGANOS PROFUNDOS. LESIONES NO PALPABLES
• Se consideran órganos superficiales todos aquellos que puedan ser explorados por palpación, de modo que los nódulos que existan en ellos son fácilmente accesibles. • Ganglios linfáticos. Glándula tiroides. Glándulas salivales. Piel y tejidos blandos. Mama	• La PAAF de órganos profundos incluye aquellos órganos en los que la exploración requiere medios más sofisticados, como radiografías, ecografía, TAC, etc. • Hígado. Páncreas. Riñón. Glándulas suprarrenales

Figura 10.19
Tipos de PAAF

Es recomendable que la técnica de obtención sea realizada por el anatomopatólogo, ya que puede controlar la obtención del material citológico con técnicas de tinción rápidas. La punción se puede realizar tanto en régimen ambulatorio como en pacientes hospitalizados. El médico que remite el caso indica en la hoja de petición de consulta al patólogo el área que hay que puncionar y anota un resumen de los datos clínicos. Las lesiones palpables se puncionan en la misma consulta. En el caso de lesiones no palpables, las cuales se localizan mediante control ecográfico, control ecográfico y Doppler, control mediante tomografía axial computadorizada, control mediante tomografía axial computadorizada helicoidal y control fluoroscópico, el patólogo acude al departamento de radiología y la punción la puede realizar tanto el radiólogo como el patólogo.

FUNDAMENTAL

En ocasiones, la punción-aspiración con aguja fina se interpreta como un tipo de biopsia, pero este término debería reservarse solo para aquellos procedimientos que obtienen tejidos. El material que se obtiene por PAAF no es un fragmento de tejido, ni tan siquiera es un cilindro tisular como en las biopsias con aguja Tru-cut. Se obtienen células y pequeños grupos celulares en el interior de la aguja (no en el émbolo de la jeringa) al puncionar y desplazar una aguja de calibre delgado en el interior de la lesión.

MATERIAL

a) Portas y cubres: identificados con el número de la PAAF
b) Agujas de distintos calibres y longitudes:

- 0,4 mm: para lesiones superficiales muy pequeñas
- 0,6 mm: son las más utilizadas
- 0,8 mm: se usan cuando hay fibrosis o cuando se obtiene escaso material con la primera punción realizada con la aguja de 0,6 mm

c) Jeringas desechables: de plástico de 10 o 20 mm
d) Soporte para la jeringa: el modelo más universal es la pistola Cameco, la cual permite efectuar la técnica con una sola mano, y deja la otra libre para inmovilizar el nódulo que haya que puncionar
e) Alcohol yodado y gasas: no precisa que sean estériles
f) Frascos con alcohol al 96% como fijador

TÉCNICA

- Se desinfecta el área que hay que puncionar, con alcohol yodado
- Con una mano se estira la piel de la zona y se coge el nódulo que se va a puncionar con los dedos; con la otra mano se realiza la punción, se introduce la aguja en la lesión (la jeringa, unida a la aguja, estará acoplada a la pistola). La aguja se introduce lenta y verticalmente, después se aspira con el émbolo de la jeringa (se crea un vacío o presión negativa), en esta situación se mueve la aguja de delante hacia atrás y en diferentes direcciones dentro del nódulo o lesión. En este momento se suelta despacio el émbolo hasta su posición de reposo, para eliminar la presión negativa, y se saca la aguja
- Una vez retirada la aguja de la lesión, se separa de la jeringa, se rellena esta con aire, se pone de nuevo la aguja y se expulsa el contenido de la misma sobre unos portaobjetos
- La muestra se extiende suavemente con otro portaobjetos, y se comprueba que la extensión es adecuada si la muestra tomada forma una elipse sobre el porta.
- Inmediatamente se introducen los portas en el fijador; a veces algunos se fijan al aire
- En general suele realizarse una tinción de Giemsa rápida (Diff-Quick) después de 1 o 2 punciones para saber si la muestra es adecuada tanto en calidad como en cantidad y si es representativa. Si el material es escaso, se realiza una tercera punción con una aguja más gruesa y si es purulento, se pincha de nuevo para enviar material para estudio bacteriológico

Figura 10.20
Materiales y procedimiento técnico de la PAAF

Antes de realizar la punción se explica al paciente en qué consiste: no precisa anestesia, no es dolorosa y no presenta complicaciones. Siempre se debe revisar la historia clínica. Se debe tener el material de punción preparado para evitar que la muestra se deteriore. La técnica de punción y el material necesario se muestran en la figura 10.20. Solamente en las lesiones de órganos profundos se solicita el consentimiento por escrito del paciente.

Existen varios modelos de pistolas de punción que permiten jeringuillas de volúmenes de 10 a 20 mL, aunque el modelo más universal es la pistola Cameco.

No solo se utilizan en PAAF, sino también en punciones para obtener muestras con el fin de realizar pruebas citológicas en hematología, cirugía, oncología, ginecología, urología y radiología. Facilita el aspirado y permite al médico disponer de una mano libre; el cambio de jeringa se realiza fácil y rápidamente.

La PAAF es una técnica de obtención de muestras para estudio citológico que apenas presenta contraindicaciones (no se debe hacer cuando hay un trastorno severo de la coagulación o cuando la capacidad pulmonar está disminuida) y sí muchas ventajas, como las siguientes:

- Es un método de diagnóstico sencillo, rápido y seguro para el diagnóstico de tumores malignos y el seguimiento de tumores benignos.
- Está indicada en lesiones palpables y en aquellas que puedan ser detectadas por cualquier técnica radiográfica.
- No requiere anestesia. Es poco dolorosa.
- No deja cicatrices.
- Identifica metástasis tumorales.
- En algunas lesiones, como quistes, actúa como tratamiento.
- Permite planificar el tratamiento de lesiones malignas.
- Disminuye el número de ingresos hospitalarios, ya que se puede realizar en el ambulatorio.

10.8. Procesamiento

El material citológico obtenido por exfoliación forzada o punción se extiende directamente en un portaobjetos antes de enviarse al laboratorio. El resto de las muestras, es decir, los líquidos que llevan células (orina, esputo, derrames, líquido cefalorraquídeo...), se transportan en suspensiones celulares (frascos de boca ancha y tapón de rosca). En ambos casos es necesario realizar una rápida fijación (prefijación) para evitar el deterioro de las células.

La elaboración de las extensiones para citopatología ginecológica es realizada por el personal que recoge la muestra en consulta, por lo que la fijación, usando Citospray® (aplicado a 25-30 cm de distancia) y secado al aire, es definitiva. Las muestras procedentes de punción se fijan con etanol al 96%. Los materiales líquidos, si no pueden procesarse a las pocas horas de su obtención, se pueden conservar en etanol al 50%, excepto esputo, con el que se utiliza fijador Saccomanno; cepillados orofaríngeos y bronquiales, que se fijan con etanol al 96%; y material procedente de derrames, en los que no se utiliza solución prefijadora, basta con que los tubos en donde se recoge la muestra contengan heparina para evitar la coagulación.

El procesamiento técnico, el cual deberá hacerse durante los cinco días siguientes después de haber obtenido la muestra, consta de tres fases sucesivas: extensión, fijación y tinción, comentadas en la figura 10.21.

EXTENSIÓN

Método por deslizamiento. Consiste en extender la muestra recolectada previamente sobre un portaobjetos y colocar perpendicularmente sobre ella la superficie plana de otro portaobjetos que se deslizará suavemente y realizará una presión ligera para impedir que se rompan las células en el arrastre.

En el caso de líquidos se aconseja que la extensión se realice inmediatamente después de la toma de la muestra. El método para realizar la extensión es similar al ya descrito, es decir, deslizando unas gotas de la muestra sobre un portaobjetos mediante el borde romo de otro portaobjetos con una inclinación de 30-40°. Para conseguir una zona de mayor concentración celular, tras deslizar el líquido tres cuartas partes de la longitud del porta, se para unos instantes y se levanta perpendicularmente el borde del portaobjetos con el que se ha realizado la extensión

FIJACIÓN

Tras realizar la prefijación:

- Solución éter-alcohol al 96% a partes iguales
- Etanol al 96%
- Otros alcoholes, como metanol, propanol e isopropanol
- Citospray®

TINCIÓN

En citología exfoliativa y en especial en citología ginecológica se usa la tinción de Papanicolaou, que comprende un colorante que pone de manifiesto la cromatina nuclear (hematoxilina) y diversas mezclas de colorantes citoplasmáticos (eosina, naranja G); esto hace que se puedan ver bien los distintos detalles citológicos importantes para el diagnóstico.

Otras técnicas de coloración son:

- *Tinción de May Grünwald-Giemsa (MGG):* para frotis secados al aire. Es empleada por los citólogos para las preparaciones de citología por punción-aspiración
- *Coloración de Diff-Quick:* tinción rápida. Comercial. Además de permitir valorar si la muestra es la adecuada, esta tinción da detalles del citoplasma (vacuolas, gránulos, etc.) y permite examinar adecuadamente la matriz extracelular

Figura 10.21
Procesamiento general del material citopatológico

Una variación de esta técnica de procesamiento convencional (PAP) la constituye la citología líquida. Es un método automatizado para la preparación citológica. Las muestras (que son obtenidas de la misma manera) son introducidas en viales especiales y procesadas. La técnica debe su nombre debido a que los viales donde se introduce la muestra tienen el material preservante en estado líquido.

El sistema prepara una monocapa de células a través de centrifugación, filtración, gradiente de densidad y sedimentación.

Las ventajas de la citología líquida son:

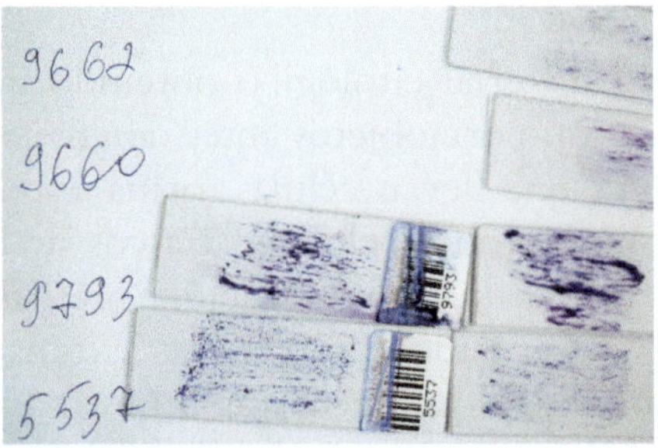

Figura 10.22
Muestras citológicas ya procesadas para su estudio microscópico.

- Se puede realizar un *screening* automatizado.
- Los controles de calidad tienen mejores resultados.
- Se puede utilizar el material para la realización de otras pruebas, tales como la detección del virus del papiloma humano.

- Más sensible para detectar anormalidades cervicales que el PAP convencional. Por lo tanto, hay una mejora en la sensibilidad y la especificidad.
- Reduce el número de falsos negativos.
- Son más fáciles de leer que el PAP convencional.
- Reduce el tiempo de lectura en el cribado.
- Reduce el número de muestras inadecuadas.
- Proporciona una preparación citológica bien fijada libre de exudado inflamatorio y sangre. Resuelve la responsabilidad en la preparación y fijación del extendido.

Si bien el coste unitario de esta técnica puede ser mayor al de la citología convencional, una de las ventajas radica en que disminuye de manera importante el número de exámenes que antes eran clasificados como "insatisfactorios" y, por lo tanto, no habría que repetir el procedimiento (la toma de la muestra).

Resumen

- Los principales tipos de muestras que se reciben en el servicio de anatomía patológica son, para estudio histológico, biopsias, piezas quirúrgicas y biopsias intraoperatorias, y para estudio citológico, citologías ginecológicas y no ginecológicas y PAAF con control de imagen y PAAF de lesiones palpables.
- Una biopsia es una porción de tejido obtenida de un individuo vivo para su estudio anatomopatológico. Según el objetivo perseguido al realizar la toma, existen dos tipos fundamentales de biopsias: biopsias de diagnóstico y piezas quirúrgicas.
- Las biopsias de diagnóstico se utilizan para concretar el diagnóstico histopatológico (microscópico) de una enfermedad, al cual no se ha podido llegar por los medios clínicos habituales. Se caracterizan por su pequeño tamaño y por no comprender la totalidad de una lesión, sino solo una porción de ella.
- Las piezas quirúrgicas tienen mayor tamaño y a menudo comprenden órganos enteros e incluyen toda la lesión. Habitualmente son obtenidas por el cirujano para realizar el tratamiento de una enfermedad, si bien como complemento imprescindible debe realizarse el estudio anatomopatológico con la finalidad de confirmar el diagnóstico, establecer un pronóstico y contribuir a la planificación del posterior tratamiento.
- El conjunto de manipulaciones y métodos que tienen por objeto la confección de preparaciones histológicas recibe el nombre de *procesamiento histológico de los tejidos* y comprende los pasos de fijación, inclusión, corte y coloración.
- Las muestras citológicas se obtienen mediante punción con aspiración con aguja fina (PAAF) de lesiones, palpables o guiadas por pruebas de imagen, líquidos y citología exfoliativa: material desprendido espontáneamente o de forma inducida de las superficies de los órganos. Este procedimiento es menos invasivo que los utilizados para obtener biopsias.
- Tras la punción, las muestras sufren un proceso de prefijación con el fin de evaluar *in situ* con el microscopio la calidad de la muestra y gestionar el material de forma adecuada. Una vez determinada la calidad de la muestra, esta es procesada siguiendo estos tres pasos: extensión, fijación y tinción.

Ejercicios propuestos

1. Explica claramente las diferencias entre *biopsia* y *citología*.

2. Clasifica las biopsias y las citologías según los criterios que estimes oportunos.

3. Contesta a estas preguntas sobre el procesamiento de muestras tisulares:

   a) ¿Por qué es necesario el proceso de fijación tisular? ¿Y el de inclusión?
   b) ¿Qué tipo de fijación ofrece más ventajas, la física o la química?
   c) ¿Por qué se usa la parafina y no otras sustancias como medio de inclusión mayoritario?
   d) ¿Qué características ha de tener un medio de inclusión para microscopía electrónica?
   e) ¿Por qué se necesita cortar y teñir este tipo de muestras?

4. Realiza una figura en la que consten los pasos en que se divide el procesamiento histológico y otra similar dedicada al procesamiento del material citológico. Haz especial hincapié en las diferencias existentes entre ambos tipos de procesamiento.

5. Define los siguientes términos:

   a) Papanicolaou.
   b) Cribado.
   c) Citología líquida.
   d) Diff-Quick.
   e) Exéresis.
   f) BAG o CNB.
   g) Citospray®.
   h) Control estereotáctico.
   i) Microcalcificaciones.
   j) Biopsia intraoperatoria.
   k) Crioprotectores.
   l) Inclusión.
   m) Criostato.
   n) Hematoxilina-eosina.
   o) Triple toma de Wied.
   p) Citología exfoliativa.
   q) Pistola Cameco.
   r) PAAF.

6. Respecto de la técnica PAAF o FNA de obtención de muestras citológicas:

   a) Enumera los materiales utilizados para llevarla a cabo.
   b) Resume el procedimiento técnico de obtención de la muestra.
   c) Comenta las tinciones más usadas en el análisis de las muestras obtenidas por PAAF.
   d) Analiza sus ventajas y sus inconvenientes.

7. ¿Qué características posee la hematoxilina-eosina para que sea considerada la tinción preferente en todos los análisis histopatológicos?

8. En los diferentes capítulos del libro dedicados a muestras biológicas se ha resumido el estudio citológico de algunas de ellas: orina, esputo, líquidos serosos, líquido cefalorraquídeo, muestras digestivas… A partir de esta información, diseña un cuadro de estudio citológico donde consten los tipos de muestra y las particularidades de obtención y procesamiento de cada una de ellas, así como sus indicaciones. Por ejemplo:

	Estudio citológico		
	Obtención	Procesamiento	Indicaciones
Orina			

9. Elabora un cuadro en el que se expongan las diferencias más significativas entre el procesamiento convencional de muestras citológicas y la citología líquida.

10. Rellena el cuadro siguiente con las características de cada tipo de tinción.

Papanicolaou	Giemsa	Hematoxilina-eosina
• Citología	• Citología	• Histología

Lee y debate en clase

El descubrimiento de las células tumorales circulantes, y su utilidad para conocer a fondo la enfermedad oncológica de un paciente, han servido para promover la biopsia líquida. Esta técnica consiste en un sencillo análisis de sangre, a partir del cual se secuencia el genoma de las células cancerosas que viajan por el torrente sanguíneo.

De esta forma, la biopsia líquida ayuda a seguir la pista de las células tumorales circulantes, y muestra qué cambios han ocurrido en el ADN de estas células malignas y qué diferencias existen entre estas células y las que se encuentran en el tumor primario. A diferencia de las biopsias tradicionales, conocidas por ser procedimientos costosos, invasivos y dolorosos para el paciente, la biopsia líquida permite saber en dos o tres días el perfil genético de las células malignas que circulan por la sangre de las personas afectadas.

La técnica es no invasiva y mucho menos dolorosa que la biopsia que se realizaba para conocer los tumores primarios. España es además pionera en la investigación de la biopsia líquida, pues centros como el Instituto de Oncología de Vall d'Hebrón (VHIO) y el Hospital Universitario Fundación Jiménez Díaz trabajan en su aplicación en el cáncer colorrectal.

Lee los siguientes artículos disponibles en los códigos QR adjuntos y debate en clase sobre los temas propuestos a continuación.

Temas para debatir:

- ¿Qué es la biopsia líquida? ¿Cuál es su fundamento?
- ¿Es apropiado el término biopsia para esta nueva técnica diagnóstica? ¿Propondrías otro?
- ¿Qué ventajas ofrece respecto de los métodos tradicionales de diagnóstico?
- ¿Puede realizarse en muestras distintas a la sangre?

- "La biopsia líquida permite adaptar el tratamiento del cáncer a tiempo real". Lee este artículo de Consalud. es accediendo mediante este código QR:
- "Usan el líquido cefalorraquídeo para diagnóstico precoz de tumores cerebrales". Puedes leer este artículo mediante el siguiente código QR:

Temas para debatir:

- ¿La citopatología será sustituida a medio y largo plazo por la biopsia líquida como método de diagnóstico tumoral?

Test de autoevaluación

1. ¿Cuál de los siguientes fijadores actúa por formación de sales en los tejidos?
   - ☐ *a)* Dicromato potásico.
   - ☐ *b)* Ácido pícrico.
   - ☐ *c)* Etanol.
   - ☐ *d)* Las opciones a) y b) son correctas.
2. ¿Cómo se denomina el proceso por el cual después de la muerte se produce la autodigestión enzimática celular?
   - ☐ *a)* Putrefacción.
   - ☐ *b)* Autolisis.
   - ☐ *c)* Lisosomiasis.
   - ☐ *d)* Degeneración tisular.

3. ¿A qué se denomina *impronta*?

- ☐ *a)* Al contacto del portaobjetos con la superficie del tejido.
- ☐ *b)* A la inclusión del tejido con parafina.
- ☐ *c)* A la extensión de la muestra sobre un portaobjetos.
- ☐ *d)* Ninguna de las opciones anteriores es correcta.

4. El método de tinción habitual del laboratorio de citología es:

- ☐ *a)* Hematoxilina.
- ☐ *b)* Giemsa.
- ☐ *c)* Papanicolaou.
- ☐ *d)* Eosina.

5. En la toma de una citología ginecológica, ¿cuál es el orden en que se extiende el material en el portaobjetos?

- ☐ *a)* Exocérvix, endocérvix y fondo de saco vaginal.
- ☐ *b)* Endocérvix, exocérvix y fondo de saco vaginal.
- ☐ *c)* Fondo de saco vaginal, exocérvix y endocérvix.
- ☐ *d)* El orden es indiferente.

6. ¿Cuáles son las etapas y el orden adecuado de las mismas en el procesamiento histológico?

- ☐ *a)* Inclusión, fijación y tinción.
- ☐ *b)* Fijación, corte, inclusión y tinción.
- ☐ *c)* Fijación, inclusión, tinción y corte.
- ☐ *d)* Ninguna de las opciones anteriores es correcta.

7. La punción de órganos superficiales mediante PAAF incluye:

- ☐ *a)* Glándula salivares.
- ☐ *b)* Tiroides.
- ☐ *c)* Ganglios linfáticos.
- ☐ *d)* Todas las opciones son correctas.

8. De entre las siguientes opciones, ¿cuáles no son verdaderas biopsias?

- ☐ *a)* BAG.
- ☐ *b)* PAAF.
- ☐ *c)* Exéresis.
- ☐ *d)* Todas son biopsias.

9. Son variantes a la fijación por congelación:

- ☐ *a)* Criosustitución.
- ☐ *b)* Formaldehido.
- ☐ *c)* Liofilización.
- ☐ *d)* Todas las opciones son correctas.

10. ¿Qué ventajas presenta el uso de citocentrífugas en el procesamiento de muestras citológicas?

- ☐ a) Sedimentación rápida de células sobre el porta.
- ☐ b) Cámara de centrifugación cerrada para impedir la formación de aerosoles.
- ☐ c) Posibilidad de recuperar el sobrenadante después de la obtención de los elementos microscópicos.
- ☐ *d)* Todas las opciones son correctas.

SOLUCIONES:

1.	a	b	c	**d**
2.	a	**b**	c	d
3.	**a**	b	c	d
4.	a	b	**c**	d
5.	a	b	**c**	d
6.	a	b	c	**d**
7.	a	b	c	**d**
8.	a	**b**	c	d
9.	a	b	c	**d**
10.	a	b	c	**d**

11

Muestras de biobancos y animales de experimentación

Objetivos

- ✓ Comprender las funciones de los biobancos.
- ✓ Valorar la aportación de los biobancos, no solo como almacenamiento de muestras de calidad para la investigación biomédica, sino de los datos asociados a ellas.
- ✓ Describir los métodos de obtención de muestras destinadas a los biobancos.
- ✓ Analizar el procesamiento de los diferentes tipos de muestras de los biobancos.
- ✓ Conocer el equipamiento óptimo de un biobanco.
- ✓ Reconocer los avances científicos a los que ha contribuido la experimentación animal.
- ✓ Asumir los principios bioéticos básicos de la investigación con animales de laboratorio.
- ✓ Entender los conceptos de estandarización microbiológica y genética.
- ✓ Clasificar las vías de administración de sustancias y describir sus técnicas.
- ✓ Aplicar técnicas de sedación y eutanasia en las mejores condiciones.

Mapa conceptual

MUESTRAS DE BIOBANCOS

Obtención

- Tumores y tejidos sanos
- Células
- Fluidos

Procesamiento

- Tejidos y tumores
- ADN y ARN
- Células
- Fluidos

ANIMALES DE LABORATORIO

Aspectos éticos y legislación

- Concepto de las "tres erres": reemplazo, reducción, refinamiento
- Marco normativo: legislación

Estandarización genética

- Tipos de animales según su constitución y selección genética
- Animales modificados genéticamente

Estandarización microbiológica

- Producción y mantenimiento de animales gnotobióticos
- Barreras y zonas protegidas

Instalaciones y alojamiento

- Encierro primario
- Macroambiente

Procedimientos experimentales

- Manipulación de ratones
- Administración de sustancias
- Obtención de muestras biológicas
- Anestesia y analgesia
- Eutanasia

Glosario

Animal de laboratorio. Animal usado en la investigación científica, desarrollo tecnológico e innovación, pruebas de laboratorio y enseñanza.

Bioterios. Lugar destinado a la cría y control de los animales de laboratorio utilizados como reactivos biológicos en protocolos experimentales.

Crioconservación. Proceso de conservación de material biológico a muy bajas temperaturas por un periodo prolongado de tiempo.

Derechos ARCO. Ejercicio de los derechos de acceso, rectificación, cancelación u oposición formulados por los sujetos fuente, de conformidad con lo dispuesto en la normativa vigente sobre protección de datos de carácter personal.

Disociación. Proceso por el cual se elimina el vínculo que existe entre la muestra/dato y la identidad del donante. El proceso de disociación puede ser reversible (codificación) o irreversible (anonimización).

Gnotobiología. Ciencia de la producción de organismos (animales gnotobióticos) colonizados con especies de microorganismos beneficiosos o dañinos que son conocidos tanto como puedan ser detectados.

Jaula metabólica. Dispositivo que se usa para el registro individual de la comida y bebida, así como la recolección de heces y orina, y que permite la determinación del balance de nutrientes y la determinación de la influencia de la dieta sobre el crecimiento y la composición corporal.

Principio de las "tres erres". Regla ética básica de la experimentación con animales: reducir el número de animales empleados, reemplazar si es posible por otros modelos experimentales y refinar el trato y las condiciones de los animales.

Ratones transgénicos. Ratones modificados genéticamente por la introducción de moléculas de ADN foráneo en sus genomas, utilizados ampliamente en modelos animales experimentales.

Registro Nacional de Biobancos. Órgano dependiente del Instituto de Salud Carlos III que se constituye con la finalidad de regular el almacenamiento de muestras humanas para investigación, a nivel nacional, y dar a conocer a la comunidad científica y a la población en general las diferentes colecciones de muestras biológicas humanas que existen en nuestro país y que tienen como finalidad ser utilizadas en el desarrollo de distintas investigaciones biomédicas.

11.1. Concepto, características y origen de los biobancos

Cada vez más, y en especial a partir de los enormes avances de la genómica, proteómica y transcriptómica, disponer de muestras humanas debidamente registradas y almacenadas se ha convertido en una imperiosa necesidad para la investigación biomédica.

Según la normativa aplicable solo hay tres modelos básicos para la colección y el uso de muestras humanas y datos asociados para investigación:

1, Muestras para un proyecto de investigación.
2. Colección para una línea de investigación.
3. Biobanco para investigación.

Se podría definir *biobanco* como el establecimiento público o privado, sin ánimo de lucro, que acoge muestras de origen humano y datos con fines de investigación biomédica y funciona como una unidad técnica con criterios de calidad, orden y destino, con independencia de que albergue muestras con otras finalidades. En esta definición se enfatizan tres aspectos claves del biobanco: gratuidad, ordenación científica de las muestras y un procedimiento técnico de calidad que asegure la idoneidad de su obtención y mantenimiento.

El principal objetivo de los biobancos con fines de investigación biomédica es facilitar a los investigadores el acceso a muestras y datos con requisitos de calidad y conservación. Con esta misma finalidad, se crea también el Registro Nacional de Biobancos, donde se hace pública la información acerca de los biobancos autorizados existentes en nuestro país, y se facilita así la consulta y el acceso a los materiales que albergan. Los biobancos ofrecen la posibilidad de utilizar muestras y datos en cualquier proyecto de investigación. Además, gracias a los biobancos, la eficiencia de los recursos invertidos para cumplir los requisitos de calidad es mayor, puesto que las muestras obtenidas pueden ofrecerse a más de un proyecto de investigación.

FUNDAMENTAL

Para llevar a cabo una investigación con muestras biológicas de origen humano y sus datos asociados siempre será preciso contar con el dictamen favorable de un Comité de Ética de la Investigación de Referencia.

Otra de las características esenciales de los biobancos es la garantía ofrecida a los donantes de muestras. La gestión de muestras dentro de un biobanco permite mantener la trazabilidad de las muestras y datos con el sujeto fuente, al mismo tiempo que se pueden ceder estas muestras y datos de modo anonimizado al investigador. Esto supone un gran beneficio, especialmente para los donantes que aseguran así sus derechos para controlar el uso de las muestras y el acceso a los resultados de la investigación, y garantiza en todo momento la protección de su identidad.

El origen de las muestras y datos integrados en un biobanco se ilustra en la figura 11.1.

Donaciones de un sujeto fuente a través de un consentimiento informado de biobanco

Destino final previsto para los excedentes de muestras de un proyecto de investigación finalizado

Destino final previsto de una colección de investigación con fines de investigación biomédica

Colección de muestras y datos no recogidos o gestionados inicialmente para fines de investigación según la normativa legal vigente, para los que un comité de ética de la investigación de referencia podrá dictaminar su integración en un biobanco

Figura 11.1
Origen de las muestras de biobancos

11.2. Obtención y preparación de muestras

La calidad de las muestras depende en gran medida de la rapidez y de la forma de obtención, así como del procesamiento y del tipo de transporte hasta llegar al banco de tejidos.

11.2.1. Tumores y tejidos sanos

Se recomienda un inmediato traslado de las muestras, en especial las obtenidas por procedimientos quirúrgicos, punciones y biopsias, desde el lugar de obtención hasta el servicio en el que se van a realizar los estudios diagnósticos (por ejemplo, anatomía patológica o hematología), donde se efectuará la toma de la parte de la muestra excedente del diagnóstico para su archivo en el banco de tejidos. El envío de estas, una vez obtenidas, se debe hacer preferentemente en condiciones de esterilidad y en fresco.

Se debe establecer un máximo de tiempo desde la extracción quirúrgica hasta la congelación a partir del cual el material se rechazará. Como regla general, toda muestra que haya tardado más de dos horas en este proceso y que haya estado a temperatura ambiente debe ser descartada.

En principio, y con el objetivo de que las muestras almacenadas puedan ser estudiadas mediante todos los métodos diagnósticos y de investigación que estén disponibles o que se pudieran aplicar previsiblemente, estas se deberían recoger y manipular en condiciones de esterilidad y, si esto no es posible, han de tomarse precauciones para evitar la contaminación del tejido de interés.

11.2.2. Células

Si se trata de células, se pueden diferenciar dos tipos de muestras según su origen: células *ex vivo* y líneas celulares derivadas de ellas.

A) Aislamiento de células ex vivo

Un primer paso para la obtención de células *ex vivo* consiste en obtener una suspensión de células individualizadas. En los casos en los que la muestra proceda de fluidos corporales (sangre, orina, líquido peritoneal, etc.), las células se encuentran ya en suspensión y no es necesaria su preparación. La figura 11.2 muestra los pasos necesarios para la obtención.

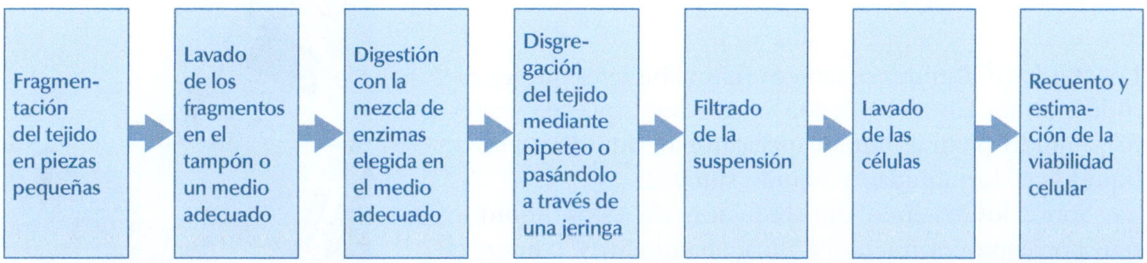

Figura 11.2
Procedimiento de obtención de células *ex vivo*

Importante

> La suspensión resultante debe mantenerse en frío y procesarse para análisis, almacenamiento, fijación o aislamiento celular lo más rápidamente posible.

Una vez obtenida la suspensión celular del tejido, existen diferentes aproximaciones para aislar o enriquecer las células de interés. Cuando las diferentes células de la muestra tienen claras diferencias de densidad, la centrifugación en gradiente de densidad es muy útil para su aislamiento.

Las técnicas de inmunomarcaje (figura 11.3) suelen ofrecer el mayor grado de pureza de la muestra y permiten la exclusión de tipos celulares muy concretos. Implican la discriminación de las células en función de la expresión diferencial de las moléculas superficiales, principalmente las proteínas de membrana, que se pueden detectar con ayuda de un reactivo específico (normalmente un anticuerpo).

1. Anticuerpos o reactivos conjugados con sustancias fluorescentes que son analizadas en un citómetro separador que permite la separación de las células en función de este análisis

2. Anticuerpos unidos a partículas magnéticas que son retenidas en un campo magnético

Figura 11.3
Procedimientos principales de inmunomarcaje

B) *Líneas celulares*

La obtención de líneas celulares de distinto origen constituye una fuente importante de células con fines de investigación. Aparte de su directa generación, las líneas celulares se pueden obtener de colecciones; entre las más completas se encuentran: American Type Culture Collection (ATCC), National Cell Culture Center del NIH o European Collection of Cell Cultures (ECACC). También se pueden obtener mediante la cesión de otro laboratorio, es esta una práctica habitual entre investigadores.

11.2.3. Fluidos

Los fluidos o líquidos orgánicos más habituales que se estudian en los laboratorios son sangre total (plasma y suero), líquido pleural, líquido pericárdico, líquido ascítico, líquido cefalorraquídeo y líquido sinovial.

Sobre los sistemas de obtención de estos líquidos, transporte, procesamiento y almacenamiento y conservación hasta el momento del análisis ya se ha hablado en capítulos anteriores.

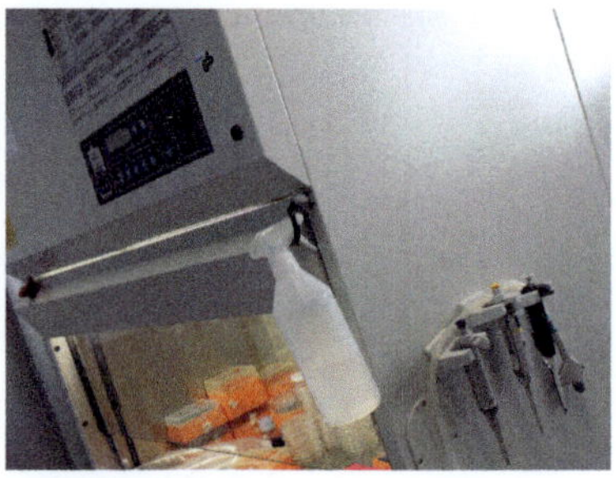

Figura 11.4
Cámara de flujo laminar

En cuanto a la preparación siempre hay que tener en cuenta que para cualquier tipo de muestra se aconseja el uso de guantes estériles a lo largo de todo el proceso para evitar la contaminación de la muestra por manipulación y para minimizar el riesgo de infección causado por la misma, ya que no siempre se conocerá su capacidad infectocontagiosa. Si se dispone de una cámara de flujo laminar (figura 11.4), se debe llevar a cabo el procesamiento de la muestra en la misma para mantener la deseada esterilidad. Se debe utilizar una base limpia para el manejo de las muestras (por ejemplo, papel de filtro desechable).

11.3. Procesamiento de muestras

Los procesos que se realizan en los laboratorios deben garantizar la calidad de los resultados. En estudios realizados por diversos autores sobre los errores en los resultados de los laboratorios, que se sitúan en un 0,81% de las determinaciones, se ha constatado que proceden en un 70-80% de la fase preanalítica, en un 6-13% de la fase analítica y en un 12-18% de la fase posanalítica. Por ello, es necesario garantizar una adecuada calidad de la fase preanalítica, que va desde la solicitud del análisis hasta la recepción en el laboratorio. En el caso de muestras destinadas a los biobancos, esta situación no es una excepción.

11.3.1. Tejidos y tumores

En el caso de muestras sólidas, es recomendable tomar improntas o extensiones sobre portaobjetos de cada muestra, algunos de los cuales se pueden fijar en alcohol o acetona y almacenar para su uso en diferentes estudios, o bien teñir para un control rápido de la calidad del tejido o muestra seleccionada para el archivo. Se recomienda el uso de cuchillas de bisturí desechables y nuevas, tijeras bien afiladas y limpias, así como pinzas en las mejores condiciones, preferentemente esterilizadas. Además, este material se debe cambiar tras cada muestra, incluso entre la muestra de tejido normal y tumoral de un mismo paciente. En caso de que se utilice una misma pieza del instrumental para ambas, resulta aconsejable realizar primero la toma de tejido normal. La toma de los fragmentos tisulares se hará en las áreas donde no se sospeche la existencia de fenómenos de necrosis o isquemia que redunden en una pobre preservación.

Toma nota

> De forma ideal, se debe extraer material de dos áreas macroscópicas diferentes para los estudios biológicos y de patología molecular. Esta recomendación es especialmente interesante en el caso de que existan nódulos macroscópicos, en el que la heterogeneidad de los mismos tiene impacto pronóstico.

Se recomienda que el tumor sea remitido desde el quirófano al laboratorio de anatomía patológica en condiciones estériles lo más pronto posible. El manejo y el tallado del tumor siempre han de ser realizados por el patólogo.

En el caso de una resección completa del tumor, la pieza se divide en partes, tal como detalla la figura 11.5.

Sobre un fragmento se realizan diez improntas citológicas que se fijan al aire y se congelan a –20 °C para estudios de hibridación *in situ* con fluorescencia (FISH) y citometría estática

→ Dos fragmentos se fijan en formaldehído con objeto de efectuar su estudio histopatológico y el recuento celular para establecer el porcentaje de células tumorales, células normales, focos de necrosis o calcificación, etc.

→ Otros fragmentos se congelan con nitrógeno líquido y se almacenan a –70 °C. Antes de usar estas secciones para estudios biológicos, se deben realizar cortes por congelación a fin de establecer el recuento celular

→ Otras muestras del tumor se introducen en medio de cultivo RPMI 1640 con el objetivo de preparar suspensiones celulares que pueden servir para el cariotipado convencional y estudios de MYCN y del 1 p en preparados celulares de citocentrífuga

→ El resto del espécimen quirúrgico será incluido para su estudio histológico convencional

Figura 11.5
Procesamiento tumores procedentes de resección

Si el material tumoral proviene de neoplasias irresecables, el procedimiento que se ha de seguir es el descrito en la figura 11.6.

Biopsias a cielo abierto

- El cirujano debe obtener material de dos áreas diferentes del tumor. Se seccionará en cuatro partes que se procesarán siguiendo el modelo explicado en el apartado anterior

Biopsias Tru-cut

- Preferentemente, se deben obtener cuatro fragmentos de áreas tumorales diferentes. El tamaño de la aguja recomendado es de 18 G. Los especímenes deben medir 1 cm de longitud y tener un grosor como mínimo de 0,1 cm. El procedimiento ideal para evitar artefactos consiste en colocar la aguja en un tubo con medio RPMI 1640, Hanks o PBS y agitar hasta que el cilindro sea liberado hacia el medio. De los cuatro fragmentos, dos de ellos se fijan en formol al 4% y se incluyen en parafina para su estudio histológico e inmunohistoquímico. Los dos fragmentos restantes se congelan a –70 °C después de ser embebidos en un medio soluble tipo OCT para realizar secciones congeladas

PAAF

- En general, se recomienda realizar dos punciones separadas con un tamaño de aguja de 0,6-0,7 mm (22-23 gauge). Dependiendo de la cantidad del aspirado, se colocará una gota en cuatro portaobjetos y, mediante extensiones, se dejarán secar al aire. La aguja y el resto del aspirado se introducirán en un tubo con 1 mL de PBS y la suspensión obtenida se introducirá en un vial Eppendorf. Una extensión de cada aspirado se teñirá con Diff-Quick para una evaluación rápida del material obtenido. El resto de las extensiones se utilizarán para inmunocitología, FISH y citometría estática. Las suspensiones celulares se utilizarán para citometría de flujo, cultivo, citogenética, o bien para obtener preparados de citocentrífuga que, una vez secados al aire, se congelarán para futuros análisis biológicos

Figura 11.6
Procesamiento de tumores irresecables

11.3.2. ADN y ARN

Para estudios moleculares en biomedicina se puede utilizar tanto el ADN como el ARN, pero hay que saber en cada momento cuál de estas moléculas es la necesaria para una investigación determinada. Por ello y con respecto al ADN, conviene recordar que hay dos tipos de mutaciones: las mutaciones germinales, que están en todas las células y se transmiten a la generación siguiente, y las mutaciones somáticas, que no se transmiten y que suelen aparecer de novo en un individuo y en algún tipo celular del mismo. De ahí que sea importante conocer, en cada caso, no solo cuál es la molécula de elección, sino también cuál es la muestra más adecuada para obtener esa molécula. Sin embargo, se dispone hasta la fecha de poca información para los investigadores en este campo. Además, hoy en día, en la mayoría de los análisis se parte de la PCR o de la reacción en cadena de la polimerasa, capaz de amplificar el ADN de una sola célula. Esta extraordinaria sensibilidad introduce un riesgo de contaminación por otra muestra de otra procedencia, por lo que es necesario de forma general una esterilidad rigurosa y un cuidado exquisito en la manipulación de las mismas.

A) ADN

Todos los siguientes tipos de muestras pueden servir para el estudio del ADN. En el cuadro 11.1 se incluyen los más frecuentemente utilizados: sangre periférica, células epiteliales, raíces de cabello, biopsias, vellosidades coriales y líquido amniótico.

CUADRO 11.1
Tipos de muestras para estudio de ADN

Sangre periférica	Las más empleadas son las células nucleadas de la sangre para extraer el ADN genómico, ya que son las de más fácil acceso y proporcionan un ADN abundante y de alta calidad. De preferencia, la sangre ha de ser total, sin haber separado sus componentes, y sin coagular, lo que se consigue colocándola en tubos con EDTA (ácido etilendiaminotetraacético).
	La cantidad necesaria de ADN para realizar estudios genéticos es muy pequeña y con solo unos pocos microgramos se pueden realizar multitud de estudios. Pero si lo que se quiere es dejar ADN en un banco para posteriores estudios, se debe recomendar extraer 10 mL como la cantidad mínima requerida. El paciente o donante no tiene que estar en ayunas y no necesita ningún tratamiento previo.
Células epiteliales bucales	Se obtienen mediante raspado del interior de la boca o el centrifugado de un enjuague bucal. Las células epiteliales bucales se usan cada vez más debido a la no invasividad de la toma de la muestra. El enjuague bucal parece que asegura una mayor cantidad, calidad y estabilidad del ADN.
Raíces de cabello	Se extraen mediante un simple tirón (técnica no invasiva), para obtener ADN genómico completo. Los cabellos se colocan en sobres vacíos bien etiquetados y se pueden mantener de esta forma durante casi una semana hasta la extracción del ADN.
Biopsia de tejido	Solo en el caso de querer estudiar mutaciones somáticas en las que un solo tejido está alterado, es necesario extraer el ADN genómico del propio tejido afectado (por ejemplo, en algunos tumores), puesto que en sangre total no se detectaría la mutación. Este es el caso también de los aspirados de médula ósea utilizados en hematología. Lo ideal es que el tejido llegue al laboratorio en fresco y se procese de inmediato, o se congele para su conservación hasta la extracción, bien a –70 °C, bien directamente sumergiéndolo en nitrógeno líquido. Pero también se consigue aislar ADN de manera satisfactoria a partir de especímenes patológicos históricos conservados en parafina, así como de muestras en formol, y hasta de aquellas momificadas para estudios antropológicos.

[.../...]

Cuadro 11.1 (cont.)

Vellosidades coriales	La biopsia de las vellosidades coriales, al ser de origen fetal, es la mejor fuente de ADN de un feto y se suelen utilizar para el diagnóstico prenatal. La extracción de vellosidades coriales la realizan los ginecólogos con ayuda guiada por ecografía.
Líquido amniótico	Se pueden utilizar para el diagnóstico prenatal las células contenidas en el líquido amniótico extraído por medio de una amniocentesis o punción transabdominal ecoguiada.

Como existe una gran variedad de fuentes a partir de las cuales se puede obtener ADN, se han desarrollado protocolos muy diversos que se pueden llevar a cabo mediante sistemas automáticos o manuales. Las técnicas de extracción de ácidos nucleicos (figura 11.7) son relativamente sencillas y, básicamente, las mismas para todo tipo de células (figura 11.8). En todos los casos, el objetivo es obtener la máxima cantidad de ADN y de óptima calidad y pureza.

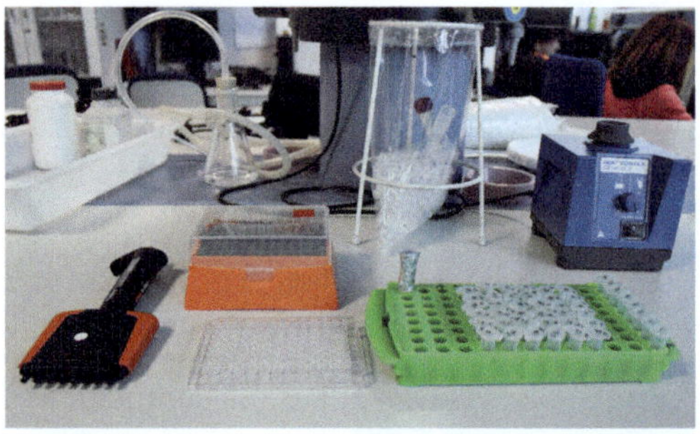

Figura 11.7
Material preparado para extracción de ADN

1. Se empieza por romper o lisar las células, ya sea por métodos mecánicos o químicos

2. Se incuban las células con una proteinasa para extraer las proteínas del ADN

3. Se separan el ADN y el ARN del resto de los constituyentes de la célula, utilizando bien una mezcla con fenol, bien una solución salina sobresaturada.

   La forma de extracción más habitual es mediante el sistema de precipitación con fenol-cloroformo, donde los ácidos nucleicos se distinguen de las restantes sustancias bioquímicas que no se disuelven en fenol. Por este motivo, tras una centrifugación, el fenol se separa de la fase acuosa; las proteínas y las grasas permanecen en el fenol, y el ADN y el ARN en la fase acuosa. Los restos de fenol se eliminan con cloroformo, porque el fenol se disuelve en el cloroformo, mientras que los ácidos nucleicos permanecen en la fase acuosa

4. Una vez conseguida una solución relativamente pura de ácidos nucleicos, la adición de sal y etanol frío hasta elevar la concentración de etanol al 66% hará que el ADN se vuelva insoluble y precipite.

   El ADN genómico tiene tal peso molecular que ese precipitado es visible, semejante a un trozo de algodón (si hay suficiente material), y puede ser extraído fácilmente de la solución con un gancho de vidrio y disuelto de nuevo en una disolución de agua y EDTA, listo para su análisis o conservación

Figura 11.8
Fases comunes de los protocolos de extracción de ADN

SABÍAS QUE...

En los últimos años, debido al auge que han tomado las técnicas de ADN y a la cada vez mayor cantidad de extracciones que se realizan, se han comenzado a comercializar los llamados *robots*, que son aparatos que realizan automáticamente todos los pasos del proceso de extracción. Su eficacia se basa en que permiten extraer de la sangre el ADN muy puro y solo en unas cuantas horas, así como tratar numerosas muestras simultáneamente. En los casos de genotipado masivo y de creación de nuevos bancos de ADN, es una opción rentable, no así para los laboratorios clínicos hospitalarios pequeños.

B) ARN

El ARN mensajero se encuentra solo en aquellos tejidos en los que se expresa; en consecuencia, si se quiere estudiar cómo incide una mutación en la funcionalidad de una célula, se tendrá que acudir al órgano específico. Por esta razón, se debería saber extraer ARN de todo tipo de tejidos aunque muchos genes se expresen también en sangre periférica.

FUNDAMENTAL

Hay que tener en cuenta una particularidad muy especial del ARN: la facilidad de degradación enzimática de esta molécula por medio de las ribonucleasas. Las ribonucleasas son enzimas muy estables y activas presentes en múltiples sistemas biológicos (incluidas bacterias y hongos ambientales) que, por lo general, no requieren cofactores. Por lo tanto, las precauciones que han de tomarse a la hora de extraer una muestra para obtener ARN deben ser extremas.

Todo el material que entre en contacto con la muestra (tubos, frascos, jeringas, agua, soluciones, etc.) ha de estar libre de ARNasas y completamente esterilizado. Como precaución adicional es bueno, además, que los materiales y las soluciones hayan sido tratadas con los inhibidores de las ARNasas, como el dietil pirocarbonato (DEPC) al 0,1%. Con respecto a los tejidos líquidos (sangre y aspirado medular), estos se han de anticoagular para realizar una buena obtención del ARNm, lo que hasta hace poco se lograba, igual que para el ADN, simplemente con EDTA. Recientemente, han salido al mercado diversos tubos especiales de varias casas comerciales, para la recogida de muestras, que combinan el anticoagulante con reactivos que mantienen la estabilidad del ADN y que, además, se encuentran libres de ARNasas. En cuanto a los tejidos sólidos, se debe hacer la extracción del ARN de inmediato o congelar dichos tejidos antes de la extracción. En este último caso y para obtener el ARN, el método de congelación de elección es la inmersión directa en nitrógeno líquido de la biopsia de tejido. Como en el caso del ADN, si el procesamiento es inmediato, el tejido se coloca en tubos con suero fisiológico, pero además se añaden inhibidores de las ARNasas, DEPC, etc.

TOMA NOTA

El clínico que realiza una extracción de muestra para estudios moleculares puede no saber si en el laboratorio se van a utilizar muestras de ADN o de ARN. En este caso, quien realiza la extracción deberá siempre aplicar las precauciones de la muestra con más riesgo de perderse, esto es, se han de seguir los protocolos del ARN.

El aislamiento y el almacenamiento del ARN son herramientas de suma importancia dentro de la investigación en biología molecular, ya que posibilitan la realización de estudios de expresión génica y de cambios en la misma. Debido a la facilidad de degradación del ARN es indispensable que, en el proceso de extracción y en cualquier tipo de muestra o tejido, se tomen todas las precauciones necesarias en cuanto a las posibles fuentes de contaminación con ARNasas.

CUADRO 11.2
Precauciones para evitar contaminaciones con ARNasas

Superficies de trabajo	Representan una fuente de contaminación al estar expuestas al ambiente (bacterias, hongos y células humanas) y, por ello, es necesario tratar todas las superficies con soluciones inhibidoras de la ARNasa. Esta limpieza se ha de hacer en todas aquellas superficies de contacto, tales como la campana de flujo, el plástico, las pipetas, la centrífuga, etc. Para una mayor esterilización de la superficie de trabajo, antes y después de la manipulación, se debe dejar actuar además una luz UV durante más de tres horas.
***Buffer* y agua**	Es necesario asegurarse de que todos los *buffers* y el agua utilizados están certificados libres de nucleasas.
Contaminación corporal	Tanto los fluidos (saliva o sudor) como la piel contienen una elevada concentración de ARNasas, por lo que es necesaria la utilización de guantes estériles durante cualquier manipulación del ARN. Asimismo, deben cambiarse frecuentemente a lo largo del proceso y siempre que se entre en contacto con cualquier otra superficie.
Material fungible con el que se realiza la extracción	Son también una fuente de ARNasas que se debe evitar, para lo cual se utilizan en todo momento materiales certificados libres de nucleasas, puesto que no es suficiente el autoclave en estos casos por tratarse de enzimas termorresistentes que se mantienen estables a temperaturas superiores de 100 °C.

Además de la posible contaminación por ARNasas, es indispensable evitar la contaminación por ADN, ya que los extractos de ácidos nucleicos contienen también nucleasas y ribonucleasas en altas concentraciones. Igualmente, al evitar el contacto con el ADN se evitan falsos positivos en la extracción de ARN.

Siguiendo todas estas precauciones, las técnicas de extracción de ARN, en general, consisten en un primer paso para obtener células lo más limpias posibles que, posteriormente, se lisarán para obtener el ARN. Estas células, una vez homogeneizadas, se pueden congelar a –80 °C. Es aconsejable el proceso de la congelación en alícuotas, dada la inestabilidad del ARN, para asegurar que mientras se trabaja con un tubo no se estropean los demás. A partir de ahí, hoy en día se aconseja aislar el ARN con algún kit comercializado a tal efecto que permita asegurar las extremas condiciones de seguridad del protocolo de trabajo descrito. Existen diversos kits en el mercado, todos los cuales básicamente comprenden los mismos pasos esenciales mostrados en la figura 11.9.

1. Lisis eficaz de las células y desnaturalización de los complejos de nucleoproteínas presentes en los extractos celulares	2. Inactivación de la actividad de las ribonucleasas presentes en la célula	3. Eliminación de las proteínas	4. Eliminación del ADN contaminante de las células	5. Elución del ARN
Se utiliza una combinación de detergente (SDS) con tiocianato de guanidina (TCG) que inactiva las ARNasas y permite así que el ARN quede en solución y aislado de las proteínas	Se lleva a cabo con la combinación de TCG y ß-mercaptoetanol	Precipitación de las proteínas a altas concentraciones de TCG, mientras el ARN permanece en solución. Después, una centrifugación limpia el lisado celular de proteínas y restos, y logra que el ARN precipite	Se suele incubar con la enzima ADNasa I libre de ARNasas	El ARN total se disuelve en agua libre de ARNasas

Figura 11.9
Aislamiento de ARN

11.3.3. Células

El abanico de opciones, respecto del procesamiento o utilización de las células, es inmenso y depende, naturalmente, del estudio que se quiere realizar, así como del tipo celular de que se trate. Algunas de las posibilidades son:

- Caracterización morfológica mediante distintos tipos de microscopía.
- Inmunofenotipaje: citometría e inmunomarcaje.
- Estudio de componentes celulares y caracterización molecular.
- Técnicas de análisis masivo de proteínas (proteómica) y ácidos nucleicos (genómica), de su expresión (transcriptómica) y de sus múltiples interacciones en la célula (metabolómica).

Para saber más

En los últimos años y particularmente desde la obtención de líneas de células troncales embrionarias humanas y del descubrimiento de la posible diferenciación de células troncales adultas de un determinado linaje a células maduras de otro linaje distinto, se han abierto interesantes posibilidades para la diferenciación específica y controlada *in vivo* e *in vitro* de células troncales, así como para su utilización como fuente de células funcionales para tejidos alterados o envejecidos. Además, en el plano de investigación más básica, las líneas derivadas de células troncales y ellas mismas constituyen un modelo particularmente importante para la determinación de los mecanismos que regulan la diferenciación celular.

Las células obtenidas de acuerdo con los métodos descritos en el apartado 11.2.2 se pueden utilizar en numerosas ocasiones directamente. Otras veces, sin embargo, el tipo de experimentación o la necesidad de un número de células elevado demanda el empleo de cultivos celulares.

11.3.4. Fluidos

La muestra se obtiene en la mayoría de los casos mediante la centrifugación del espécimen, que puede ser de mayor o menor intensidad según el tipo de magnitud que se analice:

- A bajas revoluciones, por ejemplo, para obtener un plasma rico en plaquetas (PRP).
- A altas revoluciones (2.000-3.000 g durante 15-30 minutos), en el caso de la obtención de un plasma pobre en plaquetas (PPP).

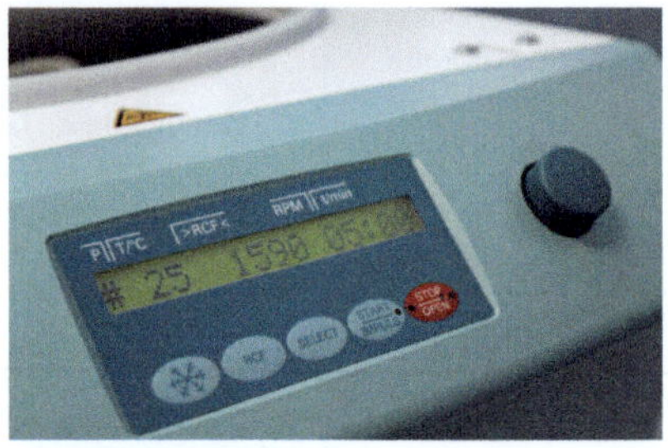

Figura 11.10
Centrifugadora con control de temperatura

A su vez, la centrifugación se puede llevar a cabo a baja temperatura (4-6 °C) (figura 11.10), para conseguir PPP en la mayoría de las situaciones o, por el contrario, sin refrigerar para obtener PRP. En este último caso, y teniendo en cuenta que el proceso de centrifugación incrementa la temperatura, es necesario asegurarse de que la temperatura de la centrífuga no supere en ningún momento los 25 °C, a fin de evitar el deterioro de las muestras que se analicen.

Es importante que cada laboratorio establezca su protocolo concreto respecto del material del que disponga y que lo siga rigurosamente. Las muestras de líquidos biológicos se deben procesar antes de las dos horas, debido al deterioro inmediato de las células que se cuenten y al cambio de sus características fisicoquímicas. Solo las pruebas bioquímicas se pueden realizar con una demora de hasta 24 horas conservadas a 4 °C.

11.4. Procedimientos técnicos para la conservación de muestras

Para llevar a cabo la conservación de las muestras, el biobanco ha de disponer de un equipamiento mínimo (figura 11.11).

Equipamiento tipo de un biobanco

- Ultracongeladores de –80 °C equipados con dos sondas de temperatura y doble sistema de seguridad
- Tanque de nitrógeno de –190 °C en fase vapor con capacidad para 98.000 crioviales

- Sala climatizada con estanterías de alta resistencia para almacenar muestras a temperatura ambiente

Sala de procesamiento equipada con:
- Frigorífico combi (doble sonda de temperatura y conectada al sistema de monitorización de temperatura)
- Centrífuga refrigerada de sobremesa
- Cabina de bioseguridad biológica
- Microscopio estereoscópico triocular

- Robot para la extracción automatizada de ácidos nucleicos

Figura 11.11
Equipamiento de un biobanco

Las condiciones de almacenamiento en el biobanco de muestras de tejidos y órganos, ADN y ARN, células y fluidos siguen las mismas normas que las descritas en el capítulo 4.

11.5. Transporte de muestras en biobancos

El concepto de *bioseguridad*, en sentido amplio, no solo se refiere a medidas que eviten lesiones y daños al trabajador de los biobancos, sino que además incluye procedimientos que eviten cualquier daño al medioambiente y a otras personas que intervengan en la cadena de transporte y recepción de dichas muestras. Las muestras biológicas humanas deben ser consideradas en cualquier caso como sustancias peligrosas, tanto si son sustancias infecciosas como si corresponden a especímenes diagnósticos, productos biológicos, organismos modificados genéticamente, microorganismos o sustancias tóxicas. Todas estas sustancias se clasifican en dos categorías, A y B, tal y como se describe en el capítulo 4.

Es por ello por lo que los procedimientos para el traslado de muestras biológicas, materiales infecciosos y organismos modificados genéticamente por cualquier vía (aerolíneas, correo, mensajeros, etc.) se encuentran regulados de manera estricta por reglamentaciones nacionales e internacionales.

Las muestras pueden verse sometidas a fluctuaciones de temperatura durante su traslado. A continuación se refieren las condiciones idóneas de transporte de muestras biológicas y los mecanismos de refrigeración más adecuados para mantener la cadena de frío.

CUADRO 11.3
Condiciones de temperatura en el transporte de muestras

Temperatura ambiente (20 °C a 30 °C)	Sobres con protección de burbujas para proteger de cambios extremos de calor y frío en la temperatura ambiente.
Refrigerado (2 °C a 8 °C)	Se usará hielo húmedo o paquetes de gel especialmente diseñados para temperaturas refrigeradas a –15°C.
Congeladas (–20 °C)	Paquetes de gel diseñados para mantener la temperatura a –20°C.
Congeladas (–70 °C)	Pastillas, bloques o lechos de hielo seco (nieve carbónica o CO_2 líquido). El hielo seco es considerado un material peligroso y debe etiquetarse como tal.
Congeladas (–150 °C o menos)	Contenedores de nitrógeno líquido en fase seca. Estos contenedores incluyen un compartimiento con un material poroso que es muy absorbente de forma que no haya ningún componente de nitrógeno en fase líquida que pueda volcarse.

Las muestras sensibles a condiciones de humedad pueden necesitar que se incluyan en el contenedor varias bolsas de sustancias desecantes. Asimismo, hay muestras que precisan ser protegidas de la exposición lumínica. Para ellas deben usarse viales o bolsas oscuras que no permitan el paso de la luz.

Recuerde que en cualquier tipo de envío (mensajería o servicio de correos por vía aérea o terrestre), el empaquetado de las sustancias infecciosas y de las muestras de diagnóstico deberá cumplir el sistema de triple contenedor, descrito en el capítulo 4.

11.6. Marco ético y jurídico

Debido a las implicaciones derivadas del uso de muestras biológicas y datos de origen humano en actividades de investigación, en su tratamiento y en la circulación de muestras biológicas la normativa existente sobre estos asuntos tiene una especial relevancia.

Todo el proceso de utilización de estas muestras, su obtención, conservación y cesión, tiene implicaciones para los derechos de los sujetos y plantea cuestiones a las que el ordenamiento jurídico debe dar respuesta.

No existe, por el momento, en el ordenamiento jurídico español ninguna legislación específica que regule la utilización de muestras humanas con fines de investigación biomédica. No obstante, sí se ha regulado la utilización de partes del cuerpo separadas del mismo con finalidades terapéuticas, reproductivas y de trasplante. Esta normativa (cuadro 11.4) está experimentando un proceso de actualización a partir de la adecuación a las recientes directivas europeas.

CUADRO 11.4
Normativa de biobancos

Ley Orgánica 15/1999, de 13 de diciembre, de protección de datos de carácter personal	Ley 41/2002, de 14 de noviembre, básica reguladora de la autonomía del paciente y de derechos y obligaciones en materia de información y documentación clínica.
Ley 14/2007, de 3 de julio, de investigación biomédica	Real Decreto 65/2006, de 30 de enero, por el que se establecen requisitos para la importación y exportación de muestras biológicas.
Real Decreto 1301/2006, de 10 de noviembre, por el que se establecen las normas de calidad y seguridad para la donación, la obtención, la evaluación, el procesamiento, la preservación, el almacenamiento y la distribución de células y tejidos humanos y se aprueban las normas de coordinación y funcionamiento para su uso en humanos	Real Decreto 1720/2007, de 21 de diciembre, por el que se aprueba el Reglamento de desarrollo de la Ley Orgánica 15/1999, de 13 de diciembre, de protección de datos de carácter personal.
Real Decreto 1716/2011, de 18 de noviembre, por el que se establecen los requisitos básicos de autorización y funcionamiento de los biobancos con fines de investigación biomédica y del tratamiento de las muestras biológicas de origen humano, y se regula el funcionamiento y organización del Registro Nacional de Biobancos para investigación biomédica	Orden ECC/1404/2013, de 28 de junio, por la que se modifica el anexo del Real Decreto 1716/2011, de 18 de noviembre, por el que se establecen los requisitos básicos de autorización y funcionamiento de los biobancos con fines de investigación biomédica y del tratamiento de las muestras biológicas de origen humano, y se regula el funcionamiento y organización del Registro Nacional de Biobancos para investigación biomédica.

El modo de funcionamiento de un biobanco se basa en las siguientes claves:

- Todas las muestras y datos cedidos a un biobanco disponen del consentimiento informado del sujeto fuente.

WWW

Recurso web

Consulta en el código QR adjunto un ejemplo de consentimiento informado del Servicio de Salud de Castilla-La Mancha:

- El biobanco actúa como custodio o depositario de las muestras y datos, y garantiza un uso "seguro" de los mismos, y siempre siguiendo lo expresado por parte del sujeto fuente en el consentimiento otorgado.
- Para garantizar la protección de los datos de carácter personal del sujeto fuente, se establece como criterio general que las muestras y datos asociados almacenados en los biobancos se cedan a los investigadores únicamente de manera anónima o disociada. No obstante, se contempla que, en aquellos casos en los que la naturaleza del proyecto de investigación requiera disponer de datos clínicos asociados a los sujetos fuentes, el biobanco puede coordinar la obtención de esta información con el centro donde se obtuvo la muestra.
- Solo se ceden muestras a proyectos de investigación con informes favorables de un comité de ética de la investigación de referencia.
- La cesión de muestras y datos se realiza tras la firma de un acuerdo de cesión, suscrito por la persona responsable de la investigación, por una parte, y el biobanco, por la otra.

11.7. Animales de laboratorio

El animal de laboratorio es una de las piezas fundamentales en las ciencias biomédicas. Son usados como modelos para investigar y comprender las causas, diagnóstico y tratamiento de enfermedades, además de sus importantes contribuciones al desarrollo, producción y control de medicamentos y alimentos, donde en muchos casos hasta la fecha son insustituibles.

FUNDAMENTAL

El uso de los animales de laboratorio en las investigaciones biomédicas representa un elemento fundamental en el desarrollo de importantes avances en la prevención y tratamiento de las enfermedades. Basta recordar las vacunas de la rabia, viruela, tétanos, difteria y poliomielitis; el desarrollo de diversos antibióticos, la insulina y el conocimiento de las bases genéticas de la herencia. Los avances de la investigación en cáncer, cardiología, trasplantes de órganos, SIDA o enfermedad de Alzheimer se deben también a las contribuciones de los estudios realizados en animales de laboratorio.

Estos animales son para el investigador un reactivo biológico, por lo que su pureza debe ser vigilada, controlada y contrastada, al igual que cualquier reactivo, sin descuidar su posible contaminación biótica. Por esta razón se requiere la producción de animales "estandarizados o definidos" con características genéticas y sanitarias definidas, criados en ambientes controlados que respeten los requerimientos de la especie, con el correcto cumplimiento de los principios éticos y de bienestar animal.

Diversas instituciones han publicado guías reconocidas internacionalmente donde se detallan las normas y las recomendaciones generales para el cuidado y uso de los animales en forma científica, técnica y humanitariamente apropiada, así como sobre la planificación y conducción de los experimentos con animales.

11.8. Aspectos éticos y legislación

El tema ético compete a todos los individuos pero, con mayor razón, a los involucrados en la investigación biológica, desde el auxiliar a cargo de los animales hasta el directivo de la institución productora (bioterios de producción) o usuaria (bioterios de investigación). La primera condición del científico que trabaja con animales de laboratorio es el respeto por la vida, el dolor o el sufrimiento a que estos pueden ser sometidos en los trabajos de experimentación bajo su responsabilidad.

El eje central de estas regulaciones está dado por la aplicación del principio de las "tres erres" y por la constitución de comités institucionales de cuidado y uso de animales de laboratorio, quienes tienen como misión evaluar los protocolos de investigación y asegurar que todos los procedimientos se realicen acordes a las reglamentaciones vigentes.

PARA SABER MÁS

Se puede decir que la investigación biomédica en animales es éticamente aceptable, si se sigue el principio de las "tres erres" de la experimentación humanizada para con los animales, propuesto por William Russell (zoólogo y psicólogo) y Rex Burch (microbiólogo) en 1959 en Inglaterra, en su famoso libro *The principles of humane animal experimental techniques*. Exponen por primera vez que la excelencia científica está fuertemente ligada al uso humanitario de los animales de laboratorio y definen claramente las normas en las que se basan los principios éticos en la investigación con animales: las "tres erres": reducir, reemplazar y refinar. Estos son los fundamentos para una racional e inteligente estrategia con el fin de minimizar el uso de animales y las causas de dolor y estrés.

Regla de las "tres erres"		
• Reducir al máximo el número total de animales utilizados en investigación.	• Reemplazar, siempre que sea posible, el animal de experimentación por otro modelo experimental, cuando no resulte imprescindible el uso de animales.	• Refinar los métodos y técnicas utilizados de modo que produzcan al animal el menor sufrimiento posible.

Dentro de la comunidad científica ha surgido una eficaz normativa para la adecuación de la experimentación animal a principios éticos, que complementa la legislación vigente al respecto (Directiva 2010/63/UE de la Unión Europea de 2010, Convenio ETS 123 del Consejo de Europa de 1986, Ley 6/2013, de 11 de junio, de modificación de la Ley 32/2007 y Ley 6/2013, de 11 de junio, de modificación de la Ley 32/2007. Las actitudes básicas que deben presidir el uso de animales por experimentadores, y también el resto de la sociedad, son respeto, afecto y gratitud. En este sentido se han establecido y enumerado los "Principios éticos en investigación y docencia con modelos animales", que se indican en la figura 11.12.

PRINCIPIOS ÉTICOS EN INVESTIGACIÓN

1. Se debe evitar el uso de animales cuando exista un método alternativo que proporcione resultados satisfactorios
2. El beneficio final del uso de animales de experimentación debe estar claramente definido en cada protocolo. La evaluación de la necesidad de su uso debe realizarse a través de un comité ético de experimentación animal
3. Los ensayos que incluyan animales como modelo experimental deben realizarse en establecimientos usuarios registrados. Los animales deben proceder de establecimientos de cría registrados en aquellos casos en que así lo establezca la legislación vigente
4. Las personas que tomen parte de los experimentos (diseño, manipulaciones, cuidados) deben tener formación específica en las ciencias del animal de laboratorio. Los animales estarán siempre bajo control veterinario
5. En cada ensayo hay que utilizar el número mínimo de animales posible que garantice resultados estadísticamente fiables
6. Los animales han de ser estabulados en jaulas y recintos apropiados, en espacios con condiciones ambientales estandarizadas y controladas. Igualmente debe estar garantizada la posibilidad de que los animales desarrollen los comportamientos propios de su especie siempre que las necesidades experimentales lo permitan
7. Los ensayos deben realizarse con un grado de refinamiento que evite el dolor, sufrimiento o angustia de los animales. Se deben establecer criterios de punto final y pautas de anestesia y analgesia en función de la severidad de cada procedimiento
8. Para la eutanasia, cuando sea necesaria, se debe aplicar un método ética y científicamente aprobado que reduzca al máximo el dolor y el estrés de los animales

Figura 11.12
Principios éticos en investigación y docencia con modelos animales

Recursos web

www

En los QR adjuntos encontrarás información sobre aspectos éticos y legislación, en las páginas web de la Sociedad Española para la Ciencia del Animal de Laboratorio (SECAL) (QR 1) y en la del Ministerio de Agricultura, Alimentación y Medio Ambiente (QR 2).

1. 2.

11.9. Modelos biológicos

Dentro de los modelos de experimentación, sin duda, el ratón (figura 11.13) es el más conocido y utilizado en la mayor parte de las experiencias *in vivo* de biología y medicina. En general, es el modelo elegido para conocer la reacción de un mamífero frente a una agresión, una intoxicación o una infección experimental (parasitaria, bacteriana o vírica); reacciones o trastornos inmunológicos, oncología, teratología y embriología. Muchos investigadores consideran al ratón como un modelo animal casi perfecto porque, además de su corto tiempo generacional, alta eficacia reproductiva y fácil mantenimiento, son los animales más sofisticados que pueden ser utilizados por los investigadores.

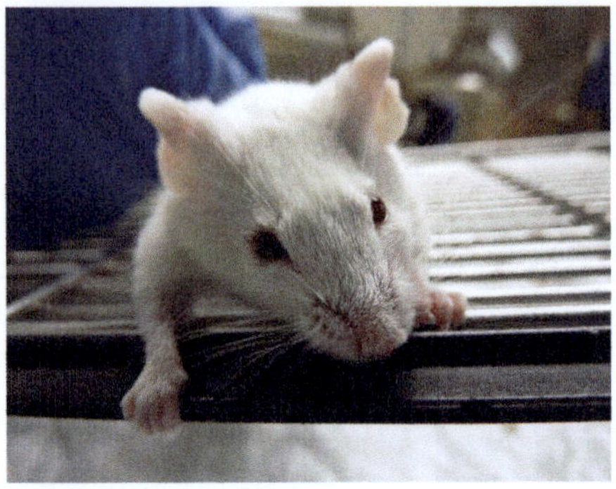

Figura 11.13
Ratón de laboratorio

La rata ocupa el segundo lugar, es utilizada además en investigaciones nutricionales, etológicos y endocrinológicas. El conejo es utilizado fundamentalmente en la producción de antisueros, farmacología, toxicología, teratogenicidad y reproducción. Las cobayas son modelos de estudios inmunológicos, farmacológicos y nutricionales. El hámster se utiliza en reproducción, citogénesis e inmunología.

Recuerda

✓ Ratón, rata, cobaya y hámster dorado (orden *Rodentia*) representan cerca del 80% de los animales vertebrados que se destinan a experimentación. Otras especies (conejo, perro, gato), aunque también son importantes, se usan en número muy inferior.

11.10. Estandarización genética

El animal de laboratorio considerado como reactivo biológico debe ofrecer un nivel de calidad similar al del resto de componentes empleados en la investigación. La calidad del animal de laboratorio viene definida por una serie de características bioquímicas, morfológicas, fisiológicas, resumidas en su fenotipo, que es el resultado del genotipo y el ambiente. Como el ambiente de estos animales está perfectamente controlado en el animalario, puede afirmarse que las características de los animales de laboratorio dependen casi en exclusiva de su genética, por lo tanto, el control y la preservación de la calidad genética del animal son prioritarios. Igualmente, las investigaciones actuales requieren el uso de roedores mutantes o genéticamente modificados.

11.10.1. Tipos de animales según su constitución y selección genética

En función de su constitución genética existen las siguientes categorías de animales: líneas consanguíneas (acoplamiento sistemático e ininterrumpido entre hermanos y hermanas por más de 20 generaciones), híbridos F1 (primera generación obtenida de los cruces de dos líneas consanguíneas), líneas congénicas y coisogénicas (líneas genéticamente idénticas pero que difieren solo en un locus), líneas consanguíneas recombinantes (RIS), líneas consómicas (se introduce un cromosoma entero en la línea receptora) y grupos no consanguíneos o exocriados.

Este último grupo no está formado por verdaderas líneas o cepas y deben llamarse colonias, ya que carecen de homogeneidad genética. Son los más usados en investigación, ya que son mucho más baratos que las líneas consanguíneas, son muy buenos reproductores y de fácil manejo en el laboratorio.

En el cuadro 11.5 se exponen las características de cada una de estas cepas y sus principales usos en investigación.

CUADRO 11.5
Categorías según su genética

Tipo de cepa	Características	Aplicaciones
Consanguíneas o endogámicas (*inbred strains*)	Isogenicidad (genéticamente uniformes), homocigosis (100% de loci), individualidad (colección única de genes), uniformidad fenotípica y estabilidad genética.	Todos los campos, especialmente, cáncer, etología, inmunología, genética y neurología.
Híbridos F1	Isogenicidad, vigor híbrido (estado físico superior a las generación parental) e individualidad.	Carcinogénesis, impronta genética y transgénesis.
Coisogénicas	Difieren solo en un locus (mutación).	Estudios de la función de genes.
RIS	Isogenicidad, homocigosis y redistribución de alelos de las cepas parentales.	Identificación de genes para caracteres complejos y construcción de mapas genéticos.
No consanguíneas o exogámicas (*outbred stocks*)	Variabilidad genética entre individuos del mismo grupo.	Fisiología, toxicología, selección genética y uso general.

11.10.2. Animales modificados genéticamente

Los modelos mutantes de animales utilizados en biomedicina pueden ser el resultado de dos tipos diferentes de mutaciones: mutaciones tradicionales y transgénesis.

MUTACIONES TRADICIONALES	TRANSGÉNESIS
Aquellas que aparecen de forma espontánea o como consecuencia de un tratamiento experimental con un agente mutagénico	Mutaciones que resultan de la manipulación del genoma mediante la tecnología del ADN recombinante. Esta herramienta permite modificar la dotación genética de un individuo prácticamente a la carta

Figura 11.14
Tipos de mutaciones en animales de laboratorio

Los agentes mutagénicos pueden ser físicos como las radiaciones (rayos X, luz UV); químicos, como es el caso de los agentes intercalantes; y agentes biológicos, como determinados virus que alteran la estructura normal del genoma y producen una mutación al insertarse en el mismo. Todos estos agentes tienen en común su capacidad para incidir directamente en el ADN y modificarlo como consecuencia de esta interacción, y pueden afectar a cualquier especie.

Fundamental

La razón fundamental por la que los roedores son los modelos de elección en estudios de enfermedades con base genética reside en que tienen un genoma comparable al humano, una fisiología tan compleja como este y, sobre todo, por su relativa susceptibilidad a la manipulación genética. Además de esto, en ambas especies (ratón y rata) se cuenta con una cantidad considerable de estirpes consanguíneas que, mantenidas en homocigosis durante muchas generaciones, han permitido poner de manifiesto fenotipos derivados de mutaciones que habrían pasado desapercibidos en otras circunstancias. De ahí también el interés de inducir mutaciones en estas especies.

En el ratón, el agente mutagénico por excelencia es el N-etil-N-nitrosourea (ENU), un poderoso agente alquilante capaz de transferir su grupo etilo a radicales de oxígeno o nitrógeno del ADN, y dar lugar a un emparejamiento erróneo de las bases o a un cambio de las mismas que, de no repararse, dará lugar a una mutación puntual, lo cual permite obtener alelos de características muy diferentes; es decir, de un único gen puede obtenerse una gran variedad de fenotipos.

Las mutaciones que implican el uso de ADN recombinante dan lugar a los animales transgénicos o genéticamente modificados. En todas y cada una de sus células se ha modificado su ADN de manera permanente y se ha incorporado un fragmento de ADN exógeno (transgén) obtenido mediante la tecnología del ADN recombinante. Con la inserción del transgén se intenta incorporar una nueva información o eliminar una ya existente.

Importante

Los animales transgénicos han supuesto y suponen una tecnología cada vez más utilizada en la investigación biomédica, por lo que estos animales han colonizado la práctica totalidad de los animalarios del mundo.

Para obtener animales transgénicos se utilizan varios sistemas que se engloban en dos grandes estrategias: la transgénesis aditiva y la transgénesis o mutagénesis dirigida; según se añada una nueva información al animal en una zona al azar, o se busque la modificación de un gen determinado, localizado en una zona específica del genoma.

Los principales métodos dentro de la transgénesis aditiva son la microinyección en pronúcleos (el sistema más generalizado para producir transgénicos en los laboratorios), la utilización de vectores virales y los métodos que utilizan espermatozoides o sus precursores.

En la mutagénesis dirigida, en vez de incorporar en el genoma la información al azar, se consigue modificar un lugar determinado del mismo utilizando un sistema, la recombinación homóloga, que consiste en el intercambio de fragmentos homólogos de ADN durante el alineamiento de los cromosomas. En este caso, la modificación no se hace sobre el propio embrión, sino sobre unas células que luego se incorporan al embrión o se utilizan como donantes de núcleo.

CÉLULAS ES	TRANSFERENCIA NUCLEAR
• Se aíslan células ES y se introduce una secuencia que inactive un gen determinado (*knock-out*) o una secuencia promotora específica de una proteína (*knock-in*), o se inactiva algún gen existente (*knock-out*) • Estas células ES transformadas se inyectan en el interior de la cavidad de un blastocito o se agregan a una mórula • Los embriones procedentes de estas manipulaciones se transfieren a hembras receptoras y se dejan desarrollar a término	• Obtención de un individuo viable a partir de la transferencia de un núcleo de una célula somática a un ovocito al que previamente se le ha quitado la información genética • El núcleo transferido proviene de fibroblastos transformados por recombinación homóloga

Figura 11.15
Métodos de transgénesis dirigida

Mediante esta tecnología se ha conseguido eliminar un gen (*knock-out*) e incluir una determinada secuencia en un lugar específico, se introduce una mutación en un gen o se sustituye un gen por otro (*knock-in*).

IMPORTANTE

Los animales *knock-out* y *knock-in* han sido una de las herramientas más potentes que han permitido conocer qué es lo que ocurre en ausencia de un determinado gen. En la actualidad, se dispone de versiones de ratones *knock-out* de unos 10.000 genes, de las que unas 500 constituyen modelos de animales de enfermedades humanas.

En la inactivación génica o *knock-out* se bloquea la expresión de un gen concreto (eliminando un fragmento del mismo o introduciendo una mutación en su secuencia que impida su traducción), se produce una inactivación génica y se genera un animal *knock-out*. Este animal sirve como modelo para estudiar qué ocurre cuando se elimina un gen concreto y, así, conocer su función.

Los principales métodos utilizados dentro de la mutagénesis dirigida engloban el uso de células troncales embrionarias (células ES, *embryonic stem cells*) y la clonación.

Otros métodos empleados actualmente en el campo de la modificación genética animal son la mutación por trampa de genes (*gene trapping*), transgénesis inducible (control de la expresión del transgén mediante tetraciclina), mutagénesis condicional (empleo de recombinasas específicas de sitio) y tecnología del ARN interferente, RNAi, (inactivación del ARN mensajero mediante un complejo silenciador inducido por ARN, llamado RISC).

SABÍAS QUE...

Los científicos Mario Capecchi, Martin Evans y Oliver Smithies recibieron en 2007 el Premio Nobel de Medicina por el descubrimiento del procedimiento para generar estirpes de ratones en las que un determinado gen es modificado gracias al uso de células madre embrionarias.

11.11. Estandarización microbiológica

La expansión de las técnicas de gnotobiosis mediante el uso de aisladores permite llevar a la práctica el estudio generalizado de animales con flora definida, lo cual supone poder realizar investigaciones para determinar la relación entre la flora y el huésped, estudiar la acción de un solo microorganismo o las interacciones entre distintos agentes patógenos.

Los animales de laboratorio no solo se clasifican por sus características genéticas, sino también por las características de su flora microbiana. El conocimiento detallado de las floras comensal y patógena de los animales ha propiciado que los proveedores de animales los produzcan de manera intensiva.

PARA SABER MÁS

En la actualidad, existen recomendaciones de organismos como FELASA (Federación Europea de Asociaciones de Animales de Laboratorio) con respecto de los microorganismos que deben ser testados en el control sanitario de las especies empleadas en experimentación, aunque no existe una norma común. Además, debido a la constante mejora de las técnicas diagnósticas y la inclusión de nuevos microorganismos en estas listas, la estandarización microbiológica de los animales es un asunto en constante revisión.

Se denomina *animales gnotobióticos* a aquellos cuya flora microbiana se conoce. Se obtienen por cesárea aséptica y generalmente se les introducen cultivos puros de uno o varios microorganismos específicos. La introducción microbiana intencionada se llama asociación, para distinguirla de la contaminación, que es accidental.

CUADRO 11.6
Tipos de animales sanitariamente definidos

Animales sanitariamente definidos
• Libres de todo germen (axénicos o *germ free*).
• Nacen libres de gérmenes, pero se contaminan intencionadamente con flora bacteriana o carga vírica conocida (gnotobióticos).
• Libres de gérmenes patógenos específicos (SPF).

Los animales que carecen completamente de microorganismos asociados se denominan axénicos o GF (*germ free*), a diferencia de los holoxénicos, que tienen una flora convencional o no modificada.

Las técnicas de gnotobiosis permiten producir y mantener animales a los que se les han eliminado selectivamente ciertos microorganismos. Estos animales, llamados *heteroxénicos* o *heterobióticos* o simplemente *microbiológicamente definidos,* se emplean en investigaciones específicas o como fundadores de colonias de animales libres de gérmenes patógenos u oportunistas.

11.11.1. Producción y mantenimiento de animales gnotobióticos

La obtención de animales gnotobióticos puede hacerse de diferentes maneras. La forma más sencilla consiste en aparear dos animales gnotobióticos entre sí. Si no es posible, se practica una cesárea en una hembra gestante a término, microbiológicamente definida. Se realiza una histerectomía aséptica y los fetos obtenidos se pasan de inmediato a un aislador estéril para ser criados por hembras nodrizas gnotobióticas. Actualmente también se están usando técnicas derivadas de la reproducción asistida.

Los aisladores constituyen el pilar básico en la técnica de producción y mantenimiento de animales de laboratorio. Los aisladores son cámaras cerradas a prueba de gérmenes cuyo interior y contenido permanecen estériles. Deben poseer características que hagan posible manipular el material y los animales, y que permitan ver los procesos y su interior en cualquier momento

Existen multitud de modelos de aisladores y de accesorios para los mismos. Los más utilizados por su versatilidad y coste están fabricados en PVC transparente con armazón metálico, y se utilizan, sobre todo, para estabulación de roedores.

11.11.2. Barreras y zonas protegidas

En el caso de los animalarios, una barrera es cualquier medio de construcción, de equipamiento técnico o de procedimiento destinado a minimizar la contaminación con agentes no deseados en instalaciones destinadas a criar, estabular o experimentar con animales.

Las barreras permiten conseguir una menor variabilidad experimental, ya que se reduce la incidencia de infecciones y contaminaciones que pueden afectar a los animales e interferir en los resultados de las investigaciones.

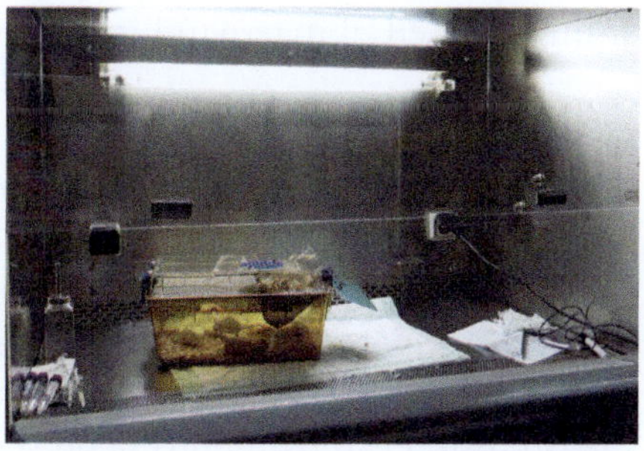

Figura 11.16
Ratón SPF en jaula en una cabina de seguridad biológica

El uso de barreras permite definir salas limpias, controladas o confinadas donde es necesario mantener un elevado control higiénico-sanitario. De esta manera, los animales presentan unas condiciones microbiológicas controladas, condición necesaria como punto de partida para la investigación biomédica.

Se pueden distinguir barreras teóricas, que incluyen el diseño de las instalaciones y su logística; y barreras físicas, que dificultan o impiden la entrada y salida de contaminantes en el sistema mediante combinación de medios físicos y químicos, como las campanas o cámaras de flujo laminar (figura 11.16).

11.12 Instalaciones y alojamiento

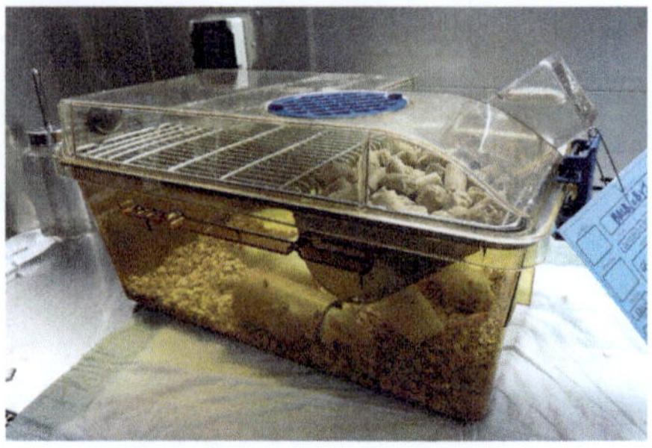

Figura 11.17
Jaula para ratones

Los bioterios o animalarios o estabularios son centros o lugares donde se manejan, utilizan y controlan los animales destinados a servir de reactivos biológicos. Cada una de las condiciones (alimentación, parámetros ambientales, estado sanitario, etc.) del entorno donde los animales se alojan, desde su cría y mantenimiento hasta que son utilizados como sujetos de la investigación, tiene una gran influencia en la variabilidad de los resultados experimentales. Con el fin de reducir esta variabilidad y mejorar la calidad de la investigación realizada hay que asegurar unos medios e instalaciones adecuadas.

Los animalarios son instalaciones diseñadas expresamente para la producción e investigación con animales en condiciones estandarizadas. En ellos, es necesario aunar un control medioambiental exhaustivo, los requerimientos fisiológicos y etológicos de las especies mantenidas, la logística del centro y la calidad y seguridad del entorno laboral para los trabajadores e investigadores.

El microambiente de un animal es el ambiente físico que lo rodea de manera inmediata. Lo compone la temperatura, la humedad y la calidad del aire, básicamente. Su límite es el medio de encierro primario (es decir, la jaula del animal). Los ratones se alojan en cajas o jaulas (figura 11.17) especialmente diseñadas para facilitar su bienestar.

Pueden ser de metal o de plástico (polipropileno, policarbonato y poliestireno), provistas de tapas de acero inoxidable con o sin filtro. El poliestireno es transparente y resiste al autoclavado y a la mayoría de desinfectantes. El poliestireno y el polipropileno no resisten temperatura elevadas. La altura de las paredes de la caja no debe ser menor de 12,7 cm.

El medioambiente físico del encierro secundario, es decir, el cuarto, establo o corral al aire libre, constituye el macroambiente. La información disponible indica que la temperatura, humedad y concentración de gases y partículas a menudo son más altas en el microambiente del animal que en el macroambiente.

11.13. Procedimientos experimentales

La administración de sustancias y la obtención de muestras de tejidos y fluidos biológicos son los procedimientos más habituales realizados en la investigación con animales. Dichos procedimientos pueden implicar la necesidad de un entrenamiento que garantice su correcta realización. Este entrenamiento debe ser un requisito previo para minimizar el daño animal y para realizar el procedimiento en condiciones óptimas.

El nivel de severidad de los procedimientos invasivos influye en el bienestar del animal, por lo que el investigador ha de tener este aspecto en cuenta a la hora de elegir un método de administración de sustancias y la obtención de tejidos y fluidos.

11.13.1. Manipulación de ratones

Ofrecen dificultad para su manipulación, ya que al sentirse capturados, con frecuencia, muerden. Los guantes han de estar bien ajustados a la mano del operario para que sea más sencilla la manipulación de los animales.

Para el traslado de ratones generalmente se sujetan de la región media de la cola con los dedos índice y pulgar. Otra forma es agarrándolos del cuello con el dedo índice y el pulgar.

Para sujetar al ratón con una mano (la mano izquierda) debe realizarse la secuencia de acciones indicada en la figura 11.18.

1. Sacar el ratón de la jaula tomándolo de la zona media de la cola, y apoyarlo (sin soltarlo) sobre una superficie rugosa o rejilla contra la que se pueda ejercer resistencia
2. Colocar la base de la cola del ratón entre los dedos anular y meñique, y dejar libres los dedos pulgar e índice
3. Con rapidez pellizcar con los dedos pulgar e índice, suave pero firmemente, la piel de la parte superior de cuello y hombros, teniendo especial cuidado con los ratones agresivos ya que pueden darse la vuelta y morder
4. Levantar al animal

Figura 11.18
Sujeción del ratón con una mano

La manipulación de los recién nacidos debe hacerse rigurosamente con guantes y sin brusquedades, cogerlos uno a uno o en pequeños grupos y posarlos cuidadosamente entre la palma y los dedos de la mano extendidos y juntos; devolver a la camada lo más pronto posible, evitando que la madre se dé cuenta.

11.13.2. Administración de sustancias

La administración de fármacos u otro tipo de sustancias se realiza por diferentes vías, que se clasifican en enteral, parenteral, tópica e inhalatoria. Un método muy común es la inyección, depositando las sustancias dentro de la piel (vía intradérmica) o debajo de ella (vía subcutánea), en los músculos (vía intramuscular), en las venas (vía intravenosa) o en cavidades como la pleural o peritoneal. Otras vías menos frecuentes son las arterias, los espacios articulares o cardiacos, el espacio epidural situado en el canal óseo de la espina dorsal, el espacio subdural y la tráquea.

El volumen máximo que se puede administrar por cada vía depende de esta, y es constante en la mayoría de las especies. Se considera apropiada la sujeción con una mano.

11.13.3. Obtención de muestras biológicas

Para obtener sangre se emplean la exanguinación, la decapitación, la punción cardiaca, la punción venosa a partir de venas periféricas normalmente visibles bajo la piel, la punción arterial y la implantación permanente de catéteres para la obtención repetida de sangre.

Las heces y la orina se recogen fácilmente con la simple manipulación del animal, como respuesta al estrés o mediante el uso de una jaula metabólica. Otros fluidos corporales que se pueden obtener son el líquido cefalorraquídeo, la bilis, la linfa, el líquido ascítico y la leche.

Otros procedimientos invasivos son los quirúrgicos, la biopsia y extracción de tejidos sólidos, perfusión de tejidos y órganos, la producción de anticuerpos y el trasplante de tumores.

TOMA NOTA

Un procedimiento incruento, no invasivo, de monitorización es la radiotelemetría, que permite el registro de variables fisiológicas (presión arterial, glucosa, frecuencia cardiaca y respiratoria, oxígeno, temperatura, electrocardiograma, etc.) de animales conscientes y con libertad de movimientos, sin provocar artefactos debidos al estrés y en un ambiente exento de la influencia del investigador

11.13.4. Anestesia y analgesia

El uso apropiado de anestésicos y analgésicos en los animales de experimentación es un imperativo científico (protegen frente a la agresión quirúrgica y la manipulación intensa) y ético (mitigan el dolor). Para aliviar el dolor de los animales es fundamental la habilidad de reconocer sus signos clínicos, específicos en cada especie.

La mayoría de las especies de laboratorio demuestran inmovilidad frente al dolor, lo que puede interpretarse erróneamente como un estado de calma del animal.

Los signos útiles para valorar el dolor incluyen cambios en la actividad (inmovilidad), aspecto (desaseado, secreción rojiza de porfirina en torno a los ojos y la nariz de los roedores, pelaje erizado), temperamento (agresividad o apatía), ingesta (reducción de agua y alimento) y la presencia de vocalizaciones cuando se produce un dolor agudo o puntual. A este respecto, hay que añadir que los roedores vocalizan emitiendo sonidos a frecuencias elevadas inaudibles por el hombre.

Es, por lo tanto, esencial que el personal que cuida y utiliza a los animales esté muy familiarizado con los indicadores de conducta, fisiológicos y bioquímicos de bienestar específicos de cada especie. En términos generales, se debe asumir que los procedimientos que causan dolor en los seres humanos también causan dolor en los animales, a menos que se sepa o establezca lo contrario.

La selección del anestésico y del analgésico (figura 11.19) idóneos debe reflejar el juicio profesional con el que mejor se satisfagan los requerimientos clínicos y humanitarios, sin comprometer los aspectos científicos del protocolo de investigación.

ANETÉSICOS INYECTABLES	ANESTÉSICOS INHALATORIOS	ANESTÉSICOS INYECTABLES
• Antagonistas NMDA (N-metil-D-aspartato): ketamina y tiletamina • Barbitúricos: tiopental sódico y pentobarbital • Propofol • Etomidato y metomidato • Opioides • Otros: uretano, hidrato de cloral, α-cloralosa	• Éter. En desuso por irritante, inflamable e inseguro en enfermedades respiratorias • Halotano • Isoflurano • Óxido nitroso o protóxido de nitrógeno (N_2O) • Sevoflurano. El más usado en animales de laboratorio	• Opioides: fentanilo, petidina, morfina, metadona y buprenorfina • AINE

Figura 11.19
Principales anestésicos y analgésicos

La selección depende de muchos factores, tales como: especie y edad del animal, tipo y grado de dolor, posibles efectos del agente particular sobre el órgano o sistema específico, duración de la intervención y seguridad del fármaco para el animal, particularmente si el procedimiento quirúrgico o experimental induce un deterioro fisiológico.

FUNDAMENTAL

El uso de analgesia proporciona más ventajas que inconvenientes, tanto desde el punto de vista ético o de bienestar animal como del científico o de fiabilidad de los resultados.

Los analgésicos deben emplearse antes de que el animal perciba el dolor: analgesia preventiva. La tendencia terapéutica actual es la analgesia polimodal o multimodal, la cual emplea dos o más tipos que actúan por mecanismos diferentes. Así, por ejemplo, un animal puede ser tratado simultáneamente con opiodes y AINEs, ya que además estos últimos poseen un efecto antiinflamatorio.

SABÍAS QUE...

Algunas clases de fármacos, tales como sedantes, ansiolíticos y bloqueadores neuromusculares, no son analgésicos ni anestésicos y, en consecuencia, no alivian el dolor; sin embargo, pueden usarse en combinación con los anestésicos y analgésicos apropiados. Se cree que el estrés agudo es una consecuencia de la parálisis en estado consciente y se conoce que los seres humanos paralizados con estas drogas en estado consciente pueden sufrir estrés.

11.13.5. Eutanasia

La eutanasia es un método humanitario de sacrificio de animales que debe producir un sufrimiento mínimo (dolor, angustia y miedo). Se emplea en animales de laboratorio no solo cuando finaliza el experimento, también en otros supuestos como: obtención de muestras, sufrimiento mayor al previsto, imposibilidad de mantener sano al animal o exceso de animales de reserva o imposibilidad de erradicar el dolor del animal mediante los analgésicos habituales.

Algunos de los criterios que se deben considerar para evaluar la adecuación de los métodos son, por una parte, la capacidad de inducir inconsciencia y muerte sin dolor ni ansiedad y, por otra, el efecto emocional que tiene la eutanasia sobre el personal que la practica.

RECUERDA

✓ En algunos casos ocurren vocalizaciones y liberación de feromonas durante la inducción de la inconsciencia, por esta razón está totalmente prohibido el sacrificio de un animal en presencia de otros animales, ya que les produce miedo y angustia.

Los procedimientos de eutanasia utilizados deben ser económicos, efectivos y que no interfieran en los resultados. La selección de los agentes y de los métodos específicos para la eutanasia dependerá de las especies involucradas y de los objetivos del protocolo experimental.

Los métodos de eutanasia producen la muerte por tres medios, reflejados en la figura 11.20.

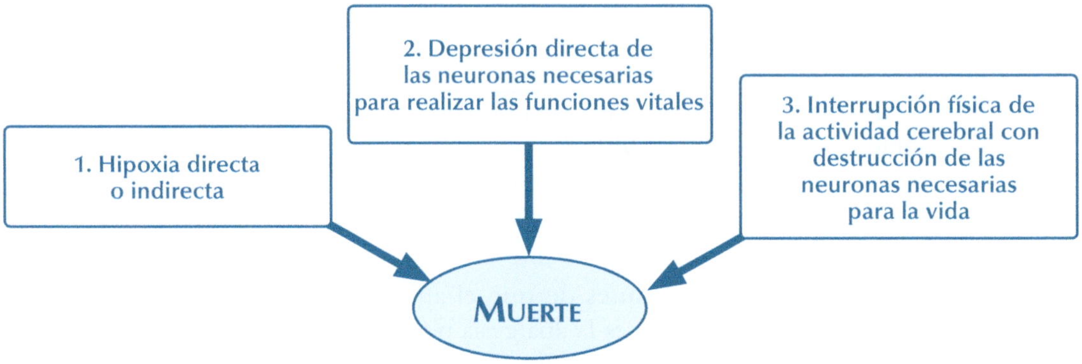

Figura 11.20
Vías para conseguir el objetivo de la eutanasia

Deberá elegirse un método que no cause sufrimiento al ratón, por esta razón se habla de métodos aceptables y métodos inaceptables, tanto físicos como farmacológicos. Todos los métodos de eutanasia considerados adecuados y no adecuados o inaceptables se exponen en el cuadro 11.7.

Cuadro 11.7
Métodos de eutanasia

Métodos físicos	Métodos farmacológicos
Aceptables en animales conscientes	
• Disparo • Contusión • Aturdimiento eléctrico • Dislocación cervical • Decapitación • Irradiación con microondas	• Agentes inhalatorios: CO_2, CO, anestésicos inhalatorios • Agentes inyectables: barbitúricos, T-61® (barbitúrico + paralizante + anestésico)
Aceptables en animales inconscientes	
• Inserción de aguja • Congelación rápida • Exanguinación • Nitrógeno/argón	• Etanol • Hidrato de cloral • Cloruro potásico • Embolia gaseosa
Inaceptables	
• Descomprensión/vacío • Hipotermia • Hipertermia • Ahogamiento • Rotura de cuello • Estrangulación	• Protóxido de nitrógeno • Ketamina • Cloroformo • Sedantes • Éter • Bloqueantes neuromusculares

Generalmente se prefieren los agentes químicos, en vez de los métodos físicos. Sin embargo, en algunos protocolos consideraciones científicas pueden impedir el uso de agentes químicos.

FUNDAMENTAL

Una adecuada planificación de la investigación y sus necesidades reduce de forma sustancial el sacrificio inútil de animales excedentes y esto debe ser obligación de todo científico.

En el caso de agentes inhalatorios, los animales son conducidos a cámaras, donde se distribuye el agente, que deben estar diseñadas adecuadamente, y se asegure la distribución uniforme del gas y la rápida exposición de los ratones a una concentración alta del agente. Es importante seleccionar agentes que no sean desagradables al ser inhalados, porque algunos pueden ser irritantes y por ello estresantes. Cuando se administren agentes inhalatorios hay que tomar precauciones de seguridad, utilizar un equipo adecuado de recogida de gases y se debe confirmar la muerte. El más utilizado es el dióxido de carbono en concentraciones superiores a 60%, que actúa como un agente anestésico y produce rápidamente la pérdida de conciencia. Es muy eficaz y humanitario para la eutanasia de la mayoría de los animales pequeños utilizándolo por encima del 70% de concentración.

Resumen

- Como respuesta a la necesidad de muestras biológicas de alta calidad, y a la vez a la necesidad de asegurar la protección de los derechos de los pacientes, han surgido los biobancos (bancos de muestras biológicas), con el fin de ayudar a los investigadores en su labor y proporcionarles muestras en condiciones adecuadas para la investigación biomédica.
- La capacidad de la muestra para mantener las características cuantitativas y cualitativas de los parámetros biológicos a analizar va a determinar que el resultado obtenido en el laboratorio sea equiparable o no al del momento de obtención de la muestra. Por ello, la organización y el desarrollo de métodos y procedimientos adecuados para garantizar la estabilidad de la muestra, así como el conocimiento de los posibles usos analíticos de esas muestras, son uno de los aspectos fundamentales de los biobancos.
- Toda muestra captada directamente para investigación (biobanco) deberá contar con el correspondiente consentimiento del paciente en el que se especifique y valore los riesgos que conlleva la captación del tejido (toma biópsica, venopunción, etc.).
- El reactivo biológico es un animal estandarizado, lo que significa que tiene una composición genético-sanitaria definida, aspecto esencial para que los resultados de los experimentos no puedan ser atribuidos a la genética o a una contaminación microbiológica.
- El principio de las "tres erres": reducir (número mínimo necesario de animales), reemplazar (los procedimientos *in vivo* deben ser reemplazados siempre que sea posible por métodos alternativos) y refinar (minimizar y eliminar el dolor y asegurar el bienestar animal), establece los fundamentos éticos en investigación y docencia con modelos animales.
- El ratón es el animal más utilizado en la investigación biomédica debido a que tiene un genoma comparable al humano, su corto tiempo generacional, alta eficacia

reproductiva y fácil mantenimiento, por lo que es considerado casi perfecto por los investigadores.

- Los procedimientos más habituales realizados en la investigación con animales son la administración de sustancias y la obtención de muestras de tejidos y fluidos biológicos.
- La eutanasia es un método humanitario de sacrificio de animales que debe producir un sufrimiento mínimo (dolor, angustia y miedo). Casi siempre se prefieren los agentes químicos, en vez de los métodos físicos. Dentro de los agentes farmacológicos aceptables en animales conscientes el más utilizado para la eutanasia de la mayoría de los animales pequeños es el CO_2, que produce rápidamente la pérdida de consciencia de manera eficaz y humanitaria.

Ejercicios propuestos

1. Responde a las siguientes preguntas:
   a) ¿Qué es un biobanco? Diferéncialo de una colección para una línea de investigación y de muestras conservadas para su utilización en un proyecto de investigación.
   b) ¿Qué son muestras biológicas humanas?
   c) ¿Cuál es el objetivo de un biobanco para investigación?
   d) ¿Por qué son necesarios los biobancos? ¿Cuál es su función o utilidad?
   e) ¿Con qué fines se usan las muestras biológicas y sus datos asociados?
   f) ¿Cuáles son las vías de entrada de muestras a un biobanco?
   g) ¿Cómo se solicitan muestras a un biobanco?
   h) ¿Qué diferencia hay entre *disociación, codificación* y *anonimización*?
   i) ¿En qué caso es necesario obtener ADN de la muestra de tejido?
   j) ¿Qué métodos pueden utilizarse para aislar o enriquecer las células de interés para el biobanco procedentes de una suspensión celular del tejido?
   k) ¿Qué tienen en común casi todos los protocolos de extracción de ADN, independientemente del material de partida?
2. Elabora un cuadro en el que consten los diferentes tipos de muestras a partir de los cuales se obtienen ADN para los biobancos y sus procesamientos correspondientes.
3. Comenta las precauciones necesarias en cuanto a las posibles fuentes de contaminación con ARNasas.
4. Realiza una figura en que se indiquen los pasos de la secuencia de extracción y aislamiento de ARN a partir de una muestra de tejido.
5. Enumera el equipamiento mínimo que ha de tener un biobanco. ¿Qué dos tipos de sistemas de almacenamiento a bajas temperaturas son absolutamente imprescindibles?
6. ¿Qué significa que un animal de laboratorio está genética y sanitariamente definido? ¿Por qué es tan importante la estandarización genética y microbiológica?
7. Se puede afirmar que la investigación biomédica en animales es éticamente aceptable si se sigue el principio de las "tres erres". ¿A qué tres términos hace referencia? Explica el significado de cada uno de ellos.

8. Elabora cuadro en el que se indiquen las clasificaciones de los animales de laboratorio según su constitución genética y según las características de su flora microbiana. Constrúyelo de tal manera que la información que proporcione establezca claramente las diferencias entre ellos.

9. Define la característica esencial de estos tipos de animales:

   a) Gnotobiótico.
   b) Coisogénico.
   c) Hibrido F1.
   d) Exogámico.
   e) Axénico.

10. Contesta a las siguientes preguntas referidas a los animales transgénicos:

   a) ¿Qué finalidad tienen en investigación este tipo de animales?
   b) Señala las diferencias existentes entre la *transgénesis aditiva* y la *mutagénesis aditiva*.
   c) ¿Qué relación existe entre las células madre embrionarias y la mutagénesis dirigida?
   d) ¿Mediante qué otros métodos es posible modificar la dotación genética de un animal?
   e) ¿Por qué son tan importantes en la actualidad los ratones *knock-out*?

11. De entre los siguientes métodos químicos de eutanasia indica cuáles son aceptables en animales conscientes e inconscientes y cuáles inaceptables:

   - CO_2.
   - Ketamina.
   - Anestésicos inhalatorios.
   - Hidrato de cloral.
   - T-61®.
   - Éter.
   - Embolia gaseosa.
   - Cloroformo.

Lee y debate en clase

Historia de Henrietta Lacks: su inmortal legado a la ciencia

Las células HeLa son quizás las herramientas celulares más utilizadas en los laboratorios de investigación de todo el mundo. Sin embargo, la historia de Henrietta Lacks marca uno de los debates más encendidos en el terreno de la bioética: la privacidad de los datos genéticos y la propiedad del cuerpo humano.

Lee el artículo completo accediendo con el código QR adjunto y debate sobre los temas que se proponen.

Temas para debatir:

- ¿Qué importancia tienen las muestras en la investigación?
- ¿Qué aspectos éticos resaltarías respecto de las muestras de biobanco?

TEST DE AUTOEVALUACIÓN

1. De entre los tipos de información contenida en un consentimiento informado para incorporar muestras al biobanco, no se considera necesario:

   - ☐ *a)* Revocar el consentimiento.
   - ☐ *b)* Indicar que la donación es gratuita.
   - ☐ *c)* Informar obligatoriamente de los resultados de la investigación.
   - ☐ *d)* Indicar que las muestras se conservarán codificadas.

2. Respecto a la obtención de material procedente de tejidos y tumores puede realizarse mediante:

   - ☐ *a)* PAAF.
   - ☐ *b)* Biopsia.
   - ☐ *c)* Resección.
   - ☐ *d)* Todas las opciones son correctas.

3. ¿Qué muestras pueden servir para el estudio de ADN?

   - ☐ *a)* Células epiteliales bucales.
   - ☐ *b)* Sangre periférica.
   - ☐ *c)* Raíces de cabello.
   - ☐ *d)* Todas las opciones son correctas.

4. Respecto del funcionamiento de un biobanco, señala la opción correcta:

   - ☐ *a)* No todas las muestras y datos cedidos a un biobanco disponen del consentimiento informado del sujeto fuente, existen excepciones.
   - ☐ *b)* Las muestras y datos asociados almacenados en los biobancos se ceden a los investigadores únicamente de manera anónima o disociada, excepto cuando se requiera disponer de datos clínicos asociados a los sujetos fuente.
   - ☐ *c)* Solo se ceden muestras a proyectos de investigación con informes favorables de un comité de ética de la investigación de referencia.
   - ☐ *d)* Las opciones b) y c) son correctas.

5. Dentro del equipamiento básico de un biobanco se encuentran:

   - ☐ *a)* Espectrofotómetro.
   - ☐ *b)* Autoclave.
   - ☐ *c)* Ultracongelador de –80°C.
   - ☐ *d)* Baño termostatizado.

6. La regla de las "tres erres" hace referencia a:

   - ☐ *a)* Reemplazar, reducir y refinar.
   - ☐ *b)* Reemplazar, redescubrir y reconducir.

- ☐ *c)* Reestructurar, reducir y refinar.
- ☐ *d)* Ninguna de las opciones anteriores es correcta.

7. ¿Cuál de los siguientes tipos de ratones son exogámicos o exocriados?
   - ☐ *a)* Coisogénicos.
   - ☐ *b)* Híbridos F1.
   - ☐ *c)* Consanguíneos.
   - ☐ *d)* Ninguna de las opciones anteriores es correcta.

8. ¿Qué objeto tiene la filtración de aire con filtros HEPA?
   - ☐ *a)* Evitar que entre polvo.
   - ☐ *b)* Evitar la presencia de alérgenos.
   - ☐ *c)* Evitar la entrada de agentes contaminantes.
   - ☐ *d)* Controlar las presiones.

9. Un animal carente de flora microbiana, obtenido por derivación cesárea y al que se le ha introducido flora bacteriana conocida, es un animal:
   - ☐ *a)* Gnotobiótico.
   - ☐ *b)* Axénico.
   - ☐ *c)* Xenobiótico.
   - ☐ *d)* Agnotobiótico.

10. La eutanasia significa:
    - ☐ *a)* Cremación de los animales.
    - ☐ *b)* Sacrificio humanitario de los animales.
    - ☐ *c)* Enfermedad de los animales.
    - ☐ *d)* Vacunación de los animales.

SOLUCIONES:

1. a b **c** d
2. a b c **d**
3. a b c **d**
4. a b c **d**
5. a b **c** d
6. **a** b c d
7. a b c **d**
8. a b **c** d
9. **a** b c d
10. a **b** c d